Otorrinolaringologia Pediátrica

SÉRIE PEDIATRIA SOPERJ
Sociedade de Pediatria do Estado do Rio de Janeiro

Editores
Claudio Hoineff
Katia Telles Nogueira
Edson Ferreira Liberal
Marcio Moacyr Vasconcelos

Organizadores da Série
Joel Bressa da Cunha
Adriana Rocha Brito

Otorrinolaringologia Pediátrica

Organizador deste volume
Edio J. Cavallaro Magalhães

SOPERJ
SOCIEDADE DE PEDIATRIA DO ESTADO DO RIO DE JANEIRO

manole
editora

Editora responsável: Rosana Arruda da Silva
Projeto gráfico: Departamento Editorial da Editora Manole
Diagramação: Lira Editorial
Ilustrações: Lira Editorial
Capa: Departamento de Arte da Editora Manole

CIP-BRASIL. CATALOGAÇÃO NA PUBLICAÇÃO
SINDICATO NACIONAL DOS EDITORES DE LIVROS, RJ

O96

Otorrinolaringologia pediátrica/editores Claudio Hoineff ... [et al.]; organizadores da série Joel Bressa da Cunha, Adriana Rocha Brito; organizador deste volume Edio J. Cavallaro Magalhães. – 1. ed. – Santana de Parnaíba [SP]: Manole, 2023.
480 p.

Inclui bibliografia
ISBN 978-85-204-6493-9

1. Otorrinolaringologia. 2. Pediatria. I. Hoineff, Claudio. II. Cunha, Joel Bressa da. III. Brito, Adriana Rocha. IV. Magalhães, Edio J. Cavallaro.

23-82607 CDD: 618.9209751
CDU: 616-21-053.2

Meri Gleice Rodrigues de Souza – Bibliotecária – CRB-7/6439

Edição – 2023

Editora Manole Ltda.
Alameda América, 876
Tamboré – Santana de Parnaíba – SP – Brasil
CEP: 06543-315
Fone: (11) 4196-6000
www.manole.com.br | https://atendimento.manole.com.br/

Impresso no Brasil
Printed in Brazil

EDITORES

Claudio Hoineff

Especialista em Pediatria pela Sociedade Brasileira de Pediatria (SBP). Especialista em Endocrinologia Pediátrica pela SBP. Pediatra e Endocrinopediatra do Instituto Estadual de Diabetes e Endocrinologia do Estado do Rio de Janeiro (IEDE). Professor do Curso de Pós-graduação em Endocrinologia da Pontifícia Universidade Católica do Rio de Janeiro (PUC-Rio). Membro do Departamento Científico de Endocrinologia da Sociedade de Pediatria do Estado do Rio de Janeiro (SOPERJ). Membro da Diretoria Executiva da SBP. Presidente da SOPERJ.

Katia Telles Nogueira

Pediatra. Especialista em Adolescentes pela Sociedade Brasileira de Pediatria (SBP) e Alergia e Imunologia pela Associação Brasileira de Alergia e Imunologia (ASBAI). Professora Adjunta de Emergências Pediátricas da Universidade do Estado do Rio de Janeiro (UERJ). Professora Assistente de Pediatria da Universidade Estácio - IDOMED. Doutora em Epidemiologia pelo Instituto de Medicina Social (UERJ). Membro dos Departamentos Científicos de Adolescência e Emergência da Sociedade de Pediatria do Estado do Rio de Janeiro (SOPERJ) e do Grupo de Trabalho de Drogas e Violência na Adolescência da SBP.

Edson Ferreira Liberal

Professor de Pediatria da Escola de Medicina e Cirurgia da Universidade Federal do Estado do Rio de Janeiro (EMC-UNIRIO). Mestre em Pediatria pela Universidade Federal do Rio de Janeiro (UFRJ). Doutor em Pesquisa Clínica pela UFRJ. Vice-presidente da Sociedade Brasileira de Pediatria (SBP).

Marcio Moacyr Vasconcelos

Professor Associado de Pediatria da Universidade Federal Fluminense (UFF). *Fellow* em Neurologia Pediátrica pela George Washington University, EUA. Membro do Departamento Científico de Neurologia da Sociedade de Pediatria do Estado do Rio de Janeiro (SOPERJ) e da Sociedade Brasileira de Pediatria (SBP).

ORGANIZADORES DA SÉRIE

Joel Bressa da Cunha

Médico, com Pós-graduação em Neonatologia pela Universidade de Tohoku, Japão. Secretário e ex-presidente do Departamento Científico (DC) de Saúde Escolar da Sociedade Brasileira de Pediatria (SBP). Adjunto da Diretoria de Publicação e Presidente do DC de Saúde Escolar da Sociedade de Pediatria do Estado do Rio de Janeiro (SOPERJ).

Adriana Rocha Brito

Neurologista Pediátrica pelo Instituto Fernandes Figueira (IFF)/Fundação Oswaldo Cruz (Fiocruz). Professora Associada de Pediatria Universidade Federal Fluminense (UFF). Mestre em Saúde da Criança e do Adolescente e Doutora em Neurologia pela UFF. Membro do Departamento Científico (DC) de Prevenção e Enfrentamento das Causas Externas na Infância e Adolescência e do Grupo de Trabalho (GT) de Saúde Mental da Sociedade Brasileira de Pediatria (SBP). Diretora de Publicação, Membro do DC de Neurologia e do GT de Segurança e Prevenção da Violência da Sociedade de Pediatria do Estado do Rio de Janeiro (SOPERJ).

ORGANIZADOR DESTE VOLUME

Edio J. Cavallaro Magalhães
Médico Otorrinolaringologista (residência médica pela Universidade Federal do Rio de Janeiro – UFRJ). Especialista em Medicina no Âmbito do SUS – Ênfase em Urgência e Emergência pela UFRJ – Instituto de Puericultura e Pediatria Martagão Gesteira (IPPMG). Médico Otorrinolaringologista e Endoscopista Peroral Estatutário Subchefe do Serviço de Otorrinolaringologia e Endoscopia Peroral do Hospital Municipal Souza Aguiar – Rio de Janeiro. Membro Titular da Associação Brasileira de Otorrinolaringologia e Cirurgia Cérvico-facial (ABORL-CCF), da Academia Brasileira de Cirurgia Plástica da Face. Delegado Regional da Academia Brasileira de Otorrinolaringologia Pediátrica (ABOPe). Membro da Interamerican Association of Pediatric Otorhinolaryngology (IAPO). Membro e Ex-Presidente do Grupo de Trabalho de Otorrinolaringologia da Sociedade de Pediatria do Estado do Rio de Janeiro (SOPERJ). Membro do Departamento Científico de Otorrinolaringologia da Sociedade Brasileira de Pediatria (SBP) 2022-2024.

AUTORES

Adão Henrique Gomes Diniz (*in memoriam*)
Residência médica em Otorrinolaringologia pela Universidade Federal do Estado do Rio de Janeiro (UNIRIO). Mestre pela UNIRIO.

Alexandre José de Sousa Cunha
Especialista em Otorrinolaringologia pela Associação Brasileira de Otorrinolaringologia e Cirurgia Cérvico-Facial (ABORL-CCF). *Fellowship* em Rinologia e Cirurgia de Base de Crânio pelo Instituto Felippu de Otorrinolaringologia, São Paulo. Médico do Corpo de Saúde da Marinha do Brasil. Assistente de Clínica no Hospital Naval Marcílio Dias. Membro Titular da ABORL-CCF e da Academia Brasileira de Rinologia.

Ana Cristina Militão Abrantes Abras
Professora de Otorrinolaringologia da Faculdade de Ciências Médicas de Minas Gerais (FCMMG). Mestre em Medicina e Biomedicina pela FCMMG. Especialista em Otorrinolaringologia pela Associação Brasileira de Otorrinolaringologia e Cirurgia Cérvico-Facial (ABORL-CCF). Membro titular da ABORL-CCF.

Anneliese Lopes Barth
Médica Geneticista. Doutora em Ciências pelo Instituto Nacional de Saúde da Mulher, da Criança e do Adolescente Fernandes Figueira da Fundação Osvaldo Cruz – (IFF/Fiocruz). Membro Titular da Sociedade Brasileira de Genética Médica.

Berenice Dias Ramos
Otorrinolaringologista com área de atuação em Foniatria pela Associação Brasileira de Otorrinolaringologia e Cirurgia Cérvico-Facial (ABORL-CCF) e pela Associação Médica Brasileira (AMB). Mestre em Otorrinolaringologia pela Universidade

Federal de São Paulo (UNIFESP). Membro do Departamento de Foniatria da ABORL--CCF. Preceptora do Ambulatório de Foniatria do Serviço de Otorrinolaringologia e Cirurgia de Cabeça e Pescoço do Hospital de Clínicas de Porto Alegre, RS.

Bruna Melo
Médica Otorrinolaringologista (residência médica pela Universidade Federal do Rio de Janeiro – HUCFF-UFRJ). Membro Titular da Associação Brasileira de Otorrinolaringologia e Cirurgia Cérvico-Facial (ABORL-CCF). Otorrinolaringologista do Hospital Municipal Nossa Senhora do Loreto, Rio de Janeiro. Mestranda pelo Instituto Nacional de Infectologia da Fundação Oswaldo Cruz (Fiocruz). Membro da Interamerican Association of Pediatric Otorhinolaryngology (IAPO).

Caio José de Araujo Simas
Médico Otorrinolaringologista (residência médica pela Universidade Federal do Estado do Rio de Janeiro – UNIRIO). Membro Titular da Associação Brasileira de Otorrinolaringologia e Cirurgia Cérvico-Facial (ABORL-CCF). Especialista em Foniatria (residência médica pela Universidade Federal do Estado do Rio de Janeiro – UNIRIO). Mestrado Profissional em Medicina pela UNIRIO. Membro do Grupo de Trabalho de Otorrinolaringologia da Sociedade de Pediatria do Estado do Rio de Janeiro (SOPERJ).

Carlos Eduardo B. Rezende
Médico Otorrinolaringologista (residência médica pela Faculdade de Medicina do ABC (FMABC), Santo André – SP). Membro Titular da Associação Brasileira de Otorrinolaringologia e Cirurgia Cérvico-Facial (ABORL-CCF). Professor Auxiliar da Disciplina de Otorrinolaringologia da FMABC. Mestre em Ciências da Saúde pela FMABC. Coordenador de Otologia da Disciplina de Otorrinolaringologia da FMABC.

Daniela Capra
Mestre em Medicina pela Universidade Federal do Rio de Janeiro (UFRJ). Especialista em Otorrinolaringologia pela Associação Brasileira de Otorrinolaringologia e Cirurgia Cérvico-Facial (ABORL-CCF). Responsável pelo Ambulatório de Otorrinolaringologia Pediátrica do Centro de Tratamento de Anomalias Craniofaciais do Rio de Janeiro (CTAC-UERJ).

Edio J. Cavallaro Magalhães
Médico Otorrinolaringologista (residência médica pela Universidade Federal do Rio de Janeiro – UFRJ). Especialista em Medicina no Âmbito do SUS – Ênfase em Urgência e Emergência pela UFRJ – Instituto de Puericultura e Pediatria Martagão Gesteira (IPPMG). Médico Otorrinolaringologista e Endoscopista

Peroral Estatutário Subchefe do Serviço de Otorrinolaringologia e Endoscopia Peroral do Hospital Municipal Souza Aguiar – Rio de Janeiro. Membro Titular da Associação Brasileira de Otorrinolaringologia e Cirurgia Cérvico-Facial (ABORL-CCF), da Academia Brasileira de Cirurgia Plástica da Face. Delegado Regional da Academia Brasileira de Otorrinolaringologia Pediátrica (ABOPe). Membro da Interamerican Association of Pediatric Otorhinolaryngology (IAPO). Membro e Ex-Presidente do Grupo de Trabalho de Otorrinolaringologia da Sociedade de Pediatria do Estado do Rio de Janeiro (SOPERJ). Membro do Departamento Científico de Otorrinolaringologia da Sociedade Brasileira de Pediatria (SBP) 2022-2024.

Felippe Felix
Médico Otorrinolaringologista (residência médica pela Universidade Federal do Rio de Janeiro – UFRJ). *Fellowship* em Cirurgia Otológica em Bordeaux, França – Instituto George Portmann e Université de Bordeaux II. Membro Titular da Associação Brasileira de Otorrinolaringologia e Cirurgia Cérvico-Facial (ABORL-CCF). Mestre e Doutor pela UFRJ. Chefe do Serviço de Otorrinolaringologia do Hospital Universitário Clementino Fraga Filho (HUCFF) – UFRJ.

Fernanda Cristina Bhering Niedermeier
Médica Otorrinolaringologista (residência médica pela Universidade Federal Fluminense – UFF, Niterói - RJ). Aprimoramento em Foniatria pela DERDIC/SP. Membro da Associação Brasileira de Otorrinolaringologia e Cirurgia Cérvico-Facial (ABORL-CCF). Membro da Interamerican Association of Pediatric Otorhinolaryngology (IAPO).

Flávia Varela Capone
Médica Otorrinolaringologista (residência médica pelo Hospital Federal da Lagoa – Rio de Janeiro). Membro Titular da Associação Brasileira de Otorrinolaringologia e Cirurgia Cérvico-Facial (ABORL-CCF) e da Academia Brasileira de Otorrinolaringologia Pediátrica (ABOPe). Membro da Interamerican Association of Pediatric Otorhinolaryngology (IAPO). Associada da Sociedade Brasileira de Pediatria (SBP). Presidente do Grupo de Trabalho de Otorrinolaringologia da Sociedade de Pediatria do Estado do Rio de Janeiro (SOPERJ).

Gabriel Caetani
Médico Otorrinolaringologista (residência médica pela Universidade Federal do Estado do Rio de Janeiro - UNIRIO). Membro Titular da Associação Brasileira de Otorrinolaringologia e Cirurgia Cérvico-Facial (ABORL-CCF).

Guilherme Soares Crespo
Médico Otorrinolaringologista (residência médica pela Universidade Federal do Rio de Janeiro – UFRJ). Membro Titular da Associação Brasileira de Otorrinolaringologia e Cirurgia Cérvico-Facial (ABORL-CCF). *Fellowship* em Otologia pela UFRJ.

Isabela Varginha
Médica Otorrinolaringologista (residência médica pela Universidade Federal do Rio de Janeiro – HUCFF-UFRJ). Membro Titular da Associação Brasileira de Otorrinolaringologia e Cirurgia Cérvico-Facial (ABORL-CCF).

José Eduardo Esposito Almeida
Especialista em Otorrinolaringologia pela Associação Brasileira de Otorrinolaringologia e Cirurgia Cérvico-Facial (ABORL-CCF). *Fellowship* em Rinologia e Cirurgia de Base de Crânio pelo Instituto Felippu de Otorrinolaringologia, São Paulo. Médico do Serviço de Otorrinolaringologia do Hospital Federal de Bonsucesso e do Hospital Municipal Miguel Couto, Rio de Janeiro. Membro Titular da ABORL-CCF e da Academia Brasileira de Rinologia.

Júlia Harumi Watanabe Pena
Graduanda em Medicina da Faculdade de Ciências Médicas de Minas Gerais (FCMMG).

Leticia Azevedo Reis
Médica Otorrinolaringologista (residência médica pela Universidade Federal do Rio de Janeiro – HUCFF-UFRJ). Otorrinolaringologista do Hospital Municipal Nossa Senhora do Loreto e do Hospital Federal Servidores do Estado do Rio de Janeiro. Membro Titular da Associação Brasileira de Otorrinolaringologia e Cirurgia Cérvico-Facial (ABORL-CCF). Associada da Interamerican Association of Pediatric Otorhinolaryngology (IAPO). Membro da Sociedade Brasileira de Pediatria (SBP). Secretária do Grupo de Trabalho de Otorrinolaringologia da Sociedade de Pediatria do Estado do Rio de Janeiro (SOPERJ).

Lucia Joffily
Especialista em Otorrinolaringologia pela Associação Brasileira de Otorrinolaringologia e Cirurgia Cérvico-Facial (ABORL-CCF). Médica do Serviço de Otorrinolaringologia do Hospital Universitário Gaffrée e Guinle da Universidade Federal do Estado do Rio de Janeiro (UNIRIO). Especialista em Otoneurologia pela Universidade Federal de São Paulo (UNIFESP). Especialista em Medicina do Sono pela Associação Brasileira do Sono (ABSONO). Mestre em Clínica Médica (Neurologia) pela Universidade Federal do Rio de Janeiro (UFRJ).

Luzia Abrão El Hadj
Médica Otorrinolaringologista (residência médica pela Universidade Federal do Rio de Janeiro – HUCFF-UFRJ). Chefe do Serviço de Cirurgia de Cabeça e Pescoço, Hospital Federal de Bonsucesso, Rio de Janeiro. Médica do Serviço de Otorrinolaringologia do Hospital Clementino Fraga Filho, UFRJ. Membro Titular da Sociedade Brasileira de Cirurgia de Cabeça e Pescoço.

Maíra da Rocha
Otorrinolaringologista e Especialista em Otologia pela Escola Paulista de Medicina da Universidade Federal de São Paulo (UNIFESP/EPM). Mestra em Tecnologias e Atenção à Saúde pela UNIFESP/EPM. Médica do Sono certificada pela Associação Médica Brasileira (AMB). Médica do Hospital Universitário Gaffrée e Guinle da Universidade Federal do Estado do Rio de Janeiro (UNIRIO). Supervisora da Residência em Medicina do Sono da UNIRIO.

Majoy Gonçalves Couto da Cunha
Residência Médica em Otorrinolaringologia no Instituto de Assistência Médica ao Servidor Público Estadual – São Paulo (IAMSPE). *Fellowship* em Otorrinolaringologia Pediátrica no Hospital Pequeno Príncipe, Curitiba – PR. Membro da Associação Brasileira de Otorrinolaringologia e Cirurgia Cérvico-Facial (ABORL-CCF). Membro da Interamerican Association of Pediatric Otorhinolaryngology (IAPO). Membro do Grupo de Trabalho de Otorrinolaringologia da Sociedade de Pediatria do Estado do Rio de Janeiro (SOPERJ).

Marcelo Cardoso Figueiredo
Médico Otorrinolaringologista (residência médica pela Universidade do Estado do Rio de Janeiro - UERJ). Mestre pela UERJ. Pós-graduação em Cirurgia de Cabeça e Pescoço pela Pontifícia Universidade Católica do Rio de Janeiro (PUC-Rio). Médico Estatutário do Serviço de Cirurgia de Cabeça e Pescoço do Hospital Federal de Bonsucesso, Rio de Janeiro. Médico Estatutário como Broncoscopista do Corpo de Bombeiros Militar – RJ.

Marcos André de Sarvat
Professor Adjunto de Otorrinolaringologia da Escola de Medicina e Cirurgia da Universidade Federal do Estado do Rio de Janeiro (EMC-UNIRIO). Residência Médica em Otorrinolaringologia pela Universidade do Estado do Rio de Janeiro (UERJ). Residência Médica em Cirurgia de Cabeça e Pescoço pelo Instituto Nacional de Câncer – Ministério da Saúde (INCA-MS). Mestre em Otorrinolaringologia pela Universidade Federal do Rio de Janeiro (UFRJ). Doutor em Otorrinolaringologia e Cirurgia de Cabeça e Pescoço pela Universidade Federal de São Paulo (UNIFESP). Membro Titular da Associação Brasileira de Otorrinolaringologia e

Cirurgia Cérvico-Facial (ABORL-CCF). Membro Titular da Sociedade Brasileira de Cirurgia de Cabeça e Pescoço (SBCCP). Ex-Presidente da Sociedade Brasileira de Laringologia e Voz. Ex-Conselheiro do CRM-RJ 1998-2008.

Mariana Lopes Fávero
Médica Otorrinolaringologista (residência médica pela Faculdade de Medicina do ABC, Santo André – SP). Doutora pela Faculdade de Medicina da Universidade de São Paulo (FMUSP). Especialista em Foniatria pela Associação Médica Brasileira (AMB). Membro do Comitê de Foniatria da Associação Brasileira de Otorrinolaringologia e Cirurgia Cérvico-Facial (ABORL-CCF).

Mariana Pires de Mello Valente
Médica Otorrinolaringologista (residência médica pelo Hospital Federal da Lagoa – Rio de Janeiro). Broncoscopista Pediátrica do Instituto Fernandes Figueira/Fiocruz. Mestre em Saúde Coletiva pelo IFF/Fiocruz. Membro do Grupo de Trabalho de Otorrinolaringologia da Sociedade de Pediatria do Estado do Rio de Janeiro (SOPERJ).

Nathalia Manhães Távora
Médica Otorrinolaringologista (residência médica pela Universidade Federal do Estado do Rio de Janeiro – UNIRIO). Membro Titular da Associação Brasileira de Otorrinolaringologia e Cirurgia Cérvico-Facial (ABORL-CCF). Especialista em Otologia e Neurotologia pelo Hospital das Clínicas da Faculdade de Medicina da Universidade de São Paulo (HC-FMUSP).

Nathália Novello Ferreira
Médica Otorrinolaringologista (residência médica em Otorrinolaringologia pela Universidade Federal do Rio de Janeiro – UFRJ). Membro Titular da Associação Brasileira de Otorrinolaringologia e Cirurgia Cérvico-Facial (ABORL-CCF). *Fellowship* em Otorrinolaringologia Pediátrica pela Universidade de São Paulo (USP).

Patrícia Ciminelli
Doutora e Mestre pela Universidade Federal do Rio de Janeiro (UFRJ). Residência Médica em Otorrinolaringologia pela UFRJ. Especialista em otorrinolaringologia pela Associação Brasileira de Otorrinolaringologia e Cirurgia Cérvico-Facial (ABORL-CCF). Chefe do Ambulatório de Otoneurologia e Zumbido do HUCFF-UFRJ e do Hospital Federal da Lagoa, Rio de Janeiro. Médica Otorrinolaringologista do Instituto de Puericultura e Pediatria Martagão Gesteira (IPPMG) – UFRJ. Membro da ABORL-CCF. Membro da Academia Brasileira de Otorrinolaringologia Pediátrica (ABOPe). Membro do Grupo de Trabalho de Otorrinolaringologia da Sociedade de Pediatria do Estado do Rio de Janeiro (SOPERJ).

Paulo Pires de Mello
Médico Otorrinolaringologista (residência médica pela Universidade Federal do Rio de Janeiro – HUCFF-UFRJ). Chefe do Serviço de Endoscopia Respiratória Pediátrica do Instituto Fernandes Figueira, Fiocruz. Cirurgião de Cabeça e Pescoço do Hospital Federal de Bonsucesso, RJ. Mestre em Ciências pela Fiocruz. Membro Titular da Sociedade Brasileira de Cirurgia de Cabeça e Pescoço e do Colégio Brasileiro de Cirurgiões. Membro do Grupo de Trabalho de Otorrinolaringologia da Sociedade de Pediatria do Estado do Rio de Janeiro (SOPERJ).

Priscilla de Souza Campos dos Santos
Otorrinolaringologista, Alergista e Imunologista pela Universidade Federal do Rio de Janeiro (UFRJ). Título de Especialista em Alergia e Imunologia pela Associação Brasileira de Alergia e Imunologia (ASBAI). Especialista em Otorrinolaringologia pela Associação Brasileira de Otorrinolaringologia e Cirurgia Cérvico-Facial (ABORL-CCF). Membro Titular da ABORL-CCF. Membro da ASBAI. Mestranda em Clínica Médica pela Faculdade de Medicina da UFRJ. Docente Responsável pela Disciplina de Otorrinolaringologia na Universidade Estácio de Sá – IDOMED.

Raquel Faria Vasconcellos
Médica Otorrinolaringologista (residência médica pela Universidade Federal do Rio de Janeiro – HUCFF-UFRJ). Especialista em Otorrinolaringologia pela Associação Brasileira de Otorrinolaringologia e Cirurgia Cérvico-Facial (ABORL-CCF). Alergista e Imunologista pela Faculdade de Medicina de Petrópolis (FMP/FASE). Especialista em Alergia e Imunologia pela Associação Brasileira de Alergia e Imunologia (ASBAI). Membro Titular do Colégio Brasileiro de Cirurgiões.

Ricardo Neves Godinho
Diretor da Interamerican Association of Pediatric Otorhinolaryngology (IAPO). Coordenador da Subespecialidade Otorrinolaringologia Pediátrica do Hospital Mater Dei Contorno, Belo Horizonte; Hospital Mater Dei Betim/Contagem – MG. Professor de Otorrinolaringologia da Pontifícia Universidade Católica de Minas Gerais (Puc Minas). Doutorado em Pediatria pela Universidade Federal de Minas Gerais (UFMG). *Research Fellowship* em Otorrinopediatria – Massachusetts Eye and Ear Infirmary – Harvard Medical School.

Tania Sih
Especialização em Otorrinopediatria no Children's Hospital de Pittsburgh. Doutorado em Otorrinolaringologia pela Universidade de São Paulo (USP). Pós-doutorado no Centers For Disease Control And Prevention (CDC). Professora

da Universidade de São Paulo (USP). Secretária Geral da Interamerican Association of Pediatric Otorhinolaryngology (IAPO).

Thais Ferreira Vasques
Médica Otorrinolaringologista (residência médica pela Universidade Federal do Rio de Janeiro – HUCFF-UFRJ).

Victoria Ficher Barbosa
Médica Otorrinolaringologista (residência médica pela Universidade Federal do Rio de Janeiro – HUCFF-UFRJ).

SUMÁRIO

APRESENTAÇÃO

Caros colegas pediatras e otorrinolaringologistas,

Apresentamos o livro *Otorrinolaringologia Pediátrica* da Série Pediatria SOPERJ, mantendo o compromisso de trazer publicações atualizadas e de grande relevância para a prática pediátrica qualificada. Temos certeza de que esse livro cairá no gosto dos pediatras, residentes e alunos em formação e vai se juntar com sucesso aos demais volumes da Série. A atual Diretoria da SOPERJ renova o compromisso de ampliar a Série, encarando o desafio de manter sua qualidade em alto patamar.

Em tempos de mudanças rápidas e expressiva produção de conhecimento, é obrigatório manter-se atualizado e escolher as fontes adequadas de leitura. Todos os volumes da Série foram organizados pelos Departamentos Científicos ou Grupos de Trabalho da SOPERJ, contando com especialistas renomados nos temas abordados em cada capítulo. A cuidadosa revisão da literatura busca as melhores evidências científicas e as práticas mais atualizadas. O novo volume aborda a Otorrinolaringologia Pediátrica, em trinta capítulos, que fornecem uma visão abrangente da especialidade. Temas gerais dão embasamento para melhor aproveitamento da leitura dos demais capítulos, que abordam Otologia e Otoneurologia, os importantes aspectos da Foniatria, e os tópicos mais importantes sobre vias aéreas e deglutição. A obra tem cinco capítulos dedicados a urgências e emergências, sendo um deles sobre manifestações da COVID-19.

A parceria com a Editora Manole proporciona avanços à publicação dos livros que compõem a Série Pediatria SOPERJ, com cuidadosa diagramação, índice remissivo e outros detalhes editoriais que facilitarão sobremaneira a experiência da leitura. Esse livro traz uma novidade: 20 vídeos comentados! Certamente esse é um diferencial de qualidade para enriquecer a obra. O conteúdo é apresentado de maneira agradável, com linguagem clara e organização de tópicos que permitem sua consulta fácil. Este é o nono volume, revisado após intenso trabalho dos Autores, Organizadores e Editores. Essa conquista é resultado da iniciativa e dos esforços das Presidências e Diretorias da SOPERJ, desde o triênio que se iniciou em 2010.

Aos membros do Grupo de Trabalho de Otorrinolaringologia da SOPERJ e autores dos capítulos, nossos agradecimentos pelo trabalho cuidadoso e dedicado. Também gostaríamos de mencionar a equipe da Editora Manole, que nos acompanhou com incentivo e profissionalismo exemplares.

Foi um prazer participar da construção coletiva desta obra, elaborada para ser fonte precisa e atualizada tanto para os pediatras como para os otorrinolaringologistas. Convidamos nossos colegas para esta leitura, na expectativa de que apresente temas, tão importantes quanto complexos, em linguagem acessível, possibilitando o acesso a conhecimento de qualidade e de grande utilidade para o dia a dia do pediatra e do otorrinolaringologista.

Tenham todos uma excelente leitura!

Joel Bressa da Cunha
Adriana Rocha Brito
Organizadores da Série Pediatria SOPERJ

PREFÁCIO

Caros leitores, estou muito honrado por prefaciar o livro *Otorrinolaringologia Pediátrica*, da Série Pediatria SOPERJ. Entendo que quando se está diante de um trabalho como este livro, é de grande importância conhecer as credenciais de seu idealizador e organizador. Me identifico muito com a história do Dr. Edio J. Cavallaro Magalhães e, com certeza, muitos colegas médicos por esse Brasil afora também vão se identificar.

Edio nasceu em uma pequena cidade da Zona da Mata Mineira, Além Paraíba, na divisa com o Rio de Janeiro. Mudou-se para Estrela Dalva, onde cursou o Ensino Fundamental em escola pública. Aos 16 anos de idade, quis ir além e aquele era o momento, por isso juntou a cara, a coragem, o apoio dos pais e a companhia de um primo e um amigo para seguir rumo a Juiz de Fora – uma importante cidade de Minas Gerais.

Foi aprovado e iniciou o curso de medicina da Universidade Federal de Juiz de Fora (UFJF). Mergulhou de corpo e alma no curso e, nos anos finais, a sua casa foi praticamente o hospital. Não foi uma época fácil, mas Edio encontrou alegria nas pequenas realizações e, como era músico – um excelente tecladista –, formou uma banda de *rock* que, além de distraí-lo, também ajudava com alguns trocados para pagar contas.

Edio então se formou e optou por exercer a Medicina da Família em uma pequena cidade do interior de Minas Gerais. Trabalhou por dois anos como médico de família, quando decidiu ir além (novamente) e prestou a prova de residência médica. A escolha para ele estava certa: Otorrinolaringologia na Universidade Federal do Rio de Janeiro (UFRJ). Uma coisa é fato: a Medicina da Família perdeu um extraordinário e humano profissional, enquanto nós, otorrinolaringologistas, ganhamos um exemplo de colega e um dos mais brilhantes profissionais.

A residência médica começou e, com certeza, não foi simples nem fácil, como sabemos que não é. Além da residência, também estagiou no Hospital Municipal Souza Aguiar – lugar que o deixou impressionado e sensibilizado com a quantidade e a diversidade de patologias. Ainda no terceiro ano de sua residência se candidatou a uma vaga de contrato, foi aprovado e começou a assumir plantões neste hospital.

Após o término de sua residência, foi convidado a permanecer na UFRJ como professor convidado da graduação e preceptor da residência por mais três anos. A fim de vivenciar mais tudo aquilo que o Hospital Municipal Souza Aguiar podia ensinar, decidiu prestar concurso público para trabalhar no hospital, onde permanece como estatutário e parte da chefia até hoje. Deixou a UFRJ quando o Hospital São Lucas, de Copacabana, o convidou para assumir a chefia da Otorrinolaringologia, onde também permanece.

Edio continua a trabalhar muito e a estudar e aprender ainda mais, além de aprimorar seus conhecimentos – principalmente na área cirúrgica. Para a sorte da medicina, gentilmente divide seus conhecimentos e é reconhecido pela grande maioria dos profissionais como um dos maiores colecionadores de casos "bruxos" – sorte nossa e dos pacientes, cujos casos são resolvidos com maestria.

Em 2019, a nossa guru, Dra. Tania Sih, sugeriu seu nome para a SOPERJ e foi criado o Grupo de Trabalho de Otorrinolaringologia – o qual contou e conta com colegas excepcionais e foi o embrião deste livro.

Além de todas as conquistas para seu currículo, Edio teve a maior conquista de todas há alguns anos: com sua esposa Nathália, tem dois filhos, o Francisco (com 6 anos) e a Ana (com 2 anos e meio) – segundo consta, e todos nós acreditamos, é um excelente marido e um baita pai.

Sou suspeito para falar, mas desde que conheci Dr. Edio, nos dias solares em Buenos Aires, eu sabia que estava conhecendo uma pessoa de caráter único, de bom coração e de uma sede insaciável de aprendizado – e eu estava certo. É uma honra acompanhar a trajetória de um amigo e colega que sempre se provoca a ir além. Vamos juntos!

Agora devidamente fundamentado, gostaria de convidá-los a lerem e relerem este livro, que parte de uma grande diversidade de casos e de aprendizados, uma bíblia da Otorrinolaringologia que todos deveriam conhecer. Na organização desta obra, percebem-se a sapiência dos mais velhos e o frescor dos mais jovens; a atuação de autores renomados, médicos experientes e atuantes na Otorrinolaringologia Pediátrica, pediatras revisores atentos e criteriosos. É uma fonte de consulta preciosa e rara! Traz uma abordagem didática dos principais temas relacionados aos distúrbios otorrinolaringológicos na pediatria, com temas ora gerais, ora adentrando em detalhes específicos de cada assunto.

Agradeço ao amigo Edio e aos demais organizadores e autores por compartilharem toda sua experiência conosco! Avante.

Lauro João Lobo Alcântara
Membro Fundador da Interamerican Association of Pediatric Otorhinolaryngology (IAPO)
Chefe do Serviço de Otorrinolaringologia do Hospital Infantil Pequeno Príncipe – Curitiba

CONTEÚDO COMPLEMENTAR

Esta obra contém conteúdo complementar disponibilizado em uma plataforma digital exclusiva. Nela, estão reunidos vídeos dos autores e também as imagens coloridas.

Para ingressar no ambiente virtual, utilize o QR code abaixo, faça seu cadastro e digite a senha: otorrinoped.

SEÇÃO I

TEMAS GERAIS

1

CONSULTA OTORRINOLARINGOLÓGICA EM PEDIATRIA

Tania Sih
Ricardo Neves Godinho
Ana Cristina Militão Abrantes Abras
Júlia Harumi Watanabe Pena

OBJETIVOS

- ✓ Correlacionar as especificidades da anatomia e da fisiologia da criança com a anamnese e o exame físico.
- ✓ Identificar os sinais e sintomas associados às principais síndromes clínicas otorrinolaringológicas.
- ✓ Orientar o exame físico otorrinolaringológico da criança.
- ✓ Correlacionar os dados da anamnese com os achados do exame físico.
- ✓ Desenvolver as hipóteses de diagnóstico e planejamento da propedêutica e do tratamento.

INTRODUÇÃO

A construção de uma relação sinérgica entre o médico, a criança e os pais ou cuidadores é fundamental para a adequada entrega de todos os cuidados necessários. Um ambiente amigável para as crianças e uma escuta atenta e empática facilitarão a realização da anamnese, assim como pais e cuidadores comprometidos com o histórico de saúde e sensíveis às manifestações clínicas das doenças de seus filhos.

Sempre que possível, deve-se criar uma atmosfera agradável para que a criança fique tranquila e confortavelmente sentada de frente para o examinador e, preferencialmente, no colo de um dos cuidadores. Na maioria das vezes, o exame otorrinolaringológico define o diagnóstico na infância, mas é importante destacar que esse exame envolve algumas peculiaridades pelo fato de a criança nem sempre se manter totalmente passiva durante a avaliação das áreas examinadas (orelhas, nariz e garganta). As alterações relacionadas com o choro, em especial, devem ser levadas em consideração.

O uso dos vídeo-otoscópios e dos endoscópios, sobretudo os flexíveis, vem ocupando espaço de destaque na propedêutica em otorrinopediatria.

No âmbito do atendimento à criança, é importante desenvolver um modelo adequado de relacionamento entre as equipes de otorrinolaringologia, pediatria e suas especialidades, fonoaudiologia, enfermagem, fisioterapia, terapia ocupacional e outras profissões da área da saúde.

ANAMNESE DA ORELHA[1-12]

As manifestações clínicas mais frequentemente relacionadas às doenças da orelha são a otalgia, a perda auditiva, a otorreia, a tontura e a vertigem, além das malformações. Outros sinais e sintomas estão relacionados no Quadro 1.

Quadro 1 Anamnese da orelha

Doença/ problema	Etiologia	Manifestações clínicas
Otites	Disfunção da tuba auditiva relacionada à fissura do palato Alterações estruturais do terço médio facial Alterações genéticas Imunodeficiências	Otalgia Plenitude auricular Hipoacusia leve Surdez Perda auditiva
Labirintopatia, tontura e vertigem	Malformações da orelha interna Efusão em orelha média Associação com perda auditiva sensorioneural	Medo de altura, de escada rolante e de usar o elevador Quedas frequentes e dificuldades para andar de bicicleta ou *skate*
Disfunção da ATM	Assimetrias faciais e da mandíbula Alterações da mordida	Otalgia Plenitude auricular Dor à palpação da ATM, da musculatura mastigatória (músculos masseter, temporal e pterigóideos) Diminuição da amplitude da abertura bucal
Malformações da orelha	Síndrome de Goldenhar Síndrome de Treacher Collins	Malformação da orelha, microtia ou anotia Apêndices pré-auriculares Deformidade facial
	Síndrome de Down Síndrome velocardiofacial	Microtia
	Síndrome CHARGE Síndrome BOR	Orelha proeminente e assimétrica Assimetria facial

ATM: articulação temporomandibular; BOR: brânquio-otorrenal; CHARGE: coloboma, defeitos cardíacos, atresia das coanas, atraso do desenvolvimento, anomalias geniturinárias e anomalias da orelha.
Fonte: adaptado de Cunningham, 2006;[1] Godinho et al., 2011;[3] Otteson, 2014;[4] Albert & Connel, 2007;[5] e Jones, 1998.[6]

Otalgia

Otalgia significa dor na orelha. Em lactentes, pode se manifestar por choro (principalmente durante as mamadas), mudança de comportamento ou padrão alimentar, irritabilidade, prostração e hábito de passar a mão insistentemente na orelha. Na otite média aguda, pode ser acompanhada de febre e manifestações nasais. Na otite externa, muitas vezes a dor está associada com histórico de natação frequente ou banhos de imersão em praia ou piscina. A dificuldade de compensação das diferenças pressóricas nas cabines de aviões também pode estar associada à otalgia, principalmente em crianças com disfunção da tuba auditiva (ver Quadro 1). A otalgia pode ter origem, ainda, em estruturas anatômicas próximas da orelha, como a articulação temporomandibular (ATM). No pós-operatório das tonsilectomias, as crianças queixam-se de dor referida nas orelhas.

Perda auditiva

Crianças sindrômicas representam aproximadamente 30% dos casos de perda auditiva genética, sendo que o déficit auditivo é, na grande maioria dos casos, condutivo (associado a defeitos da formação embriológica da orelha média e externa) ou misto.

A criança com malformação craniofacial associada à perda auditiva está inserida em um contexto que poderá influenciar a possibilidade de fazer o diagnóstico precoce e o adequado planejamento do tratamento. Por conta disso, o contexto sociofamiliar deverá ser avaliado em conjunto com os resultados da audiometria. Assim, uma criança com malformação e perda auditiva moderada vivendo em um ambiente rico de estímulos poderá se desenvolver melhor que uma criança com perda auditiva leve, mas sem estímulos adequados.

Se for confirmado o comprometimento auditivo, as primeiras medidas devem ser tomadas o mais precocemente possível (p. ex., aparelhos de amplificação sonora individual – AASI, prótese auditiva ancorada no osso – PAAO ou implante coclear – IC), a fim de garantir à criança o desenvolvimento da compreensão e da expressão da linguagem, bem como seu desenvolvimento social de maneira comparável com as crianças normais da mesma faixa etária.

Toda queixa relacionada à audição na criança deve ser avaliada por meio de detalhada história do período gestacional e do parto, avaliando-se todos os indicadores de risco relacionados à perda auditiva. A história familiar deverá envolver pelo menos duas gerações com o objetivo de avaliar o padrão de herança e outras características associadas.

Sabe-se que a recepção dos sons da fala envolve um sistema de integração complexo, incluindo a recepção, a discriminação e o reconhecimento de diferentes sons dentro de determinado sistema linguístico, o que ultrapassa a simples detecção de sinais acústicos. Algumas crianças com deformidade facial, além de apresentarem perda auditiva, podem ter déficits sensoriais e/ou comprometimento neurológico associados com potencial de interferência no processamento da informação auditiva.

A utilização das PAAO tem demonstrado bons resultados em crianças com malformações da orelha externa, como as síndromes de Goldenhar e a de Treacher Collins e microtia. O IC também apresenta respostas surpreendentes em crianças com perda auditiva profunda e até mesmo nos casos de malformação da orelha interna, como na síndrome CHARGE.

É importante lembrar, ainda, que a perda auditiva pode ser relatada pelas crianças como sensação de "orelha cheia" ou apresentando "pequenos estalos".

Otorreia

As infecções otológicas na infância podem se manifestar com a presença, no meato acústico externo, de secreções de diferentes aspectos (purulenta, mucosa, serosa ou fibrinosa). Na otite média aguda supurada, observa-se frequentemente secreção mucopurulenta e, às vezes, mesclada com sangue. Na otite externa difusa aguda, por sua vez, a otorreia é discreta e geralmente está associada a edema intenso do meato acústico externo. Na otite crônica colesteatomatosa, a otorreia pode ser profusa ou em pequena quantidade, acompanhada de odor peculiar desagradável.

EXAME OTOLÓGICO DA CRIANÇA[1-9]

Recomenda-se iniciar o exame da criança pela otoscopia. O cuidador abraça a criança, envolvendo-a com firmeza em torno dos braços e do tórax com uma das mãos e, com a outra, firmando a cabeça para a direita ou para a esquerda, dependendo do lado a ser examinado. Para algumas crianças, é necessária uma contenção mais firme, a fim de impedir que fique sacudindo e evitar traumas acidentais durante o exame.

Examina-se primeiramente a orelha que não é motivo da queixa principal e, só depois, a orelha afetada. O exame é constituído por inspeção visual; palpação do pavilhão auricular, da mastoide e de suas adjacências; e, finalmente, otoscopia.

Inspeção visual e palpação otológica

A inspeção visual e a palpação englobam pavilhão auricular, tragus, conduto auditivo externo, região retroauricular da mastoide e linfonodos regionais, procurando identificar a presença de edema, rubor, calor e dor.

Durante o exame físico, deve-se dar especial atenção às características que podem estar associadas com perda auditiva em crianças (Quadro 2).

Quadro 2 Características físicas associadas com perda auditiva em crianças

- Anomalias craniofaciais
- Malformações da orelha e apêndices pré-auriculares
- Alterações da implantação da orelha
- Alterações de pigmentação da pele
- Mechas de cabelo branco ou outras malformações do cabelo
- Heterocromia de íris, telecanto, miopia grave, retinopatias
- Cistos, fístulas branquiais, bócio

Fonte: adaptado de Cunningham, 2006;[1] Godinho et al., 2011;[3] Otteson, 2014;[4] Albert & Connel, 2007;[5] e Jones, 1998.[6]

Otoscopia

A otoscopia é um exame essencial no diagnóstico das otites. Para sua realização, utiliza-se um otoscópio que tem a capacidade de aumentar em até duas vezes a imagem. A iluminação é muito importante para um exame adequado, pois pode proporcionar maiores chances de acerto diagnóstico. Por isso, a manutenção do aparelho deve ser sistemática, com troca de pilhas, baterias e lâmpadas regularmente. O pneumo-otoscópio é uma excelente escolha para o paciente pequeno, pois, além da visualização, oferece informações adicionais sobre a mobilidade da membrana timpânica (MT) e sobre a presença de líquido na orelha média. O manuseio do aparelho não é difícil, mas exige treinamento específico. Há, ainda, os otoscópios que utilizam tecnologia em vídeo (vídeo-otoscópios), que proporcionam uma visão amplificada da MT e que pode ser digitalizada. Esses dispositivos são especialmente úteis para o processo educativo junto aos pais e cuidadores.

O espéculo ideal para o exame otoscópico é aquele com maior diâmetro possível, respeitando-se as dimensões do conduto auditivo a ser examinado, de forma a garantir uma visão abrangente e um exame confortável para a criança.

Ao exame, o pavilhão é tracionado póstero-superiormente nas crianças maiores e inferiormente nos recém-nascidos (RN), retificando o conduto externo. Essa manipulação facilita a introdução do espéculo e promove boa visualização do conduto e da MT. Deve-se sempre evitar a pressão do espéculo contra a parede do conduto auditivo externo, principalmente em sua porção óssea, com maior sensibilidade à dor. É comum a presença de cerume impedindo uma boa visualização do conduto e da MT, o que torna necessária sua remoção com cuidado, técnica e treinamento adequados, evitando traumatismos e dor.

Na otoscopia, a MT normal é translúcida, côncava, de superfície lisa e quando iluminada pelo otoscópio, reflete uma pequena área triangular no quadrante anteroinferior. A presença de alterações na integridade, na forma, na cor, na mobilidade e na vascularização pode caracterizar doenças ou disfunções da orelha externa e média.

ANAMNESE DO NARIZ[1-6,13,14]

Durante a infância, os problemas nasais mais comuns são a obstrução, a rinite e a rinossinusite. A obstrução nasal pode ser acompanhada de roncos e da apneia obstrutiva do sono (AOS). A presença de secreção, espirros e prurido está associada com a maioria das doenças nasais.

Obstrução nasal

A maioria das obstruções é causada por alergias e infecções da via aérea superior (IVAS) virais e bacterianas. As obstruções nasais se caracterizam pela redução do fluxo aéreo das fossas nasais. Obstruções por corpos estranhos também são possíveis, usualmente são unilaterais e se apresentam com rinorreia ipsilateral.

A ocorrência de obstrução completa das vias nasais ao nascer é uma emergência médica. Nesse contexto, mesmo uma obstrução unilateral pode causar dificuldade respiratória significativa e dificuldades alimentares secundárias. Em RN com malformação facial apresentando dificuldade respiratória significativa às mamadas, pode ocorrer diminuição preocupante do ritmo de ganho ponderal.

Em crianças com fissura palatina, uma obstrução nasal causa desconforto considerável e pode acentuar a alteração da voz relacionada ao "abafamento" dos sons.

Crianças com fissura palatina ou outras deformidades envolvendo o terço médio facial têm chance maior de apresentar comprometimento das vias aéreas superiores, podendo gerar respiração predominantemente oral e prejudicar a produção da fala, a função de vias aéreas inferiores, o desenvolvimento craniofacial e a qualidade de vida.

Rinorreia

A produção ou eliminação de secreções pelo nariz é um sinal presente, com frequência, nas doenças nasais que pode ocorrer juntamente com o sintoma de obstrução nasal e gotejamento nasal posterior. Nas crianças com fissuras, a secreção nasal pode se associar à formação de crostas (Quadro 3).

Quadro 3 Características da secreção nasal

	Características predominantes	Aplicação clínica
Rinorreia purulenta/ mucopurulenta/ seropurulenta	Viscosa Amarelada ou esverdeada	Resposta flogística da mucosa nasal Pode estar presente em infecções virais ou bacterianas
Rinoliquorreia	Unilateral Espontânea	Malformação craniofacial Trauma
Rinorreia fétida unilateral	Odor fétido Amarelada ou esverdeada	Corpo estranho Imperfuração de coana Estenose de coana
Rinorreia verde-amarelada em neonatos	Exulcerações e crostas em lábio superior e mucosa nasal	Rinite gonocócica
Rinorreia purulenta/ piossanguinolenta em recém-nascido a partir da 3ª semana de vida	Mãe em grupo de risco de infecções sexualmente transmissíveis	Sífilis congênita

Fonte: adaptado de Cunningham, 2006;[1] Godinho et al., 2011;[3] Fortini et al, 2010;[8] e Godinho et al., 2009.[10]

Rinite, prurido e espirros

Rinite é a inflamação da mucosa nasal. Apresenta-se com um ou mais sintomas, como congestão, espirros, prurido ou rinorreia, podendo ser alérgica, não alérgica ou infecciosa. Na rinite alérgica, observam-se prurido nasal, ocular e, em alguns casos, no meato acústico externo, no palato e na faringe. A congestão nasal pode ser uni ou bilateral, intermitente ou persistente, e tende a piorar no período da noite. Cefaleia ou dor facial podem ser sintomas associados ao comprometimento da drenagem das cavidades paranasais que, por serem cavidades ocas inervadas, podem ser preenchidas por secreções, causando dor.

A rinite viral costuma ser acompanhada de febre, tosse e hiporexia, favorecendo o desenvolvimento de infecções bacterianas secundárias, como sinusite aguda bacteriana e até mesmo pneumonia. Sua incidência aumenta com a socialização em escolinhas, berçários e creches, sendo comum a ocorrência de 6 a 8 episódios por ano. Nas condições infecciosas, a mucosa costuma estar avermelhada; enquanto na rinite alérgica apresenta-se pálida e edemaciada.

Sinusite aguda bacteriana

Sinusite/rinossinusite bacteriana costuma ser uma complicação de infecções virais decorrente da retenção de secreções nas cavidades paranasais. Costuma ter como sintomas rinorreia, tosse, dor facial, febre e edema na região. Como complicações, são comuns doenças da região orbitária que ocorrem por conta da íntima relação anatômica das estruturas. A sinusite aguda apresenta disfunção nasossinusal persistente por mais de 10 ou 14 dias. Já a forma crônica evolui por mais de 3 meses e pode se manifestar por seguidos episódios de agudização.

Estenose ou atresia de coanas

Estenose é a obstrução parcial e atresia a total, da coana por membrana mucosa, placa óssea ou mista (osteomucosa). A atresia unilateral permite à criança respirar e se alimentar e usualmente se apresenta como rinorreia viscosa unilateral. A atresia bilateral, por sua vez, leva o RN a risco de morte, já que a respiração é necessariamente nasal nessa fase da vida.

Estenose ou atresia da abertura piriforme

Na estenose ou atresia, a abertura piriforme encontra-se estreitada em virtude do crescimento acentuado do processo nasal da maxila ou de outra malformação. A resistência ao fluxo aéreo nasal é diretamente proporcional ao grau de estreitamento, podendo impedir até a passagem de um endoscópio. O diagnóstico pode ser confirmado por tomografia computadorizada (TC).

EXAME NASAL DA CRIANÇA[1-6,13,14]

Inspeção nasal

A inspeção da pirâmide nasal deve ser feita em seguida à inspeção do terço médio facial e da órbita por conta da continuidade e da proximidade anatômica das estruturas e também pela possibilidade de complicações de doenças nasais (Quadro 4).

Quadro 4 Relação entre os achados à inspeção nasal e etiologia

Achados à inspeção nasal	Etiologia
Hiperemia da ponta nasal e rágade (fissura) no vestíbulo com pequena prega cutânea sobre a ponta da pirâmide nasal (causada pelo hábito de coçar)	Rinite alérgica
Edema e hiperemia da região malar, pálpebras edemaciadas e hiperemiadas em crianças febris	Complicação regional de sinusite frontal e etmoidal
Prurido ocular associado a hiperemia conjuntival	Alergia
Edema palpebral uni ou bilateral, acompanhado ou não de edema labial ou facial	Quadros alérgicos graves

(continua)

Quadro 4 Relação entre os achados à inspeção nasal e etiologia (*continuação*)

Achados à inspeção nasal	Etiologia
Face inexpressiva e lábios entreabertos, podendo estar associados a alterações da oclusão (mordida aberta e projeção dos dentes incisivos superiores)	Respiração predominantemente oral
Alterações da pirâmide nasal	Malformações faciais Tumores nasais congênitos costumam ser observados ao nascimento ou nos primeiros meses de vida

Fonte: adaptado de Cunningham, 2006;[1] Godinho et al., 2011;[3] Fortini et al., 2010;[8] e Godinho et al., 2009.[10]

Percussão e palpação

Na sinusite, a pressão digital na área de saída dos nervos infraorbitário e supraorbitário, assim como na região geniana e no ângulo interno da órbita, pode ser dolorosa. Quando a percussão e a palpação desencadeiam considerável desconforto nas crianças, deve-se pensar em quadros infecciosos sinusais mais graves.

Rinoscopia e endoscopia nasal

No consultório, é possível avaliar o vestíbulo nasal, o septo nasal anterior e a cabeça das conchas inferiores utilizando-se o otoscópio. Com a criança sentada, introduz-se a extremidade adequada do otoscópio no vestíbulo nasal, simultaneamente realizando-se a elevação da ponta do nariz e o afastamento lateral da asa nasal do lado a ser examinado (ver Quadro 4).

No vestíbulo nasal, é possível observar a presença de dermatoses e foliculite, além de secreções ou crostas. O septo nasal anterior cartilaginoso pode se encontrar desviado no RN em consequência de traumatismo no canal do parto. Nos lactentes e pré-escolares também pode ser observado um desvio da porção anterior do septo nasal que nem sempre é acompanhado de desvio da pirâmide nasal. Os desvios septais, por sua vez, são encontrados mais posteriormente na maioria dos casos.

A cabeça das conchas nasais, localizada na porção mais estreita das narinas, denominada válvula nasal, pode estar completamente obstruída pela hipertrofia da mucosa da concha. O uso de gotas vasoconstritoras, que podem ser aplicadas no consultório pediátrico, causa retração do volume das conchas, permitindo melhor visualização das cavidades nasais. Em algumas crianças, é possível visualizar a cabeça da concha média e o processo unciforme, além de alterações inflamatórias e infecciosas (Quadro 5).

Quadro 5 Relação entre os achados à rinoscopia e etiologia

Achados à rinoscopia	Etiologia
Mucosa pálida	Processos inflamatórios alérgicos
Mucosa hiperemiada	Processos infecciosos
Rinorreia mucopurulenta no assoalho nasal	Sinusite ou estase da secreção do nariz congestionado
Rinorreia mucopurulenta ou francamente purulenta entre a cabeça da concha média e o processo unciforme	Sugere, juntamente com a história clínica, sinusite bacteriana

Fonte: adaptado de Cunningham, 2006;[1] Godinho et al., 2011;[3] Otteson, 2014;[4] Albert & Connel, 2007;[5] e Jones, 1998.[6]

Em crianças com fissura de palato, é mais frequente a presença de secreção e crostas no assoalho nasal e no *cavum* em virtude das alterações da função velofaríngea e do possível refluxo oronasal.

A avaliação da função nasal pode ser feita de maneira objetiva em crianças maiores por meio da medida do pico de fluxo inspiratório nasal. Essa medida é obtida com equipamento de baixo custo que fornece importantes informações sobre o monitoramento da função nasal.

Os corpos estranhos geralmente se localizam no vestíbulo e na válvula nasal. A retirada de corpos estranhos nasais é realizada preferencialmente com iluminação de fotóforo e com a utilização de ganchos especiais.

O exame das fossas nasais, na criança com mais de 4 anos de idade (sentada sozinha ou no colo do cuidador), também pode ser realizado com espéculo de tamanho especial (rinoscópios pediátricos) e com o auxílio da iluminação proporcionada pelo fotóforo ou por outra fonte de luz.

A endoscopia nasal pode complementar a rinoscopia anterior, sendo sensível e específica para diferentes problemas nasais. A avaliação endoscópica do nariz e, simultaneamente, da nasofaringe, das adenoides e das tonsilas é conveniente para se determinar a obstrução de coana, da nasofaringe e orofaringe, mas não é capaz de demonstrar as modificações da dinâmica da faringe e da língua observadas durante o sono.

Vídeo 1: Endoscopia nasal.

ANAMNESE DA CAVIDADE ORAL, DA FARINGE, DAS AMÍGDALAS E DAS ADENOIDES[1-6,15-17]

Ao nascimento, o timo e o baço estão formados. As imunoglobulinas G (IgG) maternas permanecem na criança por até 6 meses de vida e decaem até alcançar os níveis do adulto por volta dos 9 anos de idade. As IgM são os primeiros anticorpos a serem formados, com início da produção durante a gestação. As IgA têm o papel de exclusão antigênica, não permitindo a absorção dos antígenos pela mucosa respiratória. São produzidas em baixa quantidade na gestação e observa-se aumento dos seus níveis, em geral, até os 4 anos de idade.

As amígdalas palatinas (tonsilas palatinas) e as adenoides (tonsilas faríngeas) estão, portanto, em constante atividade imunológica, principalmente nos primeiros anos de vida. Esse processo pode levar a significativa hiperplasia reacional do tecido linfoide das amígdalas e das adenoides. O período de maior atividade e aumento fisiológico desses órgãos vai dos 3 aos 10 anos de idade. Nas adenoides, as funções declinam lenta e progressivamente na puberdade. As amígdalas palatinas, por sua vez, sofrem involução mais tardiamente. Ao mesmo tempo em que as adenoides apresentam seu ciclo de crescimento, a nasofaringe sofre modificações em sua forma e volume em função do crescimento do crânio e da face. Na criança, a nasofaringe é de volume menor e apresenta forma achatada, tornando-se, com o crescimento, maior e mais ogival. Nas crianças sindrômicas ou com malformação craniofacial, a nasofaringe pode permanecer mais estreita e de menor volume após o crescimento e as relações entre o volume do tecido adenoamigdaliano e a faringe apresentam características peculiares que podem dificultar as funções velofaríngeas (Figura 1).

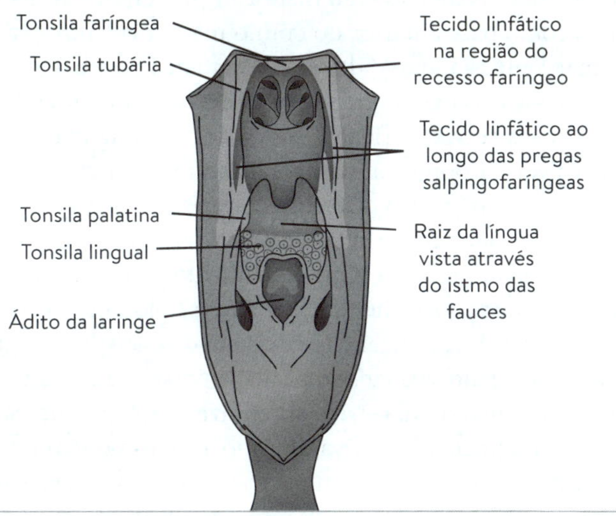

Figura 1 Anel linfático da faringe (de Waldeyer). Sistema formado pela aglomeração do tecido linfoide periférico existente na faringe e na base da língua. É composto principalmente pelas tonsilas faríngea, palatina e lingual.
Fonte: adaptada de Moore, 2014.[2]
Ilustrada por Júlia Harumi Watanabe Pena, com permissão.

Obstrução da via aérea superior

Na maioria dos casos de obstrução respiratória, o tecido linfoide adenotonsilar ocupa uma quantidade desproporcional de espaço na via aérea superior. Essa obstrução tem um componente dinâmico, com exacerbação dos sintomas em situações específicas, listadas no Quadro 6.

Quadro 6 Fatores que intensificam a obstrução respiratória

Posição prona ou inclinada para trás
Malformações mandibulares (sequência de Pierre Robin e síndrome de Treacher Collins)
Macroglossias (síndromes de Down e de Beckwith-Wiedemann)
Condições de tônus neuromuscular diminuído (sono, paralisia cerebral e medicamentos que afetam o ciclo sono-vigília)
Obesidade

Fonte: adaptado de Cunningham, 2006;[1] Godinho et al., 2011;[3] Otteson, 2014;[4] Albert & Connel, 2007;[5] Jones, 1998;[6] Godinho et al., 2009;[15] Brodsky, 1989;[16] e Freire, 2008.[17]

Doença respiratória do sono e apneia obstrutiva do sono

A obstrução da via aérea decorrente de hiperplasia adenotonsilar, mais aparente durante o sono, é uma causa primária da doença respiratória do sono (DRS) em crianças normais. Naquelas com malformações craniofaciais, são frequentes características como base anterior do crânio mais curta, hipoplasia mandibular e maxilar e macroglossia, que reduzem o diâmetro da via aérea. A hiperplasia adenotonsilar nesse contexto pode ser vista, então, como um fator que exacerba as manifestações obstrutivas. Crianças com graus mais significativos de obstrução podem desenvolver hipopneia obstrutiva do sono ou mesmo a AOS.

Ao avaliar uma criança com distúrbio do sono, é fundamental obter informações dos cuidadores que acompanham a noite de sono, muitas vezes solicitando a gravação em vídeo do paciente. Questionamentos sobre o tempo desde o início e a intensidade do ronco, posições que melhoram e pioram sua ocorrência, fatores associados à sua ocorrência e qualidade do sono do paciente ajudam na adequada investigação. É importante avaliar se o paciente possui ou não um sono reparador, se fica cansado ao longo do dia e se o aprendizado está prejudicado. Em muitos casos de AOS e hipopneia obstrutiva do sono, os pais podem interpretar mal os sintomas, subestimando-os como um ronco simples e sem obstrução.

Crianças sindrômicas mais seriamente acometidas podem desenvolver *cor pulmonale,* hipertrofia ventricular direita, hipoventilação alveolar, hipertensão pulmonar, edema pulmonar e deficiência no ganho de peso; além disso, apresentam risco aumentado de danos neurológicos permanentes e até mesmo morte.

Na prática clínica, quando a história de obstrução grave é consistente com os achados físicos, é muito provável que o paciente se beneficie da cirurgia adenoamigdaliana. Em crianças com alterações craniofaciais, as manifestações obstrutivas frequentemente se iniciam ao nascimento e, portanto, os cuidadores podem subestimar seu significado e gravidade. Quando a história não é coerente com o exame físico, uma avaliação adicional incluindo polissonografia (PSG), gravação em vídeo da criança dormindo à noite e endoscopia ou sonoendoscopia da via aérea pode ajudar a elucidar a causa e identificar a intensidade dos sintomas.

Em países onde o acesso à PSG é precário, as avaliações feitas a partir de questionário validado (escore) assumem grande importância clínica, com baixo custo operacional. O questionário mais utilizado para DRS no Brasil é o OSA *Quality of Life Survey* (OSA-18), um instrumento válido e confiável de medida de qualidade de vida para crianças com DRS. Consiste em 18 itens agrupados em cinco domínios, cujos itens são pontuados em uma escala ordinal de 7 pontos. Os escores totais do OSA-18 são categorizados em três grupos conforme o impacto na qualidade de vida das crianças: pequeno (< 60), moderado (entre 60 e 80) e grande (> 80).

Crianças com alterações craniofaciais que apresentam resposta inadequada ao tratamento cirúrgico da AOS podem se beneficiar do dispositivo de pressão positiva conhecido como CPAP (do inglês *continuous positive airway pressure*).

Dor de garganta

Na atualidade, observa-se o processo de institucionalização precoce das crianças, em período parcial ou integral, em escolas, berçários ou creches cujos espaços nem sempre foram projetados para tal fim, favorecendo a transmissão de doenças infecciosas de vias aéreas (poluição microbiológica) e o surgimento de bactérias resistentes aos antibióticos. Esse fenômeno é favorecido pela imaturidade do sistema imune na infância.

As faringotonsilites – nome dado às infecções de garganta – representam todos os processos inflamatórios, infecciosos (virais ou bacterianos) ou de outras etiologias nessa região. As tonsilas palatinas são os locais mais ativos e maiores dessa região, o que explica o fato de serem as estruturas mais acometidas nessas doenças.

Os sintomas mais comuns das infecções de garganta são:

- Febre geralmente alta e dor na garganta que piora com a deglutição.
- Em crianças menores: alteração do hábito alimentar (dificuldades de engolir sólidos) e alterações do comportamento.
- Salivação excessiva (pode estar associada).
- Dor abdominal, vômitos e mau hálito (com frequência).

EXAME DA CAVIDADE ORAL NA CRIANÇA[1-6,15-17]

Inspeção da boca

A inspeção da boca e da faringe da criança requer habilidade, delicadeza e uma boa interação médico-paciente. A criança geralmente mostra resistência a abrir a boca e permitir o toque da espátula em sua língua. Nesse momento do exame, podem-se usar artifícios e brincadeiras, mas sempre evitando manobras bruscas. Como pode haver algum desconforto e a criança pode chorar, essa inspeção deve ser realizada ao final da consulta, a fim de evitar que uma possível reação negativa comprometa a otoscopia.

Todas as estruturas devem ser avaliadas (lábios, bochechas, dentes, gengivas, língua, palato, assoalho e glândulas salivares) com a criança sentada e sob iluminação adequada. Inicia-se pelos lábios, avaliando-se sua integridade ou a presença de deformidades congênitas (fissura labial) ou adquiridas (infecção e trauma) (Quadro 7).

Quadro 7 Relação entre os achados à inspeção da boca e da faringe e etiologia

Achados à inspeção da boca e da faringe	Etiologia
Lábios entreabertos, hipotônicos e ressecados com interposição de língua mediante a pronúncia de alguns fonemas, associados ou não a problemas oclusivos	Sugerem quadros de respiração predominantemente oral em decorrência de fatores obstrutivos nasais e do *cavum*
Mucosa oral hipocorada	Anemia
Mucosa oral ictérica	Icterícia colestática
Mucosa oral com presença de pigmentação marrom escura em estrias do tipo melânico	Doença de Addison (sinal que corresponde à maior concentração do hormônio estimulador de melanócito – MHS)
Pequenas pápulas brancas de 1-2 mm de diâmetro sobre um fundo avermelhado, localizadas na região da mucosa jugal (manchas de Koplick)	Sarampo
Placas esbranquiçadas facilmente removíveis com área de hiperemia subjacente à lesão em lactentes ou crianças em corticoterapia oral ou inalatória	Candidíase oral
Folículos faríngeos hipertrofiados e hiperemiados, com ou sem vesículas ou lesões ulceradas (aftas) na parede faríngea, pilares amigdalianos, úvula e tonsilas, associados a quadros de dor à deglutição	Processo infeccioso viral
Hiperemia faríngea com exsudato purulento amigdaliano (puntiforme, em placas ou pseudomembranoso), associada ou não a petéquias no palato, febre e dor à deglutição	Infecção bacteriana
Rânula (tumor cístico translúcido localizado medialmente no assoalho da boca)	Obstrução do ducto das glândulas salivares sublinguais

Fonte: adaptado de Cunningham, 2006;[1] Godinho et al., 2011;[3] Otteson, 2014;[4] Albert & Connel, 2007;[5] Jones, 1998;[6] Godinho et al., 2009;[15] Brodsky, 1989;[16] e Freire, 2008.[17]

As bochechas, gengivas e língua são avaliadas com o auxílio da espátula. O assoalho da boca deve ser verificado solicitando-se à criança, quando possível, que eleve a língua até o palato duro. O palato deve ser avaliado fletindo-se a cabeça e solicitando a emissão da vogal "a", a fim de permitir a visualização da mucosa do palato, bem como a simetria dos movimentos. Deve-se observar a úvula e, quando bífida, realizar o toque do palato com o abaixador de língua à procura de possível fenda submucosa, importante na etiologia das otites recorrentes e na produção da voz hipernasal.

A hiperplasia gengival está associada frequentemente ao uso da fenitoína, à síndrome do respirador oral (SRO) e ao uso de aparelho ortodôntico.

Os dentes devem ser avaliados quanto à erupção que, quando tardia, pode representar alteração endócrina relacionada ao metabolismo do cálcio. Alterações no posicionamento e no tamanho dos dentes (macrodontia ou microdontia) podem interferir no vedamento natural da boca, na mastigação e na articulação das palavras, além de se associar a algumas síndromes.

A língua pode apresentar aspectos liso, saburroso ou em framboesa, pode estar pálida ou magenta e pode ter o volume aumentado. A língua geográfica, uma variação constitucional, apresenta regiões irregulares em sua superfície, derivadas de áreas de atrofia ou hipertrofia das papilas (Quadro 8).

Quadro 8 Relação entre os achados à inspeção da língua e etiologia

Achados à inspeção da língua	Etiologia
Língua com aspecto liso e pálido	Anemia ferropriva e hipovitaminose B (B12, riboflavina e ácido nicotínico)
Língua magenta (coloração vermelho escuro em virtude de vasodilatação permanente)	Processos carenciais provocados pela deficiência do ácido nicotínico e de riboflavina, geralmente acompanhada de ardência local e queilite labial
Língua saburrosa	Jejum prolongado, síndrome do respirador oral e déficits de mastigação e movimentação do bolo alimentar na boca
Língua em framboesa (coloração avermelhada e com papilas hipertrofiadas)	Infecções estreptocócicas, geralmente acompanhando quadros de faringotonsilites (escarlatina)
Macroglossia	Síndrome de Down, síndrome de Beckwith-Wiedemann, hipotireoidismo e sequência de Pierre Robin

Fonte: adaptado de Cunningham, 2006;[1] Godinho et al., 2011;[3] Otteson, 2014;[4] Albert & Connel, 2007;[5] Jones, 1998;[6] Godinho et al., 2009;[15] Brodsky, 1989;[16] e Freire, 2008.[17]

O palato duro tem forma levemente arqueada. Um arqueamento acentuado pode estar presente na SRO. O palato ogival (aspecto em cúpula de igreja) e o palato atrésico podem ser congênitos ou acompanhados de outras malformações e intensificam os quadros de obstrução respiratória.

Alterações na motricidade do palato mole se associam a lesões estruturais ou neurológicas ou quadros de faringotonsilites e abscessos amigdalianos.

Inspeção da orofaringe

O exame da orofaringe não depende de recursos endoscópicos, sendo realizado em continuidade com o exame da cavidade bucal. Como descrito por Linda Brodsky,[16] a oroscopia deve ser realizada solicitando-se ao paciente que mantenha a boca aberta, a língua posicionada no assoalho da cavidade oral e a respiração tranquila. A espátula deve ser posicionada sobre os dois terços anteriores da língua, anteriormente às papilas circunvaladas, a fim de evitar o reflexo do vômito. Devem ser examinados a parede faríngea, os pilares das tonsilas, a úvula, a base da língua e as tonsilas palatinas avaliando-se tamanho, implantação e aspecto (Figura 2).

O volume e a projeção da amígdala em direção à linha média devem ser analisados durante a oroscopia, de acordo com a classificação de Brodsky (Figura 3).

Clinicamente, amígdalas grau +2 não causam manifestação obstrutiva, mas exigem atenção especial nas crianças sindrômicas ou com paralisia cerebral. Amígdalas grau +3 podem apresentar quadro clínico de obstrução leve a moderada, principalmente quando há obstrução nasal por hiperplasia adenóidea. Já as amígdalas grau +4 geralmente estão associadas a manifestações obstrutivas significativas.

Situações especiais de hiperplasia amigdaliana demandam atenção durante o exame físico, como a projeção para hipofaringe do polo inferior e a presença de tecido amigdaliano intravélico. Usualmente, essas situações só são detectadas com o auxílio do exame endoscópico da faringe ou até mesmo durante o ato cirúrgico (Figura 4).

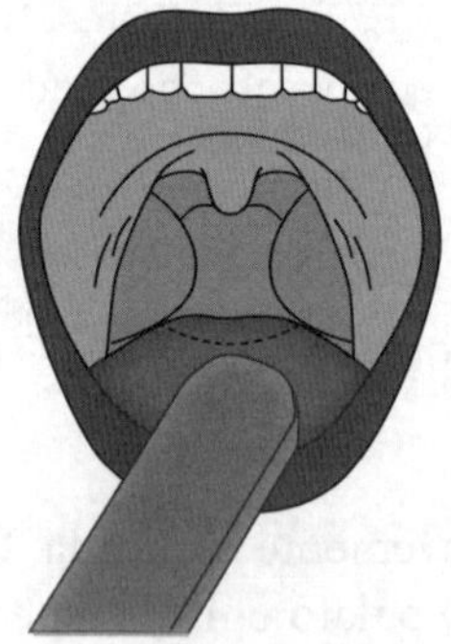

Figura 2 Oroscopia.
Ilustrada por Júlia Harumi Watanabe Pena, com permissão.

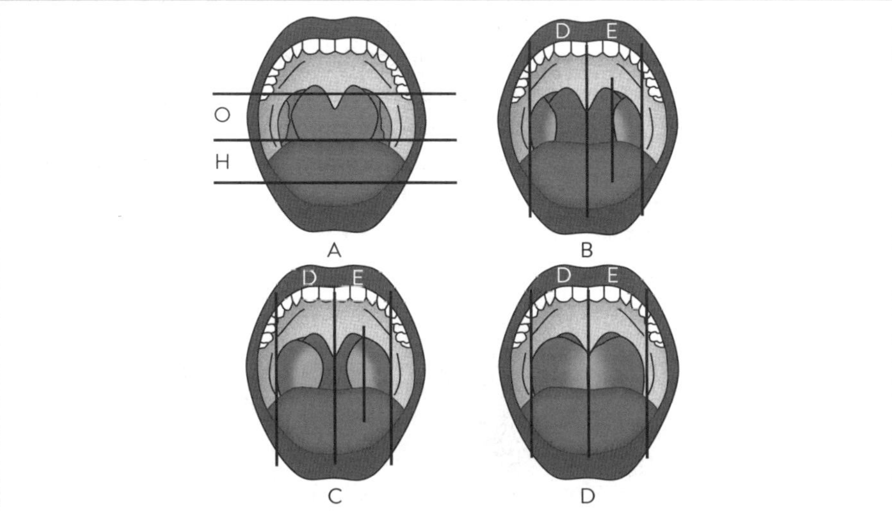

Figura 3 Representação dos quatro graus da classificação de Brodsky. A: grau +1, com ocupação de 25% da orofaringe; B: grau +2, com ocupação de 25-50% da orofaringe; C: grau +3, com ocupação de 50-75% da orofaringe; D: grau +4, com ocupação de mais de 75% da orofaringe.
O: orofaringe; H: hipofaringe; D: hemifaringe direita; E: hemifaringe esquerda.
Fonte: adaptada de Brodsky, 1989.[16]
Ilustrada por Júlia Harumi Watanabe Pena, com permissão.

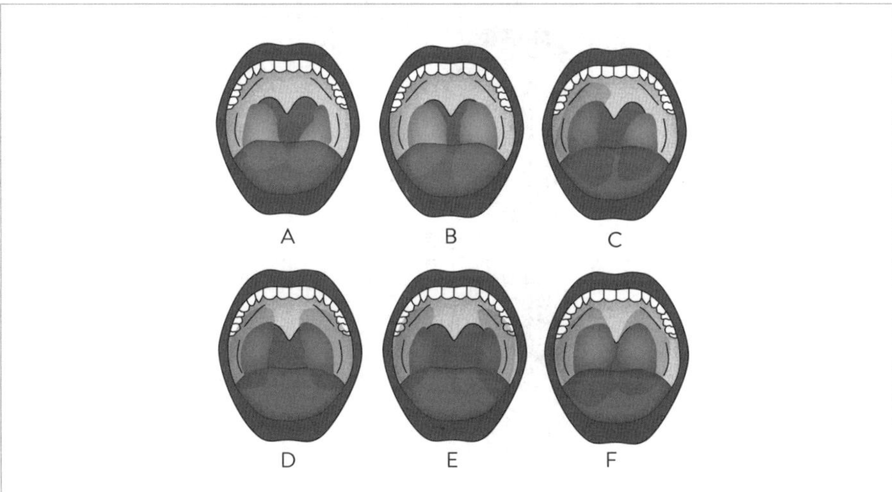

Figura 4 Situações especiais de hiperplasia amigdaliana. A, B, C e F: os polos inferiores das tonsilas se projetam inferior e medialmente, um ao encontro do outro; C, D, E e F: presença de tonsilas palatinas intravélicas, situação na qual grande porção da tonsila encontra-se dentro da loja tonsilar, encoberta pelos pilares palatoglossos.
Fonte: adaptada de Brodsky, 1989.[16]
Ilustrada por Júlia Harumi Watanabe Pena, com permissão.

Quanto à análise do volume da língua, é importante avaliar sua relação com o palato mole e a orofaringe, conforme a classificação de Mallampati (Figura 5). O teste para realizar essa classificação deve ser com o paciente sentado, mantendo a cabeça erguida e a boca aberta, de modo a expor o máximo da língua. As classes III e IV estão relacionadas a maior comprometimento respiratório durante o sono e maiores dificuldades para a intubação orotraqueal. Esse exame é difícil em crianças menores.

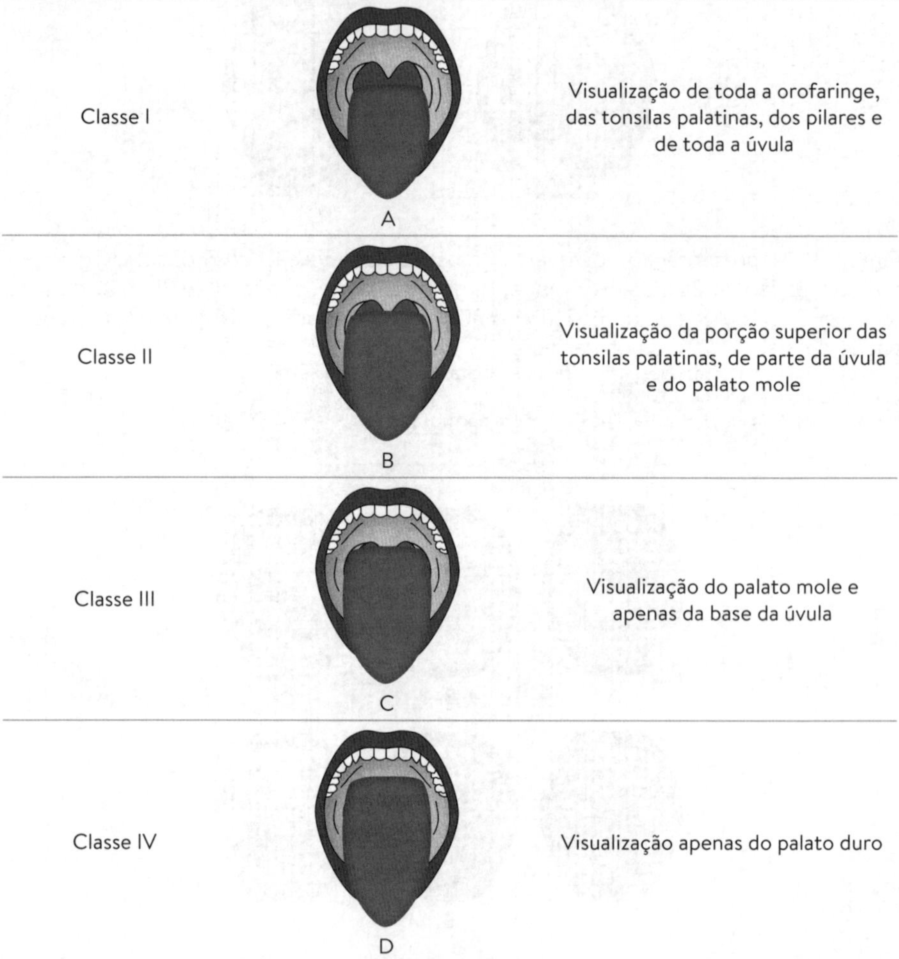

Figura 5 Representação da classificação de Mallampati.
Fonte: adaptada de Samsoon e Young, 1987.[18]
Ilustrada por Júlia Harumi Watanabe Pena, com permissão.

Inspeção nas faringotonsilites agudas

A associação entre manifestações clínicas características de infecções das amígdalas com os dados obtidos ao exame físico é decisiva para o correto diagnóstico.

As alterações presentes ao exame físico evoluem, sobretudo até o final do 3º dia, de forma a orientar com maior especificidade a diferença entre quadros virótico e bacteriano (Quadro 9).

Quadro 9 Diagnóstico diferencial das faringotonsilites

Infecção viral	Infecção bacteriana
Placas finas nas amígdalas	Placas espessas nas amígdalas com tendência a confluir
Febre baixa ou alta	Febre acima de 38°C
Obstrução ou secreção nasal e tosse	Sem sintomas gripais
Sintomas associados: diarreia, conjuntivite	Sintomas associados: vômito, cefaleia, cólica e dor abdominal; comprometimento do estado geral
Gengivite, estomatite (aftas)	Petéquias no palato
	Adenite cervical

Fonte: adaptado de Freire, 2008.[17]

Inspeção da função velofaríngea e alterações da voz, da fala e da deglutição

A avaliação endoscópica da função velofaríngea é mandatória para a visualização da sua face nasal e objetiva medir e localizar escapes, identificar a altura de fechamento do palato e a participação adenóidea, além de descartar a existência de fissura submucosa. A avaliação conjunta com a equipe de fonoaudiologia pode fornecer informações mais completas sobre a função velofaríngea, em especial sobre as características do seu fechamento à fonação e à deglutição. Trata-se de exame essencial na classificação dos tipos da sequência de Pierre Robin.

Em lactentes, a avaliação do fechamento velofaríngeo é difícil de ser realizada. Até mesmo alguns pré-escolares não colaboram adequadamente para o estudo de todas as funções do palato por conta do incômodo causado pelo endoscópio.

Em alguns casos, hiperplasia leve ou moderada do tecido linfoide pode favorecer a função fonatória do palato mole e impedir o refluxo oronasal. Por conta dessa possibilidade, em crianças com insuficiência ou incompetência velofaríngea acompanhadas de hiperplasia adenoamigdaliana, torna-se complexo determinar o papel do tecido linfoide na repercussão sintomatológica.

Além do estudo por imagens, os questionários para avaliação da qualidade de vida são um instrumento importante para se avaliar o impacto da fissura de palato no cotidiano das crianças e suas famílias. Crianças com insuficiência velofaríngea apresentam comprometimento nas áreas de avaliação funcional e de socialização e os pais relatam mais problemas com as funções emocionais.

A hiperplasia das amígdalas e/ou das adenoides também pode ser suficiente para causar disfagia, interferindo na fase faríngea da deglutição. Essas crianças têm dificuldade maior para engolir sólidos do que líquidos. Também é comum mastigarem com a boca aberta. Na criança com fissura e disfagia associada ao déficit de ganho ponderal, a hiperplasia adenoamigdaliana representa um importante desafio. Nesses casos, é fundamental definir a participação das amígdalas e adenoides na função velofaríngea. Pode-se observar, nas crianças operadas, mudança para um percentil superior de peso.

ANAMNESE DO PESCOÇO EM CRIANÇAS[1-6,19-21]

Na semiologia da cabeça e do pescoço da criança, a história clínica e o exame físico são fundamentais e determinantes para a diferenciação de anomalias congênitas, tumores malignos e linfadenites de origem infecciosa ou inflamatória. Nessas doenças, são relevantes a idade, o local da manifestação, o tempo de evolução, as características das lesões encontradas à palpação e, em alguns casos, as características da ausculta cervical.

Mais da metade das massas cervicais é de adenites infecciosas. As neoplasias malignas respondem por menos de 5% e as anomalias congênitas ou adquiridas somam 20% (Quadros 10 e 11).

Quadro 10 Adenites cervicais mais comuns

Agudas
Virais reacionais
Mononucleose infecciosa
Citomegalovírus
Rubéola
Sarampo
AIDS
Difteria
Estreptococcias
Leptospirose
Toxoplasmose
Esquistossomose
Doença da arranhadura do gato
Crônicas
Tuberculose
Blastomicose
Sífilis
Sarcoidose
Micobacteriose atípica

Fonte: adaptado de Cunningham, 2006;[1] Godinho et al., 2011;[3] Otteson, 2014;[4] Albert & Connel, 2007;[5] Jones, 1998;[6] e Martins et al., 2010.[19]

Quadro 11 Massas congênitas do pescoço e apresentação clínica

Cisto do ducto tireoglosso

- Fisiopatologia: persistência do ducto tireoglosso, que deveria estar totalmente obliterado na 5ª semana de gestação
- Características: seu trajeto segue do forame cego da base da língua à glândula tireoide na altura do osso hioide, ocorrendo sempre na linha média ou paramediana
- Evolução: manifestam-se frequentemente nos primeiros 5 anos de vida
- Diagnósticos diferenciais: cisto dermoide e tireoide ectópica

Cisto, cavidades ou fístulas branquiais

- Fisiopatologia: alterações no desenvolvimento e fechamento dos arcos branquiais
- Frequência: segunda maior causa de anomalia congênita do pescoço na infância; o 1º e o 2º arcos são os mais acometidos
- Localização: região lateral do pescoço, na borda lateral do músculo esternocleidomastóideo
- Aparecimento: geralmente tornam-se aparentes entre os 10 e 40 anos de idade
- Manifestações clínicas: a presença de saliva não é rara e deve-se à comunicação com a faringe

Cisto dermoide

- Conceito: massa cística formada por restos dos três tecidos embrionários
- Localização: encontram-se frequentemente na porção anterior do assoalho da boca, na região submentoniana e na linha média do pescoço

Teratomas cervicais

- Conceito: lesão tumoral congênita do pescoço constituída por proporções variadas dos três tecidos embrionários; geralmente benignos
- Frequência: representam 10% dos teratomas na infância
- Diagnóstico: é feito ao nascimento, observando-se massa irregular e de tamanho variável na região anterior do pescoço; as grandes lesões podem ser diagnosticadas precocemente no controle pré-natal por USG, podendo provocar compressão significativa das vias aéreas e comprometer a vida do feto ou do recém-nascido
- Diagnóstico diferencial: linfangioma cervical

Linfangioma ou higroma cístico

- Fisiopatologia: malformações congênitas benignas dos vasos linfáticos da cadeia jugular
- Localização: em 80% dos casos, localizam-se no triângulo posterior e manifestam-se até os 2 anos de idade
- Diagnóstico: pode ser feito pela USG durante o pré-natal; RM
- Evolução: podem acometer estruturas nobres mais profundas e estender-se para o mediastino; deformidades faciais, infecções e obstrução das vias aéreas são complicações não raras; a regressão espontânea não é comum

Hemangiomas

- Conceito: anomalias vasculares frequentes na infância, que geralmente surgem no 1º mês de vida
- Fisiopatologia: o tamanho e a localização das lesões podem provocar deformidades e até mesmo distúrbios funcionais na deglutição ou na fonação, além da obstrução respiratória
- Evolução: o período de maior crescimento ocorre até os 10 meses de vida; a regressão espontânea é lenta, sendo que em 50% dos casos ocorre por volta dos 5 anos de idade e em 90%, até os 10 anos

(continua)

Quadro 11 Massas congênitas do pescoço e apresentação clínica (*continuação*)

Cisto tímico
▪ Fisiopatologia: remanescência da 3ª bolsa faríngea entre o ângulo da mandíbula e a linha média do pescoço ▪ Diagnóstico: presença de massa ao longo do trajeto de migração do timo visualizada por imagem (TC, RM) e biópsia

USG: ultrassonografia; RM: ressonância magnética; TC: tomografia computadorizada.
Fonte: adaptado de Cunningham, 2006;[1] Godinho et al., 2011;[3] Otteson, 2014;[4] Albert & Connel, 2007;[5] Jones, 1998;[6] Martins et al., 2010;[19] e Amantea et al., 2003.[21]

A presença de linfonodos ou massas cervicais palpáveis em recém-nascidos sempre deve ser investigada. Para as crianças com mais de 1 ano de idade, são relevantes os linfonodos com mais de 1 cm de diâmetro, levando em consideração a clínica, a localização e as alterações associadas.

As massas cervicais embrionárias geralmente são císticas, sendo o cisto tireoglosso localizado na linha média do pescoço; o cisto branquial, na face lateral; e o cisto dermoide, na região submentoniana (Figura 6).

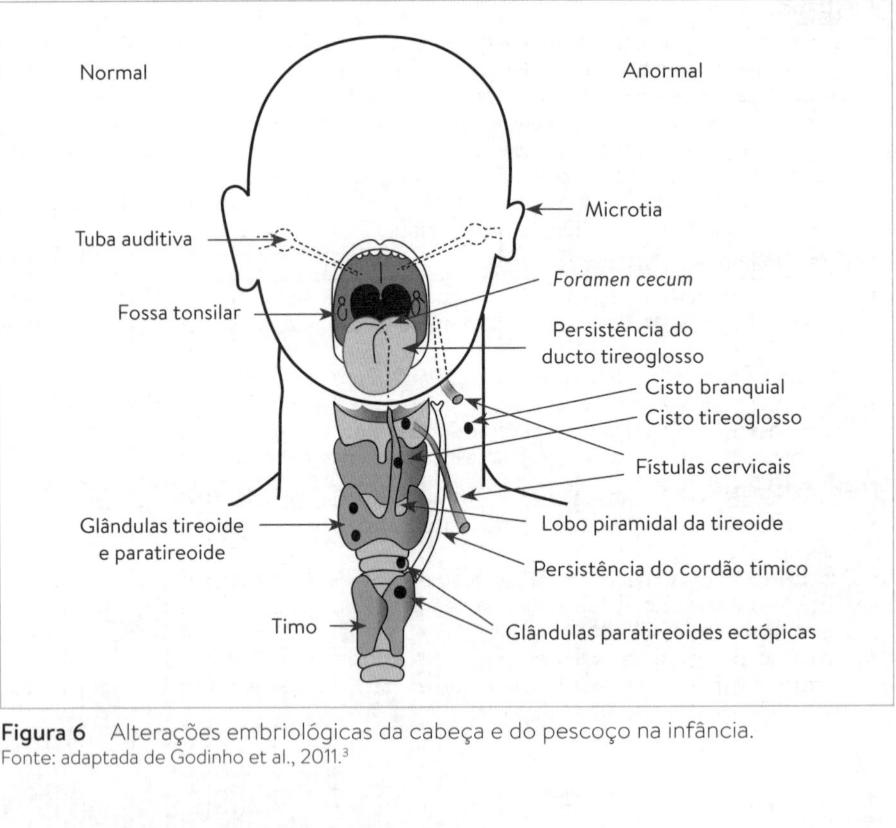

Figura 6 Alterações embriológicas da cabeça e do pescoço na infância.
Fonte: adaptada de Godinho et al., 2011.[3]

Outras anormalidades do pescoço também podem ocorrer na criança e devem ser consideradas na consulta otorrinolaringológica, como pseudotumor da infância, torcicolo congênito, laringocele e massas cervicais associadas a distúrbios endócrinos (neoplasias, hiperplasias, cistos e bócios, incluindo a síndrome de Pendred). Além dessas anormalidades, alguns tumores malignos têm importância na infância e na adolescência e merecem especial atenção: linfomas de Hodgkin e não Hodgkin e neuroblastoma.

O rabdomiossarcoma é o mais comum dos sarcomas na infância. Um terço deles ocorre na cabeça e no pescoço, sendo que raramente envolve os vasos linfáticos cervicais. O diagnóstico é feito por meio de biópsia.

Os tumores malignos costumam ser volumosos, coalescentes e localizam-se preferencialmente no triângulo posterior.

Na propedêutica dos problemas cervicais, utilizam-se os exames hematológicos, sorológicos, testes cutâneos, exames de imagem e biópsia, respeitando-se as indicações específicas das prováveis doenças relacionadas como hipótese diagnóstica (Quadro 12).

Quadro 12 Propedêutica das doenças cervicais

Tomografias, ressonâncias e ultrassonografias	Têm valor no diagnóstico e na avaliação da extensão de tumores malignos, lesões embrionárias e processos infecciosos
Biópsia por aspiração com agulha fina	É útil na diferenciação entre os tumores benignos e malignos
Biópsia excisional	É importante nas doenças linfoproliferativas, que são mais comuns na infância e na adolescência, permitindo a diferenciação celular das lesões e determinando a conduta Também está indicada nas adenopatias com mais de 3 meses de evolução, considerando-se sempre a história e as características da lesão

Fonte: adaptado de Cunningham, 2006;[1] Godinho et al., 2011;[3] Otteson, 2014;[4] Albert & Connel, 2007;[5] Jones, 1998;[6] Martins et al., 2010;[19] e Amantea et al., 2003.[21]

ANAMNESE DA LARINGE EM CRIANÇAS[1-6,19-21]

A laringe possui três funções: respiratória, esfincteriana e fonatória. Os principais sinais e sintomas das doenças laríngeas são a dispneia laringotraqueal e a disfonia.

A impressão auditiva é a primeira forma de avaliação para se tentar identificar e classificar um estado patológico. Ruídos inspiratórios e expiratórios, choro rouco e disfonias em maior ou menor intensidade associados ou não a outros sintomas e sinais determinam a localização e a etiologia da doença existente.

A produção de sons respiratórios está relacionada à área comprometida e à etiologia obstrutiva. A intensidade do estridor e da dispneia e a presença de retrações torácicas, apneia e cianose, com ou sem disfagia, determinam a urgência da intervenção e do tratamento. Estridor é o mais importante indicativo de obstrução das vias aéreas e requer avaliação completa da via respiratória (Quadro 13).

Quadro 13 Relação entre a ausculta do estridor e a localização da lesão

Estridor	Localização da lesão
Inspiratório	Supraglótica
Expiratório	Traqueia torácica e brônquios principais
Bifásico	Glótica e subglótica

Fonte: adaptado de Godinho et al., 2011.[3]

Quadros de início súbito e progressão rápida sinalizam obstrução respiratória grave. O primeiro passo no atendimento a esses casos deve ser estabelecer uma via aérea segura. São sinais de gravidade: cianose perioral, episódios de desfalecimento, desmaio ou engasgos e dificuldade de ganhar peso. A avaliação da criança deve ser abrangente e partir principalmente da história clínica (Quadro 14). Exames laboratoriais, endoscópicos e radiológicos complementam essa avaliação.

Quadro 14 Doenças da laringe e apresentação clínica

Laringomalácia
▪ Fisiopatologia: é a causa mais comum de estridor inspiratório em lactentes; surge nas primeiras 2 semanas de vida ▪ Etiologia: é causada pelo colapso das estruturas supraglóticas durante a inspiração; pode estar associada a lesão secundária da via aérea ▪ Manifestações clínicas: a respiração ruidosa diminui com o bebê deitado, na posição prona e com o pescoço estendido; as mamadas podem intensificar o estridor
Estenose subglótica congênita
▪ Fisiopatologia: provável falha na recanalização do lúmen laríngeo durante o desenvolvimento embrionário ▪ Manifestações clínicas: o estridor é bifásico e surge de forma imediata ao nascimento ou durante episódios de IVAS acompanhados de laringite; a estenose subglótica pode estar associada a laringites recorrentes
Estenose subglótica adquirida
▪ Fisiopatologia: relacionada a intubação endotraqueal prolongada, ingestão cáustica, complicações cirúrgicas, doenças granulomatosas, doenças tumorais e outras ▪ Manifestações clínicas: o estridor piora à medida que o processo cicatricial avança em menor ou maior intensidade
Hemangioma subglótico
▪ Fisiopatologia: o crescimento do hemangioma geralmente ocorre entre 1 e 3 meses ▪ Manifestações clínicas: não costuma apresentar sinais e sintomas típicos; em 50% dos casos, encontram-se hemangiomas em outras partes do corpo; estridor laríngeo é o sintoma mais precoce; ataques de sufocação ou tosse com choro fraco também podem ocorrer

(continua)

Quadro 14 Doenças da laringe e apresentação clínica (*continuação*)

Paralisia laríngea congênita
▪ Prevalência: é a segunda anomalia mais frequente de estridor em recém-nascidos; quando unilateral, é mais frequente à esquerda ▪ Fisiopatologia: muitas vezes, está associada a traumatismo durante o parto e lesões ipsilaterais de nervos periféricos; o sofrimento respiratório é imediato ao nascimento e geralmente melhora com a criança deitada sobre o lado afetado; a malformação de Arnold-Chiari é a principal etiologia de paralisia congênita bilateral das pregas vocais ▪ Manifestações clínicas: manifesta-se com choro fraco ▪ Diagnóstico diferencial: anomalias neurológicas, hidrocefalia isolada, encefalopatia anóxica, disgenesia nuclear do tronco cerebral e malformações múltiplas
Paralisia laríngea adquirida
▪ Fisiopatologia: a cirurgia torácica com lesão do nervo laríngeo recorrente é a causa mais frequente; relaciona-se ainda a doenças cardíacas, condições compressivas cervicais e torácicas, tumores de fossa posterior e medulares e intubação endotraqueal
Membrana congênita da laringe (microdiafragma laríngeo)
▪ Fisiopatologia: persistência da membrana epitelial que une as pregas vocais durante uma fase da vida embrionária ▪ Localização: quase sempre localizada na glote anterior, varia em extensão e espessura, podendo ser completa (requer traqueostomia de urgência ao nascimento) ▪ Manifestações clínicas: os sintomas são precoces e, dependendo da extensão da membrana, consistem em choro fraco ou ausente com ou sem obstrução respiratória; estridor bifásico é o sintoma predominante

IVAS: infecções de vias aéreas superiores.
Fonte: adaptado de Cunningham, 2006;[1] Godinho et al., 2011;[3] Otteson, 2014;[4] Albert & Connel, 2007;[5] Jones, 1998;[6] Martins et al., 2010;[19] e Amantea et al., 2003.[21]

Nas crianças com história de sufocação, engasgo, crise de tosse ou cianose, asfixia, sudorese, vômito, estridor e disfonia, a possibilidade de aspiração de corpo estranho deve ser considerada, principalmente naquelas com idade entre 6 meses e 4 anos, em que a imaturidade do mecanismo neuromuscular da deglutição é mais acentuada. A fenda laríngea pode ser a causa de aspirações recorrentes.

Quadros infecciosos da laringe causados por vírus respiratórios acometem com maior frequência lactentes e pré-escolares, com um pico de incidência aos 2 anos de idade (Quadro 15).

Quadro 15 Laringites e apresentação clínica

Laringite aguda
▪ Congestão e edema da região laríngea com graus variáveis de obstrução da via aérea com maior ou menor gravidade ▪ Sintomas como tosse ladrante do tipo "latido de cachorro", choro rouco, disfonia ou afonia, estridor inspiratório e expiratório, tiragem supraesternal, batimentos de asa do nariz, agitação, dispneia, palidez, cianose, torpor, convulsões e apneia; pode evoluir para óbito ▪ Diagnóstico diferencial: laringite estridulosa

(*continua*)

Quadro 15 Laringites e apresentação clínica (*continuação*)

Laringite estridulosa
▪ Manifesta-se com dificuldade respiratória e estridor inspiratório, sem febre, de início súbito, geralmente à noite; regride espontaneamente, quase sempre ao sair de casa, na busca pelo atendimento médico, ao respirar o ar úmido da noite
Epiglotite aguda
▪ Febre alta, dor ou dificuldade para deglutir até a própria saliva (sialorreia), prostração, toxemia e ausência de rouquidão ▪ Manobras e movimentos como a depressão da língua com a espátula e a laringoscopia, principalmente com a criança em decúbito dorsal, devem ser evitados, pois podem precipitar fenômenos aspirativos e espasmos e desencadear insuficiência respiratória por mecanismos obstrutivos supraglóticos ▪ A radiografia de perfil mostra, na região supraglótica, a epiglote com volume aumentado; deve ser realizada sem deitar a criança, evitando-se provocar movimentos e estímulos inadequados que possam agravar o processo obstrutivo
Quadros bacterianos laringotraqueais
▪ Muitas vezes se sobrepõem aos quadros virais ▪ Febre alta, toxemia, refratariedade ao tratamento de suporte
Laringite diftérica
▪ Crianças que, no transcorrer de quadros de angina com febre baixa e tosse, evoluem com rouquidão e obstrução respiratória progressiva, principalmente aquelas com histórico de vacinação ausente ou incompleta para difteria ▪ Caracteriza-se por presença de exsudato em placa pseudomembranosa na orofaringe, que pode se estender até o palato ▪ Observa-se adenite cervical ▪ Pode-se tentar o isolamento do agente etiológico em cultura
Papilomatose laríngea
▪ Crianças com idade média de 6 meses que iniciam com choro rouco, estridor e dispneia, evoluindo com obstrução respiratória sem outras manifestações sistêmicas e sem febre; a recorrência é uma característica marcante ▪ Quadro de etiologia viral (papilomavírus humano) ▪ O diagnóstico é feito pela endoscopia e o tratamento é cirúrgico; a reincidência é frequente
Refluxo gastroesofagolaríngeo
▪ Rouquidão, acessos de tosse ao deitar-se e pigarro; associação com laringomalácia e malformações como a estenose laríngea e traqueal é frequente ▪ Observam-se quadros de asma e pneumonia aspirativa, bem como a síndrome de morte súbita da infância ▪ A videolaringoscopia identifica a presença de edemas e hiperemia, principalmente da parede posterior e do espaço interaritenóideo, além das pregas vocais, que reforçam a suspeita clínica; exames como cintilografia, pHmetria e videodeglutograma são mais específicos no diagnóstico

Fonte: adaptado de Cunningham, 2006;[1] Godinho et al., 2011;[3] Otteson, 2014;[4] Albert & Connel, 2007;[5] Jones, 1998;[6] Martins et al., 2010;[19] e Amantea et al., 2003.[21]

Crianças maiores com rouquidão persistente relacionada ou não a abuso vocal podem apresentar uma ou mais alterações estruturais mínimas das pregas vocais. O exame endoscópio minucioso e detalhado da laringe permite o diagnóstico dessas alterações, que podem corresponder a um grupo de anomalias congênitas que envolve vasculodisgenesia, cisto, ponte de mucosa, sulco vocal, membrana laríngea ou microdiafragma laríngeo.

A presença de um nódulo é considerada a principal causa de alteração vocal em crianças e adolescentes. O nódulo de prega vocal é muito mais frequente no sexo masculino, em especial em crianças que competem em atividades esportivas ou na atenção dos pais. Comportamento hiperativo, tendência à liderança e abuso vocal, somados a fatores genéticos e constitucionais dessas crianças, podem ser considerados fatores causais.

O cisto é uma alteração de cobertura da prega vocal, considerado um desvio embriogenético. Pode ser confundido com um nódulo, principalmente quando bilateral, provavelmente pelas limitações diagnósticas na interpretação das imagens endoscópicas em crianças menores.

EXAME DO PESCOÇO E DA LARINGE NA CRIANÇA

As referências anatômicas do pescoço na criança são fundamentais para a sistematização do exame clínico, que deve ser feito rotineiramente a cada consulta, à procura de alterações infecciosas, lesões congênitas ou adquiridas e tumores benignos ou malignos, que merecem atenção e cuidados que garantam a qualidade de vida durante a infância.

O exame do pescoço na criança inclui inspeção, ausculta e palpação. Na inspeção, observam-se a posição, a forma, o volume, a mobilidade, as condições do tecido cutâneo e as pulsações visíveis dos vasos sanguíneos. Na ausculta, avaliam-se as condições vasculares. Na palpação, avaliam-se pele, tecido subcutâneo, traqueia, laringe, tireoide, músculos, glândulas salivares, vasos sanguíneos e linfonodos.

A palpação dos linfonodos é determinante na identificação de várias doenças regionais e gerais, devendo ser procedimento rotineiro nas consultas pediátricas. A palpação da cadeia ganglionar superficial é importante porque a drenagem linfática é predominantemente eferente e provém de todas as estruturas do pescoço e da face (olhos, nariz, boca, língua, amígdalas e faringe) (Quadro 16).

Quadro 16 Drenagem dos linfonodos superficiais da região cervical

Linfonodos submentuais	Drenam ambos os lados do mento, lábio inferior, assoalho da cavidade bucal, ápice da língua e incisivos inferiores
Linfonodos submandibulares	Drenam a parede lateral da boca (bochechas), palato duro (porção anterior), lábio superior, corpo da língua, dentes incisivos da mandíbula e 3° molares da maxila

(continua)

Quadro 16 Drenagem dos linfonodos superficiais da região cervical (*continuação*)

Linfonodos cervicais laterais e anteriores	Localizados ao longo da veia jugular, constituem os gânglios linfáticos da cadeia jugular (gânglio jugulodigástrico) e da cadeia cervical profunda, frequentemente envolvidos nas adenotonsilites
Linfonodos cervicais posteriores	Drenam couro cabeludo, pescoço e pele da porção superior do tórax
Linfonodos supraclaviculares	Drenam laringe, traqueia, tireoide, mediastino e trato gastrointestinal

Fonte: adaptado de Godinho et al., 2011.[3]

O diagnóstico endoscópico das vias aéreas é fundamental para definir a etiologia das doenças da laringe e se baseia no exame endoscópico realizado por meio de fibra ótica flexível ou rígida. A fibronasofaringolaringoscopia (ou videofaringolaringoscopia flexível) pode ser realizada no consultório do otorrinolaringologista ou em centro cirúrgico, com auxílio anestésico. Está indicada na presença de disfonia, estridor, pigarro, tosse crônica e dispneias. A estroboscopia pode acrescentar informações muito importantes. Laringoscopia direta com a realização de biópsia é importante para a confirmação diagnóstica da papilomatose juvenil. Os endoscópios rígidos são essenciais para a classificação das estenoses e fendas laríngeas. O exame também deve incluir a avaliação da via aérea inferior na busca de lesão secundária ou para diagnóstico diferencial.

✓ CONCLUSÃO

Nos primeiros anos de vida, a criança vivencia um período crítico para o desenvolvimento das vias auditivas e da linguagem oral. O desenvolvimento emocional está mais sujeito a interferências capazes de influenciar o indivíduo por toda a vida. Também se trata de um momento especial com relação ao amadurecimento do sistema imune, que favorece a ocorrência de infecções recorrentes e quadros de complicações. As dimensões reduzidas das vias aéreas e o rápido desenvolvimento facial podem gerar problemas irreversíveis em caso de comprometimento do padrão respiratório. Nas crianças com alterações craniofaciais, esses problemas se tornam ainda mais complexos.

No atendimento em otorrinolaringologia pediátrica, entender o contexto da criança que necessita de cuidados especiais é tão importante quanto conhecer a fisiopatologia das suas doenças. O diagnóstico precoce e o tratamento interdisciplinar podem salvar vidas, favorecer a inclusão social e contribuir para a promoção de melhor qualidade de vida para estas crianças e suas famílias. Por conta disso, o pediatra, o otorrinolaringologista, o médico de família e toda a equipe multidisciplinar responsável pelo atendimento a crianças com doenças otorrinolaringológicas frequentemente estão envolvidos com um universo delicado e em pleno desenvolvimento.

REFERÊNCIAS BIBLIOGRÁFICAS

1. Cunningham MJ. Pediatric Otolaryngology. In: Bailey BJ, Johnson JT, Newlands SD (eds.). Head and Neck Surgery: Otolaryngology. 4.ed. Philadelphia: Lippincott Williams & Wilkins; 2006. p.1047-61.
2. Moore KL. Anatomia orientada para a clínica. 7.ed. Rio de Janeiro: Guanabara Koogan; 2014.
3. Godinho RN, Fortini MS, Pereira MBR. Fundamentos da otorrinolaringologia pediátrica. In: Neto SC, Mello Júnior JF, Martins RHG, Costa SS (eds.). Tratado de Otorrinolaringologia e Cirurgia Cérvico-Facial. 2.ed. v.1. São Paulo: Roca; 2011. p.146-77.
4. Otteson TD. Congenital malformations of the nose and paranasal sinuses. In: Bluestone CD, Simons JP, Healy GB (eds.). Bluestone and Stool's Pediatric Otolaryngology. v.1. Shelton, CT: PMPH; 2014. p. 1017-35.
5. Albert D, Connel F. ENT-related syndromes. In: Graham JM, Scadding GK, Bull PD (eds.). Pediatric ENT. Berlin: Springer; 2007. p.58-71.
6. Jones KL. Padrões reconhecíveis de malformações congênitas. 5.ed. Barueri: Manole; 1998.
7. Caldas N, Caldas NS, Sih T. Otologia e Audiologia em Pediatria. Rio de Janeiro: Revinter; 1999.
8. Fortini MS, Guerra AFM, Godinho RN. Orelhas. In: Martins MA (ed.). Semiologia da criança e do adolescente. Rio de Janeiro: Medbook; 2010. p.225-35.
9. Bluestone CD. Eustachian tube. Structure, function, role in otitis media. London: BC Decker; 2005.
10. Godinho RN, Cunha LKO, Sih T. Crianças com diferenças faciais: problemas de ouvidos e audição – interface otorrinolaringológica. In: Jesus MSV, Ninno CQMS (eds.). Fissura labiopalatina: fundamentos para a prática fonoaudiológica. v.1. São Paulo: Roca; 2009. p.165-78.
11. Godinho RN, Abreu MM, Oliveira TM. Obstrução nasal e respiração bucal: prevenção das consequências. In: Leone C, Cabral AS (eds). PROPED: Programa de atualização em terapêutica pediátrica. Porto Alegre: Artmed Panamericana; 2016. p.87-112.
12. Fortini MS, Godinho RN, Guerra AFM, Cherobin G. Nariz. In: Martins MA (ed.). Semiologia da criança e do adolescente. Rio de Janeiro: Medbook; 2010. p.237-45.
13. Neto LM, Pignatari S, Mitsuda S, Fava AS, Stamm A. Sinusite aguda em crianças: estudo retrospectivo de complicações orbitárias. Rev Bras Otorrinolaringol. 2007; 73(1): 81-5.
14. Godinho RN, Sih T. Obstrução nasal relacionada a adenoides: anel linfático de Waldeyer. In: Piltcher OB (ed.). Rotinas em Otorrinolaringologia. Porto Alegre: Artmed; 2014. p.212-20.
15. Godinho RN, Cunha LKO, Sih T. Crianças com diferenças faciais: problemas de nariz, amígdala e adenoide – interface otorrinolaringológica. In: Jesus MSV, Ninno CQMS (eds.). Fissura labiopalatina: fundamentos para a prática fonoaudiológica. v.1. São Paulo: Roca; 2009. p.148-64.
16. Brodsky L. Modern assessment of tonsils and adenoids. Pediat Clin North Am. 1989; 36(6): 1551-69.
17. Freire L. Diagnóstico diferencial em pediatria. Rio de Janeiro: Guanabara Koogan; 2008.

18. Samsoon GLT, Young JRB. Difficult tracheal intubation: a retrospective study. Anaesthesia. 1987; 42: 487-90.
19. Martins MA, Viana MRA, Vasconcellos MC, Ferreira RA. Semiologia da criança e do adolescente. Rio de Janeiro: Medbook; 2010.
20. Cotton RT, Prescott CAJ. Congenital anomalies of the larynx. In: Cotton RT, Myer CM (eds.). Practical Pediatric Otolaryngology. Philadelphia: Lippincott-Raven; 1999. p.497-514.
21. Amantea SL, Piva JP, Zanella MI, Bruno F, Garcia PCR. Acesso rápido à via aérea. J Pediat. 2003; 79(2): S127-38.

2

VIA AÉREA DA CRIANÇA SINDRÔMICA

Paulo Pires de Mello
Anneliese Lopes Barth

OBJETIVOS

- ✓ Descrever as principais síndromes e malformações que apresentam repercussões nas vias aéreas da criança.
- ✓ Reforçar a importância da avaliação clínica atenta e pormenorizada em crianças sindrômicas.
- ✓ Listar as principais ferramentas propedêuticas aplicáveis na avaliação de crianças sindrômicas.

INTRODUÇÃO

A formação das diversas estruturas das vias aéreas, desde o nariz aos ossos da face, passando por laringe, traqueia, esôfago e árvore brônquica, ocorre de maneira cuidadosamente coordenada e intrincada. Essas estruturas podem ter seu desenvolvimento e seu funcionamento significativamente comprometidos por doenças congênitas, em especial no recém-nascido. Um grande número de doenças monogênicas e síndromes cromossômicas foi associado a anomalias congênitas das vias aéreas. Como observado com anomalias congênitas de outras estruturas, as anomalias das vias aéreas podem resultar de qualquer processo que perturbe seu desenvolvimento normal, como exposição a fatores ambientais, deformação por forças extrínsecas ou alterações genéticas.

Denomina-se malformação o resultado de uma alteração primária na formação de uma estrutura ou tecido durante sua organogênese, que pode ter etiologia genética ou ambiental. As alterações craniofaciais das síndromes de

Apert e de Crouzon são exemplos de malformações que geram algum grau de manifestação respiratória. Por sua vez, uma deformação resulta na alteração do formato de uma estrutura por uma força mecânica, seja ela intrínseca ou extrínseca. Classifica-se como uma síndrome a presença de um padrão recorrente de malformações originadas de uma etiologia única. A síndrome de Down, por exemplo, é resultado da trissomia do cromossomo 21. Em contrapartida, quando um conjunto de anomalias é reconhecido por ocorrer mais frequentemente que o esperado ao acaso, mas não há etiologia definida, diz-se que há uma associação, como VACTERL (Figura 1) ou óculo-aurículo-vertebral. Finalmente, quando há um padrão de anomalias que se originam de uma primeira anomalia ou de forças mecânicas com efeitos secundários em outras estruturas, diz-se que há uma sequência. A sequência de Pierre Robin, na qual a micrognatia resulta em glossoptose e fenda palatina, é um exemplo de sequência com importantes implicações nas vias aéreas.[1,2]

Anamnese e exame clínico acurados aliados à propedêutica especializada guiada caso a caso (avaliação auditiva, exames endoscópicos das vias aéreas superiores, traqueobroncoscopia, sonoendoscopia, polissonografia e outros) são pontos-chave no atendimento à criança sindrômica.

ASPECTOS EPIDEMIOLÓGICOS

Aproximadamente 2% das crianças apresentam alguma anomalia congênita, sendo que 70% delas localizam-se na região da cabeça e do pescoço.[1] Cada doença tem aspectos epidemiológicos específicos.

FISIOPATOLOGIA

Entre as anomalias de vias aéreas com uma etiologia genética definida, a natureza da alteração pode variar desde a presença de um cromossomo inteiro a mais, como nas trissomias dos cromossomos 18 e 21, até a troca de um único nucleotídeo em um gene crítico, como na mutação do gene do receptor do fator de crescimento fibroblástico 2 (FGFR2) que resulta na síndrome de Crouzon. Estima-se que 10% de todos os defeitos congênitos são secundários a anormalidades cromossômicas. O termo "aneuploidia" refere-se à presença de um número anormal de cromossomos e engloba síndromes importantes, como as trissomias dos cromossomos 18 e 21, ambas com anomalias significativas das vias aéreas. Deleção ou duplicação de material genético pode afetar parte de um cromossomo e, como consequência, também pode causar malformações das vias aéreas.[3]

Infelizmente, em mais da metade das malformações congênitas, ainda não é possível identificar uma etiologia genética subjacente. Nesses casos, a malforma-

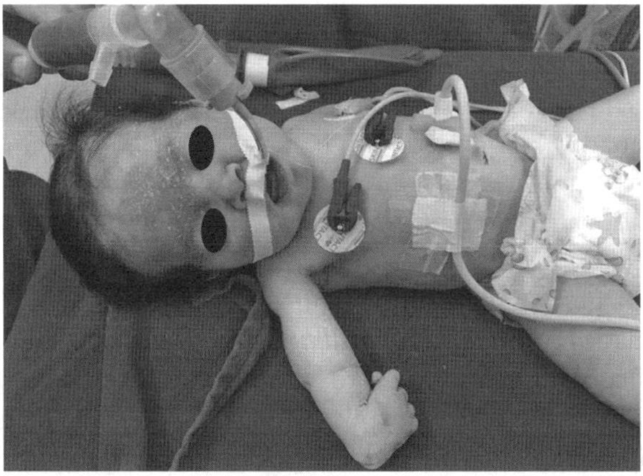

Figura 1 Associação VACTERL. Vê-se típica anomalia em rádio, com hipoplasia do polegar (alteração em membro; representando a letra "L" ("*limbs*") da sigla).
Fonte: arquivo pessoal do autor Paulo Pires de Mello, com permissão.

ção pode ter etiologia ambiental, como doenças maternas e exposição a teratógenos, ou multifatorial, quando pequenas variações em múltiplos genes associados a fatores ambientais desencadeiam, aceleram ou exacerbam doenças. Como exemplo, podem ser citadas a exposição à difenil-hidantoína ou à vitamina A, que podem levar a desenvolvimento craniofacial anormal e fenda palatina, e a exposição à varfarina, que pode causar atresia das coanas (o conhecimento acerca da fisiopatologia dessa malformação ainda é rudimentar).[4]

Pesquisas recentes começam a elucidar como mudanças epigenéticas no DNA ou na sua estrutura de suporte (denominada cromatina) podem alterar nosso desenvolvimento e causar doenças geneticamente determinadas. Essas mudanças podem ser passadas de geração para geração e podem ocorrer em quadros de obesidade e desnutrição. Nesse contexto, podem ser citadas as síndromes de Prader-Willi e de Angelman, que envolve alterações no cromossomo 15q11, e a síndrome de Beckwith-Wiedemann, com alterações no cromossomo 11p15 (Figura 2). É possível que essas mudanças epigenéticas contribuam para as alterações complexas e multifatoriais das vias aéreas observadas nessas doenças.

QUADRO CLÍNICO E PROPEDÊUTICA

Para cada anomalia de via aérea encontrada, há uma lista substancial de síndromes que podem estar associadas. Assim, é mandatória a realização de exame físico completo para identificar alterações associadas que vão guiar os testes diagnósticos. Como as vias aéreas começam nas fossas nasais e na boca, qualquer doença associada a uma anormalidade craniofacial pode se apresentar com comprometimento respiratório logo ao nascimento. Como exemplos, podem ser citados alguns casos específicos da síndrome de Crouzon e da síndrome CHARGE (que envolve atresia das coanas), nas quais a anormalidade de via aérea é apenas uma das manifestações estruturais do quadro.

A avaliação de uma criança com malformação das vias aéreas deve ser guiada pelo tipo e pela localização da malformação, bem como por anamnese e exame físico detalhados.

Uma história gestacional completa deve ser obtida, incluindo informações sobre comorbidades como *diabetes mellitus* e hipertensão; presença de infecções; e exposição a álcool, drogas e/ou outros teratógenos. O efeito teratogênico pode variar com a dose e a duração da exposição, e com o período da gestação em que houve a exposição. Os efeitos mais deletérios resultam de exposição no início da gravidez e com doses maiores.

Os exames de imagem realizados durante a gestação, como ultrassonografias (USG), ecocardiograma e ressonância magnética (RM) fetal, devem ser revistos em busca de possíveis causas etiológicas. A polidramnia, por exemplo, pode ser ocasionada por deficiência de deglutição do feto relacionada a malformações do sistema digestório, como fístula traqueoesofágica e atresia de esôfago. A oligodramnia, por sua vez, pode sugerir uma malformação renal.

A idade dos pais no momento da concepção também é uma informação relevante, já que a idade materna avançada está associada a maior risco de não disjunção e consequente anomalia cromossômica, e a idade paterna avançada associa-se

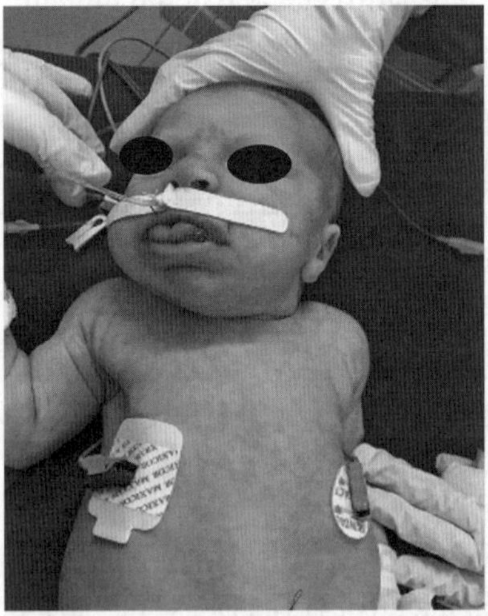

Figura 2 Síndrome de Beckwith-Wiedemann. Vê-se macroglossia, hemi-hiperplasia e sinais de diástase dos músculos retos abdominais.
Fonte: arquivo pessoal do autor Paulo Pires de Mello, com permissão.

a mutações de ponto. A história familiar deve ser revista em busca de informações sobre doenças recorrentes, abortamentos de repetição e consanguinidade.

O exame físico deve ser o mais detalhado possível, procurando defeitos em estruturas, órgãos e sistemas. O foco deve ser a avaliação craniofacial e otorrinolaringológica, com medidas que são comparadas a um padrão para a idade. A avaliação inicial começa com os parâmetros de crescimento da criança sendo ajustados para qualquer possibilidade de prematuridade (altura, peso e perímetro cefálico). A presença de microcefalia pode sugerir uma condição neurológica associada ou um agente infeccioso, como citomegalovírus ou Zika vírus. O tamanho e o formato da cabeça e das fontanelas devem ser avaliados e, no caso de qualquer alteração, exames de imagem como tomografia computadorizada (TC) ou RM de crânio devem ser solicitados. O espaço intercantal e o comprimento das fissuras palpebrais devem ser medidos. Exame detalhado das orelhas deve ser realizado. A posição, a rotação e marcas auriculares podem sugerir algumas doenças. O nariz (ponte, asas, narinas e patência coanal) deve ser avaliado, assim como a boca e a faringe, à procura de fendas palatinas e/ou labiais, dentição neonatal e alterações da língua (Figura 3).[5]

A avaliação da mandíbula é crítica em um paciente com envolvimento das vias aéreas, principalmente em crianças com micrognatia e retrognatia, que podem fazer parte de diferentes síndromes.

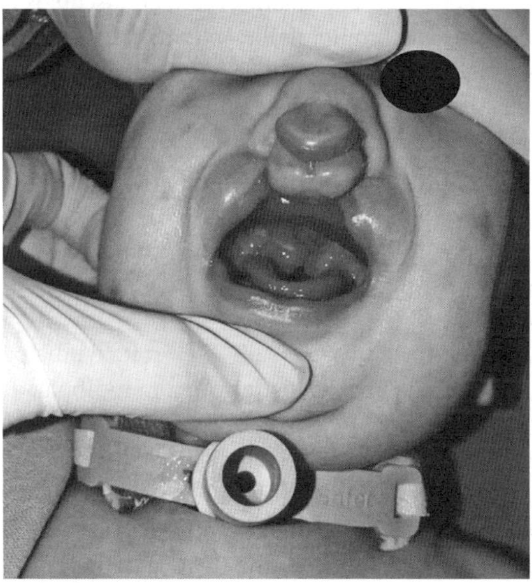

Figura 3 Fendas palatina e labial.
Fonte: arquivo pessoal do autor Paulo Pires de Mello, com permissão.

Finalmente, o pescoço é examinado avaliando-se também excesso de pele na nuca e alterações ósseas cervicais, que podem promover instabilidade da coluna cervical e afetar o manejo das vias aéreas.

No exame do tórax, busca-se avaliar qualquer alteração óssea e mede-se a distância entre os mamilos.

Na avaliação do abdome, podem ser observados defeitos da parede abdominal, como gastrosquise ou onfalocele, e é possível identificar a presença de organomegalias, o que pode sugerir algum erro inato do metabolismo.

No exame do aparelho geniturinário, avalia-se a genitália externa. Alterações nessas estruturas podem indicar malformações do trato gastrointestinal. O ânus também deve ser avaliado quanto ao seu posicionamento e patência, já que algumas alterações podem sugerir síndromes ou associações específicas.

Mãos e pés devem ser cuidadosamente examinados, observando-se tamanho e formato de dedos e unhas.

O exame dermatológico também deve ser cuidadoso, já que muitas doenças genéticas apresentam manifestações cutâneas. Na neurofibromatose tipo 1, por exemplo, é possível observar manchas café com leite, efélides ou neurofibromas na pele dos pacientes.

Sintomas respiratórios, sejam nasais, laríngeos e/ou traqueobrônquicos, assim como distúrbios do sono, são comuns em pacientes com doenças congênitas, sendo necessário um exame endoscópico criterioso das vias aéreas (videoendoscopia nasossinusal e videofaringolaringoscopia, ambas com endoscópios flexíveis), e muitas vezes pode ser necessária a complementação com um exame de imagem como TC ou RM. A investigação da via aérea inferior e do esôfago também deve ser realizada, em casos selecionados, por meio de traqueobroncoscopia e esofagoscopia.

MALFORMAÇÕES COM COMPROMETIMENTO DAS VIAS AÉREAS

Hipoplasia/aplasia zigomática

Os ossos zigomáticos formam o assoalho da órbita e uma parte do terço médio da face. Por conta de sua proximidade com a mandíbula, a maxila e os ossículos da orelha e de sua origem embriológica comum, no primeiro arco branquial, a hipoplasia do zigoma quase nunca é isolada. Pode ter consequência dramática do ponto de vista respiratório e se associar a outros defeitos, como fenda palatina e micrognatia, levando a insuficiência respiratória logo no período neonatal.

A síndrome de Treacher Collins é uma doença de herança autossômica dominante que afeta o desenvolvimento craniofacial. Tem incidência de aproximadamente 1:50.000 nascidos vivos. Caracteriza-se por hipoplasia marcante do osso zigomático, assim como fendas palpebrais inclinadas para baixo, ausência parcial ou completa dos cílios, malformações da orelha externa, perda auditiva condutiva e fenda palatina. A obstrução das vias aéreas costuma ser precoce, fazendo com que muitos pacientes necessitem de traqueostomia ou distracção mandibular.[6] Aqueles que não precisam desses procedimentos podem apresentar apneia obstrutiva do sono (AOS). Nestes casos, deve-se realizar acompanhamento ao longo da infância, com avaliação polissonográfica, pois o tamanho das amígdalas e das adenoides se altera ao longo do desenvolvimento da criança.[7]

Um grande número de doenças pode cursar com hipoplasia zigomática, quase sempre com indicação de TC dos seios paranasais e do crânio para conduta diagnóstica e terapêutica adequadas. Deve-se dar atenção especial para achados não relacionados às estruturas craniofaciais, pois eles fornecem pistas diagnósticas importantes. As síndromes de Miller e de Nager, por exemplo, compartilham achados com a síndrome de Treacher Collins, mas apresentam alterações de membros. Por sua vez, a síndrome de Hallermann-Streiff tem características faciais que a distinguem das citadas anteriormente, mas também apresenta hipoplasia malar significativa. Nesses casos, a traqueomalácia é bastante frequente e, em combinação com os achados craniofaciais, pode levar a insuficiência respiratória e falência cardíaca.[8]

Hipoplasia do terço médio da face[9]

Em posição anterior e medial ao zigoma estão as maxilas, os ossos nasais e as porções inferiores das órbitas, estruturas que compõem o terço médio da face. O mecanismo de desenvolvimento da face média envolve a interação de múltiplos componentes (arcos branquiais, base do crânio e tecido neural), de forma ainda não totalmente elucidada. Como resultado dessa interação, a hipoplasia do terço médio da face pode ser observada em um grande número de doenças genéticas. Observam-se, invariavelmente, obstrução nasal e dificuldades na alimentação por causa do estreitamento da passagem nasal e da ausência de alinhamento adequado entre o maxilar e a mandíbula. A traqueostomia é uma realidade frequente na vida dessas crianças até que um tratamento definitivo seja traçado.

Embora possam ocorrer isoladamente, as hipoplasias da face média, em sua grande maioria, são causadas por doença genética ou exposição ambiental. As síndromes de Apert, de Crouzon e de Pfeiffer são caracterizadas por hipoplasia significativa do terço médio da face e craniossinostose, que é a fusão prematura ou pós-natal prematura de uma ou mais suturas cranianas resultante de um defeito primário de ossificação (craniossinostose primária) ou de falha no crescimento cerebral (craniossinostose secundária). As síndromes de Crouzon e de Apert são secundárias a variantes patogênicas no gene FGFR2. Diferentes variantes levam aos fenótipos distintos e característicos de cada uma dessas síndromes. Na síndrome de Crouzon, os achados são limitados à região craniofacial e o paciente tem inteligência normal. Na síndrome de Apert, ocorrem sindactilia das mãos e dos pés e déficit cognitivo. A síndrome de Pfeiffer é causada por mutações no gene FGFR2 e também se apresenta com sindactilia.

A síndrome de Saethre-Chotzen compartilha achados clínicos similares aos das doenças causadas por variantes no gene FGFR2 (hipoplasia do terço médio da face, craniossinostose, assimetria facial e hipertelorismo), mas sua etiologia está em variantes no gene TWIST. Defeitos cardíacos e atraso do desenvolvimento podem estar presentes.

Outras síndromes podem se apresentar com hipoplasia do terço médio da face e complicações respiratórias graves no período neonatal. Um exemplo é a síndrome de Stickler (causada por variantes em genes do colágeno), na qual podem ocorrer alterações esqueléticas nos ossos da face, olhos e orelhas, com possibilidade de associação com a sequência de Pierre Robin. A síndrome de Marshall, secundária a variantes no gene do colágeno tipo 11, tem achados sobrepostos à síndrome de Stickler, sendo observadas fenda palatina e a sequência de Pierre Robin com as complicações habituais associadas às vias aéreas.

Cerca de 75% dos pacientes com hipoplasia do terço médio da face sindrômica têm resultados anormais de polissonografia e 50% têm AOS grave. O avanço do terço médio da face no nível Le Fort III aumenta significativamente o volume das vias aéreas da cavidade nasal, nasofaringe, orofaringe e hipofaringe.

Micrognatia e agnatia[9,10]

A agnatia (ausência completa da mandíbula) é extremamente rara, e pode ser vista em conjunto com holoprosencefalia. Microstomia (boca pequena) e aglossia (ausência de língua) são observadas em casos de agnatia. Agnatia com holoprosencefalia podem ser acompanhadas por alterações das orelhas e uma constelação de malformações que podem ser fatais no período neonatal. Quando a agnatia não está associada à holoprosencefalia, acompanha-se de anomalias do ouvido médio e fenda labial e/ou palatina.

Em contraste com a agnatia, a micrognatia é uma malformação comum que pode ser parte de síndromes mais amplas. É frequentemente encontrada em recém-nascidos. Sua forma leve pode ser assintomática; entretanto, quando grave, pode gerar malformações secundárias como a sequência de Pierre Robin, com desdobramentos significativos nas vias aéreas já no período neonatal. Sua incidência é estimada em 1:8.500 a 1:14.000 nascimentos. Um grande número de síndromes se associa à micrognatia, como as aneuploidias (trissomia do cromossomo 18), síndromes de microdeleção/microduplicação (síndrome da deleção 22q11.2) e doenças monogênicas como a síndrome de Cornelia de Lange.

Atresia/estenose das coanas[1,10]

A atresia coanal é atribuída a uma falha no desenvolvimento da membrana nasobucal. Pode ser isolada, mas em aproximadamente 50% dos casos está associada a quadro sindrômico.

A síndrome CHARGE, caracterizada por coloboma, defeitos cardíacos, atresia das coanas, atraso do desenvolvimento, anomalias geniturinárias e anomalias da orelha, merece destaque. As malformações da orelha média e da orelha interna incluem deformidade de Mondini e ausência da janela oval, bigorna hipoplásica e canais semicirculares anormais. Vinte por cento das crianças têm efusão da orelha média. As crianças podem apresentar alterações respiratórias como pregas vocais encurtadas; aritenoides mais largas e longas; movimento incoordenado das pregas vocais, da epiglote e das aritenoides; além de acúmulo de saliva e anormalidades de pares cranianos. Podem precisar de intubação no período neonatal e traqueostomia. Essa síndrome decorre da presença de variantes patogênicas do gene remodelador de cromatina (CHD7).

Além da síndrome CHARGE, outras malformações craniofaciais podem cursar com atresia coanal, como as síndromes de Treacher Collins, de Crouzon, de Pfeiffer e de Antley-Bixler.

Estenose da abertura piriforme[11]

A abertura piriforme é o local anatomicamente mais estreito das fossas nasais. Em raros casos, essa região é estenótica, o que leva a complicações respiratórias no período neonatal similares àquelas decorrentes da atresia das coanas. Pode ocorrer isoladamente, mas também pode vir acompanhada de uma constelação de achados, como holoprosencefalia (tornando fundamental um exame físico cuidadoso também dos pais da criança), hipotelorismo, ausência de frênulo, defeitos da linha média, sinais sugestivos de pan-hipopituitarismo (hipoglicemia e disfunção tireoidiana), além de dente incisivo central único. A RM de crânio é mandatória nesses pacientes e testes genéticos podem avaliar se a holoprosencefalia faz parte de alguma síndrome genética como a trissomia do cromossomo 13 ou associada a microdeleções e microduplicações.

Macroglossia[12,13]

Uma grande variedade de anormalidades da língua pode ser observada; no entanto, somente quando esta estrutura é significativamente grande ocorre comprometimento das vias aéreas.

Os tumores e malformações vasculares da língua, como os linfangiomas, podem cursar com macroglossia, gerando acometimento significativo das vias aéreas (Figura 4).

O aumento da língua por hipertrofia muscular pode ser visto na síndrome de Beckwith-Wiedemann (hemi-hipertrofia, visceromegalia, onfalocele e hipoglicemia por hiperinsulinemia), associada a alterações epigenéticas no cromossomo 11p15. A redução da parte anterior da língua é reservada para a correção da má oclusão, erros de articulação ou aspectos estéticos, além de sintomas obstrutivos respiratórios e pela disfagia.

A macroglossia também pode estar presente nas mucopolissacaridoses, juntamente com aspecto facial grosseiro e hepatoesplenomegalia. Nesses pacientes, doenças laríngea e traqueobrônquica são bastante frequentes, merecendo nomenclatura e classificação específicas.

Vale lembrar que o aumento da língua muitas vezes pode ser simulado pela hipoplasia da mandíbula, sendo considerado relativo, como ocorre na trissomia do cromossomo 21 e no hipotireoidismo congênito.

Assimetria da face[14]

Qualquer insulto ou lesão genética que cause comprometimento no desenvolvimento adequado dos arcos branquiais pode gerar assimetria dos ossos da face. Assim, muitas doenças genéticas foram associadas à assimetria da face – incluindo várias malformações craniofaciais previamente descritas. Em outros

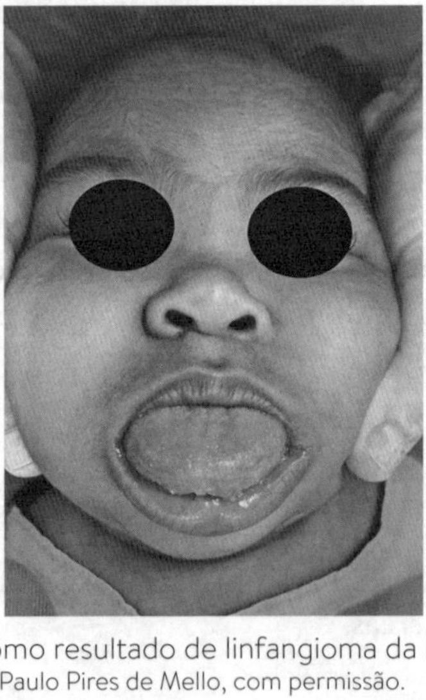

Figura 4 Macroglossia como resultado de linfangioma da região anterior da língua.
Fonte: arquivo pessoal do autor Paulo Pires de Mello, com permissão.

casos, no entanto, nenhuma etiologia genética é encontrada. Acredita-se que casos esporádicos podem ser resultado de insultos vasculares aos arcos branquiais, como a interrupção do fluxo sanguíneo pela artéria estapediana.

A associação óculo-aurículo-vertebral, conhecida também como síndrome de Goldenhar, é uma das síndromes que mais comumente se apresentam com assimetria da face ao nascimento. Na maioria dos casos, ela ocorre de forma esporádica, mas pode ser herdada de um dos genitores, já que tem herança autossômica dominante. O acometimento pode ser bilateral, embora seja mais comum a ocorrência em um dos lados da face, que poderá apresentar hipoplasia malar, mandibular e maxilar, com hipoplasia da musculatura associada. Microtia quase sempre está presente no lado afetado, com hipoacusia associada. Anomalias vertebrais, incluindo hemivértebra ou hipoplasia vertebral, também podem estar associadas. Ocasionalmente, observam-se malformações cardíacas, assim como hipoplasia pulmonar (tetralogia de Fallot e coarctação da aorta). As complicações das vias aéreas são similares às observadas em outras crianças com alterações craniofaciais, quase sempre secundárias à hipoplasia mandibular.

Epiglote bífida[15]

Epiglote bífida é um achado extremamente raro, apresentando-se no período neonatal com estridor, aspiração e déficit de desenvolvimento. Costuma estar associada à síndrome de Pallister-Hall, mas já foi descrita em outras doenças genéticas.

A síndrome de Pallister-Hall é complexa, causada por variantes no gene GLI3. Hamartoma hipotalâmico e polidactilia pós-axial são encontrados com frequência, além de fenda palatina e/ou labial, língua pequena, *cleft* laríngeo, arborização anormal dos pulmões, defeitos cardíacos, anomalias geniturinárias, ânus imperfurado, malformações esqueléticas e malformações do sistema nervoso central.

Estenose/atresia da laringe[16]

Embora alterações da laringe tenham sido descritas em várias síndromes genéticas, a atresia laríngea verdadeira é extremamente rara e invariavelmente letal, a não ser que procedimentos EXIT (do inglês *extrautero intrapartum treatment*) sejam adotados logo ao nascimento para manejo da via aérea.

É observada na síndrome de Fraser e na condrodisplasia rizomélica *punctata*, além de estar associada à encefalocele e a deformidades das extremidades, condição ainda sem herança genética conhecida. A síndrome de Fraser é uma doença de herança autossômica recessiva secundária à presença de variantes nos genes FRAS1, FREM2 e GRIP1 e associada a criptoftalmos e sindactilia. Fenda palatina e labial são observadas, além de alterações geniturinárias e defeitos de fechamento do tubo neural, incluindo meningocele e encefalocele.

A estenose de laringe ocorre na síndrome CHAOS (do inglês *congenital high airway obstruction syndrome*), que inclui outras malformações como atresia traqueal completa, *web* laríngeo e massas ou cistos que obstruam as vias aéreas superiores.

Fendas laringotraqueais[17]

Durante a 4ª semana embrionária, esôfago e traqueia começam a se separar em um processo que se inicia caudalmente e chega até a laringe. Defeitos nesse processo podem levar à formação de *clefts* ou fístulas entre as duas estruturas. Os *clefts* laríngeos são quase sempre posteriores e comumente divididos em cinco tipos: interaritenóideo; cricóideo parcial, abaixo das pregas vocais; cricóideo completo, até a traqueia cervical; envolvendo toda a extensão da traqueia; e até a carina e/ou brônquio.

O *cleft* interaritenóideo é observado esporadicamente. O *cleft* mais extenso e mais grave tipicamente se associa com outras anomalias, principalmente atresia de esôfago e fístula traqueoesofágica, estenose subglótica e traqueal, cistos, hamartomas, fenda palatina e labial, cardiopatias congênitas, malformações gastrointestinais e geniturinárias. Podem ser observados em síndromes como de Down, Opitz GBBB e de Pallister-Hall, e em deleções em mosaico envolvendo o braço longo do cromossomo 13. A traqueomalácia também é uma anomalia congênita que costuma acompanhar quadros de *cleft*, principalmente quando associados a atresia de esôfago e fístula traqueoesofágica.

Fístula traqueoesofágica[17]

Embora a atresia de esôfago e a fístula traqueoesofágica sejam encontradas isoladamente, elas são frequentemente descritas em síndromes e associações preferenciais, incluindo a associação VACTERL. A associação VACTERL inclui defeitos vertebrais, atresia anal, defeitos cardíacos, fístula traqueoesofágica ou atresia de esôfago, anomalias renais e defeitos em membros. Esta associação é um diagnóstico de exclusão e há várias síndromes que cursam com malformações similares.

Algumas características, quando associadas a atresia de esôfago e fístula traqueoesofágica, podem indicar a presença de uma síndrome, como a presença de coloboma na síndrome CHARGE e de defeitos radiais na anemia de Fanconi. O diagnóstico correto e em idade jovem é fundamental para o aconselhamento genético, uma vez que a anemia de Fanconi não exibe manifestações hematológicas até idades mais avançadas.

Estenose de traqueia[17]

A estenose de traqueia é rara, mas comumente acompanhada de múltiplas malformações congênitas, principalmente respiratórias (estenose brônquica, fístula traqueoesofágica, hipoplasia e aplasia pulmonar). Cardiopatias congênitas podem estar presentes, como coarctação da aorta, dextrocardia e *sling* da artéria pulmonar, complicando o manejo dos pacientes. Alterações esqueléticas também podem estar presentes, incluindo defeitos vertebrais e radiais. Um grande número de síndromes associadas com outras malformações das vias aéreas pode se apresentar com estenose traqueal congênita (Figura 5), como as síndromes de Down, de Goldenhar e Opitz GBBB.

Sleeve da traqueia[17]

Sleeve da traqueia é uma condição na qual o formato em C da traqueia cartilaginosa é fundido verticalmente e forma um tubo rígido, com uma superfície traqueal lisa. Embora seja rara, é uma complicação importante nas síndromes associadas a variantes no gene FGFR2 (de Crouzon, de Apert e de Pfeiffer). A rigidez dos anéis altera o fluxo aéreo e os mecanismos da tosse, de forma que as crianças podem se apresentar com estridor bifásico, broncoespasmo e infecções de repetição, além de cianose e morte súbita.

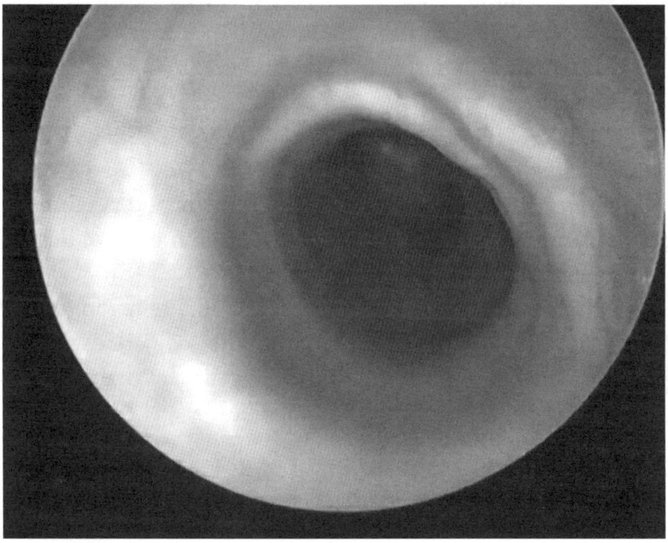

Figura 5 Estenose congênita de traqueia.
Fonte: arquivo pessoal do autor Paulo Pires de Mello, com permissão.

Vídeo 2: Estenose traqueal congênita.

Outras síndromes genéticas com implicação no manejo das vias aéreas.[17]

Doenças neuromusculares, incluindo malformações do sistema nervoso central, frequentemente impactam a capacidade da criança de manter a via aérea patente e ventilar de forma efetiva. Um número grande e crescente de genes já foi associado a malformações cerebrais e da formação do tecido muscular (miopatias congênitas e distrofias musculares).

Massas congênitas do pescoço e no tórax superior, como teratomas e linfangiomas, podem comprometer a via aérea logo ao nascimento. Na maioria das vezes, elas ocorrem isoladamente, mas podem estar associadas às síndromes de Noonan e de Turner. As manifestações frequentemente observadas na síndrome de Turner incluem baixa estatura, linfedema, disgenesia gonadal, anomalias cardiovasculares, anomalias renais, hipertensão, hipotireoidismo, intolerância à glicose e dislipidemia. Os hemangiomas, por sua vez, são esporádicos, mas podem estar associados com a síndrome PHACE (malformações de fossa posterior, hemangiomas, anormalidades arteriais, defeitos cardíacos congênitos e anormalidades dos olhos, como catarata e doenças vasculares da retina). A etiologia dessa síndrome ainda é desconhecida.

TRATAMENTO

O espectro de alterações encontradas nas vias aéreas das crianças com malformações é amplo e, por isso, o tratamento deve ser individualizado e inter/multidisciplinar. Os Capítulos 21, 22 e 23 tratam do manejo mais adequado da via aérea da criança com estridor e da disfagia.

PREVENÇÃO E PROGNÓSTICO

A profilaxia de exposição a agentes ambientais ou infecciosos potencialmente teratogênicos e o aconselhamento genético (em alguns casos) merecem destaque na prevenção de malformações congênitas.

O prognóstico do desfecho das malformações congênitas está relacionado ao diagnóstico precoce (por vezes, intraútero) e ao correto manejo da condição no período perinatal e pós-natal, principalmente quando é possível o acesso do paciente e da família a equipe inter/multidisciplinar capacitada.

DESAFIOS ATUAIS

As síndromes e malformações congênitas são doenças presentes na atenção básica à saúde e terão seus desfechos definidos pela conduta médica. Assim, a harmonia entre a vigilância em saúde, o acesso à assistência e a educação continuada da equipe multiprofissional são indispensáveis para a assistência plena desses pacientes, sendo um desafio constante.

ORIENTAÇÕES AOS PAIS

- Toda criança com sintoma respiratório persistente, independente do diagnóstico, merece avaliação do otorrinolaringologista, que, com uma boa anamnese, um exame físico pormenorizado e exame endoscópico, terá condições de aumentar a suspeita de uma possível doença genética associada.
- Caso a criança já tenha o diagnóstico de uma doença genética/congênita e apresente sintomas respiratórios e/ou relacionados ao sono, a consulta otorrinolaringológica deverá ser mandatória.
- O pediatra e o geneticista desempenham papel importante na conduta desses pacientes.

✓ CONCLUSÃO

O acometimento das vias aéreas na criança com alguma doença sindrômica/malformação congênita é comum, fazendo do otorrinolaringologista um importante especialista na sua avaliação. Para cada anomalia de via aérea observada, há um número grande de síndromes e/ou doenças genéticas que podem estar associadas. Apesar disso, a individualização da criança – por meio de uma anamnese detalhada, com história familiar, gestacional e do parto; análise dos exames pré-natais existentes; e exame físico geral pormenorizado – deve ser o pilar central na condução adequada do caso. Invariavelmente, a criança necessitará de algum tipo de exame endoscópico, seja a videoendoscopia nasossinusal ou a videofaringolaringoscopia, com endoscópios flexíveis (também conhecidas como nasofaringolaringoscopia flexível), seja a traqueobroncoscopia. Além da necessidade de fechar um diagnóstico genético, a missão dos especialistas em otorrinolaringologia pediátrica é estabilizar o paciente e estabelecer uma via aérea segura.

Pediatras e otorrinolaringologistas precisam conhecer/reconhecer as características das síndromes mais comuns, como de Down, de Treacher Collins e de Goldenhar, pois é provável que se deparem com crianças apresentando essas condições em sua prática clínica.

As doenças sindrômicas apresentam, com frequência, manifestações clínicas na região da cabeça e do pescoço. Queixas respiratórias e distúrbios do sono são comuns nesses casos, fazendo do otorrinolaringologista um especialista central no seu diagnóstico e tratamento.

REFERÊNCIAS BIBIOGRÁFICAS

1. Albert D, Connell F. ENT-related syndromes. In: Grahan JM, Scadding GS, Bull P (eds.). Paediatric ENT. Berlin: Springer; 2007. p.57-71.
2. Graham JM. Smith's recognizable patterns of human deformation. 3.ed. Philadelphia: Saunders; 2007.
3. Stevenson R. Overview: human malformations and related anomalies. In: Stevenson R, Hall JG (eds.). Human malformations and related anomalies. New York: Oxford University Press; 2006. p.3-84.
4. Shashi V, McConkie-Rosell A, Rosell B, Schoch K, Vellore K, McDonald M et al. The utility of the traditional medical genetics diagnostic evaluation in the context of next-generation sequencing for undiagnosed genetic disorders. Genet Med. 2014; 16(2): 176-82.
5. Gripp KW, Slavotinek AM, Hall JG, Allanson JE. Handbook of physical measurements. 3.ed. New York: Oxford University Press; 2013.
6. Thompson JT, Anderson PJ, David DJ. Treacher Collins syndrome: protocol management from birth to maturity. J Craniofac Surg. 2009; 20(6): 2028-35.
7. Akre H, Øverland B, Åsten P, Skogedal N, Heimdal K. Obstructive sleep apnea in Treacher Collins syndrome. Eur Arch Otorhinolaryngol. 2012; 269(1): 331-7.
8. Friede H, Lopata M, Fisher E, Rosenthal IM. Cardiorespiratory disease associated with Hallermann-Streiff syndrome: analysis of craniofacial morphology by cephalometric roentgenograms. J Craniofac Genet Dev Biol Suppl. 1985; 1: 189-98.
9. Baxter DJ, Shroff M. Congenital midface abnormalities. Neuroimaging Clin N Am. 2011; 21(3): 563-viii.
10. Naito Y, Higuchi M, Koinuma G, Aramaki M, Takahashi T, Kosaki K. Upper airway obstruction in neonates and infants with CHARGE syndrome. Am J Med Genet A. 2007; 143A(16): 1815-20.
11. Nanni L, Ming JE, Du Y, Hall RK, Aldred M, Bankier A et al. SHH mutation is associated with solitary median maxillary central incisor: a study of 13 patients and review of the literature. Am J Med Genet. 2001; 102(1): 1-10.
12. Mello PP, Barth AL, Torres DA, Valente MPM, Horovitz DDG. Laryngeal, tracheal, and bronchial disease in the mucopolysaccharidoses: endoscopic study. Diagnostics (Basel). 2020; 10(1): 37.
13. Torres DA, Barth AL, Valente MPM, Mello PP, Horovitz DDG. Otolaryngologists and the early diagnosis of mucopolysaccharidoses: a cross-sectional study. Diagnostics (Basel). 2019; 9(4): 187.
14. Poswillo D. The pathogenesis of the first and second branchial arch syndrome. Oral Surg Oral Med Oral Pathol. 1973; 35(3): 302-28.
15. Stevens CA, Ledbetter JC. Significance of bifid epiglottis. Am J Med Genet A. 2005; 134(4): 447-9.
16. Kalache KD, Masturzo B, Scott RJ, Rodeck CH, Chitty LS. Laryngeal atresia, encephalocele, and limb deformities (LEL): a possible new syndrome. J Med Genet. 2001; 38(6): 420-2.
17. Saitta SC, Swarr DT. Genetics of neonatal airway disorders. In: Lioy J, Sobol SE (eds.). Disorders of the neonatal airway fundamentals for practice. New York: Springer; 2015. p.147-65.

SEÇÃO II

OTOLOGIA E OTONEUROLOGIA

3

PRINCIPAIS DOENÇAS DA ORELHA EXTERNA

Isabela Varginha
Edio J. Cavallaro Magalhães

OBJETIVOS

✓ Resumir a embriologia da orelha externa.
✓ Apresentar as principais malformações congênitas da orelha externa.
✓ Apresentar e discutir os principais distúrbios inflamatórios e infecciosos da orelha externa.
✓ Orientar os tratamentos estéticos e funcionais das malformações da orelha externa.
✓ Discutir e orientar os tratamentos clínicos das doenças infamatórias e infecciosas mais prevalentes.

INTRODUÇÃO

A orelha externa compreende a porção mais lateral da orelha, composta por pavilhão auricular e meato acústico externo (MAE). Sua formação embriológica é peculiar, o que possibilita malformações de espectros variados.

A organização anatômica da orelha garante captação e leve amplificação das ondas sonoras do ambiente, e sua fisiologia ímpar permite que a pele da porção meatal mantenha seu *turnover* e permaneça protegida com a produção de cerume. Transtornos nessa organização anatomofisiológica são o substrato de doenças inflamatórias e infecciosas.

ASPECTOS EPIDEMIOLÓGICOS

Aproximadamente 50% das malformações de "ouvido, nariz e garganta" acometem a orelha. As malformações da orelha externa e média afetam principalmente o lado direito (58-61%) e a maioria delas (70-90%) é unilateral. A incidência de malformações da orelha externa foi relatada em 1:6.000 a 1:6.830 recém-nascidos.

Malformações podem afetar a orelha externa, a orelha média e a orelha interna e, não raramente, podem estar associadas (especialmente as duas primeiras). A diferente origem embriológica das orelhas externa e média (relacionadas aos arcos branquiais) e da orelha interna (originada da vesícula ótica) explica a ocorrência de malformações de orelha externa e/ou média sem malformações da orelha interna – e vice-versa. As malformações do pavilhão auricular de classe 1 de Marx podem apresentar grau e frequência variáveis, afetando os ossículos (6-33%), as janelas redonda e oval (6-15%), a pneumatização da mastoide (15%), o trajeto do nervo facial (36%) e o MAE.[1]

Entre as afecções inflamatórias e infecciosas da orelha externa, a otite externa difusa aguda (OEDA) é a mais prevalente. Trata-se de condição comum que pode ocorrer em todas as faixas etárias, mas sua ocorrência é incomum em pacientes com menos de 2 anos de idade. Aproximadamente 10% das pessoas desenvolverão otite externa durante a vida, sendo que a maioria dos casos (95%) é aguda. Não há predominância de gênero. A maioria dos casos ocorre durante o verão e em climas tropicais; possivelmente por conta do aumento da umidade.[2]

FISIOPATOLOGIA

Embriologia da orelha externa

A formação embriológica da orelha externa se inicia na 6ª semana de gestação, a partir do 1º e do 2º arcos branquiais (ou arcos faríngeos). O pavilhão auricular deriva da fusão de seis tubérculos mesenquimais recobertos por ectoderma, sendo três do 1º e três do 2º arco branquial (Figura 1). O MAE, por sua vez, deriva do sulco que divide esses dois arcos, o 1º sulco branquial.[3]

Com a maturação do feto, os três tubérculos do 1º arco formarão o tragus e a porção ascendente da hélice, enquanto os do 2º arco formarão o restante do pavilhão auricular. O 1º sulco branquial sofrerá fechamento e posterior recanalização, formando o MAE. Em sua extremidade medial, o ectoderma do sulco encontrará o endoderma da fenda auditiva, separados por fina camada de mesoderma. Dessa estrutura trilaminar derivará a membrana timpânica (Figura 2).

Correlações anatomopatológicas

A orelha externa é revestida por pele em toda sua extensão, apresentando-se mais espessa lateralmente e como uma camada delgada medialmente. Sua região meatal apresenta descamação excêntrica de queratina, o que permite que o *turnover* necessário à manutenção da pele saudável ocorra sem bloqueios de sua luz, nos pacientes saudáveis. Essa fina camada de pele, além de denotar fragilidade e facilitar a criação de portas de entrada para os processos infecciosos, está diretamente justaposta à porção óssea do meato e a seu periósteo (ricamente inervado) – o suporte dos dois terços mediais é ósseo e do terço lateral é cartilaginoso –, o que explica a dor intensa provocada pelos processos inflamatórios locais e pode permitir que uma eventual infecção se dissemine para o osso subjacente em pacientes predispostos (como diabéticos e imunossuprimidos). Lateralmente, anexos cutâneos como pelos, glândulas sebáceas e glândulas ceruminosas são encontrados. Essas estruturas podem ser foco de infecções localizadas (piodermites).

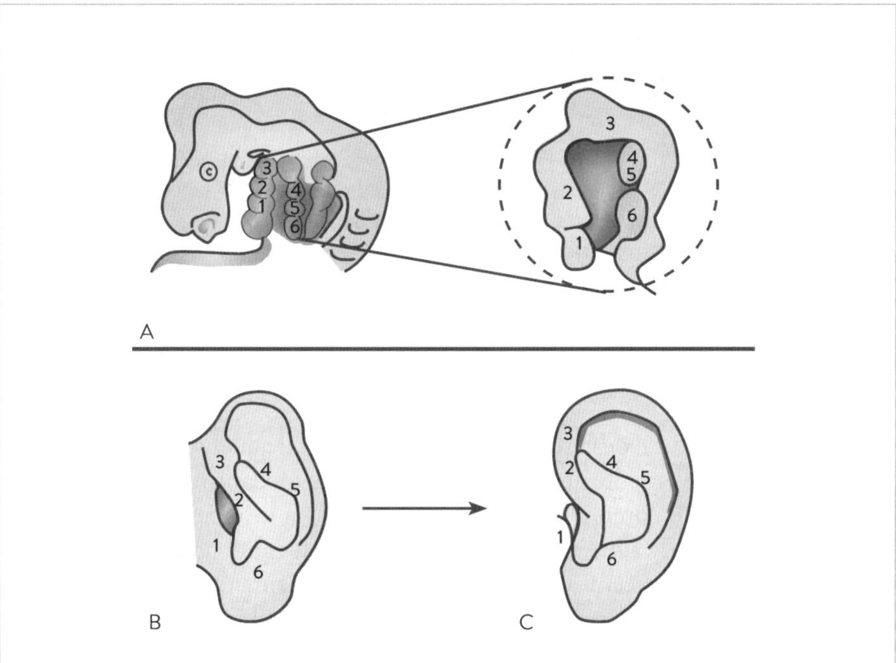

Figura 1 Formação embriológica do pavilhão auricular. A a C: observam-se os três primeiros tubérculos originados do 1° arco branquial e os três últimos, do 2° arco. O sulco que divide os dois arcos forma o meato acústico externo.
Fonte: adaptada de Moore et al., 2016.[3]
Ilustrada por Marcelo Cota, com permissão.

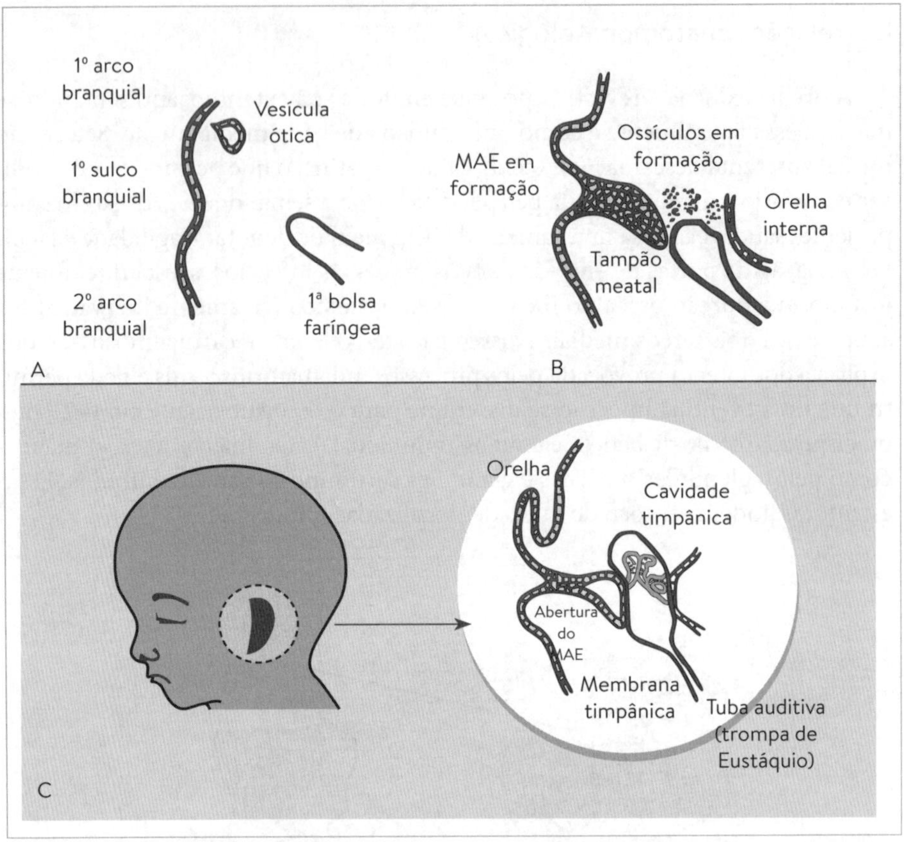

Figura 2 Formação embriológica do meato acústico externo e da membrana timpânica.
MAE: meato acústico externo.
Fonte: adaptada de Moore et al., 2016.[3]
Ilustrada por Marcelo Cota, com permissão.

A produção natural de cerume (que contém restos de queratina, ácidos graxos, lisozimas e pH levemente ácido) é um importante mecanismo de proteção do MAE, funcionando como obstáculo mecânico contra insetos, evitando a maceração por retenção de água e agindo com propriedades antibacterianas e antifúngicas. Sua remoção mecânica recorrente, além de aumentar as chances de trauma e quebra da barreira cutânea, reduz toda a proteção natural.[4]

O pavilhão auricular possui também cartilagem em quase toda sua extensão, com exceção do lóbulo. Em razão disso, em casos de condrite/pericondrite, via de regra, observa-se a preservação do lóbulo (que não se mostra hiperemiado), ao passo que nos casos de erisipela da orelha o lóbulo usualmente está envolvido.

A drenagem linfática da orelha externa segue para os linfonodos da glândula parótida, para os linfonodos cervicais superficiais ao longo da veia jugular externa e para os linfonodos retroauriculares (lateralmente à mastoide). Por conta disso, os linfonodos retroauriculares são possíveis sítios de linfonodopatias inflamatórias. Não é incomum que pacientes pediátricos com infecções da orelha externa apresentem linfonodopatia retroauricular com sinais flogísticos (o que pode ser confundido com "otomastoidite" em uma primeira observação).[4]

Quanto à inervação da orelha, merece destaque a participação de diversos nervos sensitivos: nervo auriculotemporal (ramo do nervo trigêmeo relacionado à sua origem no 1º arco branquial), nervo facial (relacionado ao 2º arco), ramos de C2 e C3 (nervos auricular magno e occipital menor) e ramos dos nervos vago e glossofaríngeo.[4] Essa múltipla aferência sensitiva – uma das mais ricas do corpo humano – traduz-se clinicamente em múltiplas possibilidades para uma eventual otalgia referida. Situações como lesões no 3º molar (aferência trigeminal), herpes simples ou zóster de nervo facial, lesões e tumores faringolaríngeos (aferência do plexo faríngeo, dos nervos glossofaríngeo e vago) e lesões cervicais em níveis de C2 e C3 podem levar a otalgia com otoscopia normal e merecem ser lembradas e investigadas neste caso.

QUADRO CLÍNICO

Malformações congênitas

As malformações da orelha externa compreendem desde variações simples na forma do pavilhão auricular, como a orelha em abano, até deformidades verdadeiras que impactam significativamente o aspecto estético e a função auditiva, como as microtias/anotias e atresias ou duplicações do MAE. Elas podem ocorrer isoladamente ou como componentes de um diagnóstico sindrômico.[5]

Orelha em abano

A orelha em abano é a deformidade estética mais prevalente da orelha externa, com herança autossômica dominante. Caracteriza-se pelo aumento da distância entre a mastoide e a hélice (que normalmente é de 1,5 a 2 cm). É causada por um conjunto de alterações no arcabouço cartilaginoso do pavilhão auricular, como hipertrofia da concha e hipodesenvolvimento da anti-hélice, determinando aumento do ângulo da orelha em relação à cabeça (aumento do ângulo cefaloconchal) e projeção das orelhas.[5] A Figura 3 evidencia as alterações da orelha em abano.

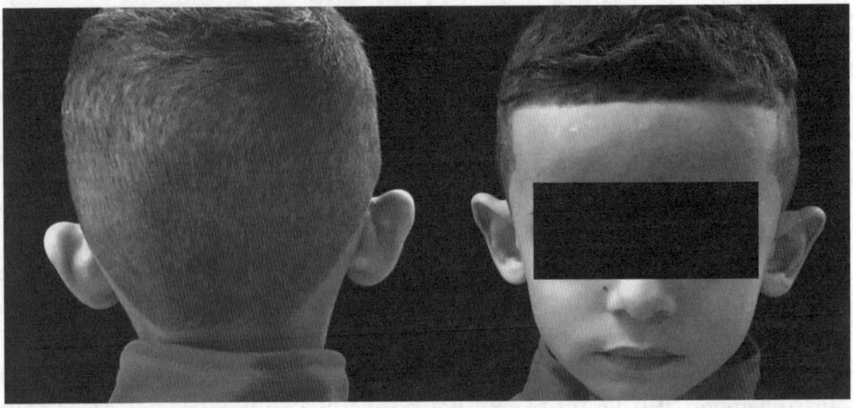

Figura 3 Orelhas em abano: projetadas por hipertrofia da concha auricular e hipodesenvolvimento da anti-hélice.
Fonte: arquivo pessoal de Leticia A. Reis, com permissão.

Seio pré-auricular (*coloboma auris*)

O seio pré-auricular consiste em uma falha de fusão entre os tubérculos dos arcos branquiais que resulta na permanência de um orifício externo (seio) próximo ao pavilhão auricular com trajeto que termina medialmente em fundo cego e é recoberto por tecido ectodérmico (pele e glândulas sebáceas).

Acomete cerca de 2,4% da população pediátrica.[6] Manifesta-se mais comumente em posição anterior à porção ascendente da hélice (Figura 4) e pode permanecer assintomático por toda a vida ou cursar com inflamações e abscessos locais.

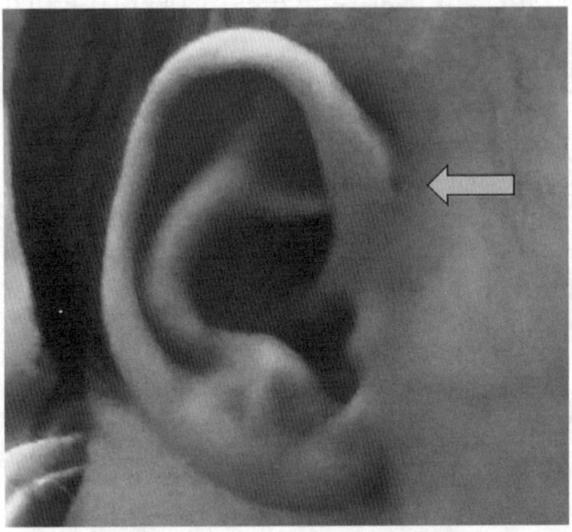

Figura 4 Seio pré-auricular (*coloboma auris*) à direita sem sinais de infecção local.
Fonte: arquivo pessoal da autora Isabela Varginha, com permissão.

Apêndices pré-auriculares

Os chamados apêndices pré-auriculares se apresentam como pequenos brotos cutaneocartilaginosos mais comumente localizados na região anterior ao tragus (Figura 5). Originam-se da persistência de um ou mais tubérculos mesenquimais dos arcos branquiais. Podem estar associados a perdas auditivas neurossensoriais, malformações renais e síndromes genéticas como a síndrome de Goldenhar.[7]

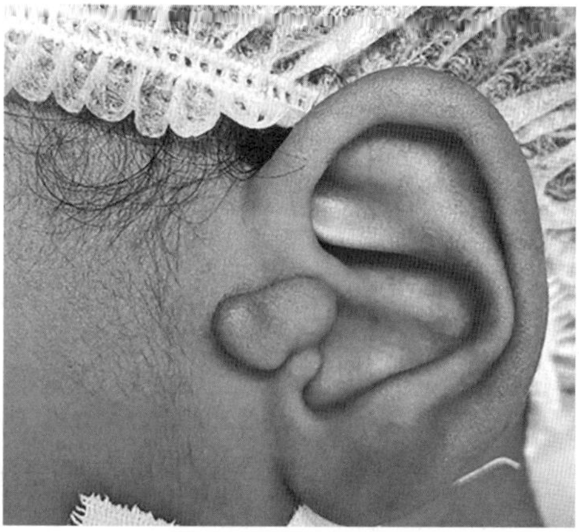

Figura 5 Apêndice pré-auricular.
Fonte: arquivo pessoal de Maria Helena de Magalhães Barbosa, com permissão.

Displasias da orelha externa

As displasias da orelha externa acometem predominantemente indivíduos do sexo masculino e possuem maior incidência nas populações asiática, latino-americana e indígena norteamericana.[8,9] De acordo com o número de estruturas do pavilhão auricular identificáveis à inspeção clínica, são classificadas como microtia (graus I, II e III) e anotia (Quadro 1 e Figura 6).

Quadro 1 Classificação das displasias da orelha externa

Microtia grau I	Pavilhão auricular com deformidade leve, mantendo todas as estruturas anatômicas identificáveis
Microtia grau II	Pavilhão auricular anormal, mantendo algumas estruturas anatômicas identificáveis
Microtia grau III	Pequeno apêndice ou resíduo auricular, sem estrutura anatômica identificável
Anotia	Ausência de pavilhão auricular

Fonte: adaptado de Luquetti et al., 2011.[9]

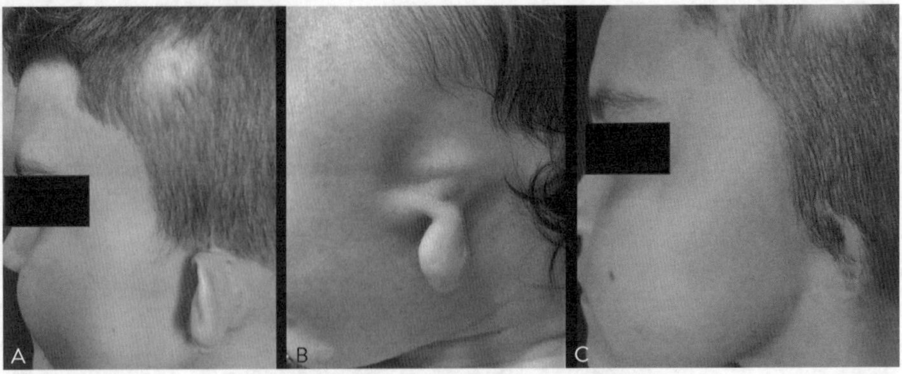

Figura 6 Displasias da orelha externa. A: microtia grau II; B: microtia grau III; C: anotia.
Fonte: arquivo pessoal da autora Isabela Varginha e de Roberta Silveira Santos Laurindo, com permissão.

Frequentemente, as displasias de orelha externa estão associadas a estenose ou atresia do MAE e malformações da cadeia ossicular da orelha média. Observa-se que, quanto maior é o grau de displasia do pavilhão auricular, maior é a gravidade das malformações associadas. Alterações em estruturas também originadas do 1º e do 2º arcos branquiais podem estar presentes, isoladas ou associadas a síndromes. As mais comuns são: microssomia hemifacial ou displasia facial unilateral; disostose mandibulofacial (síndrome de Treacher Collins ou síndrome de Franceschetti-Klein); sequência de Pierre Robin, associada à síndrome de Stickler e à síndrome velocardiofacial; síndrome brânquio-otorrenal (BOR); associação óculo-aurículo-vertebral (ou síndrome de Goldenhar); síndrome de Townes-Brocks; e síndrome de Fraser.[5]

Doenças inflamatórias e infecciosas

A manifestação clínica mais evidente das doenças inflamatórias da orelha externa é a dor (otalgia). A depender da doença, podem estar presentes plenitude aural (decorrente da obliteração do MAE por debris ou edema), otorreia (geralmente de pequena monta), sinais flogísticos em pavilhão auricular e linfonodopatias reacionais.

Otite externa difusa aguda

Também chamada de "otite do nadador", a otite externa difusa aguda é definida como uma inflamação difusa e aguda do MAE. Geralmente se inicia com prurido no MAE em decorrência de trauma local ou banhos de mar ou piscina. A formação do ambiente propício à proliferação bacteriana se dá com a presença de pele macerada (mesmo que minimamente), úmida, quente e sem a devida camada lipídica/ceruminosa de proteção. Observam-se, nesses casos, dor localizada, edema da pele (que distende a cobertura periosteal do MAE), otorreia e possível acometimento de outros tecidos auriculares e pré-auriculares. Plenitude auricular e hipoacusia se instalam em consequência ao bloqueio do MAE. Frequentemente, os pacientes relatam dor intensa à compressão do tragus, o que é um sinal de que a infecção se encontra na orelha externa.

A bactéria mais frequentemente isolada nesses casos é *Pseudomonas aeruginosa* (38%), seguida por *Staphylococcus epidermidis* (9,1%) e *Staphylococcus aureus* (7,8%).

À otoscopia, são observadas situações diferentes a depender do estágio em que se encontra a doença. Poderão ser identificados hiperemia e descamação leves (no início do processo de infecção); hiperemia, edema e otorreia (na doença francamente estabelecida); ou obliteração do MAE por edema e otorreia (na fase mais avançada da doença). Adenopatias regionais e disseminação do processo infeccioso para o pavilhão auricular podem estar presentes com o desenrolar do processo.[10]

Otite externa aguda localizada

A otite externa aguda localizada consiste em infecção dos anexos cutâneos da porção lateral do MAE, que cursa com piodermites (foliculite, abscesso ou furúnculo). Comumente causado por *Staphylococcus aureus*, o processo infeccioso varia desde uma pequena pústula superficial até abscessos que ocluem o MAE. Otalgia intensa, hipoacusia (nos casos de oclusão do MAE) e secreção (quando ocorre a drenagem local) são os sintomas e sinais mais comuns.[10]

Otomicoses

Otomicoses são as afecções da orelha externa causadas por fungos. Ambientes e climas quentes e úmidos, bem como MAE com sua barreira prejudicada (p. ex., após manipulações, cirurgias locais e uso de gotas otológicas) favorecem o crescimento fúngico; pacientes imunocomprometidos também possuem maior propensão. *Aspergillus* sp. são os agentes etiológicos mais comuns, seguidos por *Candida* sp.

Os principais sintomas são prurido intenso, plenitude auricular e otorreia; otalgia é menos frequente. O exame otoscópico usualmente revela MAE hiperemiado com pouco edema e é frequente a presença de micélios fúngicos de diversas colorações (Figura 7). Nos casos causados por *Candida* sp., o MAE pode estar preenchido por uma "massa branca" semelhante a fibras de algodão.

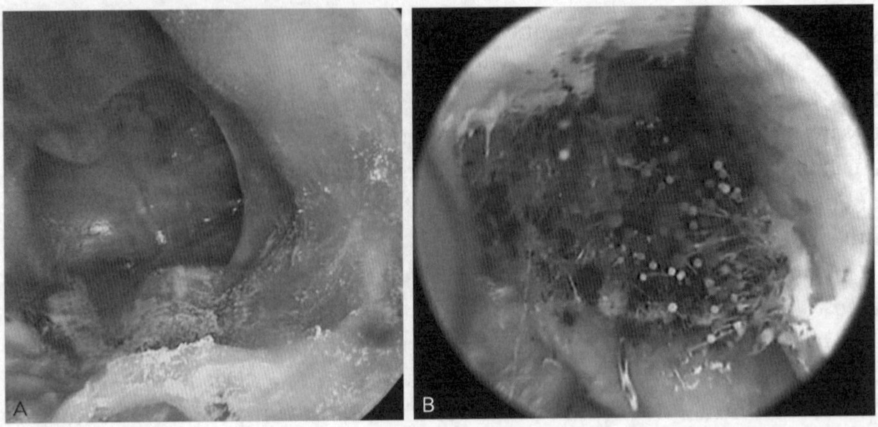

Figura 7 A: otomicose em fase inicial (micélios como "poeira") em um MAE com fisiologia modificada (mais úmido e quente) em decorrência de uma perfuração úmida da membrana timpânica; B: otomicose com todo o MAE preenchido por micélios (*Aspergillus fumigatus*).
MAE: meato acústico externo.
Fonte: arquivo pessoal do autor Edio J. Cavallaro Magalhães, com permissão.

Erisipela e celulite

Erisipela e celulite são dois tipos de infecção cutânea que se diferenciam pela profundidade de acometimento. A erisipela atinge as camadas mais superficiais da pele e a celulite envolve as camadas mais profundas (pele e tecido celular subcutâneo – gordura). Ambas cursam com dor local, edema e hiperemia, podendo evoluir com calafrios e febre; pústulas e crostas podem ocorrer na erisipela.

Os germes mais envolvidos são estreptococos (que predominam na erisipela) e estafilococos.[10] A Figura 8 demonstra casos de erisipela auricular em diferentes fases.

Pericondrite e condrite auricular

Por definição, pericondrite e condricte auricular são processos inflamatórios do pericôndrio e da cartilagem auricular. Podem ser causados por disseminação do processo infeccioso do MAE, em decorrência de traumas ou, em raros casos, por mecanismo autoimune. A história típica usualmente envolve manipulação do pavilhão para inserção de *piercings*, que infectam. O paciente relata dor e observa-se a presença de sinais flogísticos no pavilhão auricular, classicamente poupando o lóbulo (Figura 9). *Pseudomonas aeruginosa* é o microrganismo mais encontrado nesses casos.[10]

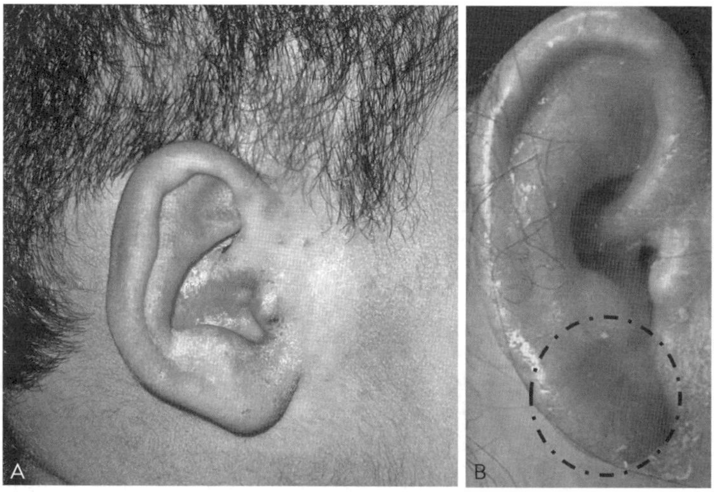

Figura 8 A: erisipela em fase inicial (como extensão de uma otite externa difusa aguda). Observam-se empastamento da pele, hiperemia, pequenas pústulas, secreção e crostas locais. Mesmo em fase inicial, o acometimento do lóbulo é evidente. B: erisipela estabelecida com acometimento claro do lóbulo (área circunscrita).
Fonte: arquivo pessoal do autor Edio J. Cavallaro Magalhães, com permissão.

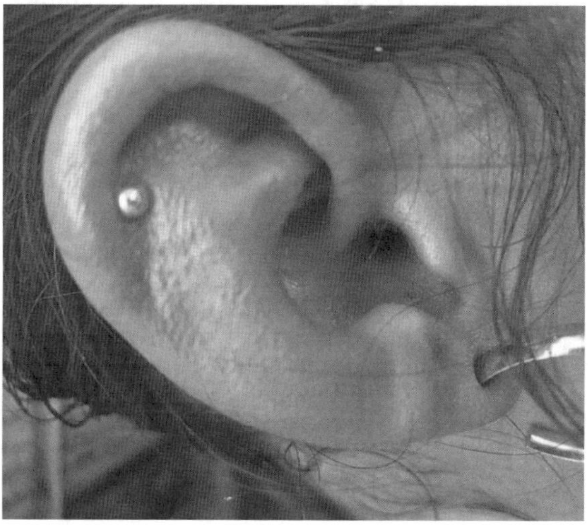

Figura 9 Pericondrite em fase inicial, em orelha direita, associada a perfuração por *piercing*. Observam-se coloração normal do lóbulo e hiperemia com edema em toda a porção cartilaginosa do pavilhão.
Fonte: arquivo pessoal do autor Edio J. Cavallaro Magalhães, com permissão.

Outra condição observada, mas de causa desconhecida, é a policondrite recidivante. Acredita-se ser relacionada com a autoimunidade. O quadro clássico é de dor súbita, eritema e edema das áreas cartilaginosas, sem nenhuma história de trauma ou manipulação. O diagnóstico é clínico, feito a partir da presença de três das seguintes manifestações: condrite bilateral, poliartrite inflamatória, condrite nasal, inflamação ocular, condrite do trato respiratório, ou disfunção vestibular ou auditiva. Em algumas situações, a biópsia da cartilagem envolvida pode ser necessária.[10]

Otite externa necrotizante

A otite externa necrotizante (OEN), antes denominada otite externa maligna (nome abandonado), decorre de processos infecciosos na fina camada cutânea que reveste o MAE ósseo, disseminando-se para o osso subjacente. Caracteriza-se por osteomielite local e disseminação da infecção pelo osso temporal e para a base do crânio.

Imunossupressão (defeitos na quimiotaxia e fagocitose de linfócitos, monócitos e macrófagos), além da microangiopatia em diabéticos, talvez sejam os fatores predisponentes mais importantes para sua ocorrência.

Inicialmente, o quadro clínico é de otite externa difusa aguda, porém, com uma evolução arrastada (pela falta de acesso ou por um diagnóstico impreciso) em pacientes suscetíveis, a infecção assume maior magnitude e os sintomas clínicos pioram. Otalgia lancinante (frequentemente irradiada para regiões frontotemporais), predominantemente noturna, é o principal sintoma, acompanhada frequentemente de otorreia e hipoacusia condutiva.

Ao exame, além do esperado nos casos de OEDA, é comum observar-se lesão polipoide inflamatória na junção osteocartilaginosa do MAE (Figura 10) e, em fases mais avançadas, lesões de nervos cranianos ipsilaterais (principalmente do nervo facial). Em raros casos, podem ser observadas lesões de nervos cranianos contralaterais por conta da disseminação do processo por toda a base do crânio. A despeito da potencial gravidade, e da morbidade e da mortalidade relacionadas, geralmente não há sinais sistêmicos como febre ou taquicardia.

Em cerca de 96 a 98% dos casos, *Pseudomonas aeruginosa* é o agente causador. Outras bactérias e fungos (p. ex., *Candida albicans* e *Aspergillus fumigatus*) também podem, raramente, estar presentes.[10]

PROPEDÊUTICA

Diante de pacientes com malformações da orelha externa, o exame clínico otorrinolaringológico deve ser completo, com especial atenção ao MAE (posição, luz e angulações) e às estruturas da face, pois algumas síndromes que podem estar

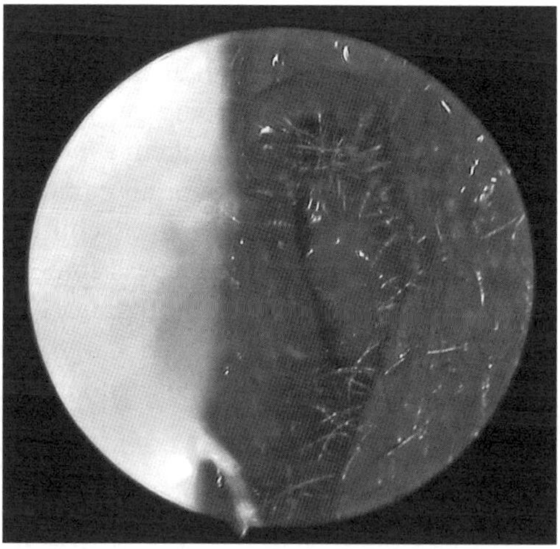

Figura 10 Otoscopia de paciente com otite externa necrotizante. Observam-se edema do meato acústico externo e a presença de lesão de aspecto polipoide na junção osteocartilaginosa (achado típico da doença).
Fonte: arquivo pessoal do autor Edio J. Cavallaro Magalhães, com permissão.

envolvidas têm características clássicas ao exame físico. A avaliação da acuidade auditiva é fundamental, visto que perdas auditivas condutivas ou mesmo neurossensoriais podem estar relacionadas e devem ser prontamente identificadas e tratadas. A audiometria tonal condicionada é preferível em crianças colaborativas (normalmente com mais de 4 a 5 anos de idade), mesmo nos casos de atresias, pois revela a intensidade e o tipo de perda auditiva. Imitanciometria e emissões otoacústicas podem ser úteis em atresias unilaterais para avaliar o estado auditivo da orelha sem a malformação. A avaliação dos potenciais evocados auditivos de tronco encefálico (PEATE) por via óssea constitui um excelente método de avaliação da sensibilidade auditiva na atresia meatal congênita unilateral ou bilateral, sendo utilizada em pacientes que não têm condições de fazer uma audiometria tonal. A época ideal para sua realização é por volta do 6º mês de vida. Devem ser tomados alguns cuidados durante sua realização para que se possa obter informações corretas da orelha testada, evitando-se falsos resultados decorrentes da lateralização do som, tanto na estimulação por via aérea como por via óssea. Tomografia computadorizada de mastoides deve ser realizada idealmente nas incidências axial, coronal e sagital, usualmente por volta do 6º ano de vida. Esse exame auxilia na definição das possibilidades cirúrgicas e informa o cirurgião sobre as dificuldades que podem ser encontradas no ato operatório.[5]

Pacientes que apresentam afecções inflamatórias e/ou infecciosas da orelha externa comumente não necessitam de investigações adicionais. Apesar disso, para os casos de infecções da orelha externa (otites externas) refratárias ou em grupos suscetíveis a complicações ósseas (como diabéticos e imunossuprimidos), sugere-se a coleta de material para cultura (para germes comuns e, nos casos refratários, também para fungos). A cultura também é indicada para os casos de abscessos de pavilhão auricular. Exames laboratoriais como as provas de atividade inflamatória (especialmente velocidade de hemossedimentação - VHS) são úteis no diagnóstico e no monitoramento de doenças como a policondrite recidivante e a OEN. Neste último caso, avaliação tomográfica e cintilografias ósseas com tecnécio (para o diagnóstico da osteomielite local) e com gálio/leucócitos marcados (para monitoramento e acompanhamento do momento de suspensão do tratamento), também estão indicadas.[10]

TRATAMENTO

Orelhas em abano

Orelhas em abano ou mesmo constritas (uma forma de criptotia em que se observa um sepultamento da borda superior da orelha), quando facilmente diagnosticadas nas primeiras semanas de vida, podem ser tratadas com o uso de moldes específicos para este fim (em padrões comercializados). Após esse período, recomendam-se tratamento cirúrgico (otoplastia) em caso de prejuízo estético e/ou psicológico para lidar com a condição. A realização do procedimento deverá ser postergada até que o pavilhão auricular atinja o tamanho próximo ao desenvolvimento final, por volta dos 6 anos de idade (evitando-se, assim, o *bullying* escolar), ou para quando a criança puder opinar (normalmente por volta dos 10 anos de idade).[5] A otoplastia pode ser realizada sob anestesia local, sedação (frequente), ou mesmo com anestesia geral. A escolha do método anestésico deve depender do perfil do paciente e de discussão com os pais.

Seio pré-auricular (*coloboma auris*)

O tratamento do seio pré-auricular consiste em controle clínico das eventuais infecções, com antibioticoterapia e analgesia, devendo-se evitar drenagens intempestivas ou manipulações invasivas. Caso ocorram infecções de repetição, deverá ser realizada a ressecção cirúrgica de todo o trajeto (frequentemente envolve parte da cartilagem da raiz da hélice). Deve-se lembrar que ressecções incompletas desse trajeto, amplamente ramificado, justificaram altas taxas de recidiva cirúrgica no passado (entre 19 e 40%).

A despeito das diferentes opções cirúrgicas disponíveis, a técnica cirúrgica que se mostra mais efetiva e com menor taxa de recidiva (3,7%) é a supra-auricular. Baseia-se na teoria de que o trajeto está, em praticamente todos os casos, incluído nos tecidos subcutâneos entre a fáscia temporal e o pericôndrio interno da cartilagem da hélice. Assim, a incisão elíptica da técnica padrão deve ser estendida mais para cima, até a região temporal pré e supra-auricular, e todos os tecidos localizados entre a fáscia temporal (medialmente) e a pele (lateralmente) devem ser ressecados no quadrante, incluindo um fragmento da raiz da hélice.[11]

Apêndices pré-auriculares

A ressecção cirúrgica dos apêndices pré-auriculares não costuma gerar prejuízo funcional aos pacientes, sendo indicada em caso de incômodo estético ou necessidade de correção de outras malformações da orelha.

Displasias da orelha externa

O tratamento das displasias da orelha externa se divide em duas vertentes: a reconstrução estética e a reabilitação funcional da audição.

A reconstrução estética deverá ser realizada idealmente após o crescimento facial e auricular, por volta dos 8 anos de idade. Pode ser executada com técnicas de reconstrução com retalhos cutâneos e enxertos autólogos de cartilagem, comumente cartilagem costal. Para deformidades graves, a opção por prótese de material sintético com ancoramento na calota craniana configura cirurgia menos invasiva e com bom aspecto final.

O impacto funcional na audição e, consequentemente, na aquisição de linguagem oral, dependerá do grau de displasia e se o comprometimento é unilateral ou bilateral. Crianças que apresentem doença bilateral, microtias grau II, grau III ou anotia merecem maior atenção quanto à reabilitação auditiva precoce.

Ao ser constatada uma malformação de orelha externa, o recém-nascido deve ser encaminhado de imediato a um otorrinolaringologista ou centro diagnóstico de saúde auditiva. Na maioria dos casos, a perda auditiva é do tipo condutiva, ou seja, com prejuízo apenas da condução mecânica das ondas sonoras pelas orelhas externa e média. Então, desde lactentes, a reabilitação auditiva é possível mediante o uso de aparelhos auditivos de condução óssea ou vibradores ósseos que conduzem o estímulo sonoro diretamente para a orelha interna. A partir dos 4 anos de idade, a depender da espessura da calota craniana, o paciente poderá ser submetido a implantação cirúrgica de uma prótese auditiva ancorada no osso (PAAO), percutânea ou transcutânea (Figura 11). As PAAO mostraram resultados de limiar auditivo e discriminação de fala superiores no longo prazo em comparação com as técnicas de reconstrução cirúrgica do conduto auditivo externo e da orelha média, em especial em pacientes com displasia

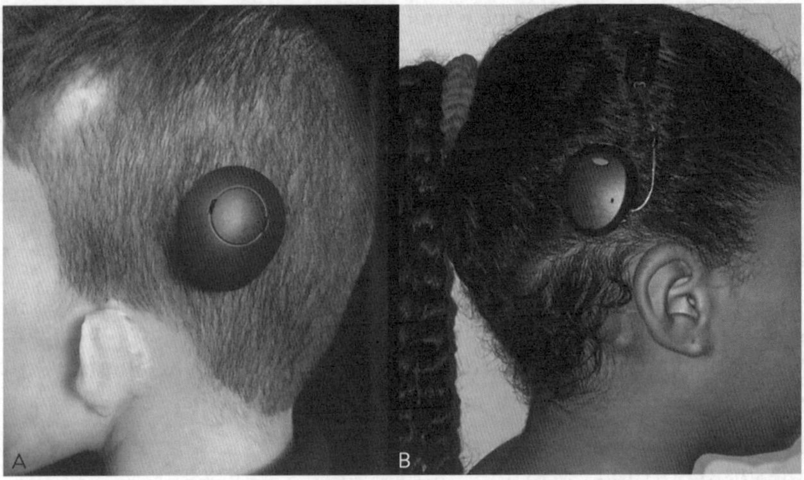

Figura 11 Pacientes com perda auditiva condutiva em decorrência de malformação de orelhas externa e média, em reabilitação com prótese auditiva ancorada no osso (PAAO). A: microtia grau II; B: atresia de conduto auditivo externo.
Fonte: arquivo pessoal da autora Isabela Varginha, com permissão.

grave. Envolvem menor tempo cirúrgico e cada vez menos complicações pós-operatórias com o avanço tecnológico dos dispositivos transcutâneos. Mais informações sobre este assunto estão disponíveis no capítulo 8, "Implante coclear e próteses auditivas implantáveis".

A interface do tratamento funcional pelo otorrinolaringologista com o tratamento estético pela cirurgia plástica é essencial. É fundamental esclarecer aos pais, no entanto, que a reabilitação auditiva precoce é determinante para o desenvolvimento adequado da fala e não deve aguardar a correção estética a ser realizada no futuro.

Otite externa difusa aguda e otite externa localizada

O tratamento da OEDA tem como pontos principais a correta limpeza do MAE, o uso de medicamentos otológicos tópicos e a analgesia. A limpeza de debris do MAE permite que medicamentos tópicos entrem em contato com os tecidos e tenham sua atuação ideal e pode ser realizada por aspiração ou com o uso de estiletes montados com algodão. Entre os agentes tópicos a serem empregados, são boas opções a solução de ácido acético a 2% (manipulada em meio aquoso); a solução de betametasona, clorfanesina e tetracaína (Oto-Betnovate®); e o ciprofloxacino com hidrocortisona (Otociriax®, CiproHC®), todos com posologia sugerida de 3 gotas no MAE afetado, 3 vezes ao dia, por 7 dias. A literatura médica não evidencia diferenças significativas na taxa de cura clínica entre gotas tópicas contendo antissépticos e antibióticos, assim como entre antibióticos e antibióticos associados a corticosteroides.[10] Apesar disso, recomenda-se para casos muito sintomáticos e com francos sinais inflamatórios, após limpeza ideal, o uso de gotas com antibióticos e corticosteroides, pois observa-se redução da duração média da otalgia. Deve ser mantida proteção para não molhar o MAE afetado durante todo o tratamento e por 7 a 10 dias após o término do tratamento tópico – pode ser confeccionada utilizando-se um fragmento de algodão embebido em óleo mineral ou em vaselina pomada. Atenção especial deve ser dada às apresentações comerciais contendo ototóxicos (p. ex., neomicina, gentamicina e polimixina B), pois não devem ser utilizadas em casos suspeitos ou confirmados de perfuração da membrana timpânica, sob o risco de indução de perda auditiva, zumbido e vertigem.

A administração sistêmica de antibióticos para tratamento da OEDA, como regra, deve ser evitada, pois as gotas atingem concentrações locais maiores sem induzir efeitos colaterais ou resistência bacteriana em outros sítios. Esses medicamentos podem ser usados em casos com extensão da infecção além do MAE (disseminação para o pavilhão auricular e face, osteíte e formação de abscesso), na obliteração completa do MAE pelo edema e em pacientes portadores de *diabetes mellitus* ou imunossuprimidos.[10] Nesses casos, o ciprofloxacino é opção interessante (antipseudomonas), disponível para uso oral, recomendando-se 7 a 10 dias de uso.

A otite externa localizada deve ser entendida como uma piodermite, por vezes merecendo drenagem pontual, uso de cremes com antibióticos e, em casos mais extensos, uso de antibióticos sistêmicos contra estafilococos e estreptococos.

Otomicose

Da mesma forma que nos casos de OEDA, nas otomicoses também é fundamental a limpeza completa do MAE e a proteção contra água e umidade. Acidificação local também pode ser utilizada como tratamento isolado em alguns casos, que requerem acompanhamento. Antifúngicos específicos incluem miconazol, clotrimazol, ciclopirox olamina, tolnaftato e nistatina. O tratamento deve ser mantido até que ocorra a eliminação completa do processo. Em raros casos, pode ser necessário o uso sistêmico.[10]

Celulite, erisipela, pericondrite e condrite auricular

Quadros de celulite e erisipela, comumente causados por estreptococos e estafilococos, podem receber tratamento sistêmico com penicilinas ou cefalosporinas de primeira geração, por 7 a 10 dias. Pericondrite e condrite, classicamente causadas por *Pseudomonas aeruginosa,* têm melhores respostas ao ciprofloxacino e a outras medicações antipseudomonas.[10]

Se houver dúvida no diagnóstico diferencial ou nos casos de quadros mais exuberantes com abscesso local, pode ser necessário o uso empírico combinado de antimicrobianos (p. ex., cefalexina associada ao ciprofloxacino) até que as culturas colhidas guiem o tratamento. Drenagem e realização de curativos com suturas captonadas estão indicadas para os casos de coleções locais, a fim de evitar que novas coleções se formem e maiores deformidades ocorram no longo prazo.

Otite externa necrotizante

Por conta das potenciais morbidade e mortalidade, a OEN deve ter seu tratamento guiado por culturas. Para tanto, culturas para germes comuns e fungos (*swab*) devem ser colhidas antes da manipulação do MAE, lembrando-se, porém, que não se deve postergar o início do tratamento caso não seja possível sua realização no primeiro momento. Antibioticoterapia empírica antipseudomonas deve ser iniciada de imediato. Para pacientes não hospitalizados e sem sinais de complicações ou gravidade, o ciprofloxacino (em doses terapêuticas mais elevadas para osteomielite) é uma boa opção, a ser ajustada em caso de piora ou crescimento de germe resistente em cultura. Na suspeita de germe resistente ou na presença de complicações (como paralisias de nervos cranianos), o uso de cefepima em regime de internação hospitalar passa a ser a escolha mais empregada. É fundamental também realizar o controle da doença de base (frequentemente, *diabetes mellitus*, AIDS ou doença renal crônica dialítica). Limpezas periódicas do MAE e gotas otológicas podem ser empregadas, principalmente no início da terapia (a fim de aliviar pressão e dor locais). O MAE deve ser protegido contra água e umidade até o término do tratamento.

A duração do tratamento é de 4 a 8 semanas (média de 6 semanas), mas pode ser necessário estendê-lo para um período maior. Os principais critérios utilizados para a suspensão do tratamento são a eliminação completa da dor, normalização do MAE, queda mantida da VHS e normalização (ou redução expressiva de captação) da cintilografia com gálio.[10]

Quando o paciente se apresenta com lesão de aspecto polipoide no MAE (ver Figura 10), a biópsia da lesão também está indicada a fim de se afastar diagnósticos diferenciais, que na infância devem incluir o rabdomiossarcoma e a histiocitose de células de Langerhans.

PREVENÇÃO E PROGNÓSTICO

Com relação às malformações e alterações congênitas da orelha externa, o aconselhamento genético pode ser interessante em casos selecionados. Avaliação e acompanhamento pré-natal ideal, bem como diagnóstico precoce (por vezes, intraútero), auxiliam na orientação dos pais e no preparo para os cuidados iniciais com o futuro bebê. Diagnóstico auditivo acurado, idealmente no primeiro ano de vida, tem impacto significativo no prognóstico das crianças com deficiência auditiva, visto que a reabilitação precoce é fundamental para o desenvolvimento da linguagem e das conexões cerebrais relacionadas. As situações passíveis de melhorias estéticas, por sua vez, podem ter o tratamento como importante aliado contra o desenvolvimento de problemas da autoestima e de dificuldades no convívio social.

As infecções do MAE podem ser evitadas não se manipulando desnecessariamente essa estrutura (inclusive com fones de inserção e hastes flexíveis), seguindo acompanhamento otorrinolaringológico regular em casos de anatomia local desfavorável, e protegendo e acidificando o local em casos recorrentes de "otite do nadador". Perfurações da pele e da cartilagem do pavilhão auricular devem ser evitadas, portanto, *piercings* não devem ser encorajados.

A OEN pode ser evitada quando a OEDA é devidamente conduzida em pacientes diabéticos e imunossuprimidos. Seu prognóstico tende a ser bom quando o tratamento é iniciado em tempo hábil e nos casos em que são isolados germes sensíveis. Casos de evolução mais arrastada, com complicações neurológicas e/ou com germes resistentes (como bactérias hospitalares ou, raramente, fungos), bem como aqueles com condições de base de difícil controle clínico, têm prognóstico reservado.

DESAFIOS ATUAIS

Conhecimento é a palavra-chave nas doenças da orelha externa. Entre os principais desafios atuais está a difusão do conhecimento acerca dos problemas da orelha externa a fim de que mais pacientes tenham acesso a medidas de prevenção (quando existirem), ao diagnóstico correto e ao tratamento e reabilitações ideais e precoces.

ORIENTAÇÕES AOS PAIS

- As malformações congênitas de orelha externa são comumente identificadas ao nascimento. Por estarem frequentemente associadas a perdas auditivas condutivas de diferentes graus, devem ser encaminhadas precocemente ao otorrinolaringologista para exames audiológicos complementares.

- É importante ter ciência de que o avanço tecnológico já permite estímulo auditivo desde os primeiros meses de vida, sendo esta intervenção essencial para evitar atraso de fala ou prejuízo permanente da linguagem oral.
- Não se recomenda o uso indiscriminado de protetores auriculares durante atividades aquáticas a fim de se evitar otites externas, porém, em casos selecionados, esses dispositivos podem ser confeccionados sob medida e substituídos regularmente (de acordo com o crescimento da criança).
- Medidas interessantes para reduzir infecções da orelha externa (quando de repetição) são: remoção de cerume apenas quando obstrutivo, acidificação do MAE após natação e evitar traumas (portas de entrada) no MAE (inclusive aqueles superficiais causados pelas hastes flexíveis de algodão).
- Traumas e penetração da cartilagem do pavilhão auricular (por brincos e *piercings*) devem ser evitados.

✓ CONCLUSÃO

A complexa formação embriológica da orelha externa pode determinar diversos tipos e graus de malformações, associadas ou não a diagnósticos sindrômicos. A abordagem dos casos deve contemplar o incômodo estético do paciente, mas o foco deve ser o diagnóstico precoce de possíveis perdas auditivas adjuntas. O tratamento do prejuízo auditivo deve se iniciar idealmente antes de 1 ano de vida, de modo a evitar atraso no desenvolvimento da linguagem oral, podendo englobar tecnologias de reabilitação não invasivas e/ou cirúrgicas.

Malformações da orelha podem ocorrer em associação com síndromes; portanto, alterações dos órgãos internos (p. ex., coração e rins), do sistema nervoso e do esqueleto (p. ex., coluna cervical) devem ser excluídas por uma equipe interdisciplinar.

Doenças inflamatórias da orelha externa são muito prevalentes na infância, principalmente relacionadas a hábitos aquáticos ou presença de umidade local. Cuidados locais e tratamento tópico são eficazes na grande maioria dos casos. Infeções da orelha externa podem evoluir com complicações por contiguidade em tecido celular subcutâneo, linfonodos, cartilagens e osso temporal, exigindo tratamento sistêmico e, em algumas situações, abordagens cirúrgicas.

REFERÊNCIAS BIBLIOGRÁFICAS

1. Bartel-Friedrich S, Wulke C. Classification and diagnosis of ear malformations. GMS Curr Top Otorhinolaryngol Head Neck Surg. 2007; 6: Doc05.
2. Medina-Blasini Y, Sharman T. Otitis externa. In: StatPearls. Treasure Island (FL): StatPearls Publishing; 2022 Jan. Atualizado em 30 de abril de 2022. Disponível em: https://www.ncbi.nlm.nih.gov/books/NBK556055. Acesso em: 22/01/2023.

3. Moore KL, Persaud TVN, Torchia MG. Embriologia clínica. 10.ed. Rio de Janeiro: Elsevier; 2016.
4. Zorzetto NL. Anatomia da orelha humana. In: Caldas Neto S, Mello Júnior JF, Martins RHG, Costa SS (eds.). Tratado de Otorrinolaringologia e Cirurgia Cérvico-Facial. 2.ed. São Paulo: Roca; 2011. p.229-301.
5. Guimarães HA, Guimarães R, Fonseca ACO. Malformações congênitas da orelha. In: Pignatari SSN, Anselmo-Lima WT (eds.). Tratado de Otorrinolaringologia (versão digital). 3.ed. Rio de Janeiro: Elsevier; 2018.
6. Yu CV, Khera KD, Pauwels J, Chadha NK. Prevalence and ethnic variation of pre-auricular sinuses in children. Int J Pediatr Otorhinolaryngol. 2016; 80: 43-8.
7. Cuestas E, Bur C, Bongiovanni V. Mild external ear malformations and renal tract abnormalities: a meta-analysis. Rev Fac Cien Med Univ Nac Cordoba. 2006; 63(1): 46-52.
8. Kelley PE, Scholes MA. Microtia and congenital aural atresia. Otolaryngol Clin North Am. 2007; 40(1): 61-80, vi.
9. Luquetti DV, Heike CL, Hing AV, Cunningham ML, Cox TC. Microtia: epidemiology and genetics. Am J Med Genet A. 2012; 158A(1): 124-39.
10. Melo AA, Widolin LC, Mayer DLB, Pinto AXM, Leão FS. Afecções da orelha externa. In: Pignatari SSN, Anselmo-Lima WT (eds.). Tratado de Otorrinolaringologia (versão digital). 3.ed. Rio de Janeiro: Elsevier; 2018.
11. Leopardi G, Chiarella G, Conti S, Cassandro E. Surgical treatment of recurring preauricular sinus: supra-auricular approach. Acta Otorhinolaryngol Ital. 2008; 28(6): 302-5.

4

OTITE MÉDIA AGUDA

Flávia Varela Capone
Patrícia Ciminelli

OBJETIVOS

- ✓ Atualizar o diagnóstico da otite média aguda e seu tratamento.
- ✓ Propor orientações para atuação preventiva da otite média aguda, apontando os principais fatores de risco.
- ✓ Apresentar as vacinas antipneumocócicas disponíveis e seu impacto na incidência de otites.

INTRODUÇÃO

A otite média aguda (OMA) consiste em um quadro infeccioso definido pela presença de efusão em orelha média em um contexto de rápida instalação de sinais e sintomas como otalgia, otorreia, febre e/ou irritabilidade.[1]

É uma das doenças mais prevalentes na faixa etária pediátrica. Entre 50 e 85% das crianças apresentam pelo menos um episódio de OMA até os 3 anos de idade e há chance de recorrência em até um terço dos casos.[1]

ASPECTOS EPIDEMIOLÓGICOS

A OMA se mantém como um dos principais problemas de saúde da infância, sendo a principal causa de uso de antibióticos e visita a emergência nessa faixa etária.[1]

Pode ocorrer em qualquer idade, mas acomete principalmente crianças entre 6 meses de vida e 2 anos de idade, com pico de incidência entre 9 e 15 meses.[2]

Historicamente, os microrganismos mais associados a essa condição são *Streptococcus pneumoniae*, *Haemophilus influenzae* e *Moraxella catarrhalis*, nesta ordem. Esses agentes e a incidência de otite, atualmente, variam nos diferentes países em virtude da vacinação antipneumocócica e das condutas prescritivas de antimicrobianos.[3]

Um grande estudo americano envolveu 615 crianças acompanhadas prospectivamente dos 6 aos 36 meses de vida, que tiveram todos os episódios de OMA confirmados por timpanocentese e cultura da secreção, e avaliou a microbiologia das otites em três diferentes períodos: pré-vacina pneumocócica, entre 1995 e 2001; após introdução da vacina pneumocócica 7-valente (VPC7), entre 2001 e 2010; e após a introdução da vacina pneumocócica 13-valente (VPC13), entre 2010 e 2016. A conclusão do estudo é de que, apesar de a incidência da OMA permanecer constante durante esses períodos, houve uma diminuição relativa de *Streptococcus pneumoniae* e um aumento dos casos por *Moraxella catarrhalis* e *Haemophilus influenzae*, principalmente após a introdução da VPC13.[3] Outros trabalhos posteriores corroboraram esse achado.

FISIOPATOLOGIA

A OMA ocorre quando patógenos migram da nasofaringe para a orelha média através da tuba auditiva. Dessa forma, a colonização da via aérea superior é um pré-requisito para sua ocorrência.

A orelha média se mantém como ambiente estéril graças a uma série de mecanismos, entre eles a imunidade inata (citocinas, sistema complemento, muco, barreira mucociliar, entre outros), a imunidade adaptativa (mediada por anticorpos) e a presença de tuba auditiva (trompa de Eustáquio) anatômica e funcional. A imaturidade da tuba auditiva em crianças menores (mais curta, horizontalizada e larga) é, portanto, um fator que facilita a entrada de bactérias.

A nasofaringe é colonizada normalmente por microrganismos comensais que suprimem o crescimento de patógenos oportunistas; no entanto, quando o microbioma se torna disfuncional, bactérias oportunistas podem se espalhar para regiões adjacentes ao trato respiratório, como a orelha média. Infecções virais de via aérea superior rompem o sistema mucociliar, prejudicando o mecanismo de defesa antibacteriano do hospedeiro, causando redução da pressão na orelha média e levando secreções colonizadas da nasofaringe para essa região. Pode-se afirmar, então, que a prevenção adequada da OMA envolve atuação na diminuição de infecções virais de via aérea superior e da colonização bacteriana da nasofaringe.[4]

Os fatores de risco para OMA, quando presentes, influenciam os mecanismos da fisiopatogenia. Eles podem ser divididos em fatores ambientais e do hospedeiro, conforme mostra o Quadro 1.[5]

Quadro 1 Fatores de risco para otite média aguda (OMA)

Fatores ambientais*
Infecções de vias aéreas superiores (IVAS)
Creche
Tabagismo passivo
Uso de chupeta
Fatores do hospedeiro
Idade
Malformações craniofaciais
Genética
Outros

*O aleitamento materno é um fator protetor.
Fonte: adaptado de Miura et al., 2018.[5]

Existe uma forte relação entre a infecção de vias aéreas superiores (IVAS) e a OMA. Em um estudo de coorte prospectivo que acompanhou mais de 1 mil crianças desde o nascimento até os 2 anos de idade, observou-se que, entre as crianças com infecções respiratórias recorrentes, 60% tiveram pelo menos três episódios de otite antes de completar 2 anos de idade.[6]

O tabagismo passivo é um dos fatores de risco mais bem documentados da literatura. A exposição intradomiciliar ao tabaco foi associada a aumento da colonização por *Streptococcus pneumoniae*.[7] Alguns fatores podem explicar o aumento da colonização bacteriana provocado pelo cigarro, como prejuízo do *clearance* mucociliar, aumento da aderência bacteriana ao epitélio respiratório e reação inflamatória provocada pelo tabaco.

Grande parte dos estudos demonstram, ainda, uma associação consistente entre crianças que frequentam berçários e creches e a ocorrência de otite média aguda, sendo o tamanho da turma um importante fator de risco adicional. O tempo diário que a criança permanece na instituição não parece ter influência nesse risco. O aumento dos casos de infecções respiratórias e otite nesse ambiente foi maior durante os 2 primeiros anos de vida e após esta faixa etária o efeito de associação é menor. Além disso, lactentes que têm irmãos que frequentam creches tiveram um risco duas vezes maior de OMA.[8]

A amamentação, por sua vez, é um importante fator protetor. Aleitamento materno exclusivo por 6 meses foi associado a uma redução em 43% nos episódios de OMA durante os 2 primeiros anos de vida. Amamentação prolongada, após os 2 anos de idade, não demonstrou efeito protetor adicional.[5] A associação pode ser explicada por alguns fatores: além do efeito protetor do leite materno com relação a IVAS, evidências demonstram que o leite materno tem efeito imunomodulador para os patógenos que comumente causam otite média. A biomecânica da deglutição durante a amamentação, com um toque firme da língua no palato, também promove a aeração das tubas auditivas. De maneira distinta, as mamadeiras comuns geram uma pressão negativa na orelha média, contribuindo para disfunção da tuba auditiva. Além disso, o uso de mamadeira na posição deitada pode permitir entrada de líquido na orelha média.[9]

QUADRO CLÍNICO

Os sintomas da OMA muitas vezes se associam aos sintomas das IVAS que precedem o quadro, como rinorreia, congestão nasal e febre. Em lactentes, a otite pode estar acompanhada de recusa alimentar, irritabilidade e alterações do sono. A otalgia, que normalmente já pode ser relatada a partir dos 2 anos de idade, está presente em 50 a 75% dos casos, mas sua ausência não exclui o diagnóstico.[5] A otorreia purulenta pode estar presente, geralmente é pulsátil e se associa a perfuração da membrana timpânica.

A hiperemia de membrana timpânica pode ser observada ao exame físico, mas deve-se considerar que esse sinal pode se acentuar durante o choro e pode estar presente durante uma fase inicial da doença e nos quadros virais. O abaulamento timpânico, por sua vez, apresenta maior especificidade para a OMA; ocorre inicialmente por produção de gases por bactérias e em uma fase mais tardia, por acúmulo de secreção purulenta (Figura 1).

Vídeo 3: Otite média aguda.

PROPEDÊUTICA

Para o diagnóstico da OMA é fundamental que a presença de fluido na orelha média seja documentada. A simples presença dos sintomas não é suficiente para

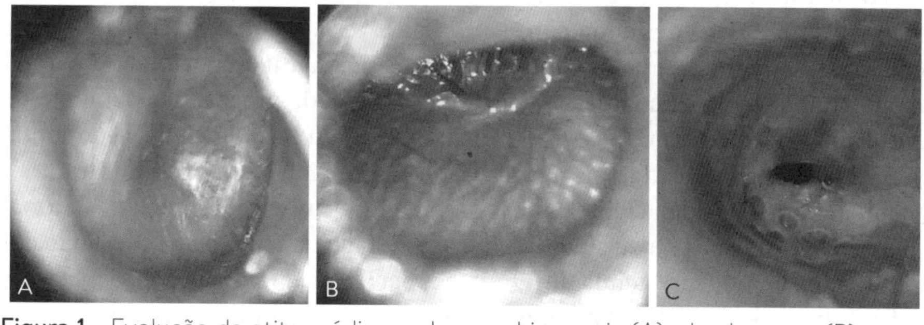

Figura 1 Evolução da otite média aguda, com hiperemia (A), abaulamento (B) e perfuração com otorreia (C).
Fonte: arquivo pessoal das autoras Flávia Varela Capone e Patrícia Ciminelli, com permissão.

caracterizar um episódio, uma vez que são inespecíficos e podem estar presentes em outras IVAS. Assim, podem ser considerados como critérios diagnósticos o abaulamento moderado a intenso da membrana timpânica e/ou otorreia aguda não justificada por otite externa, associados a início abrupto (dentro de 48 horas) de dor ou hiperemia intensa da membrana timpânica.[5]

A ferramenta que constitui o padrão-ouro para o diagnóstico é a otoscopia pneumática, que permite avaliação mais precisa da presença de secreção na orelha média. O procedimento consiste em criar uma pressão positiva no conduto auditivo externo que depois será transmitida à membrana timpânica para observação de sua mobilidade. A ausência de mobilidade é altamente sugestiva de efusão em orelha média. Para adequada visualização da membrana timpânica, é essencial que o cerume, se presente, seja removido. Mais informações sobre a otoscopia pneumática são apresentadas no capítulo 5, "Otite média com efusão".

Exames complementares geralmente são desnecessários para o diagnóstico das otites médias, mas assumem importância nos casos em que há suspeita de complicações (ver capítulo 26, "Complicações das otites médias", para mais informações).

TRATAMENTO

Após o diagnóstico, um dos primeiros objetivos do tratamento deve ser o controle da dor. Analgésicos ou anti-inflamatórios não esteroidais, como paracetamol, dipirona e ibuprofeno, são recomendados. Os corticosteroides podem ser utilizados se houver obstrução nasal associada, mas anti-histamínicos devem ser evitados, uma vez que não demonstraram efetividade e podem, ainda, prolongar a efusão em orelha média.[1]

A resistência bacteriana a antibióticos é uma questão atual que deve ser considerada no tratamento. Nesse sentido, uma estratégia de observação inicial pode ser considerada em alguns casos, conforme demonstrado no Quadro 2. Crianças de 6 meses a 2 anos de idade com sintomas leves a moderados e otite média unilateral e crianças acima de 2 anos com otite média uni ou bilateral podem ser acompanhadas sem o uso inicial de antibióticos. Estudo prospectivo demonstrou que duas em cada três crianças desses grupos têm resolução favorável e espontânea.[10] Na escolha de estratégia após observação inicial, é importante garantir o acompanhamento do paciente com agendamento de nova consulta em 48 horas.

Nos casos de otorreia ou sintomas intensos (otalgia intensa com duração maior que 48 horas e/ou febre acima de 39°C), em pacientes com menos de 6 meses de vida e em casos de otite bilateral em crianças de 6 meses a 2 anos de idade, os antibióticos devem ser prescritos assim que o diagnóstico for estabelecido.[10]

Revisão da Cochrane avaliando a estratégia inicial de observação concluiu que o uso de antibióticos levou a pequena redução da dor após 2 dias e demonstrou que a maioria dos casos teve resolução espontânea, sem aumento da incidência de complicações. Os antibióticos foram mais eficazes em crianças menores de 2 anos com otite bilateral e em crianças com otorreia.[2] O Quadro 2 apresenta as recomendações para manejo inicial da OMA.

Quadro 2 Recomendações para manejo inicial da otite média aguda (OMA) aplicáveis a pacientes com diagnóstico bem documentado

Idade	OMA com otorreia	OMA com sintomas intensos*	OMA bilateral sem otorreia	OMA unilateral sem otorreia
6 meses a 2 anos	Antibiótico	Antibiótico	Antibiótico	Observação
≥ 2 anos	Antibiótico	Antibiótico	Observação	Observação

* Sintomas intensos: persistência da dor por mais de 48 horas, temperatura ≥ 39°C, aspecto de toxemia e/ou impossibilidade de garantir acompanhamento do paciente.
Fonte: adaptado de Lieberthal AS et al.[10]

Nos casos em que é possível realizar observação inicial, a estratégia deve ser explicada para a família e a decisão pode ser compartilhada, desde que o acompanhamento e a reavaliação em 48 a 72 horas possam ser garantidos. A literatura não demonstrou aumento de complicações no grupo de crianças observadas. Com relação à OA, seria necessário tratar 4.831 episódios de otite média aguda para prevenir um único caso dessa complicação. Além disso, 36 a 87% das crianças diagnosticadas com essa complicação já estavam em uso de antibiótico para otite.[11]

O grupo de crianças observado também não apresentou aumento da taxa de recorrência. Estudo prospectivo que avaliou 160 crianças de 6 meses a 2 anos de idade que receberam amoxicilina ou placebo durante episódios de otite média observou que o grupo que recebeu antibiótico teve um risco 2,5 vezes maior de recorrência da otite.[12]

Ao considerar o uso de antibióticos, devem-se levar em conta o perfil epidemiológico do local e o perfil de resistência bacteriana. A resistência de *Streptococcus pneumoniae* aos diversos antimicrobianos resulta de mecanismos específicos e não à produção de betalactamases. Por conta disso, a associação com ácido clavulânico não oferece vantagens no combate a essas bactérias resistentes. No Brasil, o isolamento de pneumococos com elevada resistência à penicilina ainda é pouco frequente, apesar de vir aumentando nos últimos anos. A resistência intermediária, estimada em 18%, não oferece dificuldades no tratamento, visto que as doses usuais ou dobradas de amoxicilina são adequadas para promover níveis superiores ao limite dessa resistência.[13] Discussões preliminares em fóruns de especialistas e relatos esparsos na literatura médica têm sugerido um aumento do perfil de resistência do *S. pneumoniae* nas OMAs após a pandemia da COVID-19 no Brasil. Porém, até a publicação desta obra, não foram encontrados estudos nacionais que figurassem como evidência desta sugestão.

O mecanismo de resistência de *Haemophilus influenzae*, por sua vez, decorre da produção de betalactamases e, no Brasil, cerca de 10% são resistentes à amoxicilina.[13]

As amostras de *Moraxella catarrhalis* demonstraram alta resistência à amoxicilina; no entanto, além de ter menor prevalência como agente etiológico da otite média, a taxa de resolução espontânea nesses casos é maior em comparação com os outros agentes causadores.[13]

O tratamento recomendado para casos não complicados é com amoxicilina (45 a 90 mg/kg/dia, divididos em 2 ou 3 doses). A *American Academy of Pediatrics* recomenda o uso de doses maiores de amoxicilina (iniciando com 90 mg/kg/dia); no entanto, a resistência intermediária do pneumococo no Brasil é pequena, o que faz com que essa medida não se justifique como primeira opção.[13]

Os inibidores de betalactamase devem ser associados em casos de uso de amoxicilina há menos de 30 dias ou quando houver conjuntivite concomitante ao quadro otológico, pois a cobertura para *Haemophilus influenzae* é recomendada nesses pacientes.[5]

Com relação à duração do tratamento, a recomendação da Sociedade Brasileira de Pediatria e da Associação Brasileira de Otorrinolaringologia é de 10 dias. Estudos iniciais apontaram otimismo com curtos períodos de antimicrobianos (5 a 7 dias), mas as recomendações mais atuais têm demonstrado superioridade do tratamento mais prolongado.[14]

Em casos de alergia à penicilina, podem ser usadas cefalosporinas de 2ª geração (cefuroxima, 30 mg/kg/dia, divididos em 2 doses, por 10 dias) ou de 3ª geração (ceftriaxona, 50 mg/kg/dia, por 3 dias). O uso de cefaclor não é recomendado, pois sua falha terapêutica para *Haemophilus influenzae* pode chegar a 40% e também não apresenta boa resposta para *Streptococcus pneumoniae* de resistência intermediária.[15]

Os macrolídeos possuem eficácia limitada se forem considerados os principais patógenos da OMA. A resistência bacteriana tem grande variação dependendo da região, mas dados europeus demonstram uma taxa de 26% de resistência para *Streptococcus pneumoniae*. Por conta disso, os macrolídeos devem ser utilizados apenas em casos de alergia a penicilinas e cefalosporinas.[16] Sulfas também devem ser evitadas por conta da baixa eficácia terapêutica em crianças.

Na ausência de melhora em 48 a 72 horas, deve-se considerar a possibilidade de falha terapêutica. A cada oito casos de OMA, ocorre uma falha terapêutica ou recidiva. A recidiva nem sempre tem relação direta com o patógeno inicial. Estudo que avaliou fluido da orelha média de crianças com recidiva encontrou 18% dos fluidos sem crescimento bacteriano, 28% com recidiva pelo patógeno inicial e 54%

com infecção por microrganismo diferente.[17] Nos casos de recorrência ou falha terapêutica, os antibióticos de escolha devem ser amoxicilina associada a clavulanato ou cefalosporinas de 2ª ou 3ª geração, a depender do antimicrobiano utilizado anteriormente. Se após a troca de antibiótico não houver melhora, é importante realizar timpanocentese para coleta de líquido e cultura.

PREVENÇÃO E PROGNÓSTICO

A OMA é a causa mais comum de perda auditiva temporária em crianças. Essa perda auditiva flutuante leva a um estímulo sonoro inconsistente no córtex auditivo, alterando algumas funções de processamento auditivo. Já foi bem estabelecida a relação entre a ocorrência de otite nos primeiros anos de vida e alteração de reconhecimento de fala no ruído em idade escolar, o que pode atrapalhar, por exemplo, a atenção em sala de aula.[18]

A morbidade decorrente das sequelas de otite em crianças e adultos também merece destaque. A prevalência de otite média crônica supurativa é estimada em 31 milhões de casos no mundo e a perda auditiva permanente induzida pela otite ocorre em 31:10.000 casos.[19] Além disso, cerca de 20 a 30% das crianças evoluem com otite média recorrente (OMR), que pode ser definida quando ocorrem três ou mais episódios em um período de 6 meses ou quatro ou mais episódios em um período de 12 meses.[5] Todos os episódios devem ser bem documentados e a resolução completa deve ser observada entre os episódios, com a orelha média livre de efusão, para que esse diagnóstico seja estabelecido. Se a recorrência for confirmada, deve-se investigar se há hipertrofia de adenoides e/ou fenda palatina submucosa. A presença de otite média recorrente é um dos dez sinais de alerta para imunodeficiência primária.

Nos anos 2000, preconizava-se profilaxia antibiótica para os casos de recorrência. Atualmente, no entanto, sabe-se que o efeito protetor é pequeno e que seu uso deve se restringir a alguns casos selecionados, como pacientes imunocomprometidos e usuários de implante coclear ou com malformações anatômicas.[5]

A vacinação pode ser grande aliada na prevenção da recorrência. O efeito global de redução da incidência com a VPC7 é de 6 a 7%. A vacinação anti-influenza demonstrou uma expressiva redução, de 30 a 55%, dos episódios de otite, principalmente durante os meses de inverno. Em comparação, com a vacina pneumocócica 23-valente (pneumo23), não houve redução da recorrência.[5]

No Brasil, a recomendação atual (desde janeiro de 2016) do Programa Nacional de Imunizações, disponível no Sistema Único de Saúde (SUS), é de duas doses da vacina pneumocócica 10-valente (VPC10), aos 2 e 4 meses de vida, com reforço aos 12 meses. A Sociedade Brasileira de Imunizações recomenda, sempre que possível, vacinação com a VPC13, disponível na rede particular, com três doses aos 2, 4 e 6 meses de vida e reforço aos 15 meses. A pneumo23 só é indicada após os 2 anos de idade e em algumas situações especiais (p. ex., HIV, *diabetes mellitus*, doenças crônicas, síndrome nefrótica, insuficiência renal crônica, imunodeficiências primárias, cirrose, pacientes esplenectomizados e idosos com mais de 60 anos). Apesar de proteger contra mais sorotipos, a pneumo23 é uma vacina polissacarídica pura, enquanto as outras vacinas disponíveis conjugam o polissacarídeo a uma proteína. Crianças menores de 2 anos têm resposta imatura a antígenos polissacarídeos, impossibilitando a vacinação com a pneumo23; além disso, vacinas conjugadas produzem imunidade coletiva, provavelmente por redução dos portadores de pneumococo.[20]

A indicação de tubos de ventilação é outra conduta que deve ser considerada nos casos de otite média recorrente. Esses dispositivos devem ser indicados para crianças que persistem com efusão em orelha média e sempre devem ser colocados nos dois lados.[5]

DESAFIOS ATUAIS

A possibilidade de prevenir a OMA por meio de vacinas é uma opção promissora. Apesar de terem sido desenvolvidas com o objetivo de prevenir doenças pneumocócicas invasivas (meningite, sepse e pneumonia), a contribuição das vacinas conjugadas ao reduzir infecções otológicas vem sendo amplamente estudada. Estudos iniciais relacionados à vacinação apontavam potencial de redução de apenas 10% dos episódios de otite média, provavelmente porque os sorotipos contemplados são responsáveis por uma pequena parcela de casos. Além disso, após a introdução dessas vacinas, houve tendência de substituição dos microrganismos, com aumento da prevalência de *Haemophilus influenzae* e *Moraxella catarrhalis*. Houve, por outro lado, maior eficácia vacinal para desfechos considerados piores, como otite média recorrente e necessidade de colocação de tubos de ventilação.[20] No Brasil, após introdução da VPC10, houve diminuição das consultas ambulatoriais relacionadas à otite em 44%.[20] Destaca-se, ainda, que foi observada redução na taxa de pneumococos resistentes a penicilina no período pós-vacinal.[20]

O desenvolvimento de vacinas que possam abarcar um maior número de cepas de *Streptococcus pneumoniae*, bem como de vacinas efetivas contra *Haemophilus influenzae* não tipável, podem modificar ainda mais o quadro da otite média. Além disso, vacinas mais efetivas contra o vírus influenza e vacinas contra outros vírus de relevância clínica (p. ex., vírus sincicial respiratório, adenovírus e parainfluenza) podem atuar modulando a fisiopatogenia e diminuindo as infecções de via aérea superior, importante fator de risco para as otites.

ORIENTAÇÕES AOS PAIS

- A OMA tem tendência à evolução favorável e resolução espontânea em grande parte dos casos. Apesar disso, deve-se considerar que é a causa mais comum de perda auditiva temporária na infância, o que pode levar a alterações no processamento auditivo e futuras dificuldades escolares.
- É importante que crianças com otite média, principalmente se recorrente, sejam avaliadas e acompanhadas conjuntamente com especialista em otorrinolaringologia.
- As vacinas têm importante papel na diminuição da incidência da otite média.
- Desde as primeiras consultas pediátricas, deve-se atuar na prevenção dos fatores de risco, principalmente dos fatores ambientais. A doença tem maior prevalência nos primeiros anos de vida.

✓ CONCLUSÃO

A OMA é a principal causa de visitas a serviços de saúde e de prescrição de antibióticos, além de ser uma das principais causas de cirurgias realizadas durante a infância. Suas complicações e sequelas podem causar perdas auditivas preveníveis. Em virtude disso, a atuação na prevenção tem grande impacto em termos de saúde pública, diminuindo o uso indiscriminado de antibióticos (o que contribui para minimizar a resistência bacteriana) e evitando consequências no longo prazo, como otite média crônica e perdas auditivas.

REFERÊNCIAS BIBLIOGRÁFICAS

1. Rovers MM, Schilder AGM, Zielhius GA, Rosenfeld RM. Otitis media. Lancet. 2004; 363(9407): 465-73.
2. Sanders S, Glasziou PP, DelMar C, Rovers M. Antibiotics for acute otitis media in children. Cochrane Database Syst Rev. 2009; (2): 1-43.
3. Kaur R, Morris M, Pichichero ME. Epidemiology of acute otitis media in the postpneumococcal conjugate vaccine era. Pediatrics. 2017; 140(3): e20170181.
4. Kang HM, Kang JH. Effects of nasopharyngeal microbiota in respiratory infections and allergies. Clin Exp Pediatr. 2021; 64(11): 543-51.
5. Miura MS, Saffer M, Sih T. Otite média aguda, recorrente e com efusão. In: Pignatary SSN, Anselmo-Lima WT (eds.). Tratado de Otorrinolaringologia. 3.ed. Rio de Janeiro: Elsevier; 2018. p.720-54.
6. Toivonen L, Karppinen S, Schuez-Havupalo L, Teros-Jaakkola T, Vuononvirta J, Mertsola J et al. Burden of recurrent respiratory tract infections in children: a prospective cohort study. Pediatr Infect Dis J. 2016; 35(12): e362-9.

7. Greenberg D, Givon-Lavi N, Broides A, Blancovich I, Peled N, Dagan R. The contribution of smoking and exposure to tobacco smoke to *Streptococcus pneumoniae* and *Haemophilus influenzae* carriage in children and their motores. Clin Infect Dis. 2006; 42(7): 897-903.
8. Kvaerner KJ, Nafstad P, Hagen JA, Mair IWS, Jaakkola JJK. Early acute otitis media and siblings' attendance at nursery. Arch Dis Childhood. 1996; 75(4): 338-41.
9. Abrahams AW, Labbok MH. Breastfeeding and otitis media: a review of recent evidence. Curr Allergy Asthma Rep. 2011; 11(6): 508-12.
10. Lieberthal AS, Carroll AE, Chonmaitree T, Ganiats TG, Hoberman A, Jackson MA et al. The diagnosis and management of acute otitis media. Pediatrics. 2013; 131(3): e964-99.
11. Thompson PL, Gilbert RE, Long PF, Saxena S, Sharland M, Wong IC. Effect of antibiotics for otitis media on mastoiditis in children: a retrospective cohort study using the United Kingdom general practice research database. Pediatrics. 2009; 123(2): 424-30.
12. Bezakova N, Damoiseaux RAMJ, Hoes AW, Schilder AGM, Rovers MM. Recurrence up to 3,5 years after antibiotic treatment of acute otitis media in very young Dutch children: survey of trial participants. BMJ. 2009; 338: b2525.
13. Sader HS, Gales AC, Reis AO, Zoccoli C, Sampaio J, Jones EN. Sensibilidade a antimicrobianos de bactérias isoladas do trato respiratório de pacientes com infecções respiratórias adquiridas na comunidade: resultado brasileiro do Programa SENTRY de Vigilância de Resistência a Antimicrobianos dos anos de 1997 e 1998. J Pneumol. 2000; 27(1): 25-34.
14. Hoberman A, Paradise JL, Rockette HE, Kearney DH, Bhatnagar S, Shope TR et al. Shortened antimicrobial treatment for acute otitis media in young children. N Engl J Med. 2016; 375(25): 2446-56.
15. Dagan R, Leibovitz E, Fliss DM, Leiberman A, Jacobs MR, Craig W et al. Bacteriologic efficacies of oral azithromycin and oral cefaclor in treatment of acute otitis media in infants and young children. Antimicrob Agents Chemother. 2000; 44(1): 43-50.
16. Chiappini E, Bortone B, Doria M, Landi M, Di Mauro G, Marchisio P. What not to do in acute otitis media: the top five recommendations proposed by the Italian Society of Preventive and Social Pediatrics, Expert Rev Anti-infect Ther. 2017; 15(10): 897-902.
17. Leibovitz E, Greenberg D, Piglansky L, Raiz S, Porat N, Press J et al. Recurrent acute otitis media occurring within one month from completion of antibiotic therapy: relationship to the original pathogen. Pediatr Infect Dis J. 2003; 22(3): 209-16.
18. Zumach A, Gerrits E, Chenault MN, Anteunis LJC. Otitis media and speech-in-noise recognition in school-aged children. Audiol Neurootol. 2009; 14(2): 121-9.
19. Monasta L, Ronfani L, Marchetti F, Montico M, Vecchi Brumatti L, Bavcar A et al. Burden of disease caused by otitis media: systematic review and global estimates. PLoS One. 2012; 7: e36226.
20. Sartori AL, Minamisava R, Bierrenbach AL, Toscano CM, Afonso ET, Morais-Neto OL et al. Reduction in all-cause otitis-related outpatient visits in children after PCV10 introduction in Brazil. PLoS One. 2017; 12(6): e0179222.

5

OTITE MÉDIA COM EFUSÃO

Letícia Azevedo Reis
Majoy Gonçalves Couto da Cunha

OBJETIVOS

- ✓ Discorrer sobre a fisiopatologia da otite média com efusão e suas implicações clínicas.
- ✓ Orientar o diagnóstico acurado de otite média com efusão.
- ✓ Auxiliar na identificação das crianças mais suscetíveis ao desenvolvimento de sequelas e complicações da otite média com efusão.
- ✓ Orientar médicos e pacientes com relação à história natural da otite média com efusão e aos benefícios clínicos das opções terapêuticas.

INTRODUÇÃO

A otite média com efusão (OME), também denominada otite média serosa ou otite média secretora, é definida pela presença de fluido na orelha média sem sinais ou sintomas de infecção aguda (Figura 1). Pode ser considerada uma "doença ocupacional da infância", uma vez que pelo menos 90% das crianças apresentam o quadro na idade pré-escolar e desenvolvem pelo menos quatro episódios anuais.[1]

ASPECTOS EPIDEMIOLÓGICOS

A OME é mais comum entre crianças de 6 meses a 4 anos de idade. Estima-se que, no primeiro ano de vida, 50% das crianças apresentarão a doença; e essa porcentagem aumenta para 60% em crianças até 2 anos de idade. Uma a cada oito crianças entre 5 e 6 anos de idade que foram investigadas para confirmação da doença tinha efusão em uma ou ambas as orelhas.[1]

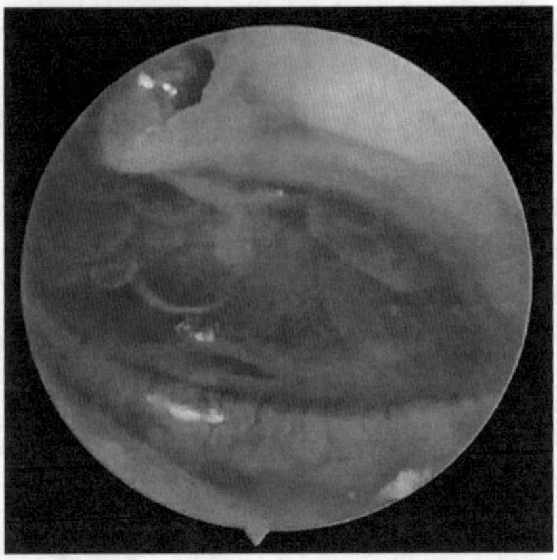

Vídeo 4:
Otoscopia – OME.

Figura 1 Presença de efusão em orelha média sem sinais de infecção aguda.
Fonte: arquivo pessoal da autora Leticia Azevedo Reis, com permissão.

A prevalência de OME em crianças com síndrome de Down ou fenda palatina é muito maior, podendo variar entre 60 e 85%.[2,3]

Os fatores de risco incluem idade, creche, tabagismo passivo e sexo masculino. Entre os fatores de proteção, são descritos o aleitamento materno, por conta da transmissão de anticorpos e da prevenção de alergias (aumenta quanto maior for o tempo de amamentação) e a vacina antipneumocócica, que previne episódios de otite média aguda (OMA) e, por conseguinte, os episódios de otite com efusão relacionados a eles.[1]

FISIOPATOLOGIA

A orelha média é compreendida por caixa timpânica (espaço medial à membrana timpânica) e células aeradas da mastoide. Entre as estruturas vizinhas, podem ser citadas a orelha interna medialmente (labirinto cocleovestibular) e as meninges superiormente.

O som é um estímulo mecânico que desencadeia a vibração do tímpano e, consequentemente, dos ossículos presentes na orelha média, chegando até a orelha interna, onde é transformado em estímulo elétrico na cóclea. Por conta disso, a integridade da orelha média e sua aeração adequada são importantes para a audição. A presença de secreção nesse espaço implica maior risco de infecções e também pode levar à perda auditiva por falha na condução ideal do som até a orelha interna. Alterações do equilíbrio também são descritas e têm relação com a presença da efusão e com sua influência sobre o labirinto.

Além disso, esse espaço se comunica com a nasofaringe através da tuba auditiva (trompa de Eustáquio), que se apresenta anatomicamente disfuncional nas crianças por ser mais curta, horizontalizada e flácida do que nos adultos.[4] Essas características determinam uma ineficácia para ventilar e proteger a orelha média, o que explica a maior incidência de efusão em crianças. Algumas condições clínicas, como a hipertrofia da adenoide, fendas palatinas, síndrome de Down e malformações craniofaciais, favorecem ainda mais essa disfunção tubária.

A OME pode ocorrer por três mecanismos: durante uma infecção de vias aéreas superiores; espontaneamente, em virtude da disfunção da tuba auditiva; ou como uma resposta inflamatória após episódio de OMA.

Os dois primeiros mecanismos são explicados pelas características intrínsecas da tuba auditiva na infância, enquanto o terceiro corresponde à história natural da OMA, quando o exsudato purulento (amarelo, opaco e espesso) se transforma, ao longo dos dias, em transudato inflamatório (amarelo, citrino e fluido).

A tuba auditiva é um importante fator na fisiopatologia da otite média, pois apresenta três funções fisiológicas que mantêm um equilíbrio entre a orelha média e a nasofaringe: regulação da pressão (ventilação) entre orelha média e pressão atmosférica; proteção contra secreção e pressão sonora proveniente da nasofaringe; e *clearance*/drenagem da secreção produzida na orelha média para o espaço da nasofaringe.[5] A regulação da pressão da orelha média é a função mais importante e é realizada pela abertura da tuba auditiva durante a contração do músculo tensor do véu palatino, que ocorre durante a deglutição, o bocejo e o choro. A abertura intermitente da tuba permite o equilíbrio entre a pressão da orelha média e da nasofaringe, mantendo equilíbrio entre os gases da cavidade da orelha média e dos vasos da mucosa. O dióxido de carbono (CO_2), ou gás carbônico, é um importante agente de variação da pressão na cavidade, pois é o gás que possui maior poder de difusão da corrente sanguínea para a cavidade. Quando ocorre alguma obstrução da tuba auditiva, com consequente pressão negativa na orelha média ou alteração da vascularização da mucosa, como em uma situação de inflamação, o gradiente pressórico leva a alteração da troca de gases entre cavidade e vasos, promovendo hipóxia ou hipercapnia da orelha média e provocando transudato dos capilares na cavidade.[5]

A drenagem de secreção da orelha média para a nasofaringe ocorre por meio do transporte mucociliar, principalmente quando há pouca quantidade de secreção, e pelo *clearance* muscular da tuba, quando há um volume maior. Quando há secreção mais viscosa, o transporte é feito das duas maneiras.[6] O transporte mucociliar pode ser influenciado por diversos fatores, como infecções bacterianas, infecções virais, irradiação e dismotilidade ciliar. Além disso, o bombeamento muscular da secreção através da tuba fica deficitário quando há prejuízo em sua abertura. A pressão negativa na cavidade dificulta a drenagem de secreção em direção à nasofaringe, perpetuando a efusão na orelha média.[5] Mais detalhes sobre o papel da tuba auditiva nas alterações patológicas da orelha média são descritos no capítulo 6, "Otite média crônica".

QUADRO CLÍNICO

A maioria dos episódios de OME se resolve espontaneamente dentro de 12 semanas, enquadrando-se como uma doença aguda, por definição, mas as taxas de resolução espontânea podem variar dependendo da causa e do início do quadro. Quando ocorre como consequência de um episódio de OMA, aproximadamente 75% dos casos se resolvem nesse período, mas quando é espontânea e a data de início é desconhecida, a estimativa de resolução espontânea é menor, de 56%. Por outro lado, quando a data de início é conhecida, a taxa aumenta para 90%.[7]

Os episódios que persistem por mais de 3 meses, definidos como crônicos, podem ser associados a diversas morbidades. Uma análise prospectiva de relatórios feitos pelos pais ou cuidadores demonstrou que 76% das crianças com OME sofrem de otalgia; 64%, de alterações no sono; 49%, de problemas comportamentais; 33-62%, de alterações de fala e audição; e 15%, de problemas de equilíbrio.[8] A OME pode afetar, ainda, habilidades motoras grossas (p. ex., pular, correr, subir e descer escadas, chutar), de maneira potencialmente reversível desde que a efusão seja abordada.[1]

A ocorrência de OME pode influenciar a qualidade de vida e o aspecto funcional da criança tanto diretamente, pela presença de efusão, quanto indiretamente, pelo risco de OMA, que é cinco vezes maior do que em crianças sem efusão.[1]

A efusão e a disfunção concomitante da tuba auditiva podem levar, ainda, apesar de menos frequentemente, a sequelas que incluem: retração, atelectasia e perfuração da membrana timpânica, erosão da cadeia ossicular e formação de colesteatoma – um tipo de tumor benigno, porém agressivo, da orelha média. Essas situações são descritas em detalhes no capítulo 6, "Otite média crônica".

PROPEDÊUTICA

Dados de vigilância das práticas em pediatria dos EUA apontam que apenas 7 a 33% dos pediatras utilizam a otoscopia pneumática e 29% solicitam avaliação audiológica caso a efusão persista por 3 meses ou mais.[1]

Otoscopia pneumática

A otoscopia pneumática, ou pneumatiscopia, é um método diagnóstico que documenta a mobilidade da membrana timpânica de modo prático, barato e eficiente. Quando comparada ao padrão-ouro (miringotomia), apresenta 94% de sensibilidade e 80% de especificidade.[9]

É recomendada como primeiro método, pois melhora o diagnóstico de certeza e reduz o número de falso-negativos por efusões sem bolhas de ar ou nível líquido e de falso-positivos que levariam a exames e gastos desnecessários.

Atualmente, o uso desse exame é recomendado como parte do exame físico de crianças com otalgia e/ou perda auditiva para investigação de OME, além de ser mandatório na documentação diagnóstica dessa doença. A Figura 2 evidencia um otoscópio com os acessórios necessários à realização de uma otoscopia pneumática.

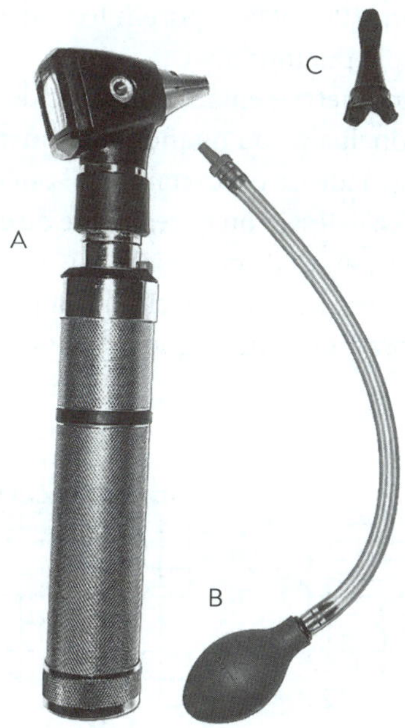

Figura 2 Otoscópio (A) com pera de Politzer (B) e espéculo otológico com ponta de vedação (C).
Fonte: arquivo pessoal da autora Leticia Azevedo Reis, com permissão.

Timpanometria

A timpanometria é um exame rápido e indolor que fornece dados objetivos sobre a mobilidade timpânica, o *status* da orelha média e a função da tuba auditiva. Uma sonda é posicionada no meato acústico externo (MAE) do paciente para fornecer pressão e energia acústica que serão transmitidas até a orelha. Um microfone interno mede a intensidade do som que é refletido pela membrana timpânica, enquanto a pressão varia de positiva a negativa.

As informações obtidas pela timpanometria fornecem também noção prognóstica, uma vez que a efusão em uma orelha com timpanograma tipo B, ou *flat* (Figura 3), possui menor chance de apresentar regressão espontânea.

Não existem estudos conclusivos no que tange à função da timpanometria como complementar ou confirmatória com relação à otoscopia pneumática. Os estudos utilizando a otoscopia pneumática envolvem médicos com experiência em otoscopia, o que foge da realidade da maioria dos pediatras e da atenção básica. No que tange a sensibilidade e especificidade, quando comparada à miringotomia (padrão-ouro), a timpanometria se aproxima muito da otoscopia pneumática em sensibilidade (90 a 94%), porém tem menor especificidade (50 a 75% contra 80% da otoscopia pneumática).[10]

Recomenda-se a timpanometria, então, nos casos de: suspeita de OME após otoscopia pneumática inconclusiva ou quando qualquer fator impeditivo à sua realização; desejo ou necessidade de descartar OME em crianças de risco para o desenvolvimento de sequelas; e desejo ou necessidade de documentação da efusão prolongada (3 meses ou mais) antes da cirurgia.[1]

Como possíveis limitações, podem ser citados a pouca disponibilidade do aparelho, os custos de calibração/manutenção e a possibilidade de erro de interpretação pelo examinador.

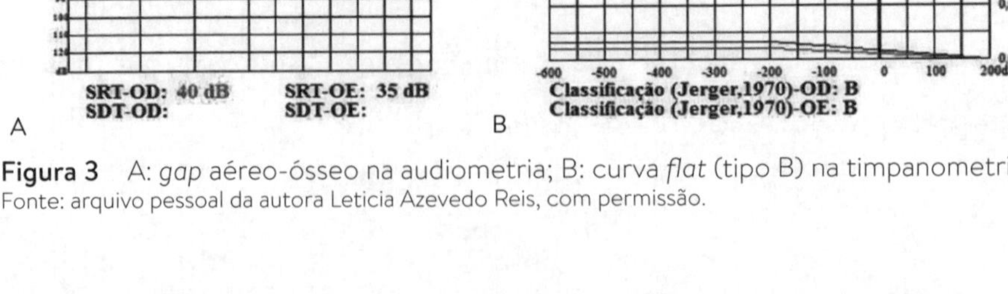

Figura 3 A: *gap* aéreo-ósseo na audiometria; B: curva *flat* (tipo B) na timpanometria.
Fonte: arquivo pessoal da autora Leticia Azevedo Reis, com permissão.

Falha na triagem auditiva neonatal

Efusão na orelha média é uma causa importante de perda auditiva moderada e transitória em recém-nascidos, o que pode resultar em falha no teste das emissões otoacústicas (teste da orelhinha).

Um estudo prospectivo que acompanhou o desfecho de crianças que falharam na triagem auditiva neonatal observou que 55% delas tinham OME e entre elas 23% tiveram resolução espontânea da efusão. Entre as crianças com efusão persistente, 69% tiveram a audição restabelecida imediatamente após timpanocentese para tubo de ventilação, porém em 31% dos casos foi observado um atraso na restauração da audição normal.[11] Esse atraso pode indicar efusão persistente, atraso na normalização da ventilação da orelha média e também perda auditiva neurossensorial subjacente (observada em até 11% das crianças que falharam na triagem auditiva neonatal, em outra coorte).[12]

A reavaliação das crianças que falham no teste da orelhinha deve ser feita com a avaliação do potencial evocado auditivo de tronco encefálico (PEATE), também conhecido como BERA (do inglês *brainstem evoked response audiometry*). É um equívoco generalizar e admitir que a causa da falha na triagem auditiva é uma efusão transitória, desencorajando os pais a prosseguirem com a investigação. Essa postura só contribui para aumentar ainda mais o tempo entre o primeiro teste e a reavaliação, atrasando o diagnóstico e a reabilitação de perdas auditivas neurossensoriais. As boas práticas recomendadas atualmente para triagem auditiva neonatal, assim como as condutas nos casos de falhas ou em casos especiais, são abordadas no capítulo 7, "Perda auditiva na infância: o primeiro ano de vida".

Crianças de risco

O reconhecimento das crianças com maior risco de sequelas relacionadas à OME (Quadro 1) é importante, uma vez que essas crianças podem sofrer um

Quadro 1 Fatores de risco para o desenvolvimento de sequelas relacionadas à otite média com efusão (OME)

Perda auditiva permanente (independente da otite)
Atraso ou distúrbio de fala e linguagem suspeitos ou confirmados
Transtorno do espectro autista
Síndromes (p. ex., de Down) ou anomalias craniofaciais que cursem com atraso cognitivo, de fala ou de linguagem
Deficiência visual
Fenda palatina
Atraso no desenvolvimento neuropsicomotor

Fonte: adaptado de Rosenfeld et al., 2016.[1]

impacto auditivo maior do que aquelas sem fatores de risco, o que exige intervenção individualizada. Uma criança com deficiência visual, por exemplo, depende mais da audição do que uma criança com visão normal, podendo ter prejuízo maior na localização sonora e no equilíbrio. Outro exemplo são as crianças com deficiência auditiva prévia, que apresentarão um atraso ainda maior na fala e na linguagem caso apresentem OME.

Crianças com síndrome de Down apresentam, via de regra, disfunção tubária (com maior taxa de OMA recorrente e OME crônica) e MAE estreito que dificulta a otoscopia para avaliação da membrana timpânica. Além disso, podem apresentar perda auditiva neurossensorial ou mista, o que pode levar a um déficit auditivo ainda maior se houver efusão na orelha média. Dessa forma, não é incomum a realização de múltiplas timpanotomias para colocação de tubo de ventilação nesses pacientes. A avaliação auditiva deve ser feita a cada 6 meses (desde o nascimento) e recomenda-se o encaminhamento para otorrinolaringologista quando houver suspeita de efusão ou perda auditiva.[1]

Crianças com fenda palatina apresentam inserção anômala do músculo tensor do véu palatino, que atua na abertura do orifício da tuba auditiva, comumente apresentando disfunção dessa estrutura. Por conta da dificuldade na ventilação da orelha média nesses casos, quase todos os pacientes acabam apresentando OME. Sempre se deve realizar avaliação auditiva nesses pacientes, mesmo após correção cirúrgica da fenda.[2]

Nas crianças de alto risco para OME, deve-se dar atenção especial à possibilidade da doença, pois podem não apresentar queixa ou ter sintomas discretos. Dificuldade na escola, no equilíbrio e na evolução da linguagem devem levantar a hipótese de efusão nesses pacientes. O método diagnóstico varia de acordo com o nível de cooperação do paciente e com a capacidade de visualização adequada da membrana timpânica. Uma vez confirmada a presença de OME ou quando houver dúvida diagnóstica, sugere-se o encaminhamento para avaliação otorrinolaringológica, principalmente nos casos de curva tipo B na timpanometria ou efusão persistente. É importante realizar a monitorização da função auditiva com frequência maior (idealmente, a cada 6 meses) nessas crianças do que naquelas sem risco. A frequência ideal é a cada 6 meses até cessar o quadro de efusão, mas pode haver variação de acordo com a necessidade de cada criança.

Triagem de crianças saudáveis

Uma vez que a OME ocorre de forma transitória na maioria dos casos, podendo não ter impacto auditivo, ao diagnosticar a efusão em uma primeira consulta de uma criança assintomática a conduta pode ser expectante (*watchful-waiting*).

Dessa forma, as crianças saudáveis são acompanhadas de perto, nas consultas de rotina, e indica-se uma investigação mais profunda em casos de persistência da efusão ao exame clínico (principalmente se for bilateral) e na presença de sintomas otológicos (otalgia, desconforto nas orelhas, hipoacusia), distúrbios no equilíbrio ou comportamentais, ou dificuldade de aprendizagem.

Avaliação auditiva

Avaliar o *status* auditivo tem importância especial nas crianças que apresentam efusão crônica e/ou são candidatas a timpanotomia para tubo de ventilação.

OME crônica dificilmente apresenta resolução espontânea e pode levar à perda auditiva em até 50% dos casos, com queda do limiar de 10 a 15 dB, em geral, e média de 28 dB (Figura 4). O teste auditivo avalia tipo, grau e lateralidade da perda auditiva, determinando o impacto funcional da doença na audição da criança.

O método escolhido para avaliação auditiva varia de acordo com a idade da criança, desde audiometria comportamental, audiometria tonal lúdica, audiometria tonal com reforço visual, audiometria convencional e, em alguns casos, PEATE/BERA.

TRATAMENTO

Tratamento conservador (*watchful-waiting*)

Crianças sem fatores de risco que apresentem OME devem ter uma conduta expectante por 3 meses a partir do início da efusão. É importante salientar aos pais que, nesse período, a criança pode apresentar alguma diminuição da audição, podendo-se sugerir estratégias para minimizar a dificuldade de compreensão da fala e da linguagem até a resolução da efusão. Falar mais próximo da criança, mais claramente e um pouco mais alto, chamar a atenção antes de iniciar a fala, diminuir ruídos externos ao falar e sentar-se próximo ao professor na escola são algumas estratégias que podem ser abordadas.[1]

Fatores de risco para falha de resolução espontânea da doença incluem: ocorrência no verão, duração maior que 3 meses, perda auditiva maior que 30 dB, histórico de tubo de ventilação prévio e ausência de adenoidectomia prévia.[1]

Tratamento medicamentoso

Tratamento medicamentoso não é indicado para OME.

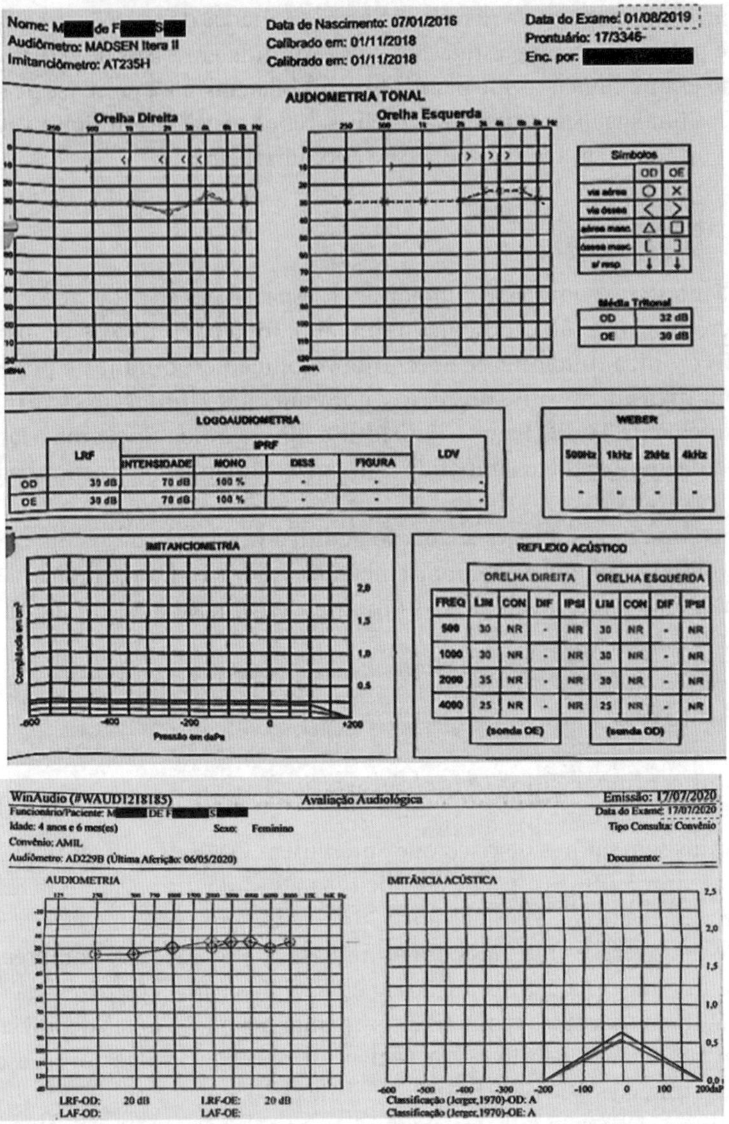

A

B

Figura 4 A: audiometria de paciente com 3 anos e 7 meses de idade no momento do exame apresentando *gap* aéreo-ósseo, curvas timpanométricas planas (tipo B), médias tritonais de 32 dB em orelha direita e de 30 dB em orelha esquerda; B: audiometria do mesmo paciente 10 meses após timpanotomia e inserção de tubo de ventilação (4 anos e 6 meses de idade no momento do exame) sem *gap* aéreo-ósseo, apresentando curvas tipo A na timpanometria, médias tritonais de 22 dB em orelha direita e de 20 dB em orelha esquerda. O tempo de permanência do tubo de ventilação nesse paciente foi de 8 meses.

Fonte: arquivo pessoal da autora Leticia Azevedo Reis, com permissão.

Corticosteroide oral tem eficácia de curta duração, enquanto corticosteroide tópico nasal tem efeitos colaterais limitados, porém não demonstrou melhora quando comparado a placebo. Podem apresentar benefício, no entanto, naquelas crianças com hipertrofia de adenoide e rinite alérgica.[1]

Antibióticos têm pouco benefício e muitos efeitos adversos, além de não promoverem a melhora da perda auditiva nem reduzirem necessidade futura de intervenção cirúrgica. Podem ser usados em casos de infecção bacteriana associada (p. ex., rinossinusite), mas geram pouco impacto na resolução da efusão. O uso de antibióticos não é recomendado em casos de OME isolada.[1]

Anti-histamínicos e descongestionantes levam a melhora dos sintomas alérgicos nasais e oculares, porém não há eficácia comprovada em curto ou longo prazos na resolução da efusão ou da perda auditiva causada por ela. Montelucaste também não apresentou benefícios. Um pequeno estudo demonstrou melhora nos sinais da otoscopia quando associado a anti-histamínico, mas os resultados em timpanometria não foram significativos. O tratamento antirrefluxo também não tem eficácia comprovada sobre a influência nos episódios de otite média.[1]

Tratamento cirúrgico

O principal tratamento cirúrgico indicado nos casos de OME é a timpanotomia com inserção de tubo de ventilação timpânico.
Suas principais indicações são:[1,13]

- OME crônica uni ou bilateral (duração de 3 meses ou mais) com perda auditiva documentada ou sintomas associados, como desconforto em ouvidos, dificuldade escolar, distúrbio de equilíbrio e menor qualidade de vida.
- Otites médias agudas recorrentes que evoluam com efusão em orelha média por 3 meses ou mais.
- Crianças de risco com curva B no timpanograma ou com quadro de OME que persiste por 3 meses ou mais.

Em pacientes com menos de 4 anos de idade, a cirurgia de escolha é a timpanotomia com tubo de ventilação isolada; no entanto, para pacientes com 4 anos ou mais, podem ser combinadas pelo menos três opções: timpanotomia com tubo de ventilação, adenoidectomia ou ambos. O benefício da adenoidectomia é reduzir o tempo de efusão na orelha média e a necessidade de nova cirurgia (futuros tubos). Esses benefícios independem do tamanho da vegetação adenóidea e podem estar relacionados à redução do biofilme presente no tecido linfoide removido. O contato da adenoide com o óstio da tuba auditiva, tocando-o ou rechaçando-o, é preditivo de maior benefício com a remoção.[1]

A timpanotomia é um procedimento rápido e rotineiramente realizado sob anestesia geral. Nesse procedimento, normalmente sob visão de microscópio cirúrgico ou endoscópio, realizam-se uma pequena incisão radial na membrana timpânica a fim de permitir aspiração delicada de parte da efusão (Figura 5A e B) e a introdução do tubo. O tubo de ventilação de primeira escolha costuma ser o de curta permanência e o mais usado é do tipo Shepard (Figura 5C). Não é comum a necessidade de outra cirurgia para retirada, pois o tubo usualmente sofre extrusão espontânea (Figura 5D) com a migração epitelial da orelha externa após período variável de 4 a 18 meses.

Vídeo 5: Timpanotomia e inserção de tubo.

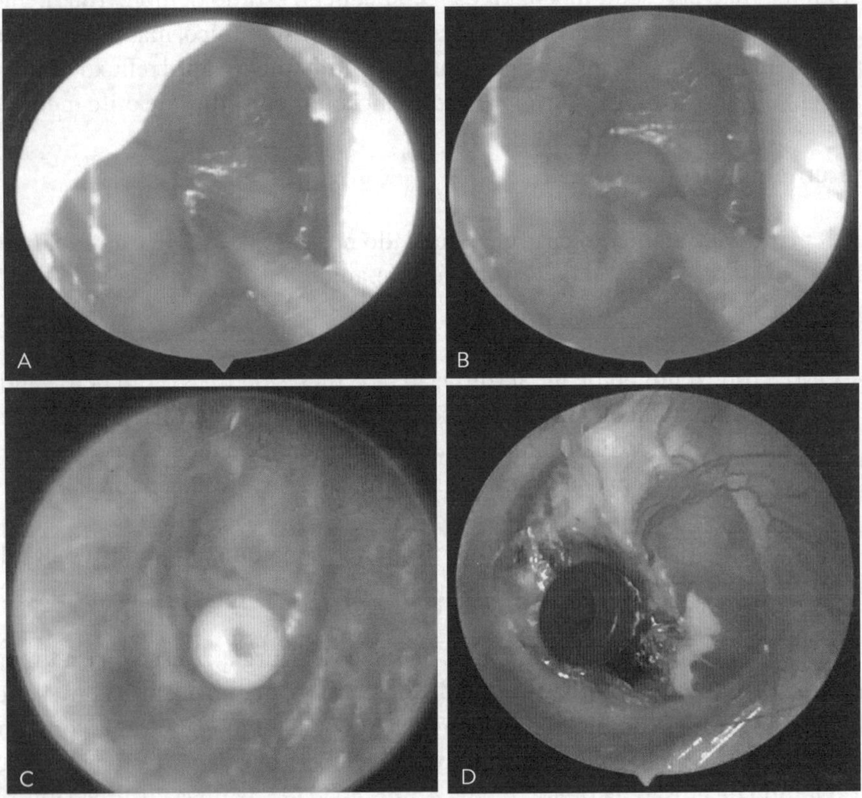

Figura 5 A: orelha esquerda no momento da timpanotomia; B: saída da efusão amarelo-citrina; C: tubo de ventilação tipo Shepard em orelha direita; D: tubo tipo Paparella em orelha esquerda com crosta ao redor em processo de extrusão.
Fonte: arquivo pessoal da autora Leticia Azevedo Reis, com permissão.

A pequena abertura de aproximadamente 1 mm é suficiente para ventilar a orelha média, prevenindo a pressão negativa prejudicial. O tubo de ventilação não constitui uma "cura", mas serve como *bypass* da função precária e imatura da tuba auditiva nas crianças. A recorrência de OMA ou com efusão após extrusão do tubo reflete a função tubária inadequada e persistente, não devendo ser considerada falha cirúrgica.[14]

A presença de efusão na orelha média em crianças portadoras de fenda palatina/labiopalatina é quase universal, variando de 91 a 100% nos estudos.[15] O critério de escolha para indicação do tubo de ventilação é o mesmo para crianças sem alterações no palato: presença de efusão em orelha média por mais de 3 meses associada a timpanograma de curva B. Nesses casos, preferencialmente, a timpanotomia deve ser feita entre 12 e 18 meses junto com a palatoplastia ou após sua realização. A abordagem precoce da orelha média, antes da palatoplastia, por exemplo, está associada a otorreia crônica e necessidade de mais de uma timpanotomia.[15] Além disso, em pacientes assintomáticos, não há evidências que comprovem que a timpanotomia antes da palatoplastia melhora a audição ou a fala/linguagem em longo prazo.[16] Não há consenso sobre a escolha do tubo (de curta ou longa permanência) nesses casos.

O acompanhamento pós-operatório regular é essencial para um melhor resultado. Inicialmente, a primeira avaliação deve ser realizada por otorrinolaringologista 1 mês após a realização do procedimento para avaliar a patência e a funcionalidade do tubo de ventilação. Posteriormente, consultas a cada 4 a 6 meses com especialista ou pediatra devem ser realizadas mesmo se a criança se mantiver assintomática. Acompanhamento otorrinolaringológico deve ser mantido até que a integridade da membrana timpânica, a função tubária e a normalidade auditiva sejam restabelecidas.[14]

Quanto à precaução contra água, não se recomenda o uso de tampão auricular profilático em crianças com tubo de ventilação. As exceções incluem nadar em lago, lagoa, mar ou rio; submersão em banheira ou mergulho profundo; otorreia ativa, recorrente ou crônica; e histórico de problemas com exposição à água.[14] Para os casos de exceção, as condutas são controversas, variando desde (no mínimo) a utilização de tampões moldados sob medida até a proscrição de algumas atividades (como mergulho profundo e natação em casos de otorreia ativa/recorrente).

DESAFIOS ATUAIS

Um dos desafios atuais é reconhecer a importância do acompanhamento dos pacientes com efusão. Em caso de dúvida ou impossibilidade de avaliar a membrana timpânica, deve-se encaminhar o caso para o especialista em otorrinolaringologia.

O diagnóstico e a intervenção devem ser precoces de modo a diminuir a incidência das sequelas causadas pela OME, principalmente nos pacientes de risco.

ORIENTAÇÕES AOS PAIS

- A efusão é a presença de muco ou líquido na orelha média (cavidade atrás do tímpano) sem sintomas infecciosos. Na maioria das vezes, esse líquido se resolve sozinho, optando-se por apenas observar nos primeiros 3 meses após início do quadro, por isso é importante o retorno para reavaliação e certificar a melhora espontânea.
- Os quadros de efusão que persistem por mais de 3 meses e são diagnosticados em consulta de rotina têm maior probabilidade de persistir, sem resolução espontânea.
- Os sintomas mais comuns são desconforto no ouvido, com sensação de ouvidos tampados, e perda auditiva leve. Algumas crianças podem apresentar problemas no equilíbrio, irritabilidade, dificuldade de aprendizagem na escola e atraso na fala.
- Cuidados em casa que podem ajudar incluem o aleitamento materno, evitar contato com fumaça de cigarro e diminuir o tempo de uso de chupeta.
- Não há nenhum tratamento medicamentoso comprovado, assim como quiropraxia, dietas especiais ou fitoterápicos.
- É importante o acompanhamento médico mesmo se a criança estiver bem e assintomática, pois o fluido pode persistir e causar danos em longo prazo. A frequência ideal seria a cada 3 a 6 meses até resolução da efusão.
- A efusão não se torna uma infecção diretamente, porém pode facilitar infecção de ouvido durante um resfriado ou gripe, pois o fluido facilita a proliferação de germes.
- Viagem de avião está permitida, porém, quando há presença de líquido misturado com ar, pode provocar dor de ouvido, principalmente na descida do voo. É importante manter a criança acordada e estimular a deglutição para tentar equalizar melhor a pressão nesses casos.
- Quanto à proteção auricular para os pacientes com tubos de ventilação, deve-se lembrar que pouca ou nenhuma água entra na orelha média durante o banho ou a natação na superfície. Sabe-se, no entanto, que em situações de mergulho, nas quais a cabeça estará submergida, ou banho com sabão, em que a tensão de superfície da água é reduzida, há risco maior de entrada de água na orelha média, podendo evoluir com otorreia. Por conta disso, tampões auriculares ou proteção dos ouvidos com algodão embebido em vaselina ou óleo podem ser indicados e devem ser utilizados caso haja recomendação.

CONCLUSÃO

Entender a fisiopatologia da OME é fundamental para compreender sua maior incidência em crianças, em especial aquelas com malformações craniofaciais.

Uma vez feito o diagnóstico, é essencial o acompanhamento (com pediatra e especialista) para saber o momento certo de intervir a fim de evitar sequelas inflamatórias e até mesmo auditivas, que podem levar a um distúrbio de linguagem ou aprendizagem em virtude da privação sonora.

O momento certo e a intervenção correta são importantes, pois os medicamentos prescritos indiscriminadamente não têm eficácia comprovada e podem trazer consigo efeitos colaterais. Essa prática deve ser desestimulada.

Quando indicado, o tratamento da OME crônica é cirúrgico e visa a melhorar a ventilação da orelha média causada por uma condição inerente à infância (tuba auditiva disfuncional).

REFERÊNCIAS BIBLIOGRÁFICAS

1. Rosenfeld RM, Shin JJ, Schwartz SR, Coggins R, Gagnon L, Hackell JM et al. Clinical practice guideline: otitis media with effusion (update). Otolaryngol Head Neck Surg. 2016; 154(1 Suppl): S1-41.
2. Flynn T, Moller C, Jonsson R, Lohmander A. The high prevalence of otitis media with effusion in children with cleft lip and palate as compared to children without clefts. Int J Pediatr Otorhinolaryngol. 2009; 73: 1441-6.
3. Maris M, Wojciechowski M, Van de Heyning P, Boudewyns A. A cross-sectional analysis of otitis media with effusion in children with Down syndrome. Eur J Pediatr. 2014; 173: 1319-25.
4. Rosenfeld RM. A parent's guide to ear tubes. Hamilton: BC Decker Inc; 2005.
5. Bluestone CD, Klein JO. Otitis media and Eustachian tube dysfunction. In: Bluestone CD, Simons JP, Healy GB (eds.). Pediatric Otolaryngology. 5.ed. v.1. Connecticut: PMPH-USA; 2014. p.632-759.
6. Honjo I, Hayashi M, Ito S, Takahashi H. Pumping and clearance function of the eustachian tube. Am J Otolaryngol. 1985; 6(3): 241-4.
7. Rosenfeld RM, Kay D. Natural history of untreated otitis media. Laryngoscope. 2003; 113: 1645-57.
8. Brouwer CN, Maillé AR, Rovers MM, Grobbee DE, Sanders EA, Schilder AG. Health-related quality of life in children with otitis media. Int J Pediatr Otorhinolaryngol. 2005; 69: 1031-41.
9. Shekelle P, Takata G, Chan LS, Mangione-Smith R, Corley PM, Morphew T et al. Diagnosis, natural history, and late effects of otitis media with effusion. Evid Rep Technol Assess (Summ). 2002; (55): 1-5.
10. Takata GS, Chan LS, Morphew T, Mangione-Smith R, Morton SC, Shekelle P. Evidence assessment of the accuracy of methods of diagnosing middle ear effusion in children with otitis media with effusion. Pediatrics. 2003; 112: 1379-87.

11. Boudewyns A, Declau F, Van den Ende J, Van Kerschaver E, Dirckx S, Hofkens-Van den Brandt A et al. Otitis media with effusion: an underestimated cause of hearing loss in infants. Otol Neurotol. 2011; 32: 799-804.
12. Boone RT, Bower CM, Martin PF. Failed newborn hearing screens as presentation for otitis media with effusion in the newborn population. Int J Pediatr Otorhinolaryngol. 2005; 69: 393-7.
13. Rosenfeld RM, Schwartz SR, Pynnonen MA, Tunkel DA, Hussey HM, Fichera JS et al. Clinical practice guideline: tympanostomy tubes in children. Otolaryngol Head Neck Surg. 2013; 149(1): S1-S35.
14. Isaacson GC. Overview of tympanostomy tube placement, postoperative care, and complications in children. UpToDate. Atualizado em 15 de março de 2021.
15. Shaffer AD, Ford MD, Choi SS, Jabbour N. The impact of timing of tympanostomy tube placement on sequelae in children with cleft palate. Cleft Palate Craniofac J. 2019; 56(6): 720-8.
16. Shaffer AD, Ford MD, Choi SS, Jabbour N. The impact of tympanostomy tubes on speech and language development in children with cleft palate. Otolaryngol Head Neck Surg. 2017; 157(3): 504-14.

6

OTITE MÉDIA CRÔNICA

Edio J. Cavallaro Magalhães
Nathalia Manhães Távora

OBJETIVOS

- ✓ Apresentar e definir otite média crônica, consolidando conceitos básicos sobre o assunto.
- ✓ Identificar populações de risco para infecções otológicas.
- ✓ Compreender os aspectos etiológicos e fisiopatológicos da otite média crônica.
- ✓ Classificar e identificar as principais manifestações clínicas da otite média crônica.
- ✓ Tratar e prevenir infecções otológicas de forma assertiva.
- ✓ Minimizar o risco de sequelas auditivas da otite média crônica na população pediátrica.

INTRODUÇÃO

A otite média crônica (OMC) é uma doença inflamatória de manifestação clínica variada que se destaca entre as causas de perda de audição na infância. É definida sob os aspectos clínico, temporal e histopatológico, respectivamente, em: processo inflamatório persistente na fenda auditiva (orelha média, tuba auditiva e mastoide) associado a perfuração da membrana timpânica e otorreia, durante período igual ou superior a 3 meses, em que a presença de alterações teciduais irreversíveis na mucosa da orelha média e/ou mastoide, além de ser essencial, prescinde de outras causas para o diagnóstico.[1,2] Admite-se, entretanto, que esse conceito clínico tradicional é atualmente limitado, pois a ausência de perfuração e/ou otorreia não exclui o diagnóstico.

Em indivíduos de todas as idades, a qualidade de vida pode estar comprometida. Em crianças e adolescentes, cursa com prejuízo cognitivo-comportamental, dificuldade de aprendizagem, baixa autoestima, constrangimento estético, isolamento social e alterações do estilo de vida e da dinâmica familiar. Em comparação às infecções agudas, a otite média crônica envolve maior potencial destrutivo e maior risco de complicações e sequelas funcionais transitórias ou permanentes, principalmente para o sistema auditivo. Portanto, são imperativos a identificação precoce dos grupos de risco, o entendimento fisiopatológico da doença e o tratamento adequado das crianças acometidas.[2,3]

ASPECTOS EPIDEMIOLÓGICOS

A otite média é um problema de saúde pública de prevalência mundial, sobretudo na população pediátrica, em que representa a principal causa de atendimento médico, uso de antibióticos e sequelas auditivas.[3] Após um primeiro episódio de otite, a infecção recorre em até 40% das crianças com menos de 5 anos de idade. A predileção pela faixa etária pediátrica é notável e provém, principalmente, das alterações anatomofuncionais da tuba auditiva e peculiaridades imunológicas dos primeiros anos de vida, ambas relacionadas aos picos de maior prevalência da doença (entre 6 e 36 meses de idade e entre 4 e 7 anos de idade).[2-4]

A distribuição étnica e geográfica da OMC é abrangente, com alta prevalência em aborígenes australianos, índigenas americanos e inuítes do Alaska, Canadá e Groenlândia.[2,4] Em países da América Latina, como o México, estima-se uma prevalência de 8%, em comparação com cerca de 1% em países desenvolvidos, como EUA, Finlândia, Reino Unido e Dinamarca.[4] No Brasil, dados epidemiológicos reais sobre a frequência da OMC em crianças e adolescentes são escassos, mas apontam para a existência de uma relação inversamente proporcional entre a prevalência e o nível socioeconômico da população, ou seja, quanto menor é o nível socioeconômico, maior parece ser a prevalência da doença.[3,4] Isso pode estar relacionado à falta de orientação sobre saúde; a dificuldades de acesso a serviços de saúde e tratamento adequado; e à existência de aglomerados populacionais com precárias condições de habitação e higiene em que a procura por atendimento ocorre, com frequência, após o agravamento dos sintomas, o surgimento de complicações e/ou a instalação de sequelas da doença.[2-5]

FISIOPATOLOGIA

A OMC possui etiologia multifatorial com destaque para condições que cursam com hipoventilação da orelha média, entre as quais destaca-se a disfunção da tuba auditiva em todas as idades. Outros fatores que facilitam a instalação e/

ou a cronificação do processo infeccioso incluem: infecções otológicas e de vias aéreas superiores (IVAS) recorrentes e/ou tratadas de forma inadequada, malformações craniofaciais, desmame precoce ou ausência de aleitamento materno, deficiências imunológicas, carências nutricionais, coexistência de outras doenças sistêmicas, vacinação inadequada e baixo nível socioeconômico da população.[3-7]

Os mecanismos etiopatogênicos podem coexistir em todas as etapas de desenvolvimento do indivíduo. A absorção inadequada do tecido mesenquimal durante o desenvolvimento embrionário do osso temporal, por exemplo, pode comprometer a pneumatização e os mecanismos ventilatórios da orelha média, que após o nascimento são modulados pela abertura intermitente da tuba auditiva e por trocas gasosas que ocorrem entre a microcirculação da mucosa e a cavidade. A distribuição do epitélio e as diferenças anatômicas inerentes às vias de drenagem podem facilitar o acúmulo de secreção na vigência de um processo infeccioso. Vias pouco ventiladas e revestidas por epitélio plano não ciliado, como a região ático-antral da orelha média, são obstruídas com mais facilidade quando comparadas à região tubária, revestida por epitélio pseudoestratificado ciliado e bem ventilada.[6-8]

Com relação à anatomia da tuba auditiva, as principais diferenças entre crianças e adultos correspondem ao comprimento e à angulação da tuba: 18 a 21 mm e 10° nas crianças *versus* 31 a 38 mm e 45° nos adultos. Além disso, a tuba auditiva pediátrica apresenta menor diâmetro, menor quantidade de elastina e maior densidade de células cartilaginosas e de pregas mucosas.[4,6,7] A soma das particularidades anatômicas à imaturidade fisiológica que ocorre nos primeiros anos de vida das crianças é responsável por uma disfunção tubária relativa até a puberdade, caracterizando a infância como o período de maior risco para otites médias. Esse risco é ainda maior em pacientes com fissuras labiopalatinas e outras anomalias craniofaciais que podem cursar com inserção anômala da musculatura tubária no véu palatino, além de alteração da composição cartilaginosa.[6,7]

A disfunção da tuba auditiva pode ser causada por fatores obstrutivos (mecânicos ou funcionais) ou por sua abertura patológica, paradoxalmente.[6] Na população pediátrica, a disfunção tubária ocorre principalmente por hipertrofia de tecidos linfoides da rinofaringe e processos inflamatórios, infecciosos ou alérgicos que cursam com o fechamento prolongado da tuba. Isso compromete a regulação pressórica e gera uma pressão negativa dentro da orelha média que, se não for corrigida, desencadeia uma sequência de eventos locais até que as alterações da mucosa se tornem irreversíveis. Como consequência, observam-se aumento progressivo da pressão parcial de dióxido de carbono (CO_2), alteração do pH da mucosa, bloqueio dos mecanismos fisiológicos de drenagem, formação de efusão serosa, migração dos patógenos da nasofaringe através da tuba auditiva para a cavidade timpânica, formação de efusão mucoide, metaplasia mucosa, retração progressiva da membrana timpânica, degeneração e necrose tecidual focal ou generalizada na fenda auditiva e até perfuração da membrana timpânica.[6-8]

A flora bacteriana observada na OMC é mista, composta por bactérias aeróbias e anaeróbias (Quadro 1) que são capazes de aderir à mucosa, liberar endotoxinas e estimular a produção de efusão na orelha média.[1,2,7] As bactérias também podem persistir sob a forma de biofilme, um mecanismo de sobrevivência complexo e dinâmico caracterizado por baixa atividade metabólica e alta resistência aos antimicrobianos e ao sistema imune do indivíduo, em que as bactérias se aderem à mucosa ou umas às outras. O isolamento de biofilmes na mastoide e na nasofaringe de crianças com OMC alerta para a atuação da adenoide como potencial reservatório bacteriano na persistência ou na recorrência das infecções na infância. Em casos mais graves, o processo infeccioso atinge a orelha interna (causando labirintite infecciosa) e provoca lesão estrutural, resultando em perda de audição neurossensorial.[2,6,8]

Quadro 1 Principais patógenos envolvidos na otite média crônica

Aeróbios	*Pseudomonas aeruginosa* *Staphylococcus aureus* *Proteus mirabilis* *Escherichia coli* *Corynebacterium* *Klebsiella pneumoniae*
Anaeróbios	*Bacteroides* spp. *Peptococcus* spp. *Peptostreptococcus* spp. *Prevotella* spp.
Outros	Fungos

Fonte: adaptado de Costa et al., 2018.[7]

QUADRO CLÍNICO

A OMC possui manifestação clínica variada e dinâmica, com diferentes possibilidades de evolução. Na história clínica, predominam otorreia e hipoacusia, diferenciando o quadro de episódios agudos em que a otalgia é o principal sintoma.[2] Na vigência de otorreia, a sensação de piora auditiva é comum, mas tontura, otorragia, paralisia facial, cefaleia intensa e febre são sinais que alertam para complicações. Ao exame físico, a otoscopia geralmente revela perfuração da membrana timpânica, associada ou não à otorreia, mas a membrana pode estar íntegra, retraída e/ou aderida a estruturas da orelha média.[1,2]

São aspectos básicos a serem avaliados ao exame físico: anatomia da orelha, aspecto da secreção (quantidade, viscosidade, cor e odor), aspecto da membrana timpânica (relação com outras estruturas da orelha média, presença de retração e/ou perfuração, visualização das bordas, remanescência da membrana), aspecto da caixa timpânica (aspecto da mucosa, vascularização, intensidade do processo inflamatório e presença de outras lesões), aspecto da cadeia ossicular (posição, mobilidade, integridade e relação com outras estruturas), aspecto do meato acústico externo (MAE) e sinais de complicações. Também podem coexistir lesões, como miringoesclerose (tecido cicatricial resultante de processo inflamatório, classicamente identificada como áreas de calcificação na membrana timpânica), tecido de granulação, pólipo e granuloma de colesterol.[1,2,7]

A classificação das otites médias não é universal. Para fins didáticos, pode-se utilizar uma classificação que tem a perfuração timpânica como um dos principais quesitos discriminatórios, como mostrado na Figura 1.[5,7]

A avaliação conjunta das orelhas parece desempenhar um importante papel prognóstico. No contexto da OMC unilateral, um estudo sugere correlação direta entre a gravidade da doença e das alterações anatômicas na orelha contralateral, identificadas em 75,2% dos pacientes estudados (retração, perfuração timpânica, colesteatoma, miringoesclerose e/ou efusão na orelha média). Essa correlação permitiria, então, antecipar um problema contralateral futuro, reduzir o risco de intervenções agressivas e reduzir o risco de sequelas funcionais permanentes na orelha contralateral, mediante vigilância ativa das orelhas.[9]

Vale ressaltar que dúvidas conceituais importantes podem surgir ao abranger todas as definições, uma vez que a perfuração timpânica pode estar ausente no colesteatoma congênito e na OMC simples os preceitos histopatológicos são contrariados pela reversibilidade do processo inflamatório. Essas situações sugerem classificação distinta, mas geralmente são incluídas na epidemiologia da otite média supurativa crônica.[5,7,8]

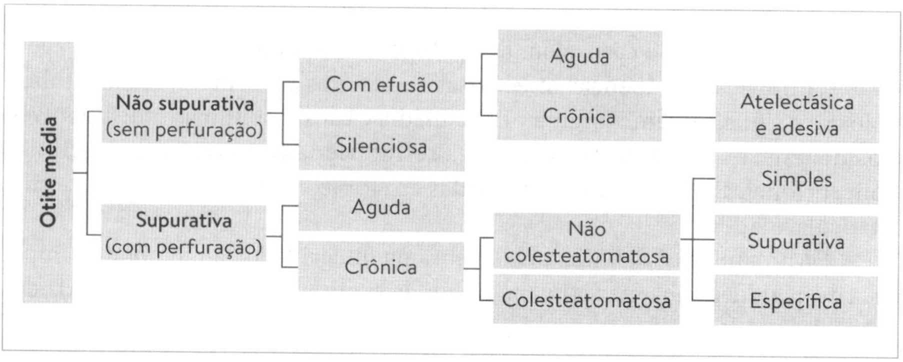

Figura 1 Classificação das otites médias.
Fonte: adaptada de Costa et al., 2018.[7]

Otites médias crônicas atelectásica e adesiva

A hipótese mais aceita para explicar a ocorrência de OMC atelectásica e da forma adesiva foi descrita como a "teoria do *continuum*", na qual um fator não interrompido desencadeia uma sequência de eventos locais que resultam na cronificação do processo inflamatório.[5] Isso ocorre em distúrbios ventilatórios da fenda auditiva, em que a manutenção de uma pressão intratimpânica negativa induz a eventos locais como: liberação de citocinas e de fator de necrose tumoral pela mucosa, estimulação de mediadores inflamatórios (leucotrienos, prostaglandinas, fator de ativação plaquetária etc.), extravasamento de fluidos, aumento do fluxo sanguíneo, piora da pressão intratimpânica, alteração do mecanismo mucociliar e persistência da efusão. Em longo prazo, ocorre o deslocamento medial progressivo da membrana timpânica e da cadeia ossicular, em que se observam medialização do cabo do martelo, formação de bolsas de retração, atrofia, adesão a estruturas da orelha média e perfuração timpânica. A *pars flaccida* da membrana é o local onde as retrações ocorrem em maior frequência.[6-8,10] Quando essas bolsas de retração perdem a capacidade de autolimpeza e acumulam resíduos de queratina, predispõem à formação do colesteatoma.

O diagnóstico da OMC com efusão é clínico. Quando seus mecanismos fisiopatológicos não são resolvidos, a membrana timpânica retrai e envolve as estruturas da orelha média gradativamente, caracterizando a OMC atelectásica; e em seu estágio final desencadeia a forma adesiva (Figura 2).[2,6]

Otite média crônica não colesteatomatosa simples e supurativa

A OMC não colesteatomatosa é caracterizada de forma abrangente por um processo inflamatório crônico associado à metaplasia mucosa, que se manifesta por otorreia e perfuração timpânica persistente, em que o colesteatoma está ausente. É dividida em três tipos principais: simples, supurativa e específica (ver Figura 1).[1,5] No último caso, além dos patógenos comumente envolvidos, agentes responsáveis por doenças infecciosas endêmicas específicas, como a tuberculose e a sífilis, podem atingir a orelha média e causar sintomas indistinguíveis dos demais, exceto pela característica refratariedade ao tratamento clínico convencional. Essas otites são abordadas em tópico distinto por conta de suas particularidades.

A OMC simples é definida pela quebra na integridade da membrana timpânica de qualquer etiologia (otite média aguda supurada, sequela após a saída dos tubos de ventilação, trauma otológico, corpo estranho etc.), com duração maior que 3 meses, na ausência de alterações histopatológicas irreversíveis (Figura 3).[1,2,5]

A maioria das perfurações fecha espontaneamente em alguns dias, mas, quando isso não ocorre, a orelha média fica exposta e vulnerável a patógenos do MAE e da rinofaringe. Em crianças, além da anatomia e da alta incidência de doenças respiratórias, a dificuldade de realizar a proteção auricular em todos os momentos de contato com a água contribui para que a perfuração timpânica não cicatrize. Nesses casos, são sinais sugestivos de cronicidade: grandes perdas teciduais, epitelização das bordas da perfuração e infecções secundárias durante o período de cicatrização.[1,6] O paciente permanece assintomático ou relata hipoacusia leve com otorreia intermitente, o que indica a ocorrência de episódios de agudização entre longos períodos de acalmia. As agudizações são marcadas por supuração fluida, mucoide ou mucopurulenta de odor não característico.[1,2,7]

A OMC supurativa é definida por processo inflamatório crônico associado a alterações teciduais irreversíveis na orelha média e perfuração timpânica, na presença de fatores locais ou sistêmicos que impeçam sua remissão.[1,7] Por definição,

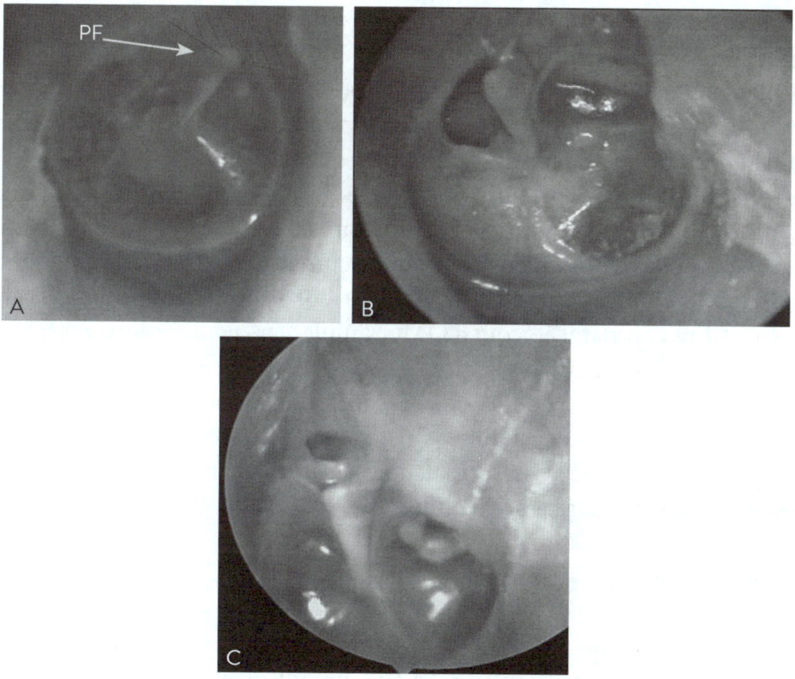

Figura 2 A: membrana timpânica normal, com sua *pars flaccida* (PF) delimitada; B: otite média crônica atelectásica; C: otite média crônica adesiva.
Fonte: arquivo pessoal dos autores Edio J. Cavallaro Magalhães (A) e Nathalia M. Távora (B e C).

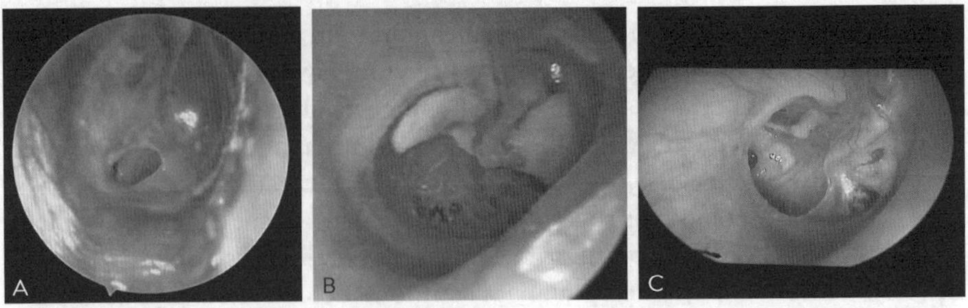

Figura 3 A, B e C: otite média crônica simples. B: é possível identificar as perfurações nas membranas timpânicas, com mucosa de orelha média de aspecto macroscopicamente saudável e áreas de miringoesclerose (porções esbranquiçadas na membrana). Fonte: arquivo pessoal dos autores Edio J. Cavallaro Magalhães (A) e Nathalia M. Távora (B e C) , com permissão.

o colesteatoma está ausente, mas o dinâmico processo de migração epitelial através das bordas da perfuração pode facilitar seu desenvolvimento.[7] Na história clínica, predomina a otorreia com curtos períodos de remissão na vigência de antibioticoterapia adequada.[2,8] À otoscopia, observa-se secreção mucoide ou mucopurulenta com odor não característico. Após a limpeza, encontram-se retração, perfuração e espessamento da membrana timpânica, além de intenso edema, hiperemia e tecidos de granulação ou pólipos, que podem se insinuar para o MAE (Figura 4).[2] Em geral, as perfurações são marginais ou amplas, mas perfurações menores em quadrantes anteriores são comuns em crianças. A cadeia ossicular sofre um processo de osteíte e erosão que acomete, em ordem de frequência, o ramo longo da bigorna (mais comum), o estribo, o corpo da bigorna e o cabo do martelo.[1,2,6] Em comparação com a OMC simples, essa condição apresenta comportamento mais destrutivo e maior envolvimento da cadeia ossicular. Exames audiométricos identificam perda de audição condutiva leve a moderada, com limiares de até 60 dB.[2,7] Perda auditiva mista pode ser observada nos casos em que há comprometimento neurossensorial, por passagem de mediadores inflamatórios e toxinas bacterianas para a orelha interna.[7]

Otite média crônica colesteatomatosa

A OMC colesteatomatosa é a de maior gravidade, definida pela presença do colesteatoma, um tumor de tecido epitelial queratinizado em local ectópico, ou seja, "pele descamada" dentro da orelha média ou da mastoide.[2,7] Sua característica destrutiva resulta da produção de enzimas osteolíticas, do pH ácido e do padrão expansivo da lesão.[7] A incidência na população pediátrica é incerta. Na Dinamarca, um estudo com 122 crianças submetidas a tratamento cirúrgico do colesteatoma em um período de 13 anos estimou o acometimento em 2,9:100.000

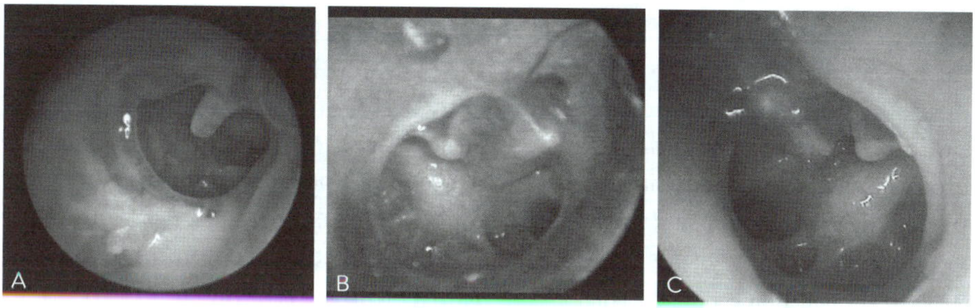

Figura 4 A, B e C: otoscopias evidenciando otite média crônica supurativa.
Fonte: arquivo pessoal da autora Nathalia M. Távora, com permissão.

crianças por ano.[11] Apesar da limitada validade externa, o estudo mostrou coerência com a taxa observada nos países desenvolvidos, mas não nos países em desenvolvimento, como o Brasil, onde a doença é mais prevalente.[2,7,11]

O colesteatoma é popularmente classificado em congênito e adquirido, que por sua vez se divide nos subtipos primário e secundário.[1,7]

O colesteatoma adquirido primário é o mais prevalente na população.[2,6] Estima-se que três em cada 100 mil crianças e 9,2 a cada 100 mil adultos desenvolvam a doença anualmente, com aparente predileção pelo sexo masculino.[12] Mesmo quando identificado na idade adulta, é provável que os eventos precursores tenham se iniciado durante a infância, principalmente quando relacionados à hipoventilação da orelha média. Caracteriza-se pelo acúmulo de resíduos de queratina a partir de bolsas de retração (invaginações da membrana timpânica formadas pela ação da pressão negativa) que perdem a capacidade de autolimpeza. A *pars flaccida* da membrana é a região mais acometida, com maior propensão a formar essas bolsas de retração (Figura 5).[12,13]

No colesteatoma secundário, o epitélio escamoso da borda da perfuração pode crescer em direção à orelha média durante a cicatrização da membrana (Figura 6), além do implante de células epiteliais na vigência de lesões otológicas traumáticas ou lesões iatrogênicas. Na impossibilidade de determinar o local primário pela otomicroscopia, o colesteatoma é tido como inclassificável.[13,14]

Os principais sintomas do colesteatoma adquirido são otorreia e hipoacusia, que tende a ser inicialmente discreta no colesteatoma primário.[2,14] A otorreia possui odor fétido característico à microbiologia e clássica refratariedade ao tratamento clínico, com melhora parcial durante o uso tópico de antibióticos. Zumbido e otorragia podem estar presentes, mas tontura, paralisia facial e dor intensa sugerem complicações.[2] Entre os patógenos usualmente isolados, os principais são: *Pseudomonas* sp., *Proteus* sp., *Staphylococcus* sp., *Peptococcus* sp. e *Bacteroides* sp.[1,2,7]

A presença de descamação epidérmica de coloração branca (lamelas de queratina) é o achado clássico à otoscopia (ver Figura 5B). Secreção amarelo-esverdeada pode estar presente em quantidade variável no MAE. Após a limpeza, pode-se observar bolsa de retração e/ou perfuração timpânica, associadas a erosão óssea, crostas e tecidos de granulação ou pólipos, que podem se insinuar para o MAE.[2] A mucosa da orelha média pode apresentar graus variáveis de hiperemia e edema. Erosões no MAE e na cadeia ossicular são comuns.[1,2] Apesar de raro na população pediátrica, em situações de alta suspeição clínica e otoscopia com mucosa da orelha média normal, o colesteatoma de MAE deve ser considerado como diagnóstico diferencial.[6,15]

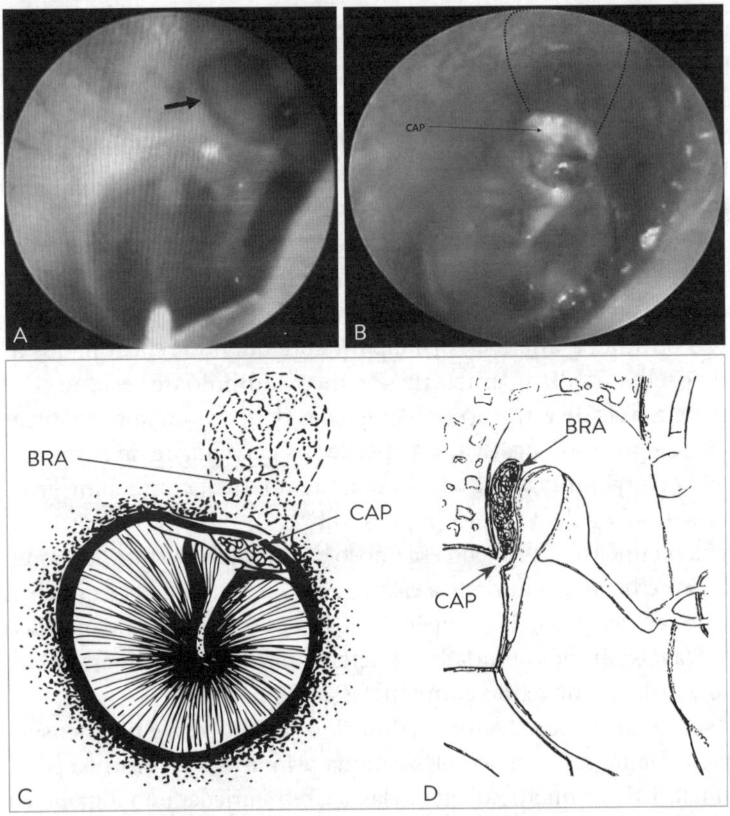

Vídeo 6: Colesteatoma atical.

Figura 5 A: retração patológica em *pars flaccida* em orelha direita (seta); B: bolsa de retração atical formada a partir da *pars flaccida*, totalmente preenchida por lamelas de queratina, constituindo o colesteatoma adquirido primário (CAP). C e D: desenhos esquemáticos demonstrando a bolsa de retração atical (BRA) em uma de suas possíveis posições, formando o CAP.
Fonte: arquivo pessoal do autor Edio J. Cavallaro Magalhães, com permissão.

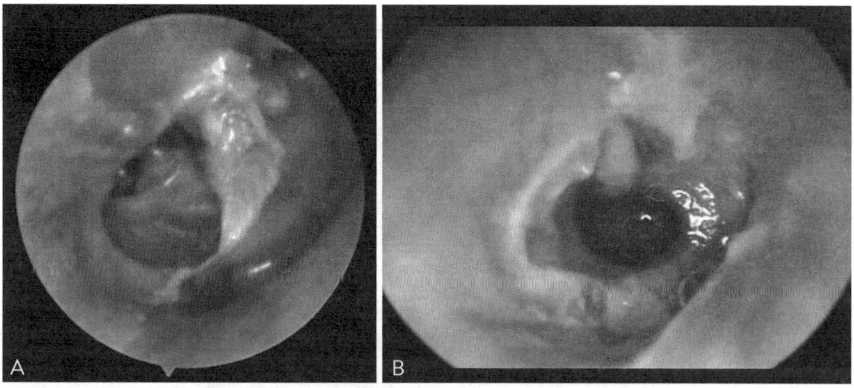

Figura 6 Colesteatoma secundário. A: lamelas de queratina a partir da perfuração timpânica; B colesteatoma secundário em vigência de infecção local com otorreia.
Fonte: arquivo pessoal dos autores Edio J. Cavallaro Magalhães (A) e Nathalia M. Távora (B), com permissão.

O colesteatoma congênito foi descrito inicialmente como uma massa branco-perolada medial à membrana timpânica intacta, na orelha sem histórico de otorreia, perfuração timpânica ou procedimentos otológicos.[1,7,15] Atualmente, no entanto, sabe-se que a ocorrência prévia de otite não descarta o quadro e indica investigação deste diagnóstico nos casos de efusão unilateral ou perda auditiva condutiva unilateral inexplicável em crianças.[16] A teoria mais aceita sobre a origem do colesteatoma congênito envolve a identificação de restos embrionários de tecido epidermoide na orelha média após a 33ª semana gestacional. Posteriormente, o mesmo tecido foi observado em crianças e em outras regiões do crânio, reforçando a teoria inicial e justificando a ocorrência da lesão em outros locais, como ápice petroso, forame jugular e ângulo pontocerebelar.[7]

Estima-se que 2 a 5% de todos os colesteatomas e 10 a 28% dos colesteatomas pediátricos sejam de origem congênita;[12,14] entretanto a baixa suspeição clínica por profissionais de saúde da atenção primária e a dificuldade de padronizar a classificação indicam que a doença é possivelmente subdiagnosticada.[14,15,17] Em até 82% dos casos, apresenta uma massa assintomática na orelha média,[17] mas não é raro o paciente manifestar como primeiro sintoma algum sinal de complicação ou identificar esse sinal durante a miringotomia para o tratamento de uma possível otite média com efusão crônica. O atraso diagnóstico se relaciona com estadiamentos mais avançados e maiores taxas de recidiva e complicações.[12,15-17] Em virtude do grau de agressividade superlativo dessa condição, alguns autores recomendam um programa de triagem para crianças com perda de audição condutiva em idade escolar. A presença de massa esbranquiçada medial a uma membrana timpânica íntegra, episódios de otorreia fétida associados a membrana íntegra, perda auditiva condutiva ou mista unilateral, otorreia persistente após colocação de tubo de ventilação ou tontura/instabilidade são situações que devem chamar a atenção para o diagnóstico, indicando a necessidade de realização de exames de imagem (Figura 7).[12,16]

Otite média crônica silenciosa

A OMC silenciosa é definida pela presença de processo inflamatório crônico que impacta de forma negativa a fisiologia da orelha, cuja progressão é mascarada pela transparência de uma membrana timpânica intacta.[1,2,7,18] Em estudo anatômico com 26 ossos temporais com membrana timpânica íntegra, 32% apresentavam otoscopia normal e alterações em locais de impossível visualização ao exame físico, o que mostra que o padrão de localização da lesão é muito importante e independe da presença de perfuração para o diagnóstico.[18]

A manifestação clínica mais comum é a hipoacusia, em primeiro momento inexplicável, com ou sem outros sintomas associados. A integridade e a transparência da membrana timpânica não excluem a presença de uma doença otológica insidiosa, cujas alterações podem incluir lesões da cadeia ossicular, tecidos de granulação, granulomas de colesterol, timpanoesclerose, colesteatoma congênito, tumores e até mesmo lesões metastáticas na orelha média e na mastoide. Para o diagnóstico, pode ser necessário realizar a timpanotomia exploradora, um procedimento cirúrgico.[1,2,7,18]

Otite média crônica específica: tuberculosa e luética (sifilítica)

Sabe-se que a tuberculose, doença causada principalmente por *Mycobacterium tuberculosis*, é endêmica no Brasil e que pode comprometer qualquer órgão do corpo humano, sendo a doença pulmonar a mais prevalente em todas as idades. Em crianças, a tuberculose extrapulmonar é responsável por 20% dos casos, com

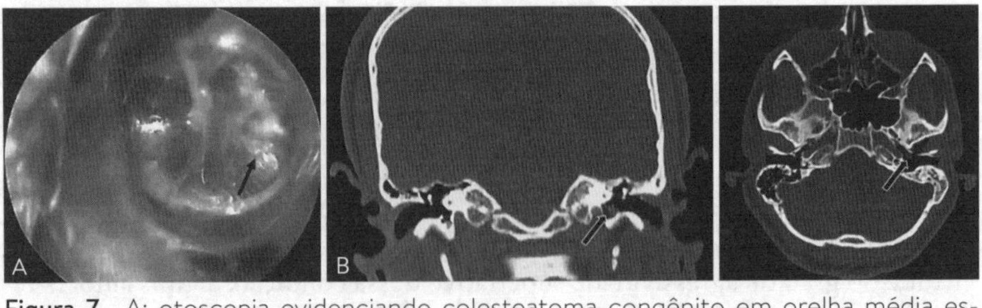

Figura 7 A: otoscopia evidenciando colesteatoma congênito em orelha média esquerda (seta); B: tomografia computadorizada de mastoides (janela óssea) evidenciando a lesão (setas).
Fonte: arquivo pessoal do autor Edio J. Cavallaro Magalhães, com permissão.

destaque para as formas ganglionar e meníngea.[19] Considerando-se a região da cabeça e do pescoço, a laringe é a região mais acometida, seguida por orelha média, tonsilas, faringe, cavidade oral e glândulas salivares.[20,21] A manifestação otológica é incomum. Em geral, a disseminação ocorre por via hematogênica, a partir de um foco pulmonar primário, ou por contiguidade, através da tuba auditiva. A primoinfecção é ainda mais rara, com incidência menor que 1%.[4,20]

Os sintomas podem ser agudos ou crônicos, com tendência à cronificação nos últimos anos, em parte associada às dificuldades de isolamento do agente etiológico, à falta de dados epidemiológicos confiáveis, à ausência de outras manifestações clínicas, ao desconhecimento sobre o contato com pessoas bacilíferas e à sobreposição por outras infecções. A tríade clínica clássica compreende otorreia indolor persistente, múltiplas perfurações na membrana timpânica (duas ou mais) e paralisia facial periférica ipsilateral. A paralisia ocorre em até 35% das crianças e 16% dos adultos.[2,19-21]

A suspeita diagnóstica é clínica, sendo a confirmação inequívoca realizada por baciloscopia direta, cultura ou análise histopatológica (presença de granuloma caseoso), mas os exames são confirmatórios em apenas 30 a 40% dos casos. Nessas situações, para o diagnóstico definitivo, é preciso observar cinco ou mais dos seguintes critérios clínicos:[19-21]

- OMC resistente ao tratamento com antibióticos, exceto tuberculostáticos;
- Tecido granulomatoso na orelha média, com extensão para o MAE;
- Disacusia significativa; história de tuberculose (ativa ou curada);
- Linfadenite regional; reação de Mantoux (PPD) positiva; e
- Presença de paralisia facial periférica.

Recomenda-se investigar foco pulmonar quando houver suspeita clínica.[19-21]

A OMC luética ou sifilítica é uma manifestação otológica rara da infecção por *Treponema pallidum* em que as lesões sistêmicas clássicas podem estar ausentes. O acometimento da orelha média ocorre geralmente por via hematogênica ou por contiguidade a partir do fluxo retrógrado da nasofaringe. Os sintomas mais comuns são otorreia crônica indolor, hipoacusia e tontura.[2,7] A presença de osteíte gomatosa e/ou osteoperiostite resulta em destruição extensa da mastoide, labirintite infecciosa e perda auditiva neurossensorial desproporcionais ao quadro clínico de uma OMC supurativa causada por germes típicos.[7]

A identificação de *Treponema* em campo escuro, no entanto, nem sempre é possível, então a confirmação diagnóstica é realizada principalmente por testes sorológicos. O tratamento da otite sifilítica pode variar entre os serviços, mas deve ser guiado por orientações do Ministério da Saúde. O desbridamento cirúrgico é ponderado na necessidade de remoção do tecido necrótico para estudo anatomopatológico ou de limpeza da cavidade. Com a instituição do tratamento adequado, a melhora da infecção ocorre gradualmente, mas as sequelas auditivas persistem.[2]

PROPEDÊUTICA

A propedêutica básica para crianças com OMC abrange exames audiológicos, exames de imagem e estudos do nariz e da rinofaringe. A avaliação comportamental global também é essencial, por exemplo, quanto ao estabelecimento do contato visual, ao atendimento a comandos simples, à reação a situações corriqueiras, ao desenvolvimento da marcha etc.

A investigação auditiva é mandatória para todos os pacientes, pois, além de identificar uma possível perda auditiva, auxilia a escolha do tratamento. A audiometria apropriada para a idade (idealmente audiometria tonal e vocal) é o principal exame complementar. O padrão audiométrico é influenciado pelo tamanho e pela posição da perfuração, pela fixação da membrana, pelas alterações da cadeia ossicular, pelo comprometimento da orelha interna e pelo tempo de instalação da doença.[2,7] O déficit auditivo tende a ser maior na presença de perfurações amplas ou localizadas em quadrantes posteroinferiores (por efeito anulatório da estimulação simultânea nas janelas oval e redonda) e na presença de erosões da cadeia ossicular (a despeito do tamanho da perfuração).[7] Crianças com OMC colesteatomatosa apresentam piores limiares (tanto por via aérea quanto por via óssea) e maior comprometimento de sons graves, quando comparadas àquelas com a doença não colesteatomatosa. A presença isolada de secreção na orelha média, no entanto, já seria suficiente para causar perda condutiva (até 40 dB) e prejudicar a discriminação das palavras.[2,7,14,22] A imitanciometria auxilia na avaliação da orelha sem perfuração (como se observa frequentemente na orelha contralateral), evidenciando frequentemente curvas timpanométricas tipo B (típicas de efusão em orelha média) ou tipo C (típicas de quadros de disfunção da tuba auditiva).

A avaliação das fossas nasais e da rinofaringe por meio de videoendoscopia nasossinusal flexível (nasofibroscopia) é mandatória em casos de otites médias recorrentes ou crônicas, pois a obstrução dos óstios das tubas auditivas (por tecido linfoide, cistos ou tumores) pode ser fator causal do problema.[1,2]

Os exames radiológicos auxiliam o estudo da anatomia e da extensão da doença, o diagnóstico diferencial, o planejamento cirúrgico e o acompanhamento.[17] A tomografia computadorizada de ossos temporais é o exame de escolha, mas ainda existe preocupação com a dose de radiação em crianças. Nesse contexto, estudos observam que uma única exposição à dose alta não parece aumentar o risco de câncer, mas é preferível a utilização de protocolos de baixa dose, com menor dose de radiação eficaz, sem comprometer a qualidade do exame.[23] Para pacientes com diagnóstico de OMC simples, a tomografia pode ser dispensável, mas passa a ser fundamental na suspeita de complicações, quando se recomenda o estudo do osso temporal e do crânio com contraste intravenoso. Mais informações sobre o exame com contraste são apresentadas no capítulo 26, "Complicações das otites médias".[2]

As alterações tomográficas variam com a gravidade da doença. A identificação de uma mastoide pouco desenvolvida ou ebúrnea remete ao comprometimento da tuba auditiva desde o nascimento. A presença de material com densidade de partes moles ocupando a orelha média e/ou a mastoide é achado comum na OMC (colesteatomatosa ou não). Os achados tomográficos sugestivos de colesteatoma são: imagem com atenuação de partes moles exercendo efeito de massa; erosão da parede lateral do epitímpano com apagamento do esporão de Chaussé; alargamento do espaço de Prussak; e erosão da cadeia ossicular e comunicação com estruturas adjacentes, como dura-máter da fossa média, seio sigmoide, labirinto ósseo, cortical da mastoide etc.[7,16,24,25]

No contexto das otites médias, a ressonância magnética (RM) ganhou notoriedade no diagnóstico pós-operatório do colesteatoma, quando o objetivo é avaliar lesão residual ou sua recidiva, já que a tomografia computadorizada não permite essa distinção. À imagem ponderada em difusão, o colesteatoma apresenta único e característico realce, causado por restrição à difusão de moléculas. Com isso, é possível identificar lesões menores que 2 mm, já que o equipamento de 1,5 Tesla possui sensibilidade limitada para o diagnóstico de lesões muito pequenas.[16,24,25]

TRATAMENTO

O tratamento da OMC tem como objetivos principais a resolução da infecção e/ou o fechamento da membrana do tímpano, mas a restauração auditiva deve ser considerada sempre que possível. A prevenção dos fatores de risco e o tratamento adequado da otite média aguda são as principais formas de evitar a instalação e a cronificação desse processo. A manutenção de mecanismo obstrutivo na rinofaringe aumenta a chance de insucesso cirúrgico, por isso recomenda-se realizar a adenoidectomia (associada ou não à amigdalectomia) na presença de hipertrofia com obstrução e/ou na suspeita de infecções recorrentes causadas por biofilmes.

Tratamento clínico

O tratamento clínico da OMC envolve proteção contra contaminação extrínseca, aspiração da secreção, uso de antibióticos tópicos e, eventualmente, uso de antibióticos sistêmicos e corticosteroide por via oral. Recomenda-se proteger a orelha durante o banho com algodão embebido em óleo (mineral ou de amêndoas) ou vaselina e não mergulhar a cabeça na água do mar ou piscina até liberação médica. Os cuidados diários de proteção contra a água devem ser (re)orientados sempre, principalmente na persistência de sintomas, pois erros de execução são comuns, mesmo quando a família é bem orientada. Idealmente, a escolha do antibiótico deve ser guiada por cultura e antibiograma da secreção, o que nem sempre é possível. Com base nos patógenos mais comuns, o tratamento de escolha corresponde ao uso tópico de quinolonas (ciprofloxacino), com ou sem corticosteroide em sua composição. Composições tópicas contendo ciprofloxacino e hidrocortisona estão disponíveis no mercado e podem ser utilizadas na posologia de 3 gotas na orelha afetada, a cada 12 horas, por 7 dias. As crianças que não respondem ao tratamento habitual ou que apresentem sinais de complicação devem ser avaliadas por especialista.[8]

Nas últimas décadas, houve um crescente interesse científico sobre a atuação dos microbiomas. Postula-se que alterações da flora bacteriana intestinal estejam relacionadas à causa, à exacerbação e/ou à manutenção de doenças sistêmicas, incluindo as otites. Por conta disso, a prescrição de probióticos durante e após tratamentos com antibióticos orais já faz parte da rotina de muitos profissionais. Ainda não existe, no entanto, um consenso ou recomendação formal para o uso indiscriminado de probióticos como adjuvante no tratamento das OMC.

Tratamento cirúrgico

O tratamento definitivo da OMC é cirúrgico, para o qual levam-se em consideração idade do paciente, história clínica, tempo de doença, alterações ao exame físico, comprometimento auditivo, achados radiológicos, gravidade da doença e presença de complicações. Não existe um consenso sobre a idade mínima para cirurgias otológicas em crianças, mas acredita-se que quanto mais cedo for realizada a intervenção, menores são os riscos de complicações relacionados à progressão da doença, à extensão do procedimento, às sequelas auditivas e ao tempo de privação para atividades aquáticas. Por outro lado, questiona-se a recorrência da perfuração e a necessidade de procedimentos revisionais quando a cirurgia é realizada antes que a maturidade da tuba auditiva e do sistema imune sejam alcançados (por volta dos 8 anos de idade).[6] Nesse contexto, cada caso deve ser ponderado individualmente, mas na presença de colesteatoma, otorreia resistente ao tratamento clínico, limitações funcionais significativas ou perfurações traumáticas secas (sem sinais de disfunção da tuba auditiva), a realização do procedimento antes dessa idade está justificada.[23]

Nas OMC atelectásica e adesiva, pondera-se sobre o real benefício e as complicações inerentes aos procedimentos cirúrgicos, ainda bastante controversos, pois, além da possibilidade de não melhorarem a supuração, eles podem torná-la persistente e/ou piorar a audição.[5,10] O acompanhamento clínico é indicado na ausência de sinais infecciosos e comprometimento auditivo ou enquanto for possível visualizar toda a extensão de uma eventual bolsa de retração. Quando os sintomas se tornam limitantes ou a retração impede a completa inspeção de seu fundo, procedimentos cirúrgicos podem ser realizados.[2] A cirurgia utilizando endoscópio por via transmeatal (sem incisão externa) é uma excelente opção nesses casos, nos quais se deseja liberar toda a membrana timpânica atelectásica e sua bolsa de retração, reconstruindo e reforçando sua região medial e evitando novas retrações com invaginações (Figura 8).

Na OMC simples, a observação clínica é aceitável em perfurações pequenas, perdas auditivas leves e longos períodos assintomáticos. Corresponde ao tipo de perfuração denominado perfuração-solução, que apenas pelo fato de existir estabiliza o processo inflamatório, tornando o fechamento cirúrgico questionável, principalmente em pacientes com sinais de hipoventilação crônica da orelha média.[6,23]

Nesses casos, recomenda-se que a orelha esteja livre de otorreia pelo período mínimo de 3 meses antes da realização da cirurgia, sendo a timpanoplastia (reconstrução da membrana do tímpano e revisão da cadeia ossicular) geralmente resolutiva. Já na OMC supurativa é difícil cumprir o período de 3 meses, sendo necessário abreviar esse intervalo principalmente por causa do comprometimento auditivo. Nesses casos, a timpanomastoidectomia (TPM), com ou sem reconstruções da cadeia ossicular, pode ser a melhor opção de tratamento.[1,2,6]

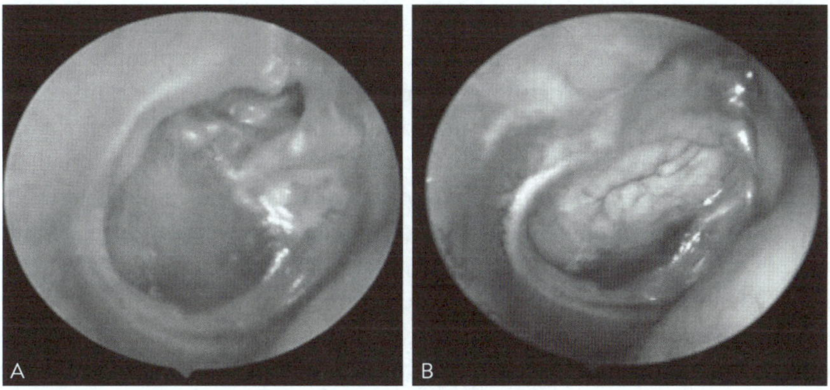

Figura 8 A: aspecto de uma otite média crônica atelectásica cuja bolsa de retração se tornou impossível de acompanhar ambulatorialmente (não se pode identificar se há acúmulo de queratina em seu fundo); B: aspecto da região após cirurgia endoscópica transmeatal para ressecção da bolsa, reconstrução da membrana timpânica e estruturação medial com cartilagem tragal. Em B, é possível identificar ausência de retrações patológicas.
Fonte: arquivo pessoal do autor Edio J. Cavallaro Magalhães, com permissão.

O colesteatoma da orelha média exige abordagem cirúrgica mais extensa, pois possui difícil remoção completa, elevado padrão de recorrência e potencial destrutivo característico. Nesses casos, opta-se por variáveis técnicas da TPM, associadas ou não a reconstruções da cadeia ossicular. Esse procedimento com cavidade fechada (preservando a parede posterior do MAE) é realizado sempre que possível, pois mantém a fisiologia da orelha, facilita a reabilitação auditiva e abrevia o tempo de restrição às atividades aquáticas. O procedimento com cavidade aberta (removendo-se a parede posterior do MAE e mantendo-se a cavidade mastóidea acessível ao meio externo), por sua vez, passa a ter preferência em casos com erosões ósseas extensas, recidivas ou recorrências, pois torna o acompanhamento pós-operatório mais seguro, permitindo a limpeza da cavidade e o controle da infecção ambulatorialmente.[1,6,11]

Em todos os casos tratados, a reabilitação auditiva sempre deve ser parte integrante da programação terapêutica, principalmente em crianças. Reconstruções ossiculares com materiais autólogos ou heterólogos, aparelhos auditivos convencionais e até mesmo próteses implantáveis (como as ancoradas no osso ou o implante coclear) devem ser cogitados e discutidos caso a caso. Mais informações sobre as próteses implantáveis são apresentadas no capítulo 8, "Implante coclear e próteses auditivas implantáveis".

PREVENÇÃO E PROGNÓSTICO

A otite média está diretamente relacionada a flutuações do limiar auditivo, captação de estímulos distorcidos por vias auditivas centrais e dificuldade de processamento e de discriminação dos sons. Vale ressaltar que o pico de incidência dos quadros iniciais da doença corresponde ao período mais importante para estabelecimento da fala e, mesmo que apenas uma das orelhas esteja comprometida e o limiar retorne à normalidade, substituições de consoantes e erros fonéticos de pronúncia podem persistir por anos, o que faz refletir sobre medidas de prevenção e protocolos de triagem para a identificação precoce da perda auditiva em idade escolar.[22] A inserção em uma dinâmica familiar estimulante aumenta consideravelmente as chances da criança de atingir o desenvolvimento esperado para a idade.[5,22]

Medidas simples previnem a instalação da OMC, com destaque para a prevenção do episódio agudo e a correção dos fatores de risco, em especial os relacionados à disfunção da tuba auditiva. Deve-se evitar a exposição passiva ao tabaco, desencorajar o uso de chupetas e mamadeiras, corrigir o refluxo gastroesofágico quando presente, orientar a higiene adequada, orientar a oferta nutricional, estimular o aleitamento materno exclusivo até os 6 meses de idade e a posição adequada durante e após a amamentação e atentar para a atualização do calendário vacinal de acordo com o desenvolvimento infantil.[2,7]

DESAFIOS ATUAIS

A otite média ainda lidera as causas de perda auditiva na infância. A instalação de sequelas auditivas pode comprometer a qualidade de vida e a inserção no mercado de trabalho, além de contribuir para o desenvolvimento de doenças neurodegenerativas em idade avançada e onerar o sistema público de saúde. O envolvimento familiar em todas as etapas do processo diagnóstico e terapêutico da OMC é um desafio, pois exige cuidados domiciliares e retornos ambulatoriais frequentes.

Apesar da crescente conscientização sobre o assunto, as manifestações clínicas da doença não são amplamente conhecidas, sobretudo por profissionais da atenção básica. Além disso, as abordagens cirúrgicas podem ser complexas e de difícil manejo para profissionais não experientes, dificultando o acesso de grande número de pacientes ao tratamento ideal.

ORIENTAÇÕES AOS PAIS

- A proteção da orelha afetada é fundamental para o controle clínico da OMC. A orelha não deve ser molhada.
- Crianças com perfurações da membrana timpânica não devem praticar esportes aquáticos e devem manter a orelha afetada protegida com algodão embebido em óleo ou vaselina durante o banho (para que não entre água).
- É fundamental conhecer os principais marcos do desenvolvimento infantil e saber identificar os sinais clínicos de agudização ou gravidade, pois a criança muitas vezes não possui queixas específicas ou não sabe relatar exatamente o que está sentindo.
- Início ou piora de otorreia, frequentemente fétida, é sinal de infecção local, assim como a dor sinaliza agudização.
- Febre não costuma estar presente e, quando associada com hiperemia retroauricular, vertigem, paralisia facial, cefaleia intensa ou sinais neurológicos/meníngeos, deve chamar atenção e exigir atendimento especializado de urgência.
- Quadros como periostite mastóidea, labirintite aguda infecciosa, paralisia facial periférica, meningite ou abscessos intracranianos são complicações clássicas das OMC de evolução arrastada.

CONCLUSÃO

A otite média é a principal causa de perda de audição na infância. A avaliação auditiva é indispensável para todos os pacientes com sintomas otológicos e recomendada para crianças em idade escolar, mesmo que assintomáticas, antes do período de alfabetização.

Avaliação otorrinolaringológica faz-se necessária na suspeita de OMC, visto se tratar de condição pouco prevalente no atendimento pediátrico geral, com diagnósticos diferenciais específicos e necessidade de tratamento individualizado.

REFERÊNCIAS BIBLIOGRÁFICAS

1. Costa SS, Rosito LPS, Lessa H, Guimarães H, Bento R, Barbosa VC. Otite média não-colesteatomatosa. In: Sih T (ed.). V Manual de Otorrinolaringologia Pediátrica da IAPO. São Paulo: Lis; 2006. p.263-9.
2. Bento RF, de Souza GM, Pinna MH. Tratado de Otologia. 2.ed. São Paulo: Atheneu; 2013.
3. Arguedas A, Kvaerner K, Liese J, Schilder AG, Pelton SI. Otitis media across nine countries: disease burden and management. Int J Pediatr Otorhinolaryngol. 2010; 74(12): 1419-24.
4. Godinho RN, Gonçalves TM, Nunes FB, Becker CG, Becker HM, Guimarães RE et al. Prevalence and impact of chronic otitis media in school age children in Brazil. First epidemiologic study concerning chronic otitis media in Latin America. Int J Pediatr Otorhinolaryngol. 2001; 61: 223-32.
5. Bluestone CD. Epidemiology and pathogenesis of chronic suppurative otitis media: implications for prevention and treatment. Int J Pediatr Otorhinolaryngol. 1998; 42(3): 207-23.
6. Canali I, Rosito LP, Siliprandi B, Giugno C, da Costa SS. Assessment of Eustachian tube function in patients with tympanic membrane retraction and in normal subjects. Braz J Otorhinolaryngol. 2017; 83: 50-8.
7. Costa SS, Rosito LPS, Pereira MBR, Pereira DRR, Sousa LCA. Otite média crônica. In: Pignatari SSN, Anselmo-Lima WT (eds.). Tratado de Otorrinolaringologia. 3.ed. Rio de Janeiro: Elsevier; 2018. p.128-48.
8. Acuin J. Global burden of disease due to chronic suppurative otitis media: disease, deafness, deaths and DALYs chronic suppurative otitis media – burden of illness and management options. Geneva: World Health Organisation; 2004. p.9-23.
9. Costa SS, Rosito LP, Dornelles C, Sperling N. The contralateral ear in chronic otitis media: a series of 500 patients. Arch Otolaryngol Head Neck Surg. 2008; 134(3): 290-3.
10. Saffer M, Silva DB, Peduzzi FD, Ávila F. Otite média crônica secretora: conduta expectante. J Pediatr. 2000; 76(6): 407-12.
11. Tos M. Treatment of cholesteatoma in children: a long-term study of results. Am J Otol. 1983; 4(3): 189-97.
12. Dornelles CC, Costa SS, Meurer L, Rosito LP, Silva AR, Alves SL. Comparison of acquired cholesteatoma between pediatric and adult patients. Eur Arch Otorhinolaryngol. 2009; 266(10): 1553-61.
13. Yung M, Tono T, Olszewska E, Yamamoto Y, Sudhoff H, Sakagami M et al. EAONO/JOS Joint Consensus Statements on the definitions, classification and staging of middle ear cholesteatoma. J Int Adv Otol. 2017; 13(1): 1-8.
14. Nelson M, Roger G, Koltai PJ, Garabedian EN, Triglia JM, Roman S et al. Congenital cholesteatoma: classification, management, and outcome. Arch Otolaryngol Head Neck Surg. 2002; 128(7): 810-4.
15. Cho HS, Kim HG, Jung DJ, Jang JH, Lee SH, Lee KY. Clinical aspects and surgical outcomes of congenital cholesteatoma in 93 children: increasing trends of congenital cholesteatoma from 1997 through 2012. J Audiol Otol. 2016; 20(3): 168-73.

16. Ryan PJ, Patel NP. Endoscopic management of pediatric cholesteatoma. J Otol. 2020; 15(1): 17-26.
17. Potsic WP, Korman SB, Samadi DS, Wetmore RF. Congenital cholesteatoma: 20 years' experience at The Children's Hospital of Philadelphia. Otolaryngol Head Neck Surg. 2002; 126(4): 409-14.
18. Paparella MM, Shea D, Meyerhoff WL, Goycoolea MV. Silent otitis media. Laryngoscope. 1980; 90(7 Pt 1): 1089-98.
19. World Health Organization. Global tuberculosis report 2020: executive summary. Geneva: World Health Organization; 2020. Disponível em: https://www.who.int/publications/i/item/9789240013131. Acesso em: 22/01/2023.
20. Barreiro CTV, Lucas CC, Catharino FMC, Carmo RT, Oliveira RL, Silva ACB. Otite média tuberculosa em criança. Rev Pediatria SOPERJ. 2016; 16(2): 36-9.
21. Lacerda MVG, Mourão MPG, Tavares AM. Manual de rotinas da Fundação de Medicina Tropical do Amazonas. Manaus: Fundação de Medicina Tropical do Amazonas (FMT/IMT-AM); 2003.
22. Balbani AP, Montovani JC. Impacto das otites médias na aquisição da linguagem em crianças. J Pediatr. 2003; 79(5): 391-6.
23. Rehagen SK, Valente M, Lieu JEC. Vestibular screening in pediatric patients with otitis media. J Am Acad Audiol. 2020; 31(3): 209-16.
24. Kim SY, Kim HS, Park MH, Lee JH, Oh SH, Chang SO et al. Optimal use of CT imaging in pediatric congenital cholesteatoma. Auris Nasus Larynx. 2017; 44(3): 266-71.
25. Prata AAS, Antunes ML, Abreu CEC, Frazatto R, Lima BT. Comparative study between radiological and surgical findings of chronic otitis media. Intl Arch Otorhinolaryngol. 2011; 15(1): 72-8.

7

PERDA AUDITIVA NA INFÂNCIA: O PRIMEIRO ANO DE VIDA

Daniela Capra

OBJETIVOS

- ✓ Fornecer informações atualizadas sobre as principais causas da perda auditiva neurossensorial nos períodos perinatal, neonatal e pós-neonatal.
- ✓ Apresentar os principais métodos de diagnóstico da perda auditiva no primeiro ano de vida.

INTRODUÇÃO

O período perinatal é aquele compreendido entre a 22ª semana de gestação e a 1ª semana de vida da criança. O período neonatal, espaço de tempo entre o nascimento e os primeiros 28 dias seguintes, vai do dia 0 até 27 dias de vida. O período pós-neonatal se inicia após os primeiros 28 dias de vida e termina ao final do 1º ano de vida da criança: dias 28 a 364. Os eventos ocorridos nesses períodos repercutem na vida futura da criança, podendo estar relacionados à qualidade da assistência obstétrica e neonatal.[1] Além disso, complicações ocorridas nessa fase da vida podem gerar danos à orelha interna e, como consequência, o aparecimento da perda auditiva.

A comunicação é uma habilidade que diferencia a existência humana, sendo um dos maiores contribuintes para o bem-estar de qualquer indivíduo. Para que essa habilidade seja adquirida de forma plena, a audição é fundamental,[2] pois é o ponto de partida e o fator primordial para a aquisição da comunicação oral. A integridade anatômica e funcional do sistema auditivo periférico e central, assim como a exposição às experiências auditivas, são pré-requisitos para o desenvolvimento adequado da linguagem.[2] A experiência auditiva nos primeiros anos de vida é, portanto, indispensável para garantir o desenvolvimento da linguagem. Nesse contexto, a perda auditiva constitui uma das possíveis causas de atraso de fala e linguagem e pode impactar todo o desenvolvimento da criança, se não diagnosticada e tratada adequadamente e no tempo ideal.

Um transtorno auditivo pode ser resultante da interrupção no funcionamento das estruturas que transmitem o sinal acústico da orelha externa até o córtex. Isso significa que qualquer mau funcionamento das estruturas que compõem a via auditiva periférica e/ou central pode causar perda auditiva.[2]

De acordo com a Biblioteca Virtual em Saúde, perda auditiva ou surdez são os nomes dados a impossibilidade ou dificuldade de ouvir. Pode ser definida como qualquer déficit ou comprometimento auditivo, independente do tipo, grau ou etiologia.

A via auditiva é constituída por uma série de estruturas que conduzem o som da orelha externa, passando pela orelha média, até a orelha interna (Figura 1), onde essas ondas são transformadas em estímulos elétricos enviados até o córtex auditivo, região cerebral responsável pelo reconhecimento e pela identificação daquilo que ouvimos.[3,4]

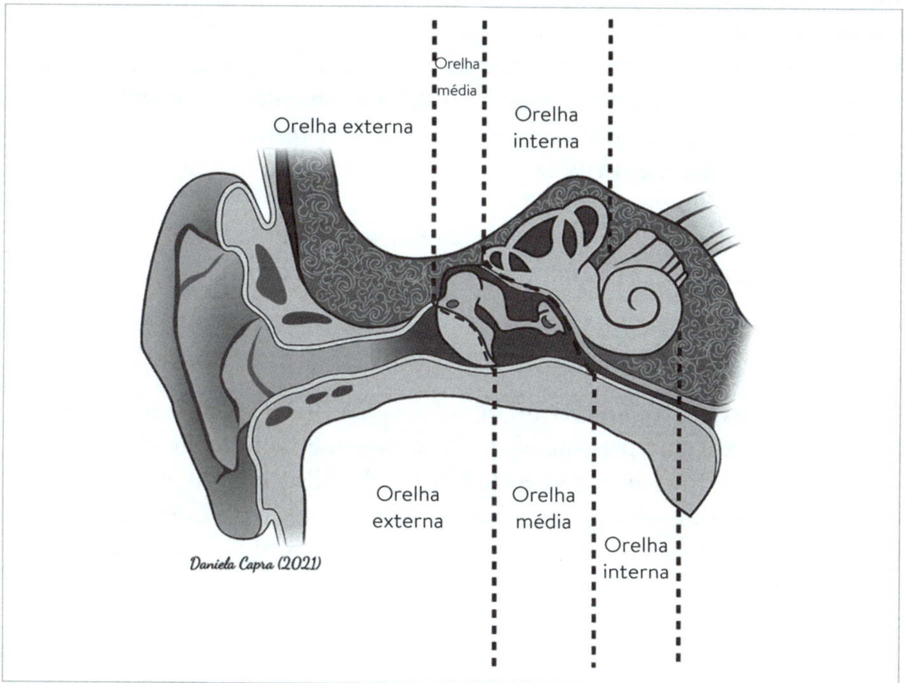

Figura 1 Partes que compõem a orelha: orelha externa, orelha média e orelha interna.
Fonte: arquivo pessoal da autora Daniela Capra, com permissão.

Perda auditiva neurossensorial é um tipo de perda auditiva em que os limiares auditivos por via aérea e óssea são iguais e ambos estão rebaixados. Em geral, esse tipo de perda auditiva acomete a orelha interna, mas o nervo auditivo também pode estar comprometido. Ela pode estar presente já ao nascimento ou logo após, em função de alguma complicação no período perinatal. Esse tipo de perda auditiva tem caráter permanente e/ou progressivo e impacta enormemente o desenvolvimento da criança.

É importante lembrar que existem outros tipos de perdas auditivas que podem acometer essa faixa etária (p. ex., perda condutiva por efusão na orelha média), e que podem, inclusive, acontecer simultaneamente, dificultando ainda mais o diagnóstico. Mais informações sobre a perda auditiva associada à otite média com efusão são apresentadas no capítulo 5 desta obra.

ASPECTOS EPIDEMIOLÓGICOS

A prevalência da deficiência auditiva varia de 1:1.000 a 6:1.000 nascidos vivos e de 1:100 a 4:100 recém-nascidos em unidade de terapia intensiva neonatal (UTIN). Esse número é elevado se comparado a outras doenças passíveis de triagem na infância, como fenilcetonúria (1:10.000), anemia falciforme (2:10.000) e surdez (30:10.000).[5,6]

No Brasil, as estatísticas sobre a incidência da perda auditiva ainda são escassas, mas estima-se que pode chegar a 3:1.000 nascimentos, o que indica que os fatores ambientais relacionados ao grau do desenvolvimento do país podem estar relacionados, aumentando os casos em que os fatores ambientais podem estar envolvidos na etiologia.[6]

Um dos pontos fundamentais para abordagem da perda auditiva é, portanto, conhecer os indicadores (ou fatores) de risco para sua ocorrência.

Fatores de risco para perda auditiva perinatal e/ou pós-neonatal

Em 2019, o *Joint Committee on Infant Hearing* (JCIH) publicou novos princípios e diretrizes para programas de detecção e intervenção auditiva precoce, denominados EHDI (do inglês *early hearing detection and intervention*). Esse documento traz uma atualização sobre os fatores de risco para deficiência auditiva, agora classificados como fatores de risco perinatais e fatores de risco peri ou pós-natais (Quadro 1).[7]

Quadro 1 Fatores de risco perinatais e pós-natais para perda auditiva de acordo com o Joint Committee on Infant Hearing (JCIH)

	Fatores de risco perinatais	Comentário
1	História familiar de perda auditiva precoce, progressiva ou de início tardio permanente na infância	História familiar de surdez ou deficiência auditiva com início na infância tem demonstrado consistentemente ser um fator preditivo para perdas de causas genéticas, destacando-se como um risco particularmente preocupante
2	Permanência em UTIN por mais de 5 dias	Internação em UTIN por mais de 5 dias é um indicador da gravidade da doença que levou a criança à unidade, indicando potencial risco à audição
3	Hiperbilirrubinemia com exsanguineotransfusão (independente do tempo de duração)	Hiperbilirrubinemia que requer transfusão é o único fator de risco para o qual é recomendado um acompanhamento próximo, independentemente do tempo de permanência na UTIN. Essa relação é impactada por vários fatores, incluindo gravidade da doença, peso ao nascer, taxa de aumento da bilirrubina, achados clínicos, idade pós-natal do bebê e idade gestacional, pois todos os prematuros têm algum grau de hiperbilirrubinemia. Cada caso deve ser analisado separadamente
4	Uso de antibiótico AMG por mais de 5 dias	Uso de antibióticos AMG por mais de 5 dias é considerada um fator de risco. Uso de AMG por menos de 5 dias é considerado fator de risco apenas se níveis sanguíneos tóxicos forem identificados ou se houver histórico familiar de uma mutação genética mitocondrial associada à sensibilidade aos AMG, levando à perda auditiva neurossensorial Várias mutações no DNA mitocondrial do gene 12S rRNA estão associadas a um risco aumentado de perda auditiva induzida por AMG. A frequência das mutações no gene mitocondrial em populações de UTIN é de 1-1,8%. Cerca de 0,9% dos pacientes admitidos em UTIN apresentaram mutação mitocondrial e receberam AMG. Fatores associados como peso ao nascimento e tempo de administração podem ter relação com os efeitos do AMG na audição, por isso cada caso deve ser analisado separadamente
5	Encefalopatia por asfixia ou hipóxico-isquêmica	Asfixia perinatal grave (encefalopatia hipóxico-isquêmica), é um fator de risco principalmente se for necessário tratamento com hipotermia. Em razão da gravidade da doença e do potencial risco à orelha interna, considera-se a hipóxia grave uma das principais causas de aumento permanente de limiares auditivos nesse subgrupo de bebês
6	ECMO	Aumenta o risco de perda auditiva de início tardio

(continua)

Quadro 1 Fatores de risco perinatais e pós-natais para perda auditiva de acordo com o *Joint Committee on Infant Hearing* (JCIH) (*continuação*)

7	Infecções intrauterinas: toxoplasmose, rubéola, CMV, herpes simples, sífilis, e Zika vírus	Infecções intrauterinas por toxoplasmose, rubéola, CMV, herpes simples e sífilis (ToRCHS) são fatores de risco. O CMV é uma das principais causas de infecção congênita. Ocorre em 0,2 a 2% dos nascidos vivos em todo o mundo e é uma das principais causas de perda auditiva neurossensorial de início precoce, progressivo e tardio não genética, unilateral ou bilateral.O Zika vírus foi adicionado a essa lista. Em 2016, o *Centers for Disease Control and Prevention* dos EUA (CDC) emitiu uma série de declarações provisórias de orientação para o cuidado de bebês com possível infecção congênita pelo Zika vírus, que incluíam recomendações para avaliação auditiva
8	Condições ao nascimento	Malformações craniofaciais incluindo microtia, atresia de MAE, displasia de orelha, fenda labial e/ou palatina, síndrome de Waardenburg e microftalmia Microcefalia congênita, hidrocefalia adquirida ou congênita Anormalidades de osso temporal
9	Síndromes genéticas	Mais de 400 síndromes genéticas podem estar associadas a limiares auditivos atípicos Para saber mais, visite o site Hereditary Hearing Loss[8]
Fatores de risco perinatais e/ou pós-natais		**Comentários**
10	Meningite ou encefalite viral e/ou bacteriana	Meningite ou encefalite bacteriana e/ou viral confirmada, perinatal e/ou pós-natal (especialmente por herpes vírus, varicela, *Haemophilus influenzae* e pneumococos)
11	Eventos pós-natais	Traumatismo craniano significativo, particularmente lesões na mastoide Quimioterapia
12	Preocupação da família com relação a audição, fala e linguagem	Criança que não responde ao som ambiental ou apresenta atrasos na fala e/ou na linguagem Um dos mais importantes fatores de risco é a preocupação do cuidador/família com relação à audição, à fala, a atraso no desenvolvimento da linguagem e/ou regressão do desenvolvimento

AMG: aminoglicosídeo; CMV: citomegalovírus; ECMO: oxigenação por membrana extracorpórea; MAE: meato acústico externo; UTIN: unidade de terapia intensiva neonatal.
Fonte: adaptado de The Joint Committee on Infant Hearing, 2019.[7]

FISIOPATOLOGIA

A perda auditiva apresenta grande variedade etiológica e é multifatorial (ver Quadro 1). Consequentemente, a fisiopatologia que leva à perda auditiva neurossensorial também é bastante diversificada.

De forma geral, a perda ocorre por lesão nas células sensoriais da audição no órgão de Corti (as células ciliadas externas e/ou internas) ou do nervo auditivo (nervo coclear).

QUADRO CLÍNICO

Em geral, a perda auditiva de origem não sindrômica não apresenta sinais ao nascimento; entretanto, com o passar dos meses, a criança pode começar a apresentar sinais da perda auditiva. Esse aspecto torna importante a observação dos marcos do desenvolvimento auditivo pelo pediatra.

O Quadro 2 apresenta a escala para acompanhamento do desenvolvimento da audição e da linguagem. Apesar de resumida, essa escala é uma boa ferramenta para monitoramento das habilidades auditivas nos primeiros anos de vida de crianças. Qualquer atraso nesses marcos, por menor que seja, deve ser considerado um fator de risco para deficiência auditiva e obrigatoriamente investigado.

Quadro 2 Escala para acompanhamento do desenvolvimento da audição e da linguagem

Idade	Marcos do desenvolvimento
Recém-nascido	Acorda com sons fortes
0-3 meses	Acalma com sons moderadamente fortes e músicas
3-4 meses	Presta atenção nos sons e vocaliza
6-8 meses	Localiza a fonte sonora Balbucia sons (p. ex., "dada")
12 meses	Aumenta a frequência do balbucio e inicia a produção das primeiras palavras Entende ordens simples (p. ex., "dá tchau")
18 meses	Fala no mínimo seis palavras
2 anos	Produz frases com duas palavras
3 anos	Produz sentenças

* Considerar a idade corrigida no caso de recém-nascidos prematuros.
Fonte: Brasil, 2012.[6]

O grau da perda auditiva pode variar de leve a profunda, bilateral ou unilateral. Além da perda auditiva neurossensorial, a criança pode apresentar outros tipos de perda auditiva (condutiva ou mista).

É importante lembrar das perdas auditivas tardias e/ou progressivas. Nesses casos, a criança nasceu ouvinte e por algum fator (genético ou ambiental, p. ex.) começa a apresentar sinais de perda auditiva após os primeiros meses ou anos de vida. Por conta dessa peculiaridade, o monitoramento auditivo rigoroso feito pelo pediatra é a ferramenta mais eficiente no diagnóstico precoce da perda auditiva na infância.

Também é importante lembrar que algumas síndromes genéticas apresentam perda auditiva em seu fenótipo. Atualmente, são descritas mais de 400 síndromes genéticas que envolvem perda auditiva. No Quadro 3, estão listadas as principais síndromes que apresentam perda auditiva como manifestação clínica.

Quadro 3 Principais síndromes relacionadas com perda auditiva neurossensorial

Síndromes	Manifestações clínicas
Síndrome de Waardenburg	Distopia *cantorum*, alterações na pigmentação da íris, hipopigmentação do cabelo ("topete branco") e perda auditiva neurossensorial[9]
Síndrome brânquio-otorrenal (BOR)	Hipoacusia condutiva (30%), sensorioneural (20%) ou mista (50%); coloboma (70-80%); defeitos estruturais na orelha externa (30-60%), média e interna; fístulas ou cistos branquiais; anormalidades renais, desde hipoplasia até degeneração renal bilateral (10-12%) Outras anormalidades menos comuns podem ocorrer, como estenose dos ductos lacrimais, paralisia dos nervos faciais e defeitos no palato[10]
Síndrome CHARGE	Coloboma (íris ou coroide, com ou sem microftalmia), atresia das coanas, hipoplasia dos canais semicirculares, disfunção romboencefálica, disfunção hipotálamo-hipofisária, anomalias da orelha externa e média, malformações dos órgãos do mediastino[11]
Síndrome de Treacher Collins	Coloboma da pálpebra inferior, micrognatia e hipoplasia das arcadas zigomáticas e microtia; hipoplasia das eminências malares, hipoplasia da maxila com fenda do palato secundário ou palato alto e arqueado[8]
Síndrome de Usher	Perda auditiva neurossensorial, retinite pigmentosa e perda progressiva da visão[7]
Síndrome de Pendred	Perda auditiva neurossensorial presente ao nascimento, anormalidades da orelha interna, aumento da tireoide e problemas de equilíbrio por alterações da função vestibular[8]
Síndrome de Alport	Perda auditiva e doenças renais[8]

Fonte: adaptado de The Joint Committee on Infant Hearing, 2019;[7] Van Camp e Smith, 2021;[8] Nasser et al., 2012;[9] Araújo et al., 2010;[10] e Giestas et al., 2011.[11]

A despeito do número de síndromes relacionadas a déficit auditivo, a grande maioria dos casos de perda auditiva de causa genética são os casos não sindrômicos, portanto, a grande maioria das crianças com surdez ao nascimento de causa genética não tem nenhuma evidência clínica que sinalize a presença da deficiência.[12]

As mutações do gene da conexina 26 (gene GJB2) são as causas mais comuns de perda auditiva não sindrômica. Estima-se que 70% de todas as causas genéticas de surdez sejam não sindrômicas e entre estas, 80% se apresentam com padrão de herança autossômico recessivo. O gene GJB2, que codifica a proteína conexina 26 (Cx26), está envolvido tanto nas formas dominantes quanto recessivas de surdez não sindrômica. Mutações nesse gene são responsáveis por 80% dos casos com padrão de herança recessivo e uma mutação específica (35delG) é a maior envolvida nos casos de surdez com etiologia genética.[12]

As malformações cocleovestibulares também podem ser causa de perda auditiva, geralmente grave a profunda. São exemplos dessas malformações: aplasia coclear, deformidade de Michel, displasia de Mondini, hipoplasia coclear e aqueduto vestibular alargado. Nem sempre de causa genética, podem ser decorrentes de uma falha no desenvolvimento embrionário da vesícula ótica ou de fatores ambientais, como infecção congênita pelo citomegalovírus (CMV) e uso de medicamentos como a talidomida.

PROPEDÊUTICA

O diagnóstico audiológico em bebês e crianças pequenas deve ser realizado em tempo hábil por profissionais especializados no atendimento pediátrico e que possuam todos os equipamentos necessários, usando os protocolos baseados nas evidências científicas atuais.

Os testes auditivos realizados devem ter o objetivo de quantificar os limiares auditivos com especificidade de frequência com estímulos para condução aérea e óssea, podendo, assim, determinar o tipo e o grau da perda auditiva em cada orelha. Isso é fundamental para orientar os próximos passos da reabilitação.

De acordo com as metas 1, 2 e 3 das EHDI, o diagnóstico audiológico deve ser concluído até os 3 meses de idade. Essa idade precoce é ideal para o processo de diagnóstico, pois os bebês são mais propensos a dormir por períodos prolongados, facilitando a realização de alguns exames. Em crianças com necessidades especiais de saúde, no entanto, o atraso no diagnóstico da perda auditiva pode ser inevitável em virtude da atenção dada a outros procedimentos de diagnóstico e tratamento urgentes. Todo esforço deve ser feito para minimizar eventuais atrasos.[7,13]

A audição pode ser medida a partir do momento que a criança nasce e a avaliação auditiva pode ser realizada em qualquer idade. Qualquer medida que atrase esses procedimentos, no entanto, irá impactar no desenvolvimento de fala e linguagem. Para cada faixa etária, existem técnicas e métodos que, em conjunto, podem fornecer informações seguras dos níveis de audição da criança.

Os principais exames utilizados para determinar o diagnóstico auditivo em recém-nascidos e crianças pequenas são:

- Potencial evocado auditivo de tronco encefálico (PEATE, anteriormente denominado BERA, do inglês *brainstem evoked response audiometry*): teste padrão-ouro para determinar o limiar auditivo em bebês e crianças pequenas (até 6 meses de idade) ou crianças que não conseguem responder adequadamente aos métodos comportamentais. O teste deve ser realizado por frequência específica (PEATE-FE), por via aérea e por via óssea (quando necessário), em cada orelha, pois dessa forma é possível determinar o grau e o tipo de perda auditiva. PEATE-FE: realizado em frequências predefinidas (500, 1.000, 2.000 e 4.000 Hz) (Figura 2). As informações do nível de audição nessas frequências são fundamentais para determinar qual tipo de tratamento será adotado. O teste avalia o funcionamento coclear em diferentes regiões, abrangendo áreas mais basais, médias e apicais da membrana basilar da cóclea e fornecendo informações de diferentes áreas cocleares separadamente.

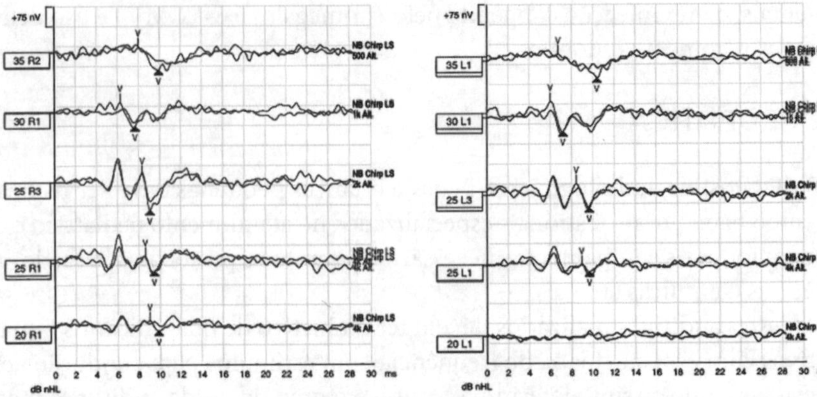

Figura 2 Registro de PEATE-FE em orelhas direita e esquerda, respectivamente, de exame normal. Observam-se os limiares mínimos de resposta para cada frequência (500, 1.000, 2.000 e 4.000 Hz).
PEATE-FE: potencial evocado auditivo de tronco encefálico por frequência específica.
Fonte: arquivo pessoal da autora Daniela Capra, com permissão.

- Potencial evocado auditivo de estado estável: também tem o objetivo de testar separadamente cada área coclear com especificidade de frequência. Pode ser usado como complemento do PEATE-FE em alguns casos de perda auditiva.
- Medidas da função da orelha média: devem ser usadas como parte do processo de diagnóstico audiológico para bebês e crianças pequenas. Tanto a timpanometria quanto a reflectância de banda larga podem ser usadas com bons resultados. Ambos os testes fornecem informações das condições da orelha média, ajudando nos casos de otite média com efusão.
- Reflexo estapédico: importante sinal da função da orelha média e da integridade das vias auditivas até o tronco encefálico. Sua pesquisa constitui uma ferramenta importante no conjunto de medidas usadas para o diagnóstico audiológico.
- Emissões otoacústicas evocadas (EOAE): fornecem informações importantes sobre a integridade das células ciliadas externas da cóclea. Consistem em um dos métodos da triagem auditiva neonatal e também integram o conjunto de testes utilizados para o diagnóstico auditivo. Fornecem dados que ajudam no diagnóstico diferencial do distúrbio do espectro da neuropatia auditiva (DENA) e da perda auditiva neurossensorial. Triagem auditiva neonatal universal (TANU): abordada no tópico "Prevenção e prognóstico".
- Avaliação do comportamento auditivo formal: padrão-ouro para estimar os limiares auditivos em crianças maiores. Baseia-se nas respostas comportamen-

tais da criança frente a um estímulo sonoro predefinido. Para cada faixa etária, espera-se respostas comportamentais específicas da criança. Audiometria de reforço visual (VRA, do inglês *visual reinforcement audiometry*): realizada em criança com mais de 6 meses de idade. Nessa técnica, espera-se que a criança vire a cabeça em direção ao som. Esse comportamento auditivo é reforçado por meio de estímulos visuais após a criança identificar o estímulo sonoro, para evitar que ocorra habituação da resposta e favorecer seu aparecimento por mais vezes e mesmo em fracas intensidades nas frequências testadas.[2] Audiometria de respostas condicionadas: pode ser usada em crianças com mais de 2 anos de idade. É um método em que a observação das respostas a estímulos acústicos é realizada em uma situação controlada. Para se obter respostas consistentes e precisas, utiliza-se o condicionamento lúdico, ou seja, as respostas ao estímulo são demonstradas frente à execução de uma tarefa motora amigável "aprendida" pela criança. A criança pode ser instruída (condicionada), por exemplo, a jogar uma bolinha na caixa toda vez que ouvir determinado som, ou encaixar uma peça em um brinquedo (Figura 3).

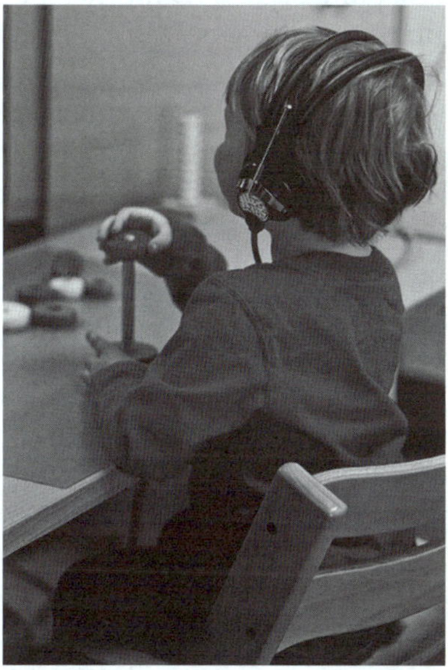

Figura 3 Criança de 3 anos de idade realizando audiometria infantil condicionada.
Fonte: arquivo pessoal da autora Daniela Capra, com permissão.

A classificação do grau de perda auditiva para crianças até 7 anos pode ser vista no capítulo 11, Tabela1.

TRATAMENTO

A reabilitação da perda auditiva é importante para o processo de inclusão social e econômica do paciente, nos relacionamentos pessoais, na vida cotidiana e no mercado de trabalho. Quanto mais precoce for a reabilitação, melhores são os resultados.[14]

Com as possibilidades de reabilitação disponíveis atualmente, as crianças com deficiência auditiva grave a profunda têm a chance de adquirirem nível de desenvolvimento de linguagem muito próximo ou semelhante ao de crianças ouvintes.[15]

O tipo de tratamento é variável a depender do tipo e do grau de perda auditiva. Entre as possibilidades, existem aparelhos de amplificação sonora, cirurgias e próteses auditivas implantáveis ou parcialmente implantáveis.[14]

Aparelho de amplificação sonora individual

A indicação do aparelho de amplificação sonora individual (AASI) deve ser realizada tão logo a perda auditiva seja diagnosticada, sempre acompanhada de terapia fonoaudiológica. As condutas de amplificação sonora deverão ser tomadas de acordo com as boas práticas de amplificação e validação das respostas auditivas do bebê.[2]

A terapia fonoaudiológica associada será essencial para a avaliação e a estimulação do desenvolvimento auditivo, para a observação e a estimulação do desenvolvimento de fala e da linguagem e para a adequada orientação familiar.

Implante coclear

O implante coclear (IC) proporciona melhor percepção de fala e desenvolvimento de linguagem em pacientes com perda auditiva neurossensorial grave a profunda, bilateral e pré-lingual e deve ser realizado o mais precocemente possível.[14]

Mais informações sobre IC são apresentadas no capítulo 8, “Implante coclear e próteses auditivas implantáveis”.

PREVENÇÃO E PROGNÓSTICO

A prevenção da perda auditiva é desafiadora por se tratar de um evento multifatorial. Além disso, até o momento não existe prevenção para algumas das possíveis causas, como as perdas auditivas de origem genética, sindrômicas e não sindrômicas. Outras causas podem ser prevenidas tornando o pré-natal acessível e efetivo ao maior número de gestantes possível (p. ex., infecções intrauterinas como herpes, rubéola, toxoplasmose, sífilis, CMV e Zika vírus). Um pré-natal acessível a todas as gestantes também reduziria as chances de complicações no parto e internações prolongadas em UTIN, outra causa prevalente de perda auditiva infantil.

Para a deficiência auditiva, tão importante quanto a prevenção é a identificação precoce. A TANU faz parte de um conjunto de ações que devem ser realizadas para a atenção integral à saúde auditiva na infância que incluem triagem, monitoramento e acompanhamento do desenvolvimento da audição e da linguagem, diagnóstico e reabilitação.[6] Mais do que uma recomendação, a Lei Federal nº 12.303/2010 torna obrigatória e gratuita a realização do exame EOAE ("teste da orelhinha") na triagem auditiva neonatal em todos os bebês nascidos em hospitais e maternidades.[16] Essa medida constitui a melhor chance de diagnóstico precoce que uma criança com perda auditiva pode ter.

A TANU deve ser realizada, preferencialmente, nos primeiros dias de vida (24 a 48 horas), na maternidade e, no máximo, durante o 1º mês de vida. Nos casos em que a saúde da criança não permita a realização da TANU no momento recomendado, ela deve ser realizada assim que possível. No caso de nascimentos que ocorrem em domicílio, fora do ambiente hospitalar ou em maternidades sem triagem auditiva, a realização do teste deverá ocorrer durante o 1º mês de vida.[6]

A triagem é organizada em duas etapas (teste e reteste), no 1º mês de vida. A presença ou a ausência de indicadores de risco para a deficiência auditiva (ver Quadro 1) devem orientar o protocolo a ser utilizado e cada maternidade deve organizar seu serviço de triagem de acordo com essas recomendações:[6]

1. Para os neonatos e lactentes sem indicador de risco para deficiência auditiva, o exame de escolha é a avaliação das EOAE.
2. Para os neonatos e lactentes com indicador de risco para deficiência auditiva, o exame de escolha é o PEATE automático (também chamado PEATE triagem).

Nesses casos, a realização do PEATE automático como primeira escolha se justifica em virtude da maior prevalência de perdas auditivas retrococleares não identificáveis por meio do exame de EOAE.

É importante destacar a distinção entre o PEATE triagem (ou automático), método utilizado na triagem auditiva de bebês com indicador de risco para deficiência auditiva, e o PEATE-FE, usado para determinar os limiares auditivos no período de diagnóstico audiológico infantil. O PEATE triagem é um teste de passa/falha.

Nos casos de falha na TANU, os pais de neonatos com ou sem indicador de risco devem ser orientados sobre a necessidade e a importância de realizar o reteste no mesmo serviço que realizou o primeiro teste em um período de até 30 dias após a alta hospitalar.

No caso de falha no reteste, todos os neonatos e lactentes com ou sem indicadores de risco para deficiência auditiva devem ser encaminhados imediatamente para avaliação diagnóstica otorrinolaringológica e audiológica.

Neonatos e lactentes com malformação de orelha, mesmo que em apenas uma delas, deverão ser encaminhados diretamente para diagnóstico otorrinolaringológico e audiológico.

DESAFIOS ATUAIS

Sem dúvida, o desafio com relação às perdas auditivas no 1º ano de vida é o diagnóstico precoce. Até 2019, o EHDI recomendava as metas de 1-3-6 meses: TANU concluída até 1 mês de idade, diagnóstico audiológico concluído aos 3 meses de idade e intervenção precoce iniciada o mais tardar aos 6 meses de idade.[13] A partir de 2019, para fornecer acesso rápido e adequado aos serviços de estimulação auditiva e intervenção da linguagem, o JCIH recomendou que os programas de detecção e intervenção auditiva que já atendiam às metas 1-3-6 considerassem atingir uma nova meta, de 1-2-3 meses:[7] TANU concluída até 1 mês de idade, diagnóstico audiológico concluído aos 2 meses de idade e intervenção precoce iniciada o mais tardar aos 3 meses de idade.

A idade mais precoce possível de identificação da perda auditiva é encorajada por duas razões principais: o bebê pode receber intervenção precoce para reabilitação auditiva e muitos testes audiológicos precisam ser realizados com o bebê dormindo profundamente (p. ex., PEATE-FE) – recém-nascidos e bebês dormem por períodos prolongados, facilitando a realização desses testes.

Em resumo, o que essa mudança de metas indica é que quanto antes o diagnóstico auditivo for finalizado, mais rapidamente a criança será encaminhada para reabilitação auditiva e melhores serão seus resultados no que se refere a fala e linguagem. Não há espaço para a demora.

ORIENTAÇÕES AOS PAIS

- A TANU é uma ferramenta indispensável no diagnóstico auditivo precoce. Em caso de falha, procurar avaliação otorrinolaringológica e audiológica.
- Em caso de suspeita de perda auditiva, como falta de interação esperada com sons ambientais e de fala dos cuidadores, procurar avaliação otorrinolaringológica e audiológica, mesmo que tenha obtido resultados satisfatórios na TANU.
- Os neonatos e lactentes com indicadores de risco que obtiveram respostas satisfatórias na TANU devem realizar o monitoramento mensal do desenvolvimento da audição e da linguagem com pediatra. Sugere-se utilizar como referências os marcos para acompanhamento do desenvolvimento de audição

e linguagem e registrá-los na Caderneta de Saúde da Criança. É fundamental que esse monitoramento ocorra mensalmente durante todo o 1º ano de vida e isso deve ser reforçado para os pais.

- Todas as crianças com indicadores de risco para deficiência auditiva devem ser monitoradas do ponto de vista auditivo com avaliação audiológica (audiometria de reforço visual – VRA e medidas da função da orelha média – timpanometria e pesquisa do reflexo estapédico) entre 7 e 12 meses de vida.[6]
- Em caso de suspeita de desenvolvimento de fala/linguagem aquém do esperado ou de perda auditiva, em qualquer momento, a questão deve ser levada ao pediatra, que encaminhará para avaliação especializada.

CONCLUSÃO

A prevalência da deficiência auditiva é considerada elevada se comparada a outras doenças passíveis de triagem na infância, como a fenilcetonúria e a anemia falciforme;[6] por isso os indicadores de risco para deficiência auditiva devem ser seriamente observados por todos os profissionais que trabalham no atendimento à criança.

A TANU deve ser encarada como a melhor opção para o diagnóstico precoce da perda auditiva. Uma falha não deve ser menosprezada, pois indica que alguma alteração pode estar ocorrendo na orelha do bebê. Falha no reteste deve ser encaminhada imediatamente para diagnóstico otorrinolaringológico e audiológico.

O diagnóstico e a intervenção precoces da deficiência auditiva são os principais fatores determinantes do sucesso do desenvolvimento da linguagem, da fala e da aprendizagem da leitura e da escrita. Por conta disso, o diagnóstico auditivo não deve ser postergado ou atrasado e todos os esforços devem ser empregados para que ocorra dentro das metas preconizadas.

A reabilitação auditiva do bebê com deficiência auditiva deve ser iniciada assim que for concluído o diagnóstico médico e audiológico.

REFERÊNCIAS BIBLIOGRÁFICAS

1. Villaschi JF, Reis ZSN. Conceitos em saúde perinatal. In: Cabral ACV (ed.). A gravidez de alto risco: guia de bolso. São Paulo: Atheneu; 2014. p.3-10.
2. Northern JL, Downs MP. Audição e perda auditiva em crianças. In: Northern JL, Downs MP (eds.). Audição na infância. 5.ed. Rio de Janeiro: Guanabara Koogan; 2005. p.3-27.
3. Azevedo MF, Angrisani RG. Desenvolvimento das habilidades auditivas. In: Boéchat EM, Menezes PL, Couto CM, Frizzo ACF, Scharlach RC, Anastásio ART (eds.). Tratado de Audiologia. Rio de Janeiro: Santos; 2015. p.373-80.
4. Brasil. Ministério da Saúde. Surdez. Junho de 2017. Disponível em: https://bvsms.saude.gov.br/surdez-3/. Acesso em: 22/01/2023.

5. Munhoz MSL, Caovilla HHC, Silva MLG, Ganança MM. Audiologia Clínica. São Paulo: Atheneu; 2003.
6. Brasil. Ministério da Saúde. Secretaria de Atenção à Saúde. Departamento de Ações Programáticas Estratégicas. Diretrizes de Atenção da Triagem Auditiva Neonatal. Brasília: Ministério da Saúde; 2012. Disponível em: https://www.sbp.com.br/fileadmin/user_upload/2015/02/field_generico_imagens-filefield-description_69.pdf. Acesso em: 22/01/2023.
7. The Joint Committee on Infant Hearing. Year 2019 Position Statement: principles and guidelines for early hearing detection and intervention programs. J Early Hear Detection Intervention. 2019; 4(2): 1-44. Disponível em: https://digitalcommons.usu.edu/cgi/viewcontent.cgi?article=1104&context=jehdi. Acesso em: 22/01/2023.
8. Van Camp G, Smith RJH. Hereditary Hearing Loss homepage. Atualizado em: 30/08/2021. Disponível em: https://hereditaryhearingloss.org. Acesso em: 22/01/2023..
9. Nasser LS, Paranaíba LMR, Frota AC, Gomes A, Versiani G, Martelli Júnior H. Síndrome de Waardenburg: aspectos oftalmológicos e critérios de diagnóstico – relatos de casos. Arq Bras Oftalmol. 2012; 75(5): 352-5.
10. Araújo IM, Guilhen JC, Zanolli MB, Vasconcelos TJQD, Pimenta VF, Mota RL. Branchiootorenal syndrome (BOR): case report. Arq Ciênc Saúde. 2010; 146-9.
11. Giestas A, Figueiredo S, Palma I, Soares G, Dias C, Fortuna A et al. Síndrome de CHARGE, uma causa rara de hipogonadismo hipogonadotrófico. Rev Portug Endocrinol Diabetes Metab. 2011; 2: 42-6.
12. Pfeilsticker LN, Stole G, Sartorato EL, Delfino D, Guerra ATM. A investigação genética na surdez hereditária não-sindrômica. Rev Bras Otorrinolaringol. 2004; 70(2): 182–6.
13. Chung W, Beauchaine KL, Hoffman J, Coverstone KR, Oyler A, Mason C. Early hearing detection and intervention - pediatric audiology links to services EHDI-PALS: building a national facility database. Ear Hear. 2017; 38(4): e227-31.
14. Associação Médica Brasileira; Associação Brasileira de Otorrinolaringologia e Cirurgia Cérvico-Facial. Perda auditiva neurossensorial: tratamento. Projeto Diretrizes. 2011. Disponível em: https://amb.org.br/files/_BibliotecaAntiga/perda_auditiva_neurossensorial_tratamento.pdf. Acesso em: 22/01/2023.
15. Ertmer DJ. Assessing speech intelligibility in children with hearing loss: toward revitalizing a valuable clinical tool. Lang Speech Hear Serv Sch. 2011; 42(1): 52-8.
16. Brasil. Lei nº 12.303, de 02 de agosto de 2010. Dispõe sobre a obrigatoriedade de realização do exame denominado emissões otoacústicas evocadas. Diário Oficial da União, 03/08/2010. Disponível em: https://www.planalto.gov.br/ccivil_03/_ato2007-2010/2010/lei/l12303.htm. Acesso em: 22/01/2023.

8

IMPLANTE COCLEAR E PRÓTESES AUDITIVAS IMPLANTÁVEIS

Felippe Felix
Guilherme Soares Crespo

OBJETIVOS

- ✓ Definir o que é implante coclear e o que são as próteses auditivas ancoradas no osso.
- ✓ Comentar as principais indicações e técnicas cirúrgicas do implante coclear e das próteses auditivas implantáveis, bem como sua aplicação em crianças.

INTRODUÇÃO

No atendimento aos pacientes com perda auditiva, após o correto diagnóstico e entendimento das opções terapêuticas, a habilitação/reabilitação auditiva é imprescindível para os casos de insucesso da terapia inicial. Entre as principais possibilidades de reabilitação, os aparelhos auditivos convencionais (aparelhos de amplificação sonora individuais – AASI) compõem, de forma geral, a primeira linha de abordagem. Na falha destes ou em casos nos quais sabidamente não trariam benefícios, as próteses implantáveis assumem grande importância. Mais informações sobre os quadros de perda auditiva são apresentadas no capítulo 7, "Perda auditiva na infância: o primeiro ano de vida".

IMPLANTE COCLEAR

Os pacientes com perda auditiva neurossensorial grave a profunda bilateral que não se adaptam ao uso de AASI são os grandes beneficiários do implante coclear (IC), dispositivo que surgiu em 1976, em Los Angeles, em projeto elaborado pelo Dr. William House.[1]

O implante coclear é composto por dois dispositivos: um interno, colocado cirurgicamente, com receptor, processador e cabo de eletrodos; e um externo, composto por microfone, processador de fala e transmissor (Figuras 1 e 2).

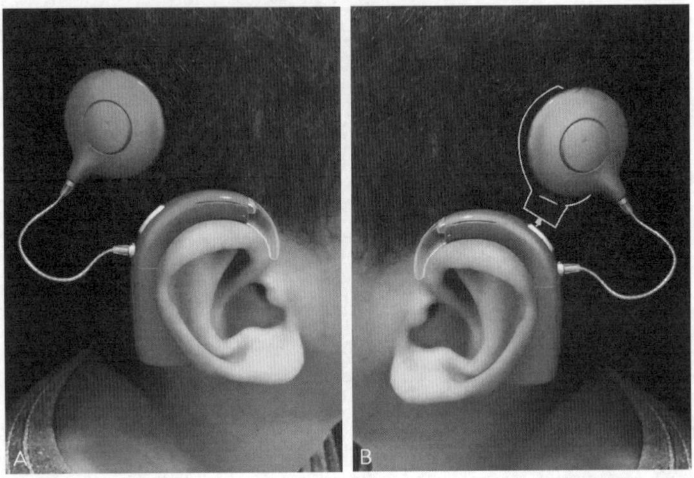

Figura 1 Implante coclear e seus dispositivos. A: dispositivo externo composto por microfone, processador de fala e transmissor; B: dispositivo externo e representação esquemática do componente interno, composto por receptor, processador e feixe de eletrodos (não apresentado na figura).
Fonte: arquivo pessoal dos autores Felippe Felix e Guilherme Soares Crespo, com permissão.

Aspectos epidemiológicos

O número atual de usuários de implante coclear no mundo é estimado em 600 mil pessoas, com aumento em progressão geométrica anualmente à medida que as indicações se expandem e gera-se maior confiança na tecnologia.[1]

Indicações e contraindicações

Mais recentemente, as indicações para implante coclear no Brasil foram atualizadas. O Ministério da Saúde e a Agência Nacional de Saúde Suplementar estabeleceram recomendações semelhantes, sendo a indicação base a presença de perda auditiva neurossensorial de grave a profunda bilateral. A partir dessa condição, dividindo por faixas etárias, são especificadas as indicações:[2,3]

- Crianças com até 4 anos de idade incompletos, preenchendo todos os seguintes critérios:

- Experiência com uso de AASI por um período mínimo de 3 meses (exceto em casos de meningite e/ou surdez profunda de etiologia genética comprovada).
  A indicação é mais permissiva nos casos pós-meningite, pois esta doença comumente desencadeia um processo de ossificação da cóclea, o que potencialmente dificulta ou inviabiliza a implantação em caso de demora entre a cura da infecção e a cirurgia. Além disso, algumas doenças genéticas apresentam 100% de expressão fenotípica com surdez grave a profunda. Nessas duas situações, não é preciso realizar período de teste com AASI e o implante coclear pode ser realizado precocemente.
- Idade mínima de 6 meses na perda auditiva profunda e idade mínima de 18 meses na perda auditiva grave.
- Falta de acesso aos sons de fala em ambas as orelhas com AASI, ou seja, limiares em campo livre com AASI piores que 50 dB nas frequências da fala (500 a 4.000 Hz).
- Adequação psicológica, motivação e expectativa adequada da família para o implante coclear e para o processo de reabilitação fonoaudiológica.

- Crianças com idade entre 4 anos completos e 7 anos incompletos, preenchendo todos os critérios a seguir:
  - Resultado igual ou menor que 60% de reconhecimento de sentenças em conjunto aberto com uso de AASI na melhor orelha e igual ou menor do que 50% na orelha a ser implantada.
  - Presença de indicadores favoráveis para o desenvolvimento de linguagem oral mensurados por protocolos padronizados.
  - Adequação psicológica, motivação e expectativa adequada da família para o implante coclear e para o processo de reabilitação fonoaudiológica.
- Crianças de 7 a 12 anos de idade incompletos, quando preenchidos todos os critérios a seguir:
  - Resultado igual ou menor que 60% de reconhecimento de sentenças em conjunto aberto com uso de AASI na melhor orelha e igual ou menor do que 50% na orelha a ser implantada, com percepção de fala diferente de zero em conjunto fechado.
  - Presença de código linguístico oral em desenvolvimento mensurados por protocolos padronizados. Devem apresentar comportamento linguístico predominantemente oral.
  - Adequação psicológica, motivação e expectativa adequada do paciente e da família para o implante coclear e para o processo de reabilitação fonoaudiológica.
  - Uso de AASI contínuo e efetivo desde no mínimo 2 anos de idade sugerindo a estimulação das vias auditivas centrais desde a infância.

Os pacientes com surdez são divididos em dois grupos: pré-linguais, que perderam a audição (ou nunca desenvolveram) antes que a linguagem oral tenha se desenvolvido; e pós-linguais, que perderam a audição depois que já tinham a linguagem oral estabelecida. De forma geral, essa divisão auxilia no entendimento das indicações. Os pacientes pré-linguais que preencham os critérios descritos terão benefícios claros quando implantados antes dos 4 anos de idade (idealmente, mais cedo). Após esse período, os pacientes precisam demonstrar graus específicos de desenvolvimento de linguagem oral para serem contemplados. Um paciente surdo pré-lingual com idade maior e que não apresente determinados indicadores de linguagem oral não é um bom candidato.

As principais contraindicações são: condições médicas ou psicológicas que possam contraindicar a cirurgia; agenesia da cóclea ou nervo coclear; tumores ou lesões do sistema nervoso central; infecção ativa de orelha média; e famílias com expectativas irreais quanto aos benefícios, aos resultados e às limitações do implante coclear.[4,5]

Propedêutica

Todos os pacientes devem passar por avaliação multiprofissional com: exame otorrinolaringológico para investigação etiológica da surdez, exames de imagem (tomografia computadorizada e ressonância magnética) para avaliar a estrutura da cóclea e a presença de nervo auditivo, avaliação audiológica completa (com e sem AASI) e avaliação de aspectos cognitivos, emocionais e de motivação do indivíduo e da família.

Tratamento: cirurgia e ativação

A cirurgia é realizada, na grande maioria das vezes, sob anestesia geral. A colocação do implante coclear é feita por acesso através da mastoide. Realizam-se uma incisão retroauricular, a dissecção por planos até a cortical óssea da mastoide, mastoidectomia cortical, antrostomia e timpanotomia posterior. A partir daí, o cabo de eletrodos deve ser inserido na escala timpânica da cóclea através da própria janela redonda ou de um orifício criado chamado cocleostomia. Ainda durante a cirurgia, realiza-se uma telemetria para checar a função do aparelho implantado e uma radiografia para confirmar a posição do cabo de eletrodos na cóclea (Figura 2).

A ativação do implante ocorre 4 semanas após a cirurgia. A partir daí, o acompanhamento é multidisciplinar com consultas periódicas para avaliação otorrinolaringológica, mapeamento e balanceamento de eletrodos, audiometria em campo livre, testes de percepção da fala e orientação fonoaudiológica.

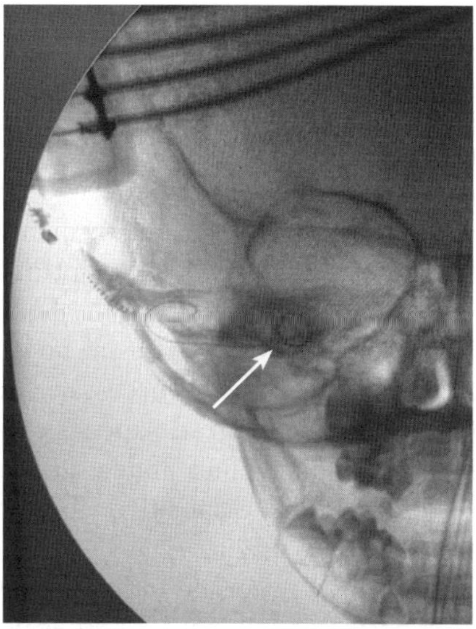

Figura 2 Exame radiológico em incidência transorbitária anteroposterior, evidenciando o feixe de eletrodos (parte do componente interno) inserido em cóclea direita (seta branca).
Fonte: arquivo pessoal dos autores Felippe Felix e Guilherme Soares Crespo, com permissão.

Prognóstico

Nos últimos anos, algumas novidades surgiram com relação ao implante coclear, com maior proporção de implantes bilaterais e maior precocidade da realização do implante.

Vários estudos mostraram que a realização de implante coclear bilateral consegue trazer benefícios à aquisição de linguagem na infância.[6] Além disso, foram encontrados outros ganhos, como aumento na precisão da localização sonora e maior entendimento da fala em ambientes ruidosos.[7,8] Dessa forma, conforme portaria do Sistema Único de Saúde (SUS) de 2014, as crianças apresentam indicação para implante bilateral e excelente prognóstico.[3]

PRÓTESES AUDITIVAS ANCORADAS NO OSSO

As próteses auditivas ancoradas no osso (PAAO) são compreendidas como dispositivos cirurgicamente implantados diretamente no osso do crânio cujo objetivo essencial é criar um atalho para que o som chegue diretamente na orelha interna por condução óssea, sem precisar passar pela orelha externa e pela orelha média.[9]

Indicações

As principais indicações de próteses ancoradas no osso são para pacientes com doenças que acometem as orelhas externa e/ou média, como otite externa crônica, estenose ou atresia de meato acústico externo (MAE), malformações de pavilhão auricular, otosclerose, pacientes após timpanomastoidectomia com cavidade aberta de difícil adaptação a AASI, entre outros.

Um dos pré-requisitos para esse tipo de implante é que o indivíduo apresente, no mínimo, 40 dB de limiar auditivo por via óssea no lado estimulado, ou seja, uma cóclea bem funcionante. Além disso, é necessária uma espessura mínima no osso, por isso o procedimento é realizado apenas em maiores de 5 anos de idade. Antes de atingir essa idade, a criança pode usar uma banda elástica (*softband*) ou em forma de adesivo, com o dispositivo vibratório acoplado, para que ocorra estimulação auditiva até a cirurgia.

Mais recentemente, um novo grupo de indivíduos passou a se beneficiar desse tipo de implante. Os pacientes com perda auditiva profunda unilateral com audição normal contralateral, até há pouco tempo, não possuíam muitas opções para reabilitação auditiva. Os implantes osteointegrados passaram a ser úteis para esses casos, sendo realizados no lado com surdez, direcionando o som por vibração óssea para a cóclea funcionante. Assim, fontes sonoras provenientes do lado com surdez poderiam ser captadas pelo microfone desse mesmo lado e ouvidas pela cóclea normal do outro, sem precisar redirecionar a cabeça para a fonte sonora. O resultado costuma ser bastante satisfatório para esse grupo de pacientes e passou a ser uma das principais indicações desse tipo de prótese.

Propedêutica

Os pacientes devem passar por avaliação multiprofissional com exame otorrinolaringológico, investigação etiológica do problema de base, avaliação audiológica e, de forma geral, exames de imagem direcionados.

Tratamento: cirurgia e ativação

O implante de titânio é fixado no osso temporal, cerca de 5 cm distante posterossuperiormente do conduto auditivo externo. Esses dispositivos podem ser percutâneos, cujos pinos atravessam a pele e ficam expostos para o acoplamento da unidade externa da prótese (Figura 3), ou transcutâneos, que se acoplam por magnetismo (ímã) ao processador externo. Entre os transcutâneos, há os de condução óssea passiva e ativa. Os modelos passivos apresentam a unidade vibratória externamente e são posicionados sobre a pele do paciente, enquanto os de condução ativa vibram diretamente o osso temporal.[10] O Quadro 1 lista os modelos e fabricantes de próteses auditivas ancoradas no osso.

São necessários 2 a 3 meses para que ocorra a osteointegração após a cirurgia. Após esse período, é feita a ativação com adaptação do dispositivo externo composto pelo microfone e pelo vibrador ósseo que transmite o estímulo sonoro por via óssea, diretamente até a cóclea do paciente.

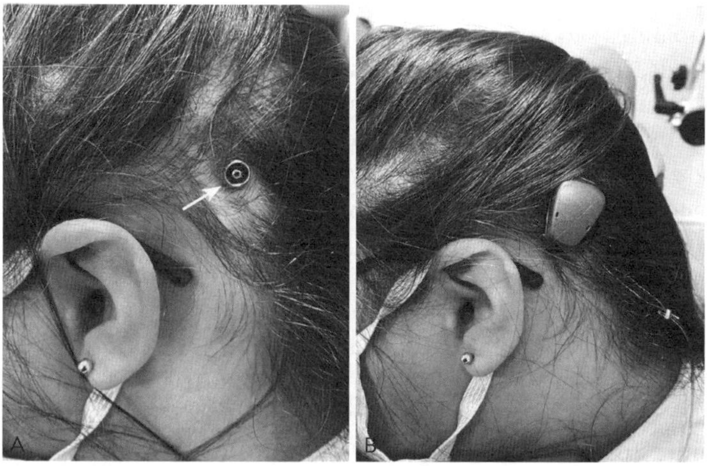

Figura 3 Exemplo de prótese auditiva ancorada no osso com dispositivo percutâneo. A: dispositivo de titânio percutâneo (seta branca); B: dispositivo externo acoplado (microfone e vibrador ósseo).
Fonte: arquivo pessoal dos autores Felippe Felix e Guilherme Soares Crespo, com permissão.

Quadro 1 Modelos e fabricantes de próteses auditivas ancoradas no osso

	Próteses auditivas ancoradas no osso	Fabricante
Percutâneas	BAHA Connect®	Cochlear
	PONTO®	Oticon
Transcutânea passiva	BAHA Attract®	Cochlear
Transcutânea ativa	BoneBridge®	MedEL
	OSIA®	Cochlear

Fonte: Bento, 2021.[11]

IMPLANTES AUDITIVOS DE ORELHA MÉDIA

Os implantes de orelha média são próteses auditivas implantadas cirurgicamente nas quais o reprodutor de som está localizado na orelha média. Os primeiros modelos foram lançados na década de 1990 e atualmente há mais de seis modelos disponíveis no mercado ou em estudo. Sua indicação audiológica é para a mesma faixa de perda auditiva que os AASI, de leve a grave; no entanto, nesses casos, o paciente não utiliza qualquer dispositivo no pavilhão auricular ou conduto auditivo externo.[12]

Os principais beneficiados são os pacientes que, por algum motivo, são impossibilitados de usar um AASI convencional, seja por otite externa crônica, estenose de conduto auditivo externo, grandes eczemas ou psoríase e alergias de conduto auditivo ao material do molde.

Esses implantes são compostos por uma parte externa semelhante a uma pequena moeda, com um microfone e um transmissor, e uma parte interna colocada cirurgicamente constituída por um processador, um receptor e um cabo que se acopla em alguma estrutura na orelha média, a depender do fabricante.[13]

A cirurgia para colocação do dispositivo interno é realizada por uma incisão retroauricular seguida de uma mastoidectomia, com a fixação do dispositivo na articulação incudoestapediana (entre a bigorna e o estribo) ou no corpo da bigorna, onde o aparelho realizará sua amplificação por meio da intensificação do movimento da cadeia ossicular.

A grande inovação da última década foi o surgimento de implantes de orelha média totalmente implantáveis, sem dispositivo externo. Há dois aparelhos desse tipo disponíveis e o que os diferencia é o tipo de microfone. No primeiro aparelho lançado, o microfone fica em um espaço subcutâneo com um potente filtro para evitar os ruídos autógenos, como contração muscular e fluxo nos vasos sanguíneos; enquanto no mais recente o próprio movimento da membrana timpânica serve como microfone, tornando o som, a princípio, mais puro e fisiológico.

A maior dificuldade para o emprego desses implantes é seu custo, pois não são contemplados pelo rol da Agência Nacional de Saúde Suplementar nem pelo SUS.

DESAFIOS ATUAIS

O limite inferior de idade para a realização de implante coclear vem diminuindo a cada ano. Antes, o limite inferior nacional era de 2 anos de idade, depois passou para 1 ano e atualmente excelentes resultados com baixo risco são obtidos em crianças com menos de 1 ano de idade. Essa estimulação precoce faz diferença e toda equipe de saúde auditiva deve buscar fechar o diagnóstico audiológico e a indicação do implante coclear até 1 ano de idade.[14] A partir daí, apoio da família e fonoterapia adequada serão peças-chave para o melhor aproveitamento do implante.

As próteses ancoradas no osso, por outro lado, não apresentam um horizonte muito diferente do atual em termos de indicações. As evoluções esperadas para esse tipo de dispositivo são apenas as tecnológicas fomentadas pela concorrência das marcas presentes no mercado mundial.

ORIENTAÇÕES AOS PAIS

- A correta triagem auditiva neonatal é fundamental. Pacientes com doenças perinatais diagnosticadas, intercorrências gestacionais, prematuridade e suas intercorrências, e histórico de surdez familiar, entre outras situações, merecem atenção especial da família e do pediatra.
- Mediante qualquer sinal de problema auditivo ou mesmo dúvidas sobre o protocolo seguido na triagem auditiva neonatal, a interconsulta otorrinolaringológica deve ser indicada.
- Uma vez identificada a perda auditiva, os pais devem procurar uma equipe de otorrinolaringologistas e fonoaudiólogos com formação em surdez infantil para iniciar, o quanto antes, a habilitação/reabilitação auditiva. Quanto mais precoce for o início da intervenção, menores serão as sequelas para a linguagem e o desenvolvimento da criança.

✓ CONCLUSÃO

Tanto o implante coclear quanto as próteses auditivas ancoradas no osso vêm evoluindo muito nos últimos anos e se estabelecendo como meios muito eficazes de reabilitação auditiva na população pediátrica. Conhecer suas indicações e seu correto uso é fundamental para não retardar a abordagem da criança com perda auditiva e obter, assim, melhores prognósticos.

REFERÊNCIAS BIBLIOGRÁFICAS

1. Naples JG, Ruckenstein MJ. Cochlear implant. Otolaryngol Clin N Am. 2019; 53(2020): 87-102.
2. Agência Nacional de Saúde Suplementar. Parecer Técnico nº 15/GEAS/GGRAS/DIPRO/2021. Cobertura: implante coclear. Disponível em: https://www.gov.br/ans/pt-br/arquivos/acesso-a-informacao/transparencia-institucional/pareceres-tecnicos-da-ans/2020/parecer_tecnico_no_15_2021_implante_coclear.pdf. Acesso em: 22/01/2023.
3. Brasil. Ministério da Saúde. Portaria GM/MS n° 2.776, de 18 de dezembro de 2014. Diretrizes gerais para a atenção especializada às pessoas com deficiência auditiva no Sistema Único de Saúde. Disponível em: https://bvsms.saude.gov.br/bvs/saudelegis/gm/2014/prt2776_18_12_2014.html. Acesso em: 22/01/2023.
4. Sennaroglu L, Ziyal I, Atas A, Sennaroglu G, Yucel E, Sevinc S et al. Preliminary results of auditory brainstem implantation in prelingually deaf children with inner ear malformations including severe stenosis of cochlear aperture and aplasia of the cochlear nerve. Otol Neurotol. 2009; 30: 708-15.

5. Colletti V, Carner M, Fiorino F, Sachetto L, Miorelli V, Orsi A et al. Nerve aplasia hearing restoration with auditory brainstem implant in three children with cochlear nerve aplasia. Otol Neurotol. 2002; 23: 682-93.
6. Litovsky RY, Johnstone PM, Godar S, Agrawal S, Parkinson A, Peters R et al. Bilateral cochlear implants in children: localization acuity measured with minimum audible angle. Ear Hear. 2006; 27: 43-59.
7. Litovsky RY, Johnstone PM, Godar SP. Benefits of bilateral cochlear implants and hearing aids in children. Int J Audiol. 2006; 45(Suppl. 1): S78-91.
8. Gantz BJ, Turner C, Gfeller KE. Acoustic plus electric speech processing: preliminary results of a multicenter clinical trial of the Iowa/Nucleus Hybrid implant. Audiol Neurootol. 2006; 11(Suppl 1): 63-8.
9. Lustig LR, Arts HA, Brackmann DE, Francis HF, Molony T, Megerian CA et al. Hearing rehabilitation using the BAHA bone-anchored hearing aid: results in 40 patients. Otol Neurotol. 2001; 22: 328-34.
10. Goycoolea M, Ribalta G, Tocornal F, Levy R, Alarcón P, Bryman Met al. Clinical performance of the Osia™ system, a new active osseointegrated implant system. Results from a prospective clinical investigation. Acta Otolaryngol. 2020; 140(3): 212-9.
11. Bento RF, Lima Júnior LRP, Tsuji RK, Goffi-Gomez MVS, Lima DVSP, Brito R. Tratado de implante coclear e próteses auditivas implantáveis. 2.ed. Rio de Janeiro: Thieme; 2021.
12. Boeheim K, Pok SM, Schloegel M, Filzmoser P. Active middle ear implant compared with open-fit hearing aid in sloping high-frequency sensorineural hearing loss. Otol Neurotol. 2010; 31: 424-9.
13. Todt I, Seidl RO, Ernst A. Hearing benefit of patients after Vibrant Soundbridge implantation. ORL J Otorhinolaryngol Relat Spec. 2005; 67: 203-6.
14. Akkaplan S, Batuk MO, Sennaroglu G. Auditory perception skills in children receiving simultaneous bilateral cochlear implants: early speech-discrimination results. Eur Arch Otorhinolaryngol. 2021; 278(12): 4689-96.

9

ZUMBIDO

Flávia Varela Capone
Patrícia Ciminelli

OBJETIVOS

- ✓ Discorrer sobre zumbido na infância e seu impacto na qualidade de vida na população pediátrica.
- ✓ Discutir sobre as causas do zumbido e a importância do seu diagnóstico.
- ✓ Orientar a propedêutica do zumbido na população pediátrica.
- ✓ Sugerir a abordagem terapêutica do zumbido.

INTRODUÇÃO

O zumbido é definido pela percepção de som nos ouvidos ou na cabeça sem que o som tenha sido gerado por uma fonte sonora externa. É um sintoma que pode apresentar diversas causas. As principais causas do zumbido são: auditivas, metabólicas, somatossensoriais (por contraturas musculares na região da cabeça e do pescoço) e emocionais. Estima-se que sua prevalência esteja entre 10 e 15% na população adulta.[1]

Na criança, o zumbido é difícil de ser avaliado, tornando-se um grande desafio, já que exige um autorrelato detalhado do sintoma e não há instrumentos validados para a avaliação nessa população. A literatura ainda é bastante escassa com relação ao diagnóstico e ao tratamento do zumbido na população pediátrica.[2]

ASPECTOS EPIDEMIOLÓGICOS

Estima-se que as crianças sejam acometidas pelo zumbido com a mesma frequência dos adultos, mas não se incomodam tanto na maioria das vezes. Algumas, porém, podem sofrer de forma semelhante aos adultos, com dificuldades na concentração e no sono, e impacto, inclusive, no desempenho escolar.[3,4]

A literatura ainda é bastante controversa no que diz respeito à real prevalência do zumbido na população pediátrica. Estima-se que a ocorrência de zumbido chegue a 36% nas crianças com audição normal e a até 66% naquelas com perda auditiva.[5] Estudos epidemiológicos revelam prevalência de zumbido em criança entre 6 e 59%, mas eles diferem de forma significativa quanto aos métodos de coleta de dados, critérios diagnósticos e idade dos grupos.[6-9] Coelho et al. encontraram prevalência de sensação de zumbido de 37,5% em crianças com audição normal e idade entre 5 e 12 anos e prevalência de incômodo de 17,8% nesse grupo.[10] Em crianças com perda auditiva, a sensação de zumbido ocorreu em 50% dos casos com perda auditiva leve e em 23,5% das crianças com perda auditiva moderada a profunda; o sofrimento com o sintoma estava presente em 33,8% e 18,8% dos casos, respectivamente. Por sua vez, estudo retrospectivo de Levi et al. com 283 crianças portadoras de zumbido mostrou que 79,3% delas apresentavam audição normal, mas o zumbido era mais frequentemente intermitente.[11] O zumbido constante foi mais comum nas crianças com perda auditiva associada. História de otite média estava presente em 13,7% das crianças com zumbido e cirurgia otológica prévia, em 4,4%. Baguley e McFerran observaram que a prevalência de zumbido em crianças com perda auditiva neurossensorial é maior do que em crianças com audição normal, sendo que aquelas com perda auditiva neurossensorial profunda parecem ter menor prevalência de zumbido quando comparadas àquelas com perda neurossensorial moderada a grave.[12] Mills e Cherry observaram que crianças com perda auditiva condutiva secundária a otite média secretora tinham mais chance de ter zumbido do que aquelas com perda auditiva neurossensorial.[13]

De fato, a presença de perda auditiva está mais comumente associada ao zumbido na população pediátrica, da mesma forma que se observa na população adulta, mas Chan et al., em um estudo retrospectivo, encontraram em uma coorte de 180 crianças com zumbido 77,8% com audição normal, 9,4% com perda auditiva neurossensorial e 11,1% com perda auditiva condutiva.[2,5,6,10] Savastano et al. também encontraram aproximadamente 50% das crianças, em seu estudo, com zumbido e audiometria normal.[14] Conclui-se, então, que é importante ter em mente que, apesar de o zumbido estar presente, na maioria das vezes, em crianças com algum grau de perda auditiva, ele é um sintoma bastante prevalente também em crianças com audição normal.[2,14]

FISIOPATOLOGIA

A fisiopatologia do zumbido é complexa e multifatorial. Pode-se resumir, de forma didática, quatro grandes grupos de causas: auditivas, somatossensoriais (relacionadas a contraturas musculares na região da cabeça e do pescoço), metabólicas e emocionais.

As causas auditivas são aquelas que podem estar relacionadas a alterações na orelha média, principalmente as otites médias com efusão. Alterações auditivas que podem causar dano às células ciliadas da orelha interna, como exposição a níveis de pressão sonora elevados/trauma acústico, ototoxicidade, infecções da orelha interna ou até causas perinatais ou genéticas, podem levar a perdas de audição.

As causas somatossensoriais ocorrem por contraturas musculares na região da cabeça e do pescoço, como nos casos de disfunção da articulação temporomandibular (ATM) e tensão muscular cervical, torcicolos ou contraturas nessa região.

As causas metabólicas costumam estar relacionadas a erros alimentares como abuso de doces, abuso de carboidratos, jejum prolongado e abuso de alimentos gordurosos. Podem ser encontrados também casos de zumbido na vigência de alterações da função tireoidiana e nas deficiências de vitamina B12, zinco e magnésio.

As causas emocionais devem ser sempre levadas em consideração. O zumbido gera ansiedade e a ansiedade piora o zumbido, criando um círculo vicioso de estresse, piora do sintoma, aumento da vigilância ao zumbido e, consequentemente, aumento de sua percepção e do incômodo. Os transtornos psiquiátricos mais relacionados ao zumbido são depressão e ansiedade. Alguns perfis típicos de personalidade também podem estar ligados ao sintoma. O papel da ativação de áreas do sistema límbico na fisiopatologia do zumbido é de extrema importância e fundamental para a geração de incômodo e queda na qualidade de vida, muitas vezes associados ao zumbido.[1]

QUADRO CLÍNICO

Quando se trata de zumbido, é muito importante avaliar o impacto que o sintoma tem na qualidade de vida dos pacientes. O incômodo relacionado a esse sintoma parece ser menor na população pediátrica quando comparada aos adultos.[3,4] Uma possível explicação para essa diferença diz respeito ao fato de que as crianças tendem a aceitar melhor novas experiências; assim, raramente descrevem sintomas que não estejam associados a dor e parecem ter a percepção da imagem corporal menos desenvolvida.[15] Além disso, elas se distraem mais facilmente com os estímulos externos e não percebem o significado médico de alguns sintomas.[14] Muitas vezes, podem ter a sensação de que o zumbido é um sintoma normal, que todo mundo sente.

Apesar disso, não se deve negligenciar o impacto negativo que o zumbido pode ter em algumas crianças, podendo gerar quadros associados de ansiedade e depressão.

Fatores de risco

Os fatores de risco associados ao zumbido na população pediátrica são:

- Idade: o risco para sensação e incômodo com zumbido parece estar associado com aumento da idade, com probabilidade de aumento desse risco de 1,1 a 1,2 vezes, respectivamente, para cada ano que passa. Aksoy et al. avaliaram crianças com idades entre 6 e 16 anos e observaram aumento progressivo na incidência de zumbido até os 13 a 14 anos de idade.[8] Coelho et al. também observaram esse aumento da incidência com a idade, porém até os 12 anos.[10]
- Gênero: a prevalência do zumbido é maior no sexo feminino, que se caracteriza como um fator de risco significativo.[16] O gênero masculino foi um fator protetor para o desenvolvimento de zumbido em crianças.[10] Zöger et al. demonstraram maior prevalência de zumbido em meninas, assim como maior prevalência de ansiedade e depressão.[17]
- Perda auditiva: a prevalência de zumbido em crianças com perda auditiva é maior do que naquelas com audição normal. Crianças com perda leve têm maior chance de ter zumbido e relatam maior incômodo com o zumbido do que aquelas com perda auditiva moderada a grave.[10] As crianças com perda auditiva condutiva parecem ter mais chance de ter zumbido do que aquelas com perda auditiva neurossensorial.[13]
- Exposição a ruído: parece ser o fator de risco mais importante para zumbido em crianças, podendo ter relação direta com o uso excessivo de fones de ouvido.[9-11]
- Hiperacusia: vem sendo descrita como sintoma associado ao zumbido. Parece existir relação entre a presença de hiperacusia e o incômodo relacionado ao zumbido.[10,18]
- Transtornos emocionais: estresse e ansiedade vêm sendo bastante associados aos casos de zumbido nas crianças.[11] Crianças com zumbido apresentam índices bastante elevados de depressão e ansiedade, com escores significativamente mais altos quando comparadas às crianças sem zumbido.[19]
- Tabagismo: estudos demonstram que o tabagismo pode afetar as estruturas das vias auditivas.[20] Há evidência de que o fluxo sanguíneo coclear diminui nos tabagistas, pois o fumo aumenta a viscosidade sanguínea e reduz a disponibilidade de oxigênio.[21] Além disso, as emissões otoacústicas encontram-se significativamente reduzidas nos tabagistas, principalmente nos adultos

jovens com audição normal.[22] Uma metanálise de Lee e Kim incluiu dois estudos com adolescentes que revelaram correlação significativa entre zumbido e tabagismo nesse grupo.[23] Na avaliação da população pediátrica com zumbido, é importante perguntar sobre a presença de tabagismo ativo e passivo.

- Cinetose: demonstrada como fator de risco para a sensação de zumbido, a cinetose está associada a migrânea e sintomas vestibulares na infância. Existe forte associação entre zumbido e migrânea vestibular em adultos, o que pode justificar a associação entre cinetose e zumbido na infância.[10]

PROPEDÊUTICA

Exames audiológicos

Considerando-se que as perdas auditivas estão entre as principais causas de zumbido, todos os pacientes que relatam esse sintoma devem ser submetidos a avaliação da audição com audiometria e imitanciometria. O tipo de audiometria a ser realizada vai depender da idade da criança, podendo ser condicionada ou tonal e vocal para crianças maiores.

Exames de imagem

Infelizmente, há pouca evidência na literatura para guiar os otorrinolaringologistas na indicação de exames de imagem na população pediátrica com zumbido.

Estudo retrospectivo que avaliou prontuários de 102 crianças com zumbido entre 2010 e 2015 revelou que 51 crianças apresentavam perda auditiva, 77% delas do tipo neurossensorial. No grupo com perda auditiva, 33 pacientes tinham realizado exames de imagem durante a sua investigação (24 tomografias computadorizadas [TC] e 15 ressonâncias magnéticas [RM], com alguns pacientes tendo sido submetidos a ambos os exames). Anormalidades da orelha interna foram detectadas em seis pacientes do grupo com perda auditiva, com incidência de 18,2%. Cinquenta e um pacientes não apresentavam perda de audição e, entre eles, 20 tinham exames de imagem disponíveis (10 TC e 14 RM, sendo que alguns pacientes tinham os dois exames). Não foi encontrada nenhuma anormalidade da orelha interna nesse grupo. Um dos principais achados desse estudo foi que houve alta incidência de anormalidades da orelha interna na população pediátrica com zumbido (11%), em especial quando há perda auditiva associada.[5]

Levi et al. avaliaram exames de RM de 34 crianças com zumbido e observaram que, dos nove pacientes com audiograma alterado, quatro apresentavam também alterações no exame de imagem (44%). O estudo também não encontrou alterações na RM de crianças com audição normal.[24]

A realização de exames de imagem parece ter um papel importante em crianças com zumbido e perda auditiva, principalmente nos casos de perda auditiva neurossensorial.

TRATAMENTO

A literatura é também bastante escassa no que diz respeito ao tratamento e à conduta da criança portadora de zumbido.

O tratamento deve ser definido a depender das causas de cada paciente. O uso de prótese auditiva com ou sem gerador de som é umas das principais opções terapêuticas e seus resultados mostram melhora significativa em 60 a 80% dos pacientes com menos de 18 anos de idade.[25] As estratégias de amplificação com ou sem o gerador de som devem ser aplicadas individualmente, de acordo com a audição do paciente e com a presença de outros sintomas auditivos associados, como intolerância a sons.[26] As terapias com aconselhamento, incluindo a terapia cognitivo-comportamental, a terapia de habituação do zumbido e outras, com ou sem enriquecimento sonoro associado, costumam apresentar bons resultados, segundo a literatura. Os resultados são mais relevantes quando há incômodo significativo com o zumbido e hipervigilância com relação ao sintoma.[16]

Avaliar e tratar transtornos metabólicos associados, erros alimentares, contraturas musculares e disfunções da oclusão dentária e da ATM, além da abordagem dos transtornos emocionais, são de extrema importância para a melhora e o sucesso terapêutico dos pacientes.

PREVENÇÃO E PROGNÓSTICO

A prevenção do zumbido passa pelos cuidados para evitar as diversas causas relacionadas ao sintoma. Nesse sentido, destacam-se os cuidados com a audição, evitando exposição a ruídos altos e uso excessivo de fones de ouvido. Casos de otite devem ser identificados e tratados prontamente nesses pacientes de forma a evitar complicações e evoluções para formas crônicas. Alimentação saudável e prática regular de exercícios físicos devem ser sempre estimulados. Atenção à saúde mental também deve ser um ponto importante da abordagem.

É importante destacar que a maioria das crianças com zumbido apresenta bom prognóstico, com tendência a melhora e diminuição da percepção ao longo do tempo.[2-4,9]

DESAFIOS ATUAIS

O grande desafio atual no estudo do zumbido é compreender sua exata fisiopatologia, levando em conta as diversas causas para o sintoma para a implementação de tratamentos mais eficientes no que diz respeito à solução do problema.

ORIENTAÇÕES AOS PAIS

- A prevalência de zumbido na infância é bastante alta, podendo se assemelhar à dos adultos.
- As crianças tendem a se incomodar menos com o sintoma quando comparadas aos adultos.
- Fatores de risco para zumbido na população pediátrica são: crianças com mais idade; gênero feminino; presença de perda auditiva; exposição a ruído; presença associada de hiperacusia, sintomas emocionais e cinetose; e tabagismo.
- A exposição a ruído parece ser o principal fator de risco. Deve-se ter cuidado com o uso excessivo de fones de ouvido e som alto.
- Quando há perda auditiva associada, exames de imagem podem ajudar no diagnóstico, principalmente nas perdas auditivas neurossensoriais, mas os casos devem ser avaliados individualmente.
- O tratamento deve ser individualizado conforme a causa de cada paciente.
- Próteses auditivas em quem tem zumbido e perda de audição apresentam resultados significativos no tratamento do zumbido.
- Terapia sonora do zumbido com uso de gerador de som é uma abordagem terapêutica com bons resultados.

✓ CONCLUSÃO

O manejo da criança com zumbido é um desafio, já que o diagnóstico depende integralmente de uma boa anamnese e muitas vezes há dificuldade para a criança se expressar e descrever o sintoma e seus fatores de piora e melhora. Outro ponto fundamental é avaliar o impacto do zumbido na qualidade de vida da criança. Essa avaliação, juntamente com a identificação das causas em cada caso, vai guiar para um tratamento individualizado e mais eficaz.

REFERÊNCIAS BIBLIOGRÁFICAS

1. Onishi ET, Coelho CCB, Oiticica J, Figueiredo RR, Guimarães RCC, Sanchez TG et al. Tinnitus and sound intolerance: evidence and experience of a Brazilian group. Braz J Otorhinolaryngol. 2018; 84(2): 135-49.
2. Chan KH, Jensen EL, Gao D. Pediatric tinnitus: a clinical perspective. Laryngoscope. 2018; 128(3): 727-31.
3. Martin K, Snashall S. Children presenting with tinnitus: a retrospective study. Br J Audiol. 1994; 28(2): 111-5.
4. Kentish RC, Crocker SR, McKenna L. Children's experience of tinnitus: a preliminary survey of children presenting to a psychology department. Br J Audiol. 2000; 34(6): 335-40.
5. Kerr R, Kang E, Hopkins B, Anne S. Pediatric tinnitus: incidence of imaging anomalies and the impact of hearing loss. Int J Pediatr Otorhinolaryngol. 2017; 103: 147-9.
6. Rosing S, Schmidt J, Wedderkopp N, Baguley D. Prevalence of tinnitus and hyperacusis in children and adolescents: a systematic review. BMJ Open. 2016; 3(6): 1-20.
7. Holgers K, Pettersson B. Noise exposure and subjective hearing symptoms among school children in Sweden. Noise Heal. 2005; 7(27): 27-37.
8. Aksoy S, Akdogan Ö, Gedikli Y, Belgin E. The extent and levels of tinnitus in children of central Ankara. Int J Pediatr Otorhinolaryngol. 2007; 71(2): 263-8.
9. Holgers KM, Juul J. The suffering of tinnitus in childhood and adolescence. Int J Audiol. 2006; 15(5): 267 72.
10. Coelho CB, Sanchez TG, Tyler RS. Tinnitus in children and associated risk factors. Prog Brain Res. 2007; 166: 179-91.
11. Levi J, Basa K, Wong K, Morlet T, O'Reilly R. Cofactors of pediatric tinnitus: a look at the whole picture. Clin Pediatr (Phila). 2019; 58(3): 320-7.
12. Baguley D, McFerran D. Tinnitus in childhood. Int J Pediatr Otorhinolaryngol. 1999; 49(2): 99-105.
13. Mills RP, Cherry JR. Subjective tinnitus in children with otological disorders. Int J Pediatr Otorhinolaryngol. 1984; 7(1): 21-7.
14. Savastano M, Marioni G, Filippis C. Tinnitus in children without hearing impairment. Int J Pediatr Otorhinolaryngol. 2009; 73(suppl.1): 13-5.
15. Leonard G, Black FO, Schramm VL. Tinnitus in children. In: Bluestone CD, Stools S E (eds.). Pediatric Otolaryngology. Philadelphia: WB Saunders; 1993. p.271-7.
16. Lee DY, Lee JY, Kim YH. Management of tinnitus in children: review of literature and effect of counseling. Auris Nasus Larynx. 2018; 45(4): 667-72.
17. Zöger S, Svedlund J, Holgers KM. Relationship between tinnitus severity and psychiatric disorders. Psychosomatics. 2006; 47(4): 282-8.
18. Coelho CB, Sanchez TG, Tyler RS. Hyperacusis, sound annoyance, and loudness hypersensitivity in children. Prog Brain Res. 2007; 166: 169-78.
19. Kim YH, Jung HJ, Kang SI, Park KT, Choi JS, Oh SH et al. Tinnitus in children: association with stress and trait anxiety. Laryngoscope. 2012; 122(10): 2279-84.
20. Nondahl DM, Cruickshanks KJ, Huang GH, Klein BEK, Klein R, Javier Nieto F et al. Tinnitus and its risk factors in the Beaver Dam Offspring Study. Int J Audiol. 2011; 50(5): 313-20.
21. Lowe GDO, Drummond MM, Forbes CD, Barbenel JC. The effects of age and cigarette-smoking on blood and plasma viscosity in men. Scott Med J. 1980; 25(1): 13-7.

22. Negley C, Katbamna B, Crumpton T, Lawson GD. Effects of cigarette smoking on distortion product otoacoustic emissions. J Am Acad Audiol. 2007; 18(8): 665-74.
23. Lee DY, Kim YH. Risk factors of pediatric tinnitus: systematic review and meta-analysis. Laryngoscope. 2018; 128(6): 1462-8.
24. Levi E, Bekhit EK, Berkowitz RG. Magnetic resonance imaging findings in children with tinnitus. Ann Otol Rhinol Laryngol. 2015; 124(2): 126-31.
25. Bartnik G, Stępień A, Raj-Koziak D, Fabijańska A, Niedziałek I, Skarżyński H. Troublesome tinnitus in children: epidemiology, audiological profile, and preliminary results of treatment. Int J Pediatr. 2011; 2012: 1-5.
26. Bae SC, Park SN, Park JM, Kim M, Yeo SW, Park SY. Childhood tinnitus: clinical characteristics and treatment. Am J Otolaryngol. 2014; 35(2): 207-10.

10

TONTURA, VERTIGEM E DISTÚRBIOS DO EQUILÍBRIO

Lucia Joffily
Patrícia Ciminelli

OBJETIVOS

- ✓ Discorrer sobre tontura, seus tipos e sua epidemiologia na criança.
- ✓ Descrever os principais quadros clínicos e síndromes relacionados à vertigem e à tontura na infância.

INTRODUÇÃO

O termo "tontura" é um termo abrangente que inclui situações como vertigem (definida pela falsa sensação de movimento), desequilíbrio, flutuação, mareio, entre outras. Sensações de desmaio ou pré-desmaio (síncope ou pré-síncope) também são comumente descritas com esse termo, mas, de forma geral, relacionam-se com causas não vestibulares (como doenças do aparelho cardiovascular).[1]

As doenças vestibulares em crianças receberam, comparativamente aos adultos, pouca atenção até recentemente. Essa situação pode ser atribuída a uma série de fatores, como dificuldade das crianças para relatar sintomas vestibulares, pouco conhecimento das perturbações vestibulares entre os pediatras e escassez de estudos na literatura que abordem o tema. Felizmente, esse cenário vem se modificando nos últimos anos e a quantidade de investigação sobre doenças vestibulares pediátricas começou a crescer.

Os sintomas de tontura e desequilíbrio podem ter impactos significativos em crianças pequenas, já que são capazes de afetar o desenvolvimento das capacidades motoras e cognitivas, provocando absenteísmo escolar e redução da qualidade de vida.[2]

ASPECTOS EPIDEMIOLÓGICOS

A prevalência de sintomas vestibulares nas crianças varia muito na literatura. A maioria dos estudos existentes se limitou a pequenas amostras que não caracterizaram a população geral. Apesar disso, atualmente já é considerável o reconhecimento da existência de tontura na infância e na adolescência.[3]

Um estudo recente demonstrou que a prevalência de vertigem e desequilíbrio na população pediátrica gira em torno de 5,6% nos EUA.[4]

FISIOPATOLOGIA

Há muitas causas para a tontura, com mecanismos fisiopatológicos específicos. Algumas das causas mais comuns são: vertigem paroxística benigna da infância (VPBI); migrânea vestibular (MV); otite média com efusão (OME), ou serosa (OMS); traumatismo craniano; malformação da orelha interna; neurite vestibular; labirintite infecciosa; alterações visuais; transtornos do humor; e tumores de fossa posterior.[2]

QUADRO CLÍNICO

O diagnóstico de pacientes com tontura baseia-se principalmente na anamnese. Esse processo costuma ser difícil e exige muita paciência para coleta das características de sintomas tão subjetivos como os vestibulares, e se torna especialmente difícil na população pediátrica. O que a criança diz usualmente é impreciso, pois ela não consegue explicar o que aconteceu e, por outro lado, os pais, que não experimentaram realmente o episódio, podem distorcê-lo de acordo com sua interpretação e preocupações.[5]

Apesar disso, assim como nos adultos, a caracterização da tontura é essencial na criança. É importante interrogar se a criança tem a falsa sensação de movimento rotatório (vertigem) ou se sente apenas desequilíbrio, instabilidade postural ou mareio. A vertigem ocorre, principalmente, nas doenças de origem labirínticas, mesmo que causas centrais de tontura, como as associadas a enxaqueca, também possam apresentar essa queixa. Contextualizar a última crise ou a mais forte ajuda muito a criança ou o cuidador a descreverem a duração, as circunstâncias, a intensidade e a frequência dos episódios vertiginosos.

É necessário questionar sobre os fatores que podem desencadear as crises de tontura, como posição da cabeça, tosse, espirro, privação de sono, estresse físico ou emocional, hábitos de vida e alimentação. Deve-se questionar, ainda, a presença de cefaleia ou sintomas cocleares, como perda auditiva ou zumbido.[6,7]

PROPEDÊUTICA

Após a realização de um exame otorrinolaringológico de rotina, é mandatória a pesquisa de nistagmo, provas oculomotoras, teste do impulso cefálico, testes posicionais no leito, equilíbrio estático (testes de Romberg e Romberg sensibilizado) e dinâmico, marcha e testes cerebelares. Na grande maioria das vezes, o exame físico associado a uma coleta adequada da história clínica é suficiente para o correto diagnóstico.

Os exames complementares em otoneurologia têm evoluído muito nas últimas décadas, sendo possível sua realização em crianças, a depender de sua idade e da colaboração. Para a pesquisa da integridade do reflexo vestíbulo-ocular, com aferência nos canais semicirculares, há a possibilidade de se realizar a prova calórica e, mais recentemente, o *video head impulse test* (v-HIT). Já a avaliação dos órgãos otolíticos pode ser feita com o uso do potencial evocado miogênico vestibular (VEMP).[8,9]

Ressonância magnética (RM) de crânio e/ou eletroencefalografia devem ser consideradas em todos os pacientes que apresentarem sinais vestibulares centrais, para que se possa excluir epilepsia, tumores cerebrais, encefalopatias, malformações e outras doenças.[6]

TRATAMENTO

Tonturas e desequilíbrios na população pediátrica podem resultar de inúmeras causas diferentes, muitas das quais se assemelham àquelas encontradas em adultos. Uma grande proporção de pacientes pode ter mais de um distúrbio concorrente contribuindo para seus sintomas.[2,10] A terapêutica será guiada pela etiologia de cada caso.

Vertigem paroxística benigna da infância e migrânea vestibular

Vertigem paroxística benigna da infância (VPBI) é a causa mais comum de tontura na infância. Supõe-se que essa doença tenha uma prevalência de cerca de 3% até os 18 anos de idade, ocorrendo mais frequentemente entre 4 e 10 anos de idade. Ela é caracterizada por ataques de vertigem espontâneos recorrentes que podem estar associados a vômitos, palidez, medo, desequilíbrio postural, ataxia e/ou nistagmo. Sintomas auditivos não estão presentes.[11-13] Seus critérios diagnósticos foram descritos na classificação internacional de cefaleias e são apresentados no Quadro 1.[14]

Quadro 1 Critérios diagnósticos da vertigem paroxística benigna da infância

A.	Pelo menos cinco episódios preenchendo os critérios B e C
B.	Vertigem sem aviso, máxima no início e resolvendo-se espontaneamente após alguns minutos a horas, sem perda de consciência
C.	Pelo menos um dos seguintes sinais ou sintomas associados: ▪ nistagmo ▪ ataxia ▪ vômitos ▪ palidez ▪ medo
D.	Exame neurológico normal; funções audiométricas e vestibulares entre episódios normais
E.	Vertigem não atribuída a outra doença

Fonte: Headache Classification Committee of the International Headache Society, 2013.[14]

Por sua vez, o diagnóstico de migrânea vestibular (MV) exige: pelo menos cinco episódios com sintomas vestibulares de intensidade moderada ou grave, com duração entre 5 minutos e 72 horas; diagnóstico prévio de enxaqueca; e sintomas de enxaqueca durante a maioria dos ataques.[13] Embora ainda não tenham sido validados para as crianças, esses critérios podem ser aplicados a essa faixa etária. A prevalência exata da migrânea vestibular na população pediátrica ainda é desconhecida.[5]

É provável que grande parcela dos pacientes pediátricos com vertigem episódica se enquadre tanto nos critérios de VPBI quanto nos de MV. A diferença entre eles é que o primeiro diagnóstico não necessita de histórico de enxaqueca, mas frequentemente as crianças com VPBI apresentam histórico familiar de enxaqueca. Apresentações episódicas que podem estar associadas a enxaqueca na infância são: torcicolo paroxístico da infância, vômitos periódicos da infância e enxaqueca abdominal.[6] Os estudos sugerem que uma parcela das crianças com VPBI desenvolvem enxaqueca e/ou MV mais tarde na vida.[15] É possível considerar, portanto, que essas apresentações são espectros da mesma doença.

O exame físico e complementar na VPBI deve consistir em testes que garantam que os sintomas não sejam atribuídos a outras desordens. Recomenda-se, então, que sejam realizados exames neurológicos, oftalmológicos, otorrinolaringológicos, labirínticos, audiológicos e, eventualmente, exames de imagem e/ou eletroencefalográfico.[17]

Embora recomendações de tratamento medicamentoso para a VPBI ou a MV sejam raras para crianças e os estudos controlados por placebo sejam escassos, o tratamento profilático específico da enxaqueca parece ser o mais adequado à terapêutica dos casos mais crônicos.[6,7,18]

As crianças mais vulneráveis ao desenvolvimento da VPBI frequentemente apresentam: obesidade; erros alimentares; abuso de doces, cafeinados e gordurosos; conflitos familiares; baixo nível de atividade física; abuso físico ou emocional; *bullying* dos colegas; excesso de atividades extracurriculares; extrema cobrança escolar; abuso de telas; e tempo de lazer insuficiente. Consequentemente, tanto a identificação quanto a prevenção desses ativadores parecem ser obrigatórias em crianças com enxaqueca e podem representar uma abordagem alternativa importante para o tratamento de pacientes com enxaqueca que se abstenham de terapias farmacológicas.[19]

Cinetose

A cinetose consiste em enjoo por movimento, distúrbio comum em crianças. É considerada um sinal de imaturidade das vias neurais do sistema vestibular. Um estudo transversal populacional com 831 crianças de 7 a 12 anos de idade constatou que a prevalência da cinetose nessa faixa etária é maior que 40% quando se viaja de carro ou ônibus, mas de apenas 7% quando se anda de carrossel.[20] Crianças com menos de 2 anos de idade são bastante resistentes ao enjoo por movimento, já as crianças entre 4 e 10 anos de idade são mais suscetíveis do que os adultos.

Pode ser prevenida por meio de controle dos estímulos visuais, evitando olhar para fora do veículo ou fazer movimentos com a cabeça. A profilaxia medicamentosa está indicada em casos mais graves, utilizando-se, por exemplo, dimenidrinato (1 a 2 mg/kg) 1 hora antes da exposição às situações de movimento.[6]

Labirintite e neurite vestibular

Entende-se como labirintite a inflamação de todo o labirinto cocleovestibular, enquanto a neurite vestibular diz respeito à inflamação do(s) nervo(s) vestibular(es), classicamente poupando o nervo coclear.

Ambas as formas podem ocorrer em crianças. Os pacientes apresentam vertigem duradoura, nistagmo, alteração no teste do impulso cefálico e redução da resposta labiríntica à irrigação calórica da orelha afetada. A labirintite, seja de origem viral ou bacteriana, está frequentemente associada a perda auditiva. Na neurite vestibular, via de regra, os sintomas auditivos não estão presentes. Supostamente a neurite tem como principal causa a infecção por herpes vírus reativado.[21]

O tratamento depende da etiologia. Na fase aguda (na presença de vertigem e nistagmos), os supressores vestibulares são úteis (dimenidrinato, 1 a 2 mg/kg), mas não devem ser administrados por mais de 3 dias.[3] O retorno às atividades motoras deve começar o mais rápido possível, a fim de promover a recuperação do sistema vestibular por meio de mecanismos de compensação, e a reabilitação labiríntica deve ser recomendada o quanto antes.[22] A labirintite na otite média aguda é tratada com antibióticos se a infecção bacteriana estiver presente. Na neurite vestibular, os corticosteroides podem acelerar a recuperação vestibular e a prescrição de antivirais não é rotina.[23]

Doença de Menière

Em geral, a doença de Menière é rara em crianças (10% menos incidente em crianças do que em adultos). Pacientes com a doença apresentam ataques recorrentes de vertigem rotatória, náuseas, vômitos e sintomas cocleares, como pressão na orelha, perda auditiva e/ou zumbido. Os ataques típicos duram cerca de 20 minutos a algumas horas. Sua etiologia estaria relacionada a um desbalanço entre a produção e a reabsorção do líquido endolinfático, tendo como resultado a chamada hidropsia endolinfática. Nas crianças, é mais frequentemente secundária a infecção viral.

O tratamento profilático pode ser realizado com dicloridrato de betaistina (1 a 2 mg/kg/dia), extrapolando os resultados limitados em adultos.[6] Atualmente, entende-se que uma abordagem dietética individualizada (com destaque para a redução da ingesta de cloreto de sódio) associada à correta hidratação oral contribui sobremaneira para essa profilaxia.

Perda auditiva neurossensorial associada a anomalias cocleovestibulares

Uma parcela considerável das crianças com perda auditiva coclear apresenta também deficiência vestibular; entretanto, os sintomas dessas crianças são mais comumente o desequilíbrio e o atraso no desenvolvimento psicomotor, e não as crises vertiginosas. Entre as anomalias cocleovestibulares associadas a perda auditiva neurossensorial na criança, as mais frequentes são: aqueduto vestibular alargado, aplasias cocleovestibulares e infecção congênita por citomegalovírus. Assim, na investigação desses pacientes, fazem-se necessários estudos de imagem da orelha interna e testes sorológicos.[24,25] O tratamento dependerá da causa identificada e, na maioria dos casos, deve se basear em fisioterapia para reabilitação vestibular.

Ataxias episódicas

A ataxia episódica (AE) tem oito subtipos descritos na literatura. O subtipo mais frequente é o tipo 2 (AE2), uma desordem autossômica dominante na qual ataques de ataxia e vertigem ocorrem em crises que duram minutos a dias.

Manifesta-se com frequência na primeira infância. Os possíveis sintomas associados são dor de cabeça, dificuldade de fixar um objeto quando o indivíduo está em movimento, nistagmo, diplopia, disartria ou fraqueza muscular.[26]

Duas opções de tratamento eficazes foram estabelecidas para a ataxia episódica tipo 2: a acetazolamida (ACTZ) e a 4-aminopiridina. Aproximadamente 70% dos pacientes respondem ao tratamento com acetazolamida, mas o efeito usualmente é apenas transitório.[26]

Vertigem funcional

A vertigem funcional (somatoforme) é comum em adolescentes; no entanto, faltam estudos temáticos sobre vertigem funcional na infância e na adolescência.[27] Os termos vertigem fóbica, vertigem psiquiátrica/psicogênica e vertigem subjetiva crônica têm sido usados como sinônimos. Os pacientes com síndromes somatoformes frequentemente apresentam vertigens crônicas e achados normais no exame clínico e nos testes vestibulares.

O manejo desses pacientes consiste em orientar os familiares sobre o transtorno, dessensibilização visual proposta por reabilitação labiríntica, prática regular de esportes e terapia cognitivo-comportamental.[28]

PREVENÇÃO E PROGNÓSTICO

Em linhas gerais, uma alimentação saudável balanceada, sem longos períodos de jejum, utilizando sal com parcimônia e evitando os excessos de doces e estimulantes (como cafeína), quando aliada à hidratação oral ideal e à prática regular de atividades físicas, contribui para a prevenção das tonturas. Em sua maioria, são situações de bom prognóstico quando corretamente diagnosticadas e tratadas.

DESAFIOS ATUAIS

O diagnóstico da vertigem na infância pode ser bastante difícil, já que se baseia em dados da história clínica e nem sempre crianças ou cuidadores conseguem descrever de forma clara os sintomas. A realização de exames complementares para avaliação da função do labirinto em crianças também é tarefa mais delicada, por isso a necessidade de cada exame deve ser bem avaliada antes de sua solicitação. Nesse contexto, assumem importância como desafios a serem suplantados a criação e o aprimoramento de protocolos bem estabelecidos e de serviços especializados em avaliação vestibular na infância.

ORIENTAÇÕES AOS PAIS

- Tontura e desequilíbrio podem ter impacto significativo na vida da criança e merecem atenção por parte da família.
- A história e o exame clínico completo são essenciais para o correto diagnóstico, por isso os pais devem buscar contribuir para o exame.
- É importante lembrar da associação da maioria das síndromes otoneurológicas na infância com enxaqueca, como precursores de quadros enxaquecosos futuros.
- A avaliação auditiva faz parte da avaliação dos quadros de vertigem/tontura.
- O tratamento é individualizado, mas uma correta hidratação oral aliada a alimentação saudável balanceada sem longos períodos de jejum, utilização de sal com parcimônia e redução dos excessos de doces e estimulantes (como cafeína) contribuem para o controle das tonturas. Da mesma forma, a prática regular de atividades físicas auxilia nos processos de reabilitação vestibular.

✓ CONCLUSÃO

A avaliação da criança com tontura é um desafio, pois depende de uma história clínica detalhada e de um bom exame otorrinolaringológico e otoneurológico. É importante identificar a síndrome otoneurológica relacionada aos sintomas para que seja estabelecido um diagnóstico correto e o tratamento eficaz seja instituído para cada caso.

REFERÊNCIAS BIBLIOGRÁFICAS

1. Bisdorff A, Von Brevern M, Lempert T, Newman-Toker DE. Classification of vestibular symptoms: towards an international classification of vestibular disorders. J Vest Research. 2009; 19(2): 1-13.
2. Wang A, Zhou G, Lipson S, Kawai K, Corcoran M, Brodsky JR. Multifactorial characteristics of pediatric dizziness and imbalance. Laryngoscope. 2020: 131(4): 1-7.
3. Jahn K, Langhagen T, Schroeder AS, Heinen F. Vertigo and dizziness in childhood update on diagnosis and treatment. Neuropediatrics. 2011; 42(4): 129-34.
4. Brodsky JR, Lipson S, Bhattacharyya N. Prevalence of pediatric dizziness and imbalance in the United States. Otolaryngol Head Neck Surg (United States). 2020; 162(2): 241-7.
5. Sommerfleck PA, González Macchi ME, Weinschelbaum R, De Bagge MD, Bernáldez P, Carmona S. Balance disorders in childhood: main etiologies according to age. Usefulness of the video head impulse test. Int J Pediatr Otorhinolaryngol. 2016; 87: 148-53.
6. Jahn K. Vertigo and dizziness in children. Handb Clin Neurol. 2016; 137: 353-63.
7. Langhagen T, Landgraf MN, Huppert D, Heinen F, Jahn K. Vestibular migraine in children and adolescents. Curr Pain Headache Rep. 2016; 20(12): 67.
8. Bachmann K, Sipos K, Lavender V, Hunter LL. Video head impulse testing in a pediatric population. J Am Acad Audiol. 2018; 29(5): 417-26.

9. Maheu M, Houde MS, Landry SP, Champoux F. The effects of aging on clinical vestibular evaluations. Front Neurol. 2015; 6(SEP): 1-5.
10. Duarte JA, Leão EM, Fragano DS, Marquez GJ, Pires APBA, Silva MLS et al. Vestibular syndromes in childhood and adolescence. Int Arch Otorhinolaryngol. 2020; 24(4): 477-81.
11. Gioacchini FM, Alicandri-Ciufelli M, Kaleci S, Magliulo G, Re M. Prevalence and diagnosis of vestibular disorders in children: a review. Int J Pediatr Otorhinolaryngol. 2014; 78(5): 718-24.
12. Ozeki H. Benign paroxysmal vertigo of childhood. Equilib Res. 2010; 69(6): 445-7.
13. Headache Classification Committee of the International Headache Society. The international classification of headache disorders. 3.ed. Cephalalgia. 2018; 38(1): 1-211.
14. Headache Classification Committee of the International Headache Society. The international classification of headache disorders, 3.ed (beta version). Cephalalgia. 2013; 33(9): 629-808.
15. Batuecas-Caletrío Á, Martín-Sánchez V, Cordero-Civantos C, Guardado-Sanchéz L, Marcos M R, Fabián AH et al. Is benign paroxysmal vertigo of childhood a migraine precursor? Eur J Paediatr Neurol. 2013; 17(4): 397-400.
16. Ralli G, Atturo F, Filippis Ç. Idiopathic benign paroxysmal vertigo in children, a migraine precursor. Int J Pediatr Otorhinolaryngol. 2009; 73(suppl.1): S16-8.
17. Casani AP, Dallan I, Navari E, Sellari Franceschini S, Cerchiai N. Vertigo in childhood: proposal for a diagnostic algorithm based upon clinical experience. Acta Otorhinolaryngol Ital. 2015; 35(3): 180-5.
18. Abouzari M, Abiri A, Djalilian HR. Successful treatment of a child with definite Meniere's disease with the migraine regimen. Am J Otolaryngol Head Neck Med Surg. 2019; 40(3): 440-2.
19. Russo A, Bruno A, Trojsi F, Tessitore A, Tedeschi G. Lifestyle factors and migraine in childhood. Curr Pain Headache Rep. 2016; 20(2): 1-8.
20. Henriques IF, Douglas de Oliveira DW, Oliveira-Ferreira F, Andrade PMO. Motion sickness prevalence in school children. Eur J Pediatr. 2014; 173(11): 1473-82.
21. Arbusow V, Theil D, Strupp M, Mascolo A, Brandt T. HSV-1 not only in human vestibular ganglia but also in the vestibular labyrinth. Audiol Neuro-Otology. 2001; 6(5): 259-62.
22. Halmagyi GM, Weber KP, Curthoys IS. Vestibular function after acute vestibular neuritis. Restor Neurol Neurosci. 2010; 28(1): 37-46.
23. Ismail EI, Morgan AE, Mohamed A, Rahman A. Corticosteroids versus vestibular rehabilitation in long-term outcomes in vestibular neuritis. Vest Res. 2018; 28: 417-24.
24. Brookhouser PE, Cyr DG, Beauchaine KA. Vestibular findings in the deaf and hard of hearing. Otolaryngol Neck Surg. 1982; 90(6): 773-7.
25. Teissier N, Bernard S, Quesnel S, Van Den Abbeele T. Audiovestibular consequences of congenital cytomegalovirus infection. Eur Ann Otorhinolaryngol Head Neck Dis. 2016; 133(6): 413-8.
26. Strupp M, Zwergal A, Brandt T. Episodic ataxia type 2. Neurotherapeutics. 2007; 4(2): 267-73.
27. Jahn K, Langhagen T, Heinen F. Vertigo and dizziness in children. Curr Opin Neurol. 2015; 28(1): 78-82.
28. Huppert D, Strupp M, Rettinger N, Hecht J, Brandt T. Phobic postural vertigo: a long-term follow-up (5 to 15 years) of 106 patients. J Neurol. 2005; 252(5): 564-9.

SEÇÃO III

FONIATRIA

11

AVALIAÇÃO DA CRIANÇA COM ATRASO DE LINGUAGEM

Berenice Dias Ramos

OBJETIVOS

- ✓ Orientar a avaliação da criança com atraso de linguagem.
- ✓ Fornecer orientações para auxiliar os pediatras nas recomendações aos pais de crianças com atraso de linguagem.

INTRODUÇÃO

A avaliação da criança com atraso de linguagem visa pesquisar todos os possíveis fatores predisponentes para o atraso e analisar as habilidades auditivas, fonoarticulatórias, neurológicas, motoras, emocionais e cognitivas a fim de estabelecer um diagnóstico etiológico, funcional ou sindrômico; uma terapia específica; e um prognóstico.[1] O diagnóstico mais frequente é o de atraso simples de linguagem, em que a criança atinge, após um tempo variável, com orientações e/ou terapias adequadas, a linguagem esperada para a sua respectiva faixa etária. Apesar disso, deve-se atentar para dois transtornos altamente prevalentes e que necessitam de diagnóstico e intervenção precoces, o transtorno do espectro autista (TEA) e o transtorno do desenvolvimento da linguagem (TDL).

ASPECTOS EPIDEMIOLÓGICOS

Não se sabe exatamente a prevalência do atraso de linguagem na infância, mas a prevalência do TEA está aumentando. A última publicação do *Centers for Disease Control and Prevention* dos EUA (CDC) relata um caso de TEA para cada 54 crianças, sendo quatro vezes mais frequente em meninos do que em meninas.[2] A Sociedade Brasileira de Pediatria (SBP) orienta que toda criança seja triada entre 18 e 24 meses de idade para TEA, mesmo que não tenha sinais clínicos claros e evidentes desse diagnóstico ou de outros atrasos do desenvolvimento.[3] O manual de orientação da SBP (disponível *online*) contém o instrumento M-CHAT-R (do inglês *modified checklist for autism in toddlers – revised*) e os sinais de alerta para o transtorno.[3] É importante salientar que o M-CHAT-R é apenas um instrumento de triagem. Para que seja estabelecido o diagnóstico de TEA, os seguintes critérios devem ser preenchidos: déficits persistentes na comunicação social e na interação social em múltiplos contextos; e padrões restritos e repetitivos de comportamento, interesses ou atividades.[3]

Estudo realizado na Inglaterra demonstrou que o TDL afeta 7,5% da população escolar, também trazendo impacto negativo social, acadêmico e profissional.[4] Se a prevalência dessas doenças for semelhante no Brasil, em cada sala de 25 alunos haverá uma a duas crianças com TDL e em cada duas salas, uma criança com TEA.

ANAMNESE

A anamnese é fundamental para a identificação do problema. Geralmente, os pais estão bastante angustiados, então esta conversa deve ser realizada sem pressa para que os familiares possam expressar todas as suas preocupações e se sentir acolhidos.[1]

Informações sobre a história pré-natal, perinatal e pós-natal, assim como antecedentes familiares, são importantes para identificar causas genéticas e gestacionais para o atraso relatado.[1] Perguntas sobre a idade em que firmou a cabeça, sentou-se ou deu os primeiros passos são igualmente importantes, pois estabelecem se a criança atingiu os marcos iniciais de desenvolvimento. Informações como se, ao final do 1º ano de vida, mandava beijinhos, acenava "tchau, tchau", batia palmas quando cantavam "Parabéns a você", correspondia aos sorrisos e apontava os objetos, devem ser incluídas.[1] Também é importante identificar o repertório de palavras da criança (se é que existe algum), se ela sabe apontar as partes do corpo, se responde quando é chamada e se obedece a ordens simples como "Traga o seu tênis!" e "Coloque a fralda no lixo!".

Atenção especial deve ser dada aos hábitos familiares com relação à criança. Perguntas sobre alimentação, interação social, estimulação, sono e se frequenta creche são extremamente importantes, pois cabe ao examinador orientar os familiares sobre a melhor forma de aumentar as trocas comunicativas:[1]

- Alimentação: se recebeu aleitamento materno e, em caso negativo, qual foi o motivo; que tipo de alimentação a criança recebe e quantos mililitros de leite, se é adicionada alguma farinha à mamadeira, quantos mililitros de suco ela toma. A criança não ter conseguido mamar ao seio já pode ser um sinal de dificuldade das estruturas fonoarticulatórias, que deverão ser bem avaliadas. Por outro lado, a musculatura da alimentação é a mesma da fala, portanto o aleitamento ao seio também é importante para o desenvolvimento dessa musculatura.[1] O ideal seria, para as crianças maiores, muita mastigação, evitando sucos, iogurtes, massinhas e sopas, e privilegiando os alimentos sólidos e firmes.[1]

- Interação: como é a interação com os pais, como a criança solicita algo quando quer, se ela aponta, se utilizando o braço do cuidador como se fosse uma pinça.
- Telas: a que horas a criança acorda, a que horas a televisão é ligada, quantas horas ao dia a TV fica ligada e quantas horas a criança brinca com *tablet* ou celular.
- Creche: se frequenta a creche, há quanto tempo e durante quantas horas por dia, se interage com os colegas ou gosta de brincar sozinho.
- Sono: a que horas a criança dorme, quantos mililitros de mamadeira toma antes de dormir, quantas vezes acorda para mamar, se dorme na mesma cama dos pais.

O Quadro 1 é uma sugestão de questionário para ser utilizado na consulta de avaliação inicial, com as perguntas mais importantes.

Quadro 1 Anamnese da criança com atraso de fala/linguagem

1. Opinião familiar do desenvolvimento da criança
2. Pré-natal: ToRCHS
3. Gestação: medicamentos, drogas, álcool etc.
4. Perinatal
5. Apgar, necessidade de reanimação
6. Idade gestacional
7. Idade dos pais
8. Peso ao nascimento
9. Icterícia que exigiu exsanguineotransfusão
10. Necessidade de UTI neonatal: tempo e se precisou de intubação
11. Tempo no hospital ao nascimento
12. História familiar de surdez
13. História familiar de atraso na linguagem/aprendizagem
14. "Teste da orelhinha" (emissões otoacústicas evocadas – OEA)
15. PEATE automático
16. PEATE de frequência específica
17. Audiometrias
18. Avaliações oftalmológicas
19. Doenças prévias

(continua)

Quadro 1 Anamnese da criança com atraso de fala/linguagem (*continuação*)

20. Resfriados
21. Otites e idade da primeira ocorrência
22. Cirurgias
23. Idades em que firmou a cabeça e se sentou
24. Idade em que caminhou
25. Idade em que mandou beijinhos e "tchau, tchau"
26. Idade das primeiras palavras
27. Como solicita o que quer
28. Aponta objetos
29. Atenção compartilhada
30. Se atende pelo nome
31. Se atende ordens simples
32. Imitação/faz de conta
33. Se sabe as partes do corpo
34. Idade de controle vesical diurno
35. Idade de controle vesical noturno
36. Idade de controle total dos esfíncteres
37. Tempo de aleitamento materno
38. Se come alimentos sólidos
39. Volume de leite e de suco ingerido por dia
40. Alimentação ao se deitar (achocolatados, p. ex.)
41. Restrição alimentar
42. Hábitos orais deletérios (p. ex., chupeta, sucção de dedo)
43. Se dorme na cama com os pais ou sozinho
44. Horário de acordar
45. Horário de dormir
46. Tempo de TV ligada
47. Tempo de uso de TV, *tablet* e celular
48. Tempo de brincadeira com cuidador
49. Tempo de leitura
50. Tempo na creche
51. Interação com colegas

ToRCHS: toxoplasmose, rubéola, citomegalovírus, herpes simples e sífilis.
Fonte: elaborado pela autora Berenice Dias Ramos.

ANÁLISE DA BRINCADEIRA

Para esta avaliação, é preciso ter *kits* com boneco, panela, pratos, talheres e alguns legumes, alguns carrinhos, cubos de montar etc. (Figura 1).

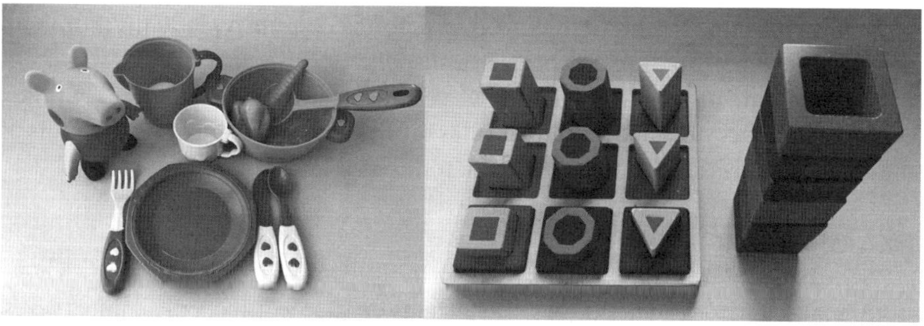

Figura 1 Brinquedos para avaliação.
Fonte: arquivo pessoal da autora Berenice Dias Ramos, com permissão.

Até os 3 anos de idade, a avaliação consiste principalmente em observar a forma como a criança brinca: se ela brinca de forma adequada ou simplesmente atira todos os brinquedos no chão; se ela enfileira os carrinhos ou brinca que eles estão andando; se dá comida para as bonecas ou fica batendo as bonecas na mesa. Nessa faixa etária, a brincadeira pode fornecer muitas informações. O examinador deve estimular a brincadeira para ver se a criança consegue interagir.

Uma criança de 18 meses de idade que não fala, mas já reconhece os objetos como o garfo, o prato e o carrinho; entende os comandos; participa da brincadeira; e se diverte preparando e oferecendo a comida para um boneco indica que a intenção comunicativa e a compreensão estão adequadas. Um sinal de alerta, por outro lado, é a criança não olhar para o examinador e brincar sozinha, como se não houvesse ninguém na sala, enfileirando os objetos, organizando-os por tamanho ou cor.

Em virtude do fato de o TEA ser uma doença que demora a ser diagnosticada e cujo prognóstico depende do início das terapias antes dos 2 anos de idade, período em que há maior neuroplasticidade, os sinais sugestivos no 1º ano de vida ganham especial importância. São eles: perder habilidades já adquiridas, como balbucio ou gesto dêitico de alcançar, contato ocular ou sorriso social; não se voltar para sons, ruídos e vozes no ambiente; não apresentar sorriso social; fazer baixo contato ocular e apresentar deficiência no olhar sustentado; manter baixa atenção à face humana (preferência por objetos); não seguir objetos e pessoas próximos em movimento; apresentar pouca ou nenhuma vocalização; não aceitar o toque; não responder ao nome; apresentar imitação pobre; apresentar baixa frequência de sorriso e reciprocidade social, bem como restrito engajamento social (pouca iniciativa e baixa disponibilidade de resposta); apresentar interesses não usuais, como fixação em estímulos sensoriovisomotores; demonstrar incômodo incomum com sons altos; apresentar distúrbio de sono moderado ou grave; e apresentar irritabilidade no colo e pouca responsividade no momento da amamentação.[3] Sempre que houver a suspeita de TEA, a criança deve ser encaminhada para alguém capacitado para estabelecer o diagnóstico; no entanto, essas orientações devem ser transmitidas aos pais na primeira consulta, pois as mudanças citadas são importantes para todas as crianças.

EXAME FÍSICO

A análise da brincadeira deve ser feita antes do exame físico, pois, muitas vezes, após fazê-lo, a criança não quer mais cooperar. Ao fazer a anamnese, a análise da brincadeira e o exame físico, o examinador deve conhecer os parâmetros normais.

Os Quadros 2 a 10 apresentam as habilidades por faixa etária, com base em informações da literatura.[1,5-9]

Quadro 2 Avaliação das habilidades aos 10 meses de idade

	Habilidades	Sinais de alerta
Compreensão	Para de chorar ao ouvir música Começa a voltar a cabeça em direção a um som lateral e próximo Olha para familiares quando nomeados Compreende ordens simples e expressões faciais Compreende palavras que representam objetos	Não reage a estímulos sonoros Não reage ao nome
Linguagem	Pré-conversação Vocaliza principalmente durante os intervalos em que é deixada livre pelo adulto (troca de turnos) As vocalizações começam a adquiriar algumas características de linguagem, com entonação, ritmo e modulação A fase de lalação aparece por volta dos 3 a 4 meses e se distingue por sua fonação lúdica. A criança sente prazer em balbuciar (brincar com os órgãos fonoarticulatórios).	Não produz sons
Aquisição de vogais		
Aquisição de consoantes	Vocalizações como "da-dá", "ma-má", "nha-nhá"	
Pessoal (social)	Brinca com seus pés, brinca com brinquedos Manifesta expectativa na hora de comer	
Motor grosseiro	Permanece sentado sozinho Engatinha Mantém-se em pé e dá passos com apoio	
Adaptativo motor fino/coordenação apendicular	Liberação grosseira da preensão Consegue pegar cubo e bolinha Passa um cubo de uma mão para a outra Combina dois cubos	

Fonte: adaptado de Ramos et al., 2015;[1] Knobloch et al., 1990;[5] Lefèvre, 1972;[6] Rangel, 2002;[7] Lamprecht et al., 2014;[8] e Rotta et al., 2016.[9]

Quadro 3 Avaliação das habilidades aos 12 meses de idade

	Habilidades	Sinais de alerta
Compreensão	Reage paralisando a atividade quando a mãe fala "não!" Compreende algumas palavras familiares, como "mamãe", "papai", "nenê", "não" Compreende ordens simples, como "bata palmas", "dê tchau", "mande beijinhos"	Não reage a estímulos sonoros Não responde ao nome Não atende a ordens simples
Linguagem	Surge a primeira palavra Fala 2 ou mais palavras Repete palavras Vocaliza na presença de música Faz vocalizações mais precisas e mais bem controladas quanto à altura tonal e a intensidade Agrupa sons e sílabas repetidas à vontade Usa gestos indicativos Pede, recebe objetos e oferece-os de volta	Não fala palavras isoladas Não faz contato visual
Aquisição de vogais		
Aquisição de consoantes	Vocalizações como "da-dá", "ma-má", "nha-nhá"	
Pessoal (social)	Ajuda a se vestir Pega brinquedos Brinca com bola	
Motor grosseiro	Caminha com ajuda Dá alguns passos sem apoio	
Adaptativo motor fino/ coordenação apendicular	Solta um cubo dentro de um copo Combina dois cubos Preensão em pinça Pega com precisão uma bolinha	

Fonte: adaptado de Ramos et al., 2015;[1] Knobloch et al., 1990;[5] Lefèvre, 1972;[6] Rangel, 2002;[7] Lamprecht et al., 2014;[8] e Rotta et al., 2016.[9]

Quadro 4 Avaliação das habilidades aos 18 meses de idade

	Habilidades	Sinais de alerta
Compreensão	Gosta de música Compreende dezenas de palavras Compreende verbos que representam ações concretas, como "dá", "acabou", "quer" Identifica objetos familiares pela nomeação Identifica partes do corpo em si mesma Reconhece figuras Cumpre ordens simples	Não reage a estímulos sonoros Não responde ao nome Não atende a ordens simples

(continua)

Quadro 4 Avaliação das habilidades aos 18 meses de idade (*continuação*)

	Habilidades	Sinais de alerta
Linguagem	Fala 50 palavras Fala jargões Diz seu nome Surgem as primeiras palavras funcionais e, em geral, a criança dá um prolongamento semântico (p. ex., chama todos os animais como "au-au") Cresce quantitativamente a compreensão e a produção de palavras Combina duas palavras (p. ex., "dá papá") Repete palavras familiares	Não aponta objetos para mostrar interesse Não fala palavras simples do seu cotidiano Não faz contato visual
Aquisição de vogais	/a/, /e/, /i/, /o/, /ɔ/, /u/	
Aquisição de consoantes	Plosivas /p/, /b/ (1:6 a 1:8) Nasais /m/, /n/ (1:6 a 1:8)	
Pessoal (social)	Puxa um brinquedo andando Usa a colher derramando um pouco a comida Inicia controle vesical diurno	
Motor grosseiro	Caminha sem cair Senta sozinho	
Adaptativo motor fino/ coordenação apendicular	Retira a bolinha do copo Imita uma linha com o lápis Faz torre com dois ou três cubos Folheia 2 ou 3 páginas de um livro de uma vez Chuta uma bola com o pé	

Fonte: adaptado de Ramos et al., 2015;[1] Knobloch et al., 1990;[5] Lefèvre, 1972;[6] Rangel, 2002;[7] Lamprecht et al., 2014;[8] e Rotta et al., 2016.[9]

Quadro 5 Avaliação das habilidades aos 2 anos de idade

	Habilidades	Sinais de alerta
Compreensão	Presta atenção e compreende histórias Identifica partes do corpo no outro Reconhece todos os sons da língua materna Compreende centenas de palavras Entende ilustrações com dois conceitos (p. ex., "guarde o carro na caixa")	Não reage a estímulos sonoros Não responde ao nome Não atende a ordens simples
Linguagem	Fala frases com dois elementos Inicia o uso de frases simples Usa gestos representativos Usa o próprio nome Fala 150 a 300 palavras	Vocabulário reduzido: 4 a 6 palavras Perda de palavras já adquiridas Não faz contato visual
Aquisição de vogais	/a/, /e/, /ɛ/, /i/, /o/, /ɔ/, /u/	

(*continua*)

Quadro 5 Avaliação das habilidades aos 2 anos de idade (*continuação*)

	Habilidades	Sinais de alerta
Aquisição de consoantes	Plosivas /p/, /b/, /t/, /d/ (1:6 a 1:8) Plosivas /k/, /g/ (2:0 a 2:8) Nasais /m/, /n/, /nh/ Fricativas /f/, /v/ (1:8 a 1:9) Fricativas /s/, /z/ (2:0 a 2:8) Fricativas /ʃ/ (/x/, /ch/) (2:6 a 2:10), /ʒ/ (/j/) (2:6 a 2:10)	
Pessoal (social)	Controle vesical diurno em consolidação Inicia controle vesical noturno e anal Veste sozinho roupas fáceis Brinca com bonecos	
Motor grosseiro	Corre com equilíbrio Sobe e desce escadas com apoio	
Adaptativo motor fino/coordenação apendicular	Constrói torre com seis cubos Imita uma linha com o lápis Folheia páginas uma por vez Imita risco vertical Chuta bola sob comando	Desenho 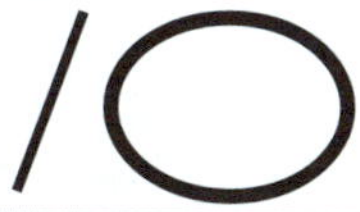
Memória auditiva	2 dígitos	

Fonte: adaptado de Ramos et al., 2015;[1] Knobloch et al., 1990;[5] Lefèvre, 1972;[6] Rangel, 2002;[7] Lamprecht et al., 2014[8] e Rotta et al., 2016.[9]

Quadro 6 Avaliação das habilidades aos 3 anos de idade

	Habilidades	Sinais de alerta
Compreensão	Aponta gravura de objeto familiar descrito por seu uso Identifica objetos familiares pelo nome e uso Aponta cores primárias quando nomeadas (azul, vermelho, amarelo etc.) Compreende as perguntas "onde?" e "como?" Entende instruções envolvendo três conceitos (p. ex., "guarde a boneca grande na gaveta")	Não responde ao nome Não atende a ordens simples
Linguagem	Iniciam-se sequências de três elementos (p. ex., "nenê come pão"), fala telegráfica Responde a perguntas simples Pergunta "como?" e "o quê?" Nomeia ações representadas por figuras Refere-se a si mesmo na 3ª pessoa Fala 500 a 900 palavras Começa a usar o passado Disfluência temporária (gagueira) Compreendido por familiares e pela maioria dos estranhos	Utiliza discurso que ninguém compreende Usa mais gestos do que fala Perda de palavras já adquiridas Não faz contato visual
Aquisição de vogais	/a/, /e/, /ɛ/, /i/, /o/, /ɔ/, /u/	

(continua)

Quadro 6 Avaliação das habilidades aos 3 anos de idade (*continuação*)

	Habilidades	Sinais de alerta
Aquisição de consoantes	Plosivas /p/, /b/, /t/, /d/, /k/, /g/ Nasais /m/, /n/, /nh/ Fricativas /f/, /v/, /s/, /z/, /ʃ/ (/x/, /ch/), /ʒ/ (/j/) Líquidas /l/ (2:8 a 3:0), /lh/, /R/ (3:4 a 3:6)	
Pessoal (social)	Usa bem a colher Põe os sapatos Aguarda a vez	
Motor grosseiro	Fica em um pé só	
Equilíbrio estático	Permanece em pé com os pés juntos	
Equilíbrio dinâmico	Sobe escada alternando os pés	
Adaptativo motor fino/coordenação	Controle vesical diurno e anal consolidados Torre com 9 cubos ou mais Prova dedo-nariz Segura o lápis adequadamente Copia um traço vertical	Desenho 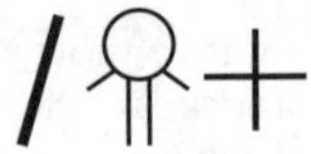 3 anos 6 meses
Memória auditiva	3 digítos	

Fonte: adaptado de Ramos et al., 2015;[1] Knobloch et al., 1990;[5] Lefèvre, 1972;[6] Rangel, 2002;[7] Lamprecht et al., 2014;[8] e Rotta et al., 2016.[9]

Quadro 7 Avaliação das habilidades aos 4 anos de idade

	Habilidades	Sinais de alerta
Compreensão	Identifica manhã, tarde, noite Entende conceitos espaciais (p. ex., cima, baixo, frente, atrás) Entende conceitos abstratos (p. ex., bonito, feliz) Entende "se, "porque", "quanto"	Não entende ordens simples
Linguagem	Inicia conversações Fala 1.500 palavras Usa plurais e conjunções Compreende preposições Faz muitas perguntas ("por quê?") Fala de acontecimentos no passado ou antecipa outros no futuro	Utiliza discurso que ninguém compreende Usa mais gestos do que fala Não descreve acontecimentos
Aquisição de vogais	/a/, /e/, /ɛ/, /i/, /o/, /ɔ/, /u/	
Aquisição de consoantes	Plosivas /p/, /b/, /t/, /d/, /k/, /g/ Nasais /m/, /n/, /nh/ Fricativas /f/, /v/, /s/, /z/, /ʃ/ (/x/, /ch/), /ʒ/ (/j/) Líquidas /l/, /lh/, /R/, /r/ Pode articular incorretamente /s/, /z/, /x/, /j/, /r/ Palavras com com /as/, /es/, /is/ e /ar/, /er/, /ir/	
Pessoal (social)	Lava e enxuga o rosto Dá recados Brinca em grupos	

(*continua*)

Quadro 7 Avaliação das habilidades aos 4 anos de idade (*continuação*)

	Habilidades	Sinais de alerta
Motor grosseiro	Salta sobre um pé	
Equilíbrio estático	Permanece em pé com os pés juntos, com os olhos fechados	
Equilíbrio dinâmico	Sobe e desce escadas alternando os pés	
Adaptativo motor fino/ coordenação apendicular	Controle vesical diurno e anal consolidados Prova dedo-nariz, com olhos fechados Constrói torre com 9 cubos ou mais Copia cruz Desenha um homem	Desenho 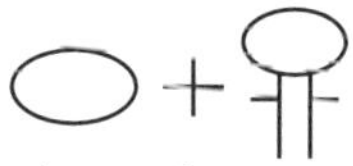 4 anos 6 meses
Persistência motora	Permanece com os olhos fechados por 20 segundos e a boca aberta por 40 segundos	
Gnosias	Denomina as cores preto e branco	
Memória auditiva	3 dígitos	

Fonte: adaptado de Ramos et al., 2015;[1] Knobloch et al., 1990;[5] Lefèvre, 1972;[6] Rangel, 2002;[7] Lamprecht et al., 2014;[8] e Rotta et al., 2016.[9]

Quadro 8 Avaliação das habilidades aos 5 anos de idade

	Habilidades	Sinais de alerta
Compreensão	Conhece opostos Compreende perguntas "quem?", "o quê?", "onde?", "por quê?" Dá atenção e ouve histórias, conversações e filmes	Não entende ordens simples
Linguagem	Fala sem articulação infantil e sem trocas Inventa histórias Fala 2.500 palavras Descreve acontecimentos passados Pergunta "por quê?" Utiliza frases complexas Usa pronomes Usa verbos e plurais irregulares inconsistentemente É compreendido por todos	Utiliza discurso que ninguém compreende Não descreve acontecimentos Troca sons da fala Não faz perguntas
Aquisição de consoantes	Plosivas /p/, /b/, /t/, /d/, /k/, /g/ Nasais /m/, /n/, /nh/ Fricativas /f/, /v/, /s/, /z/, /ʃ/ (/x/, /ch/), /ʒ/ (/j/) Líquidas /l/, /lh/, /R/, /r/ Palavras com /as/, /es/, /is/ e /ar/, /er/, /ir/ Encontros consonantais /pr/, /tr/, /cr/, /dr/	
Pessoal (social)	Veste-se sem ajuda Pergunta o significado das palavras	
Motor grosseiro	Pula alternadamente sobre cada pé	

(*continua*)

Quadro 8 Avaliação das habilidades aos 5 anos de idade (*continuação*)

	Habilidades	Sinais de alerta
Equilíbrio estático	Permanece em pé com o calcanhar de um pé na ponta do outro por 10 segundos	
Equilíbrio dinâmico	Pula com o pé dominante, em um pé só, por 5 metros Anda para a frente com o calcanhar em contato com a ponta do outro pé	
Adaptativo motor fino/ coordenação apendicular	Controle completo vesical e anal Conta 10 objetos Toca a extremidade de cada dedo com o polegar Faz traços de forma adequada Copia um quadrado	Desenho 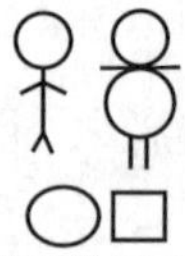
Persistência motora	Permanece com os olhos fechados, a boca aberta e a língua para fora por 40 segundos	
Gnosias	Conhece e nomeia todas as cores	
Memória auditiva	4 digítos	

Fonte: adaptado de Ramos et al., 2015;[1] Knobloch et al., 1990;[5] Lefèvre, 1972;[6] Rangel, 2002;[7] Lamprecht et al., 2014;[8] e Rotta et al., 2016.[9]

Quadro 9 Avaliação das habilidades aos 6 anos de idade

	Habilidades	Sinais de alerta
Compreensão	Compreende perguntas como "o que poderia acontecer se (...)?" Compreende perguntas como "o quê?", "onde?", "por quê?", "quem?"	Não entende ordens simples
Linguagem	Sem alterações na fala Forma frases longas Fala 13.000 palavras Apresenta vocabulário aumentado Usa sinônimos e antônimos Inicia a aquisição da comunicação escrita É compreendido por todos	Utiliza frases agramaticais Repete sílabas e palavras (gagueja) Não articula corretamente as palavras
Pessoal (social)	Veste-se sem ajuda Pergunta o significado das palavras	
Motor grosseiro	Pula alternadamente sobre cada pé	
Equilíbrio estático	Permanece em pé com o calcanhar de um pé na ponta do outro por 10 segundos, com os olhos fechados	
Equilíbrio dinâmico	Pula com o pé não dominante, em um pé só, por 5 metros Anda para trás com o calcanhar em contato com a ponta do outro pé	

(*continua*)

Quadro 9 Avaliação das habilidades aos 6 anos de idade (*continuação*)

	Habilidades	Sinais de alerta
Adaptativo motor fino/ coordenação apendicular	Faz movimentos circulares com os dedos indicadores, com os braços na horizontal Bate com o indicador na mesa e o pé no chão do mesmo lado, alternando com o outro lado do corpo Copia quadrado invertido Conta 10 objetos	Desenho 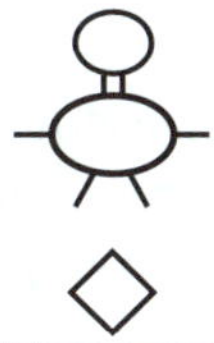
Coordenação tronco-membros	Flete os joelhos quando está em pé e é empurrado de diante para trás	
Persistência motora	Permanece com os olhos fechados, a boca aberta e a língua para fora por 40 segundos	
Gnosias	Tem noção de direita e esquerda no próprio corpo Reconhece os dedos Conhece e nomeia todas as cores	
Memória auditiva	4 dígitos	

Fonte: adaptado de Ramos et al., 2015;[1] Knobloch et al., 1990;[5] Lefèvre, 1972;[6] Rangel, 2002;[7] Lamprecht et al., 2014;[8] e Rotta et al., 2016.[9]

Quadro 10 Avaliação das habilidades aos 7 anos de idade

	Habilidades	Sinais de alerta
Compreensão	Competência adequada de leitura e escrita Compreende perguntas como "o quê?", "onde?", "por quê?", "quem?"	Não reconhece letras
Linguagem	Fala adequada e correta Fala 20.000 palavras Tem competência adequada de leitura e escrita	Não articula corretamente as palavras
Pessoal (social)	Veste-se sozinho Pergunta o significado das palavras	
Motor grosseiro	Pula alternadamente sobre cada pé	
Equilíbrio estático	Permanece na ponta do pé por 30 segundos Permanece em um pé só por 30 segundos	
Equilíbrio dinâmico	Pula batendo palmas duas vezes (polichinelo)	
Adaptativo motor fino/coordenação apendicular	Conta 10 objetos Faz movimentos alternados e sucessivos com as mãos Copia losango	Desenho 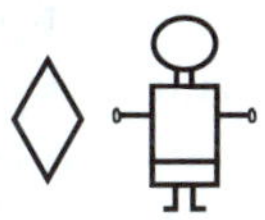
Coordenação tronco-membros	Passa da posição deitada para sentada, sem apoio	
Persistência motora	Permanece com os braços estendidos e os polegares afastados em 1 cm por 30 segundos	
Gnosias	Conhece direita e esquerda no examinador	
Memória auditiva	5 dígitos	

Fonte: adaptado de Ramos et al., 2015;[1] Knobloch et al., 1990;[5] Lefèvre, 1972;[6] Rangel, 2002;[7] Lamprecht et al., 2014;[8] e Rotta et al., 2016.[9]

O exame físico é composto por:

- Otoscopia: fundamental nos pacientes com atraso da linguagem, pois a otite média é altamente prevalente nos primeiros 3 anos de vida, sendo a principal causa de perda auditiva reversível na infância.[1]
- Oroscopia: é extremamente importante, pois anomalias palatais como a fenda palatina e a fenda palatina submucosa podem alterar a fala, provocando rinolalia aberta (voz hipernasal ou fanha).[1] A presença de úvula bífida deve lembrar a possibilidade de fenda palatina submucosa.[1] Tonsilas palatinas obstrutivas podem interferir no posicionamento da língua. A avaliação da oclusão dentária e do frênulo lingual também são importantes. Alterações nessas estruturas podem interferir na articulação da fala.
- Musculatura orofacial: há um número crescente de crianças normais, que não possuem obstrução de vias aéreas ou alguma síndrome associada à hipotonia muscular, e que apresentam respiração oral em virtude da hipotonia orofacial, por falta do aleitamento materno ou por mau hábito alimentar, isto é, por ingerirem alimentação exclusivamente líquida e pastosa, sem mastigação adequada.[1] A criança normal respira com a boca fechada e a língua encostada no palato, enquanto a respiradora oral mantém a língua no assoalho da boca, o que pode provocar alterações dentofaciais características, como hipoplasia da maxila e mordida cruzada e/ou aberta.[1] Essas alterações podem ocasionar a interposição da língua entre os dentes durante a fala, denominada ceceio ou sigmatismo.[1]
- Avaliação das estruturas fonoarticulatórias: realizada propondo-se à criança uma brincadeira em que se deve verificar quem tem a língua mais comprida e consegue encostar no queixo e depois no nariz; depois imaginar que o lábio superior está sujo de iogurte e passar a língua ao longo do lábio superior; depois encostar a ponta da língua nas comissuras labiais direita e esquerda, alternando rapidamente (para verificar se há simetria); fazer o barulho do cavalinho, da chuva, da cobra, do motor do carro etc.
- Nasofibrofaringolaringoscopia flexível: o exame da cavidade nasal deve ser completo. O melhor método para avaliar a cavidade nasal da criança é utilizando uma fibra óptica flexível e fina, denominada nasofaringolaringoscópio. Por meio da endoscopia, é possível analisar a coloração da mucosa, o aspecto das secreções, o tamanho dos cornetos e das adenoides, a posição do septo, a abertura dos óstios da tuba auditiva, a presença de pólipos, a presença de imperfuração coanal e de tumores etc. A criança com adenoides obstrutivas pode apresentar uma alteração da fala denominada rinolalia fechada (voz hiponasal ou abafada). A análise da função velofaríngea também é importante, principalmente se a criança apresenta úvula bífida, hipernasali-

dade e/ou fenda palatina submucosa. Por meio da endoscopia, também é possível avaliar as pregas vocais e identificar eventuais formações nodulares que possam estar ocasionando disfonia (voz rouca). Edema e hiperemia acentuados da região posterior da laringe também podem indicar que a criança possa estar apresentando refluxo gastroesofágico.

Vídeo 7: Disfunção velofaríngea.

AVALIAÇÃO AUDITIVA

Para que a criança possa desenvolver a linguagem oral, é importante que tenha uma boa audição. O limiar auditivo considerado normal para a criança é de 15 dB, pois com esta acuidade auditiva ela terá condições de ouvir todos os fonemas da língua portuguesa[10,11] (Tabela 1).

Tabela 1 Classificação do grau da perda auditiva para crianças até 7 anos

Média tonal	Denominação	Consegue ouvir sem amplificação
0-15 dB	Audição normal	Todos os sons da fala
16-25 dB	Perda auditiva discreta	Ouve bem as vogais, mas pode perder sons de consoantes surdas
26-30 dB	Perda auditiva de grau leve	Ouve apenas os sons mais fortes da fala
31-50 dB	Perda auditiva moderada	Perde a maioria dos sons da fala normal
51-70 dB	Perda auditiva grave	Não ouve os sons da fala no nível da conversação normal
> 71 dB	Perda auditiva profunda	Não ouve a fala ou outros sons

Fonte: Northern e Downs, 2002.[10]

Para o bom entendimento de uma mensagem, as consoantes são muito mais importantes do que as vogais e a percepção da maioria das consoantes necessita de limiares auditivos menores do que para as vogais.[10,11]

A obrigatoriedade do "teste da orelhinha" e o Programa Nacional de Saúde Auditiva modificaram positivamente o prognóstico das crianças que nascem com perda auditiva.[12] Há poucos anos, a maioria das crianças que nascia com essa condição só era diagnosticada após 15 a 20 meses de vida, quando se constatava o atraso da linguagem.[12] Atualmente, se a criança não passa no "teste da orelhinha" ou se apresenta algum fator de risco para perda auditiva, deve seguir um protocolo até que seja confirmada ou excluída a possibilidade da perda.[12]

Além disso, sempre que uma criança apresentar atraso de linguagem, deverá ser submetida a uma avaliação auditiva, mesmo que o teste de triagem neonatal tenha sido normal.[12] Existem doenças que causam perdas auditivas progressivas, como o citomegalovírus (CMV) congênito ou mesmo doenças genéticas. Também se deve sempre tentar avaliar os limiares auditivos pela audiometria (em campo livre ou com fones).[12] Quando não é possível realizar o exame comportamental, utiliza-se para esse fim a avaliação eletrofisiológica. É importante destacar, ainda, que a avaliação dos potenciais evocados auditivos do tronco encefálico (PEATE) com estímulo *click* não é suficiente, então o exame deve ser realizado com as várias frequências da fala (PEATE com estímulo *tone burst* ou os de estado estável (PEAEE).[12]

Algumas vezes, na primeira consulta, não é possível fazer toda a avaliação, mas é primordial já formar uma ideia das habilidades para poder fornecer as orientações e os encaminhamentos iniciais. As orientações aos pais são importantes para todas as crianças, mas ganham maior relevância para aquelas que consultam por atraso de linguagem.

DESAFIOS ATUAIS

Os grandes desafios atuais para os profissionais que trabalham com crianças com atraso de linguagem estão relacionados a doenças para as quais **não** existe exame laboratorial disponível capaz de estabelecer o diagnóstico e nenhum tratamento cirúrgico ou medicamentoso que modifique a evolução. O prognóstico depende de um diagnóstico o mais precoce possível e de terapias específicas, que idealmente devem ser iniciadas antes dos 2 anos de idade.

ORIENTAÇÕES AOS PAIS

- As modificações, quando necessárias, serão sugeridas já na primeira consulta.[1]
- Uma criança normal que frequenta uma creche adequada dificilmente apresentará atraso de linguagem, pois o meio obriga a criança a solicitar o que deseja ou necessita.[1] Por outro lado, crianças normais cuidadas apenas por mãe, avó ou babá, que ficam antecipando as necessidades da criança, sem que ela precise solicitar, não precisam falar nada.[1] Na escolinha, além da interação com as outras crianças, existem propostas pedagógicas que estimularão o desenvolvimento da linguagem.[1]
- Embora o ingresso na creche esteja associado a aumento das infecções das vias aéreas superiores, o atraso cognitivo decorrente da falta de estimulação em casa representa um prejuízo maior.[1]
- Se a criança já frequenta a creche e o ingresso ocorreu há menos de 30 dias, ainda não houve tempo suficiente para verificar modificações.
- Preferências da criança por não interagir com os colegas e brincar sozinha devem ser investigadas, pois representam um sinal de alerta.

- Evitar o uso da chupeta. Em caso de uso, após os 6 meses de vida, recomenda-se só permitir o uso ao dormir. Deve-se tentar retirar totalmente esse hábito até os 2 anos de idade. A criança que faz uso da chupeta por tempo prolongado pode posteriorizar os sons da fala, dificultando a compreensão. Além disso, pode ocorrer alteração da arcada dentária e possivelmente ocasionar mordida aberta anterior e ceceio anterior (criança que fala com a língua entre os dentes).[1]
- A musculatura da fala é a mesma da mastigação, portanto, quanto mais a criança mastigar, melhor. A articulação dos sons da fala está intimamente relacionada à maturação de funções como respiração, mastigação, deglutição e sucção.[1]
- A ingestão de alimentos líquidos não deve ser excessiva. A água deve ser mantida e o leite deve ser oferecido em volume de 300 a 400 mL ao dia. Deve-se evitar aumentar o orifício do bico da mamadeira, dando preferência pelo uso de copo.
- A ingestão de alimentos sólidos deve ser aumentada. Se a criança toma muitas mamadeiras ao dia, certamente comerá menos. A queixa de que as crianças comem pouco é muito frequente, então é importante saber quanto está sendo ingerido sob a forma de mamadeiras, sucos, iogurtes e gelatinas. Esses alimentos geralmente completam o número de calorias que a criança precisa ingerir durante o dia, o que dá uma falsa impressão de falta de apetite.[1]
- O ideal é que a criança tenha horários regulares para se alimentar. É importante que a família possa fazer, pelo menos, uma refeição ao dia reunida, com os aparelhos de som e TV desligados, pois as trocas comunicativas serão importantes para o desenvolvimento da criança.[1]
- Durante o sono, ocorrem a liberação do hormônio do crescimento e a sedimentação do aprendizado. Entre 1 e 2 anos de idade, são necessárias 11 a 14 horas diárias de sono; entre 3 e 5 anos, 10 a 13 horas de sono; e dos 6 aos 13 anos, 9 a 11 horas de sono.[13]
- O sono deve ser contínuo e sem interrupções e o horário ideal para iniciá-lo é em torno das 20 horas. A regularidade do horário é extremamente importante, pois nos casos de a criança ter horários diferentes e ter privação de sono, não ocorrerá a liberação dos hormônios nos horários adequados e não haverá a memorização dos fatos nos horários adequados, resultando em problemas de memória, de aprendizagem e de impulsividade.[14]
- A faixa de onda de luz azul presente na maioria das telas contribui para o bloqueio da melatonina e para a prevalência cada vez maior das dificuldades de dormir e manter uma boa qualidade de sono.[14]
- Quando a criança acorda várias vezes à noite para mamar, pode ser que tome uma mamadeira muito cheia. Nessas crianças, pode ocorrer refluxo gastroesofágico que faz com que ela acorde. A criança, então, não tem fome, mas uma sensação de ardência na garganta que faz com que ela queira tomar algo,

perpetuando o ciclo. A sintomatologia é ainda mais intensa quando essa mamadeira contém achocolatado.

- A SBP sugere: criar uma rotina para a hora de dormir, que contenha um momento bom e agradável com os pais (ler histórias, ouvir música calma etc.), sem muitos estímulos; manter o mesmo horário para dormir e acordar todos os dias, incluindo finais de semana e feriados (horários regulares); evitar bebidas (chocolate, refrigerante, chá mate ou cafeinados) e medicações que contenham estimulantes próximas à hora de dormir; tentar não deixar a criança adormecer com mamadeiras, leite, chás ou vendo televisão ou em outro lugar que não seja sua própria cama; não alimentar a criança durante a noite; evitar levar a criança para a cama dos pais ou outros lugares para dormir ou acalmar-se.[14]
- Linguagem é comunicação. É uma simbolização. Embora o ser humano seja geneticamente programado para falar, é necessária a interação com outro ser humano para que ocorra uma troca de informações e de sentimentos.[1] Os familiares devem estimular os filhos para que solicitem verbalmente o que querem. Todo pedido deve ser acompanhado de conversa para que eles se sintam motivados para falar.[1]
- Sabe-se que existe um período ótimo para o armazenamento das palavras no cérebro e que este período corresponde aos primeiros anos de vida.[1] Quanto mais os pais conversam com os filhos, desde os primeiros momentos de vida, melhor e mais depressa os bebês desenvolvem a fala.[1] Já está demonstrado que o número de palavras por hora deve ficar em torno de 2.100.[1] A variedade de palavras (substantivos, verbos e adjetivos) e o grau de complexidade das frases também são fatores promotores das habilidades linguísticas.[1]
- É importante conversar de forma clara e correta. Deve-se devolver para a criança o modelo correto da palavra falada "incorretamente" dentro de uma sentença curta. Não se recomenda usar fala infantilizada e deve-se evitar empregar todas as palavras no diminutivo.[1]
- Ao conversar com crianças muito pequenas, com menos de 24 meses, deve-se falar mais alto, mais devagar e mais melodiosamente, pois a velocidade de processamento das informações auditivas nos bebês é mais lenta do que nas crianças maiores e nos adultos.[1] A maioria das mães já faz isso instintivamente com os seus bebês, mas algumas precisam ser orientadas.[1]
- Os pais devem se sentar no chão e brincar com a criança. Embora essa orientação pareça óbvia demais, alguns pais precisam ser estimulados a brincar com seus filhos. A brincadeira permite uma troca imprescindível para o desenvolvimento da linguagem e da cognição.[1] Algumas vezes, ao se fazer a avaliação da criança por meio de brincadeiras, os pais se surpreendem com as respostas dos filhos e, muitas vezes, o examinador pode ser um modelo de como brincar com a criança.

- Durante as interações diárias, o vocabulário é mais restrito e limita-se a algumas frases, então a leitura proporciona um aumento de vocabulário e de possibilidades que enriquecem o conhecimento da criança.[1] Os pais e cuidadores devem ler livros infantis diariamente para seus bebês, com entonação bem rica, interpretando os personagens e explicando as situações. Quanto mais rico em comunicação verbal for este período, melhor será a aprendizagem da linguagem, da escrita e da leitura, assim como o desempenho acadêmico e as possibilidades profissionais.[1] Inversamente, quanto mais pobre for a estimulação, menor será o desenvolvimento cognitivo.[1]
- Desligar a televisão, o *tablet* e o celular. Para as crianças muito pequenas, os aparelhos eletrônicos (TV, *tablets* e celulares) são altamente prejudiciais.[1] Esses equipamentos não servem como um estímulo para a fala, pois não há interação com a criança.[1] Se a televisão está ligada, por exemplo, as pessoas falam menos.[1] Além disso, diferentemente dos adultos, que podem processar o ruído da televisão ou de música, eliminando-os, as crianças têm dificuldades para ouvir quando alguém fala com elas e há algum aparelho ligado.[1] O cérebro só registra aquilo que ouve claramente, então se há o desejo de que a criança aprenda, o ruído ambiental desnecessário deve ser eliminado.[1]
- A SBP recomenda evitar a exposição de crianças com menos de 2 anos de idade às telas, mesmo que passivamente; limitar o tempo de telas ao máximo de 1 hora por dia, sempre com supervisão, para crianças com idades entre 2 e 5 anos; limitar o tempo de telas ao máximo de 1 ou 2 horas por dia, sempre com supervisão, para crianças com idades entre 6 e 10 anos; limitar o tempo de telas e jogos de *videogame* a 2 ou 3 horas por dia, sempre com supervisão e nunca "virar a noite" jogando, para adolescentes com idades entre 11 e 18 anos. Além disso, para todas as idades as telas não devem ser usadas durante as refeições. Também é importante desconectar-se 1 a 2 horas antes de dormir, para que não ocorra a inibição da melatonina.[15]

✓ CONCLUSÃO

A queixa de atraso de linguagem está aumentando nos consultórios pediátricos. Os motivos são os mais variados. Além de doenças cuja prevalência realmente cresceu nos últimos 10 anos, como é o caso do TEA, há um hábito cada vez mais frequente de deixar o aparelho de televisão permanentemente ligado, mantendo um ruído de fundo que é altamente prejudicial para uma criança cujo cérebro está em formação. Nenhum cuidador deve sair de um consultório médico sem a adequada informação sobre os prejuízos das telas, em especial com relação à inibição da liberação da melatonina e à dificuldade de aprendizado da linguagem, entre outros aspectos.

O olhar de uma criança diz muito, mas a ausência do olhar diz mais ainda. Sempre que houver suspeita de atraso de linguagem, deve-se encaminhar o paciente para quem possa estabelecer um diagnóstico o mais breve possível. As únicas frases que jamais podem ser ditas são: "Vamos esperar!" e "Cada criança tem o seu tempo!". Essas afirmações podem modificar significativamente o destino de uma criança, postergando o início do tratamento para uma época em que talvez a neuroplasticidade seja muito menor. É crucial lembrar que o prognóstico da criança com transtorno de linguagem depende da agilidade na suspeita diagnóstica e da agilidade no início da terapia específica.

REFERÊNCIAS BIBLIOGRÁFICAS

1. Ramos BD, Dorfman MEKY, Paniagua LM. Atraso na aquisição da linguagem. In: Sociedade Brasileira de Pediatria; Oliveira Filho EA, Nóbrega M (orgs.). PROPED: Programa de Atualização em Terapêutica Pediátrica: Ciclo 2. Porto Alegre: Artmed Panamericana; 2015. p.111-36.
2. Maenner MJ, Shaw KA, Baio J, Washington A, Patrick M, DiRienzo M et al. Prevalence of autism spectrum disorder among children aged 8 years: autism and developmental disabilities monitoring network, 11 sites, United States, 2016. MMWR Surveill Summ. 2020; 69(SS-4): 1-12. Disponível em: https://www.cdc.gov/mmwr/volumes/69/ss/ss6904a1.htm. Acesso em: 22/01/2023.
3. Sociedade Brasileira de Pediatria. Transtorno do espectro do autismo: manual de orientação, 2019. Disponível em: https://www.sbp.com.br/fileadmin/user_upload/21775c-MO_-_Transtorno_do_Espectro_do_Autismo.pdf. Acesso em: 22/01/2023.
4. Norbury C, Gooch D, Wray C, Baird G, Charman T, Simonoff E et al. The impact of nonverbal ability on prevalence and clinical presentation of language disorder: evidence from a population study. J Child Psychol Psychiatr. 2016; 57: 1247-57.
5. Knobloch H, Passamanick B, Gesell e Amatruda CS. Diagnóstico do desenvolvimento: avaliação e tratamento do desenvolvimento neuropsicológico do lactente e na criança pequena: o normal e o patológico. 4.ed. Rio de Janeiro, São Paulo: Atheneu; 1990.
6. Lefèvre AB. Exame neurológico evolutivo. São Paulo: Sarvier; 1972.
7. Rangel GA. Aquisição do sistema vocálico do português brasileiro. Tese [Doutorado]. Porto Alegre: Faculdade de Letras, PUCRS; 2002. Disponível em: http://www.leffa.pro.br/tela4/Textos/Textos/Teses/gilsenira_rangel.pdf. Acesso em: 22/01/2023.
8. Lamprecht RR, Bonilha GFG, Freitas GCM, Matzenauer CLB, Mezzomo CL, Oliveira CC et al. Aquisição fonológica do português (recurso eletrônico): perfil de desenvolvimento e subsídios para terapia. Porto Alegre: Artmed; 2014.
9. Rotta NT, Ohlweiler L, Riesgo R. Semiologia neuropediátrica. In: Rotta NT, Ohlweiler L, Riesgo R. Transtornos de aprendizagem: abordagem neurobiológica e multidisciplinar. 2.ed. Porto Alegre: Artmed; 2016. p.49-68.
10. Northern JL, Downs MP. Hearing in children. 5.ed. Philadelphia: Lippincott, Williams & Wilkins; 2002.

11. Sistema de Conselhos de Fonoaudiologia; Sociedade Brasileira de Fonoaudiologia; Academia Brasileira de Audiologia. Audiometria tonal liminar, logoaudiometria e medidas de imitância acústica In: Guia de orientação na avaliação audiológica, vol. I; 2020. p.22-24. Disponível em: https://www.fonoaudiologia.org.br/wp-content/uploads/2020/09/CFFa_Manual_Audiologia-1.pdf. Acesso em: 22/01/2023.
12. Piza M, Alvarenga KF. Identificação e avaliação auditiva do recém-nascido e da criança. In: Associação Brasileira de Otorrinolaringologia e Cirurgia Cérvico-Facial. Tratado de Otorrinolaringologia. 3.ed. São Paulo: Elsevier; 2017. p.67-96.
13. Hirshkowitz M, Whiton K, Albert SM, Alessi C, Bruni O, DonCarlos L et al. National Sleep Foundation's sleep time duration recommendations: methodology and results summary. Sleep Health. 2015; 1(1): 40-3.
14. Sociedade Brasileira de Pediatria. Higiene do sono. Setembro de 2017. Disponível em: https://www.sbp.com.br/fileadmin/user_upload/19807c-DocCient_-_Higiene_do_Sono.pdf. Acesso em: 22/01/2023.
15. Sociedade Brasileira de Pediatria. #menos telas #mais saúde. Dezembro de 2019. Disponível em: https://www.sbp.com.br/fileadmin/user_upload/_22246c-ManOrient_-__Menos-Telas__MaisSaude.pdf. Acesso em: 22/01/2023.

12

DISTÚRBIOS DA LINGUAGEM

Caio José de Araujo Simas
Mariana Lopes Fávero

OBJETIVOS

- ✓ Apresentar os principais diagnósticos diferenciais dos distúrbios da linguagem.
- ✓ Orientar o diagnóstico e o tratamento dos distúrbios da linguagem.

INTRODUÇÃO

A comunicação é o fim para o qual o indivíduo recebe e expressa a linguagem, sendo um elemento essencial para a socialização e a integração na comunidade. Dessa forma, os distúrbios da linguagem causam impacto direto sobre a vida social da criança e sobre o sucesso acadêmico e ocupacional, sendo reconhecidos como importantes questões de saúde pública.[1]

Nesse contexto, o termo "distúrbios da fala" é usado para problemas articulatórios, enquanto o termo "distúrbios da linguagem" inclui problemas sistêmicos ou estruturais da aquisição da linguagem, sendo que "distúrbio" (ou "transtorno") significa desvio da quantidade, da qualidade e/ou do tempo de aquisição, independente da idade. Por sua vez, o termo "atraso", em geral, é usado para crianças que apresentam uma discrepância com relação aos pares da mesma idade.[2]

Os distúrbios da linguagem podem ser divididos em: transtorno do desenvolvimento da linguagem (TDL) e transtornos de linguagem associados a comorbidades, como é o caso do transtorno do espectro autista (TEA), da perda auditiva, das desordens do sistema nervoso central, entre outros.[2]

TRANSTORNO DO DESENVOLVIMENTO DA LINGUAGEM

O conceito de transtorno do desenvolvimento da linguagem (TDL) ainda é muito discutido nos dias atuais. Anteriormente chamado de distúrbio específico da linguagem ou somente transtorno da linguagem, pode ser caracterizado como uma alteração predominante no processo de aquisição linguística, mas que não exclui alterações em outras funções corticais, como memória, atenção e praxia.[3]

Aspectos epidemiológicos

Acredita-se que o TDL acometa cerca de 7,4% das crianças aos 5 anos de idade, sendo a principal causa de problemas na aquisição da linguagem. Ocorre mais comumente em meninos do que em meninas (2,8:1).[4]

Fisiopatologia

Antes, havia uma tendência de entender o TDL como um diagnóstico de exclusão; contudo, atualmente, consideram-se marcadores que permitem o diagnóstico por meio de critérios de inclusão. São eles:[5]

- Marcadores neurológicos: com o avanço dos exames de imagem, como a ressonância magnética funcional, foi possível identificar um déficit morfológico e funcional na área da linguagem no hemisfério cerebral esquerdo em crianças com quociente de inteligência dentro da normalidade. Esses achados, no entanto, ainda não estão validados na prática clínica para uso em larga escala.
- Marcadores genéticos: do ponto de vista etiológico, há fortes evidências sobre a origem genética do TDL. Quando há um membro da família afetado, a chance do aparecimento de um novo caso é de 25%. Estudos com gêmeos monozigóticos e heterozigóticos reforçam essa evidência. A mutação do gene FOXP2 foi tida como uma importante causa para o TDL durante muitos anos; no entanto, entende-se hoje que esse gene tem o papel de orientar a atividade de outros genes responsáveis pelo desenvolvimento de vários órgãos, inclusive o cérebro. Assim, assume-se que mutações isoladas levando a quadros graves é a exceção e não a regra, e que o TDL é mais compreendido como uma combinação de fatores genéticos e ambientais.[6]
- Marcadores clínicos.

Quadro clínico

O quadro clássico são crianças que, apesar de um desenvolvimento neurológico inicialmente normal, não adquiriram linguagem oral, evoluindo com distúrbios de aprendizagem e de produção de fonemas. Algumas delas apresentam dificuldades receptivas que podem impactar o desenvolvimento simbólico e a compreensão da linguagem, enquanto outras podem apresentar dificuldades expressivas concomitantes ou isoladas, observando-se, como resultado, alterações semânticas e sintáticas que acompanham o quadro. Frequentemente, há relatos de alteração da motricidade fina e oral.[6]

A classificação de Rapin e Allen divide os diversos tipos de quadro clínicos. Apesar de, pelo novo entendimento sobre o distúrbio, essa classificação não ser mais necessária para o diagnóstico, ela pode orientar o médico e chama a atenção para as formas menos clássicas de TDL:[7]

1. Distúrbio da programação fonológica: a linguagem receptiva é adequada, a criança é fluente, mas a compreensão da sua fala é prejudicada, com frequentes erros gramaticais.
2. Dispraxia verbal: linguagem receptiva adequada com fala extremamente limitada. O início da fala é bem alterado. Há sinais de dispraxia oral, enquadrando-se na apraxia da fala.
3. Distúrbio fonológico-verbal: expressões curtas são observadas, mas com erros gramaticais como omissões e inflexões, com deficiência na articulação da fala. Há, ainda, dificuldade de entender enunciados e linguagem abstrata.
4. Agnosia auditivo-verbal: observa-se incapacidade de decodificar a linguagem oral, com pouco ou nenhum entendimento do que é falado para a criança. O discurso é ausente ou muito limitado.
5. Distúrbio sintático-lexical: há dificuldade para formular as ideias com palavras. A sintaxe é imatura e a compreensão das frases complexas é pobre.
6. Distúrbio semântico-pragmático: os enunciados são fluentes e bem formados, com a articulação adequada, mas o conteúdo é bizarro. A compreensão pode ser excessivamente literal. A criança pode conversar incessantemente ou produzir uma linguagem sem entendê-la.

Propedêutica

O diagnóstico do TDL é essencialmente clínico, mas exames complementares podem ser solicitados para descartar outras causas de distúrbio da linguagem.[6]

Clinicamente, observa-se que as crianças falham nos testes de função perceptual auditiva, tanto durante a avaliação foniátrica (ver capítulo 11, "Avaliação da criança com atraso de linguagem"), quanto em provas formais realizadas em cabine a partir dos 6 anos de idade (teste do processamento auditivo central). A função perceptual visual também pode estar alterada nesses pacientes.[6]

A capacidade de imitar, organizar, planejar, coordenar e executar os movimentos (praxia) também pode estar prejudicada nas crianças com TDL. Essa dispraxia pode se apresentar em nível global (quando atinge segmentos corporais como membros superiores ou inferiores), em nível oral (quando há dificuldade de planejamento de movimentos com a boca e com a língua durante a fala) e em nível construtivo (quando atinge gestos necessários para montar quebra-cabeças, copiar figuras e escrever).[6]

Outra função fundamental a ser testada nesses casos é a memória, já que esse tipo de alteração pode ser a origem dos problemas cognitivos e de linguagem enfrentados pelas crianças com TDL. Dois tipos de memória são apontadas como as mais alteradas nos pacientes com TDL: a memória de trabalho fonológica e a memória procedural.[6] A memória de trabalho é um sistema de armazenamento temporário que sustenta nossa capacidade de pensamento e está claramente envolvida no processo de aquisição linguística. Um dos tipos de memória de trabalho é a fonológica, sistema responsável por guardar informação verbal por curto período.[6] A memória procedural, por sua vez, é uma memória de longo prazo. Ela é classificada como uma memória implícita por armazenar formas de conhecimento que são adquiridas automaticamente, orientando comportamentos de forma inconsciente. Durante a fala, usamos muito a memória procedural, já que não pensamos conscientemente sobre qual movimento fazer para cada sílaba que falamos.[6]

A atenção deve ser avaliada de acordo com testes específicos (ver capítulo 11, "Avaliação da criança com atraso da linguagem"). Ela pode ser dividida em quatro tipos: atenção sustentada (capacidade de manter a vigilância durante longos períodos), atenção dividida (possibilidade de realizar duas tarefas ao mesmo tempo), atenção seletiva (capacidade de manutenção do alvo mesmo com vários estímulos concorrentes) e atenção alternada (capacidade de alternar a atenção entre dois ou mais estímulos). Pacientes com TDL podem apresentar alteração em qualquer um dos quatro tipos.[6]

Tratamento

O tratamento para o TDL é a terapia fonoaudiológica; no entanto, em alguns casos, em virtude da presença de comprometimentos psíquicos e educacionais, pode-se associar terapia psicológica e intervenção psicopedagógica. Cabe ao médico que acompanha a criança ou adolescente com TDL realizar contatos com a equipe terapêutica e com a escola.[8]

Prevenção e prognóstico

Crianças com TDL parecem experimentar muitos desafios na interação com seus pares. Estudos têm apontado para dificuldades no discurso como reconhecer "sua vez de falar" e durante brincadeiras. A habilidade de fazer amigos, o uso de linguagem verbal e não verbal para decisões em conjunto e a habilidade para se empenhar nas brincadeiras com seus pares são elementos que parecem estar prejudicados nesses pacientes.[9]

Como o prognóstico do desenvolvimento da linguagem está intimamente relacionado ao diagnóstico precoce e à intervenção adequada, independentemente da causa, crianças que não atingirem os marcos do desenvolvimento de linguagem devem ser avaliadas e tratadas o quanto antes.[6]

TRANSTORNO DO ESPECTRO AUTISTA

O transtorno do espectro autista (TEA) é uma condição complexa, pervasiva e multifatorial do neurodesenvolvimento. A observação de formas de comportamento aberrantes é a base do diagnóstico, com critérios focados em prejuízo da comunicação social, interação e padrões restritivos/repetitivos de comportamento ou interesses.[10]

Aspectos epidemiológicos

Antes tido como um diagnóstico raro, o TEA é atualmente um dos distúrbios do neurodesenvolvimento mais comumente diagnosticado na infância. Desde o início deste século, a prevalência aumentou em três vezes, sendo estimada em 1:54 crianças nascidas.[11]

De acordo com dados do *Centers for Disease Control and Prevention* dos EUA (CDC), 1,85% das crianças aos 8 anos de idade recebem o diagnóstico de TEA. Dados ingleses apontam um número ainda mais preocupante: entre crianças de 3 a 17 anos de idade, a prevalência chega a 2,57%.[11]

Com relação ao gênero, há uma razão de 4,3 meninos para uma menina. Crianças brancas não hispânicas parecem ter uma maior prevalência se comparadas às crianças negras ou hispânicas.[11]

Fisiopatologia

A grande variabilidade fenotípica presente nas crianças com o espectro decorre da relação entre os fatores genéticos (interações de múltiplos genes dentro do mesmo genoma e combinações distintas de genes) e ambientais. Um estudo com gêmeos monozigóticos mostrou uma herança genética de 90%, mas outro estudo demonstrou 50% de herança genética e 50% de fatores ambientais, reforçando o impacto da contribuição de fatores não genéticos na etiologia do TEA.[12]

Quadro clínico

São sinais sugestivos no 1° ano de vida:

- Perder habilidades já adquiridas, como balbucios, contato social ou sorriso social.
- Não se voltar para sons, ruídos ou vozes do ambiente.
- Não apresentar sorriso social.
- Apresentar baixo contato visual e deficiência no olhar sustentado.
- Demonstrar baixa atenção à face humana.
- Demonstrar maior interesse por objetos em comparação com pessoas.
- Não seguir objetos e pessoas em movimento.
- Apresentar pouca ou nenhuma vocalização.
- Não aceitar o toque.
- Não responder ao nome.
- Apresentar imitação pobre.
- Apresentar baixa frequência de sorriso e reciprocidade social.
- Apresentar interesses não usuais.
- Demonstrar incômodo incomum com sons de elevada intensidade.
- Manifestar distúrbio do sono, moderado ou grave.
- Demonstrar irritabilidade no colo e pouca responsividade no momento da amamentação.[13]

Propedêutica

O diagnóstico de TEA é essencialmente clínico e se baseia nos critérios descritos na 5ª edição do *Manual diagnóstico e estatístico de transtornos mentais* (DSM-5). Em função de o prognóstico estar intimamente ligado à identificação precoce e ao início da intervenção, em 2017 foi sancionada uma lei que obriga o Sistema Único de Saúde (SUS) a realizar questionários de risco para o desenvolvimento infantil. Entre os questionários que podem ser utilizados estão o M-CHAT (do inglês *modified checklist for autism in toddlers*) e o IRDI (questionário dos indicadores clínicos de risco para o desenvolvimento infantil). Diante da suspeita de TEA, a criança deve ser encaminhada para avaliação diagnóstica com médico com experiência em alterações do neurodesenvolvimento (foniatra, neurologista infantil, psiquiatra infantil ou pediatra do desenvolvimento).[14]

Quando há dúvida sobre o diagnóstico, testes formais podem ser utilizados por profissionais com formação específica, entre eles o ADOS (do inglês *autism diagnostic observation schedule*) e o ADI-R (do inglês *autism diagnostic interview – revised*).[14]

Tratamento

As intervenções no TEA são, na maioria das vezes, multidisciplinares e devem se iniciar o mais precocemente possível. Independentemente do tipo de linha terapêutica escolhida, as terapias devem ser frequentes, com várias sessões semanais. A escolha dos profissionais e das linhas terapêuticas é feita de forma individualizada e dependem das características clínicas de cada paciente.[14]

Não há terapias medicamentosas específicas para tratamento do TEA, sendo utilizados apenas sintomáticos. Os medicamentos podem ser usados, quando necessário, sempre levando-se em conta os riscos e os benefícios da medicação no uso pediátrico.[14]

Prevenção e prognóstico

Enquanto o número de casos do TEA continua em crescimento, a média de idade do diagnóstico continua a mesma, próxima dos 4 anos de idade. Atrasos no diagnóstico significam perda de oportunidade de beneficiar a criança com o tratamento precoce.[15]

Com relação ao prognóstico, habilidades de atenção compartilhada e de brincar funcional, fala comunicativa aos 5 anos de idade, nível cognitivo, gravidade dos sintomas de TEA nos primeiros anos de vida e intervenção precoce parecem ser preditores relevantes da gravidade na vida adulta.

PERDA AUDITIVA

Crianças com atraso de linguagem devem ser encaminhadas a especialista em otorrinolaringologia para avaliação otológica e, posteriormente, avaliação auditiva, já que a perda auditiva é uma causa comum de atraso da linguagem.[6] Mesmo crianças pequenas e sem fator de risco, que passaram na triagem auditiva neonatal, devem ser submetidas a uma avaliação auditiva sempre que houver suspeita de atraso da linguagem.

Quando uma criança está privada da audição ou sua percepção auditiva ocorre de maneira distorcida, por exemplo, na vigência de uma perda auditiva neurossensorial ou pela simples presença de efusão em orelha média, ocorre um tipo de neuroplasticidade negativa e as áreas auditivas não amadurecem adequadamente, podendo promover dificuldades ou déficits para processar os estímulos acústicos. Essas dificuldades são caracterizadas, em grande parte, pela dificuldade na análise refinada de padrões sonoros e nos aspectos físicos que diferenciam um som do outro. Como consequência, os processos aferentes necessários para a correta percepção da fala tornam-se falhos e/ou mais lentos, podendo prejudicar o desenvolvimento típico da linguagem oral e escrita. Por outro lado, quando a audição é normalizada e o indivíduo passa a receber estímulos consistentes, constantes e específicos, as conexões podem se restabelecer em virtude da neuroplasticidade positiva, que é uma capacidade de reorganização do sistema nervoso central diante de estímulos e tarefas adequados. A necessidade de aproveitarmos a plasticidade nos períodos mais sensíveis para o desenvolvimento da linguagem, ou seja, nos primeiros anos de vida, justifica, por exemplo, a triagem auditiva neonatal universal para o diagnóstico precoce da perda auditiva. Igualmente importante é a monitoração da orelha média e da audição das crianças pequenas, pois sabe-se que perdas leves e moderadas também podem repercutir negativamente no aprendizado da língua e no desempenho acadêmico.[8] Mais informações sobre as causas de perda auditiva são apresentadas nos capítulos 5, "Otite média com efusão" e 7, "Perda auditiva na infância: o primeiro ano de vida".

OUTRAS DESORDENS DO SISTEMA NERVOSO CENTRAL

Além do TEA, distúrbios da linguagem podem estar presentes como parte de muitas desordens do desenvolvimento, como deficiência intelectual, algumas síndromes (p. ex., de Langer-Giedion e de Down), paralisia cerebral, malformações cerebrais (como agenesia de corpo caloso) e achados anormais funcionais (como falta de desenvolvimento do hemisfério dominante).[2]

DESAFIOS ATUAIS

Condições sociais adversas são causas ambientais frequentes de alterações de linguagem e devem ser diferenciadas dos distúrbios descritos neste capítulo. Baixo nível socioeconômico associado a um baixo nível pedagógico devem ser identificados na avaliação foniátrica, podendo se apresentar como causa isolada ou em associação com outros transtornos do desenvolvimento da linguagem. A dinâmica familiar e questões psicológicas também são importantes fatores ambientais que estão diretamente envolvidos no processo de aquisição da linguagem.

Vale ressaltar, ainda, que o abuso de telas (*tablets*, televisão, celular) antes dos 2 anos de idade é uma importante causa de atraso do desenvolvimento da linguagem atualmente e pode ser um fator agravante presente em conjunto com os distúrbios da linguagem.

ORIENTAÇÕES AOS PAIS

- Conforme apresentado no capítulo 11 desta obra, deve-se ter atenção à importância do convívio social e da creche para o desenvolvimento da linguagem, assim como o entendimento sobre os malefícios da chupeta e da alimentação incorreta (com pouco estímulo à mastigação). Sono inadequado, falta de interação verbal clara e do lúdico, entre cuidadores e crianças, também devem ser ajustados. Telas e aparelhos eletrônicos devem ser retirados da rotina de crianças abaixo de 2 anos, tendo seu tempo de exposição controlado de acordo com as demais faixas etárias.

- Cabe ressaltar e reforçar a importância da atuação multidisciplinar na avaliação e tratamento das crianças com distúrbios da linguagem, motivando pais e cuidadores a conduzirem as crianças às devidas interconsultas e terapias.

✓ CONCLUSÃO

O diagnóstico dos distúrbios da linguagem frequentemente é desafiador. Em muitos casos, são necessárias múltiplas avaliações e observação da evolução terapêutica para obtenção de um diagnóstico. Além disso, apesar dos avanços tecnológicos, ainda não há provas diagnósticas definitivas no âmbito linguístico, sendo o exame clínico a melhor ferramenta para abordar essas crianças.

Apesar dessas dificuldades, deve-se ter em mente que o tratamento deve ser instituído o mais precocemente possível, com o intuito de melhorar o prognóstico e desenvolver um adulto inserido na comunidade e no mercado de trabalho.

REFERÊNCIAS BIBLIOGRÁFICAS

1. Prates LPC, Martins VO. Distúrbios da fala e da linguagem na infância. Rev Med Minas Gerais. 2011; 21: 54-60.
2. Zehnhoff-Dinnesen A, Denk-Linnert DM, Hegazi M, Keilmann A, Kiese-Himmel C, Neumann K et al. Basics of developmental disorders of speech and language. In: Zehnhoff-Dinnesen A, Wiskirska-Woznica B, Neumann K, Nawka T (eds.). Phoniatrics I. Berlin: Springer; 2020. p.540-607.
3. Bishop DVM. Why is it so hard to reach agreement on terminology? The case of developmental language disorder (DLD). Int J Lang Commun Disord. 2017; 52(6): 671-80.
4. Bishop DVM. What causes specific language impairment in children? Curr Dir Psychol Sci. 2006; 15(5): 217-21.
5. Reilly S, Tomblin B, Law J, McKean C, Mensah FK, Morgan A et al. Specific language impairment: a convenient label for whom? Int J Lang Commun Disord. 2014; 49(4): 416-51.
6. Fávero ML. Transtorno do desevolvimento da linguagem: o que muda, o que fica e o que importa neste diagnóstico. In: Fávero ML, Pirana S. Tratado de Foniatria. Rio de Janeiro: Thieme; 2020. p.129-36.
7. Rapin I, Allen DA, Wiznitzer M. Communications disordes of preschool children: the physician's responsibility. J Dev Behav Pediatr. 1988; 9(3): 164-70.
8. Fávero ML. Distúrbio específico de linguagem. In: Pignatari SSN, Anselmo-Lima WT (eds.). Tratado de Otorrinolaringologia. 3.ed. São Paulo: Elsevier; 2018.

9. Lloyd-Esenkaya V, Russell AJ, St Clair MC. What are the peer interaction strengths and difficulties in children with developmental language disorder? A systematic review. Int J Environ Res Public Health. 2020; 17(9).
10. Masi A, DeMayo MM, Glozier N, Guastella AJ. An overview of autism spectrum disorder, heterogeneity and treatment options. Neurosci Bull. 2017; 33(2): 183-93.
11. James SN, Smith CJ. Early autism diagnosis in the primary care setting. Semin Pediatr Neurol. 2020; 35(100827): 1-22.
12. Maia FA, Oliveira LMM, Almeida MTC, Alves MR, Araújo Saeger VS, Silva VB et al. Autism spectrum disorder and postnatal factors: a case-control study in Brazil. Rev Paul Pediatr. 2019; 37(4): 398-405.
13. Sociedade Brasileira de Pediatria. Transtorno do espectro do autismo: manual de orientação, 2019. Disponível em: https://www.sbp.com.br/fileadmin/user_upload/21775c-MO_Transtorno_do_Espectro_do_Autismo.pdf. Acesso em: 22/01/2023.
14. McCarty P, Frye RE. Early detection and diagnosis of autism spectrum disorder: why is it so difficult? Semin Pediatr Neurol. 2020; 15(100831): 1-7. Disponível em: https://doi.org/10.1016/j.spen.2020.100831. Acesso em: 22/01/2023.
15. Towle PO, Patrick PA, Ridgard T, Pham S, Marrus J. Is earlier better? The relationship between age when starting early intervention and outcomes for children with autism spectrum disorder: a selective review. Autism Res Treat. 2020; 2020: 1-17.

13

DISTÚRBIOS DA FALA

Bruna Melo
Flávia Varela Capone

OBJETIVOS

- ✓ Conceituar a fala e seu desenvolvimento esperado.
- ✓ Apresentar os principais distúrbios relacionados à fala.
- ✓ Orientar a conduta com relação à intervenção precoce e terapias para a fala.

INTRODUÇÃO

Linguagem é a comunicação de ideias e sentimentos. Manifesta-se de forma oral, gestual, escrita e pelas artes plásticas, e pode ser classificada em linguagem receptiva e linguagem expressiva.

A língua (ou idioma), por sua vez, trata especificamente de um código, usado sob regras, que detém significado para um determinado grupo e sofre modificações influenciadas pelo contexto sociocultural e pelas particularidades do próprio indivíduo. São exemplos em nosso país a língua portuguesa e a língua brasileira de sinais (LIBRAS).

Fala é a representação motora oral da linguagem, sendo a principal forma de comunicação do indivíduo, e está diretamente relacionada com a língua.[1]

No atendimento a crianças, é importante conhecer os principais marcos do desenvolvimento relacionados à fala, seus principais transtornos e orientações que devem ser dadas aos pais em uma consulta pediátrica de rotina.

ASPECTOS EPIDEMIOLÓGICOS

Aproximadamente 7,7% (1:12) das crianças norte-americanas entre 3 e 17 anos de idade têm algum distúrbio relacionado a voz, fala, linguagem ou deglutição. A prevalência é maior no sexo masculino (9,6% comparado a 5,7% no sexo feminino). As queixas relacionadas especificamente à voz, com duração maior do que 1 semana, estiveram presentes em 1,4% das crianças. Com relação à fala, 5% das crianças tiveram algum distúrbio, incluindo gagueira, alterações fonológicas e disartria.[2]

Em alguns estados brasileiros, no entanto, encontrou-se uma prevalência maior. Um estudo realizado em Minas Gerais, envolvendo crianças com idades entre 5 e 9 anos, apresentou prevalência de distúrbios da fala de 26,8% de forma geral, sendo 39,4% dos casos relacionados à motricidade oral. No Rio Grande do Sul, outro estudo feito com crianças com idades entre 6 e 11 anos, apresentou um percentual próximo ao do estudo mineiro, de 20,8%. Na cidade de São Paulo, esse percentual sobe para 37% ao se pesquisar uma população mais jovem (de 1 a 4 anos).[3]

Com relação aos fatores socioeconômicos, pais com menor nível educacional têm maior chance de terem filhos com alterações de fala e linguagem e podem ter mais dificuldades para perceber e relatar esses problemas, levando a um atraso no diagnóstico e no início de terapias.[4]

FISIOPATOLOGIA

A fala é o resultado final de uma cascata de eventos que ocorrem ao longo do desenvolvimento humano. Para sua adequada utilização, é necessário o funcionamento de três grandes sistemas:[1]

- Sistema auditivo: anatomicamente composto por orelha externa, orelha média e orelha interna. Essas estruturas são responsáveis pela entrada, transmissão e conversão do impulso mecânico sonoro em elétrico. É a porta de entrada para a formação e a maturação das vias auditivas centrais e tem grande importância na formação do mapa sonoro no sistema nervoso central (SNC).
- SNC: responsável pelo processamento auditivo central, pela atenção, pela memória e pela programação executiva da fala; funções executadas nos giros temporais (inferior, médio e superior), no giro supramarginal, no giro angular, no córtex pré-frontal, na *pars triangularis* e na *pars opercularis*.
- Sistema estomatognático: composto pela articulação da fala (uso da boca, língua e lábios para a correta pronúncia dos sons), pela voz (uso das pregas vocais e trato respiratório para produção sonora) e pela fluência (ritmo da nossa fala).

É válido ressaltar, no entanto, que aprendemos por imitação. O desejo de compreender o mundo a nossa volta; a necessidade de trocas e de afetos entre os seres humanos; e a vontade de copiar o outro são o combustível que faz funcionar esse motor anatômico.

O estímulo auditivo é pré-requisito básico para o desenvolvimento da linguagem verbal e a audição é o primeiro sentido a estar completamente desenvolvido, mesmo antes do nascimento. O desenvolvimento da fala, por sua vez, é contínuo e não parece ter um ponto inicial bem marcado. Desde os primeiros dias de vida, a criança demonstra competência para discriminar sons da fala e por volta de 9 meses de vida passa a ter respostas diferenciadas aos fonemas da língua materna. Ao longo do primeiro ano, as áreas responsáveis pela linguagem se especializam progressivamente. A partir dos 6 meses, inicia-se a representação das vogais sob influência da língua materna e ao redor dos 11 meses as consoantes começam a ser representadas. O acesso lexical (que permite reconhecimento do significado das palavras) inicia-se aos 6 meses de vida e por volta de 1 ano os itens lexicais já podem ser categorizados. Próximo ao 2º ano, além do aumento considerável do vocabulário, inicia-se a aquisição de conceitos gramaticais, tornando possível a combinação de palavras.[5]

Alguns marcos de desenvolvimento da linguagem devem ser observados mesmo em fases anteriores à fala. Até os 2 meses de vida, o bebê só é capaz de emitir vocalizações reflexas, produzidas pela laringe. Logo após, surgem as primeiras sequências de sílabas, com tendência à imitação de sons emitidos pelos adultos. Nessa fase, a depender do estímulo e da interação com o cuidador, desperta-se o interesse pela comunicação. Dos 3 aos 8 meses de vida, aparece o balbucio rudimentar, iniciando-se a combinação consoante-vogal. Entre os 5 e 10 meses, surge o balbucio canônico, caracterizado por produção consoante-vogal já bem caracterizada. Entre 9 e 18 meses, ainda na forma de balbucio, começa a produção de palavras, inicialmente sem entendimento lexical (este só irá se estabelecer a partir de interações com o meio e os interlocutores).[5]

Por volta do 1º ano de vida, a partir da emissão das primeiras palavras, a velocidade de aquisição lexical é de 1 a 2 novas palavras por semana. Quando o vocabulário atinge cerca de 50 palavras, há uma aceleração nesse processo, com o aprendizado de 1a 2 novas palavras por dia e a formação de frases com duas palavras. Entre 2 e 4 anos de idade, as habilidades gramaticais e lexicais estão se desenvolvendo, mas aos 3 anos já é esperada a total inteligibilidade.[6]

Conforme descrito no Quadro 1, a ausência de alguns marcos nos limites do desenvolvimento deve alertar o profissional e os pais para iniciar uma investigação e um acompanhamento mais próximo.[7]

Quadro 1 Sinais de alerta relacionados à linguagem e à fala

Idade	Sinal
Relacionados à linguagem	
Até 3-4 meses	Não sorri
4-7 meses	Não balbucia
7-12 meses	Não usa gestos, como tchau e apontar Não compreende ordem simples com gesto Não balbucia "papai" e "mamãe" indiferenciados
7-14 meses	Não compreende ordens simples com e sem gesto
12-18 meses	Fala poucas palavras Não mostra pelo menos uma parte do corpo
18-24 meses	Não combina duas palavras
24 meses	Fala menos de 50 palavras
Relacionados à fala	
1-2 anos	Não fala /p/, /b/, /m/, /h/ da forma correta
2-3 anos	Não fala /g/, /f/, /t/, /d/, /n/ da forma correta Apresenta fala de difícil compreensão

Fonte: adaptado de American Speech-Language-Hearing Association, 2021.[7]

QUADRO CLÍNICO

Para fins didáticos, os distúrbios da fala podem ser divididos em: desordens de articulação, desordens fonológicas, desordens de fluência e desordens da voz.

Além dessa classificação, é importante também fazer o diagnóstico diferencial com surdez nos seus diferentes graus, transtorno do espectro autista (TEA) e transtorno do desenvolvimento da linguagem (TDL), abordados nos capítulos 5, 7, 11 e 12 desta obra.

Desordens de articulação

Crianças com distúrbios de articulação terão dificuldade para formar sons por incapacidade de controle ou coordenação da musculatura responsável pela produção da fala. Esse comprometimento pode causar também dificuldades na deglutição percebidas antes mesmo das alterações da fala.

Entre as possíveis etiologias, destacam-se doenças neurológicas, doenças musculoesqueléticas e as malformações (p. ex., fissuras labiopalatinas).

Entre as doenças neurológicas, devem-se diferenciar dois tipos principais: disartria e apraxia. A disartria está associada a lentidão, fraqueza ou falta de coordenação dos movimentos da fala. A característica orgânica afeta os movimentos musculares envolvidos na expressão oral, frequentemente acompanhados de alterações na mastigação e na deglutição. A apraxia se manifesta por dificuldade na programação da sequência de movimentos, embora a musculatura não esteja afetada, assim como as habilidades de compreensão e atenção. Dessa forma, na apraxia os movimentos podem ser realizados de forma automática, mas não voluntariamente.[8] A apraxia de fala na infância se manifesta como uma dificuldade na programação do gesto articulatório. Sua prevalência é de 1:1.000 a 2:1.000 crianças, sendo nove vezes mais comum no sexo masculino.[8]

Nos quadros de apraxia de fala na infância, as seguintes características podem ser identificadas: habilidade comprometida para realizar movimentos de fala na ausência de alteração muscular; alcance do ponto articulatório correto após ensaios repetidos da mesma palavra; articulação isolada de fonemas realizada com maior facilidade do que a emissão de sequências fonéticas; acentuada discrepância entre fala automática (p. ex., contar de 1 a 10) e produções voluntárias; imitação deficiente da fala; sílabas iniciais, maior quantidade de erros em consoantes fricativas (/f/, /v/, /s/, /z/, /ch/, /j/) e grupos consonantais; comprometimento primário da articulação e secundário da prosódia.[9]

Entre as doenças musculoesqueléticas que provocam alteração na fala, destaca-se a hipotonia muscular. É classificada como hipotonia primária ou secundária. A primeira é menos frequente e está relacionada ao comprometimento das estruturas que compõem a unidade motora (motoneurônio medular, raízes, nervos periféricos e músculos). A segunda é mais frequente e decorre de lesões do SNC, síndromes genéticas, doenças sistêmicas ou outras condições que afetam tendões e ligamentos. Em geral, a terapia é de suporte, com acompanhamento multiprofissional.

A fissura palatina não sindrômica é o principal representante das malformações com repercussões na fala e afeta aproximadamente 1:700 nascidos vivos, com ampla diversidade geográfica, sendo mais encontrada na população europeia. Sua prevalência é maior no sexo masculino, com influência genética (já foi associada aos genes IRF6, FGF, MSX) e de teratógenos ambientais (exposição a tabaco e álcool, deficiência de zinco e ácido fólico, uso de benzodiazepínicos, infecção por rubéola, entre outros). A dificuldade se apresenta tanto pela insuficiência velofaríngea, manifestada principalmente pela hipernasalidade, como pela distorção do estímulo auditivo decorrente da presença crônica da otite média com efusão. A menor contratilidade e a hipoplasia do músculo tensor do véu palatino impedem a adequada ventilação da orelha média e, assim, há necessidade de colocação de tubos de ventilação para correção.[10]

Cerca de 80% dos pacientes não sindrômicos submetidos a cirurgia corretiva labial aos 3 meses de vida e do palato entre 12 e 18 meses podem desenvolver uma fala sem distúrbios articulatórios compensatórios. Assim, o tempo do diagnóstico e a terapia multidisciplinar precoce podem modificar a evolução natural desses casos.[10]

Desordens fonológicas

O desvio fonológico é caracterizado por alterações, em diferentes graus, do desenvolvimento da fala em crianças com 4 anos de idade ou mais. Apresenta-se como dificuldade para a aquisição de consoantes da língua materna, o que leva a trocas inesperadas para a idade.[11]

As trocas mais frequentemente encontradas são: S por CH ("*chapo*" em vez de "sapo"), R por L ("*balata*" em vez de "barata"), V por F ("*faso*" em vez de "vaso"), Z por S ("*sebra*" em vez de "zebra"), alterações na ordem das sílabas ("*mánica*" em vez de "máquina") e fala ininteligível.

Falhas na aquisição e no desenvolvimento fonológico podem impactar a leitura e a escrita, levando a posteriores transtornos de aprendizagem, que muitas vezes só serão percebidos na fase de alfabetização. As principais trocas fonológicas não são ao acaso. Geralmente, são consoantes que apresentam a mesma frequência e intensidade sonora, como exemplificado no audiograma de sons familiares apresentado na Figura 1.[12]

A perda auditiva, mesmo leve e transitória, pode refletir em alterações de fala. A otite média com efusão (ver capítulo 5, "Otite média com efusão") é a principal doença responsável por essa alteração. A ausência de dor ou maior desconforto pode ocasionar atraso no diagnóstico.[6]

Desordens de fluência

O desenvolvimento da habilidade de fluência implica a aquisição de mecanismos de processamento automático ou com pouca consciência. Quanto mais fluente é a fala, menos atenção precisa ser voltada a ela. Para avaliar a fluência, faz-se necessário observar aspectos como hesitações, reformulações e velocidade de fala.[13]

A hesitação ocorre quando estão presentes pausas silenciosas, pausas preenchidas ("éh", "ãh", "*mm*"), prolongamentos finais ou repetições de palavras. Está presente normalmente na fala de todas as pessoas, mas não devem chegar a mais de 10% do conteúdo falado. A hesitação gaguejada ocorre quando há repetições de sons e sílabas, prolongamentos iniciais e bloqueios. Esse tipo de hesitação pode chegar a no máximo 2% do conteúdo para ser considerado normal.[13]

A gagueira é classificada como o mais frequente distúrbio de fluência com início na infância. É descrita como repetições ou prolongamentos de sons, sílabas ou de palavras e/ou por hesitações ou pausas frequentes que perturbam a fluência verbal. É considerada um distúrbio de base neurológica, com predisposição genética bem estabelecida.[14] Apresenta pico de surgimento por volta dos 3 anos de idade e incidência de cerca de 5% na população infantil, com persistência como gagueira crônica em 1% da população adulta, segundo o Instituto Brasileiro de

Fluência.[15] A taxa de remissão espontânea é bastante alta, entre 50 e 80%; no entanto, diversos fatores são considerados de alto risco para cronificação, como: histórico familiar para gagueira; sexo masculino (predominância de cronificação de 4:1); associação com alteração de fala (como distúrbio fonológico); porcentagem igual ou maior que 3% de disfluências no conteúdo da fala; surgimento abrupto; maior idade da criança na época do surgimento (quanto mais cedo

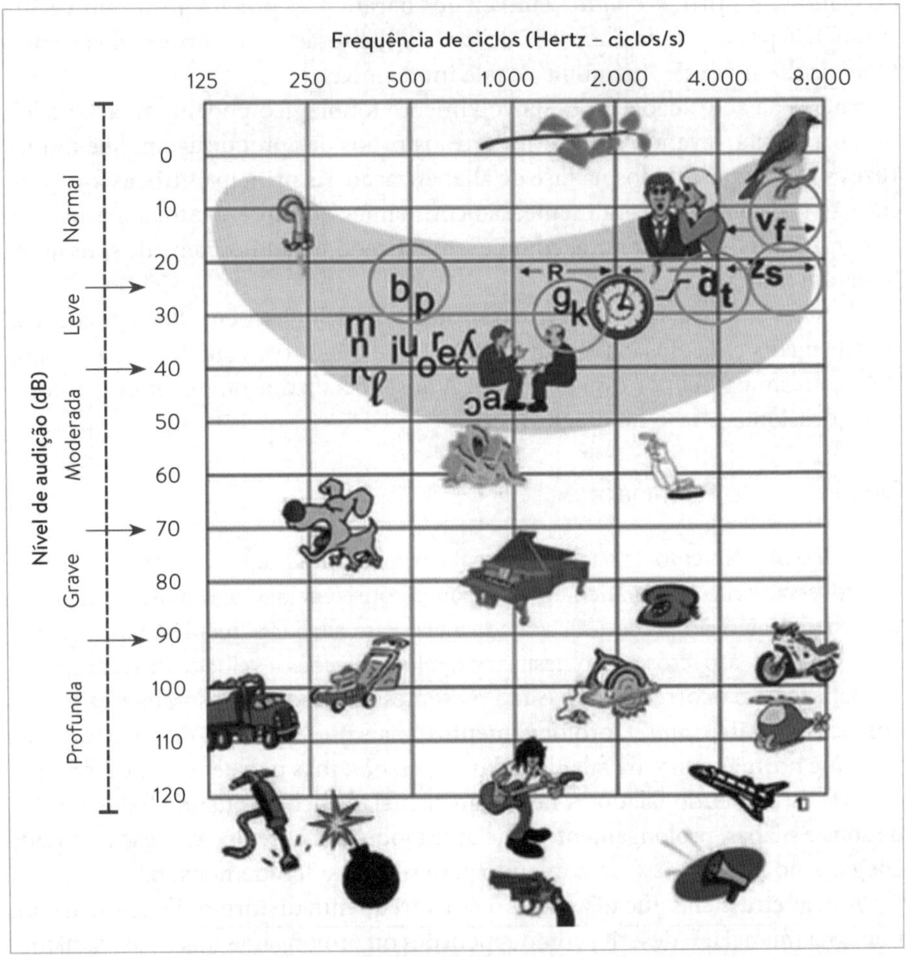

Figura 1 Audiograma de sons familiares contendo a exemplificação de consoantes que apresentam a mesma frequência e intensidade sonora. Pode ser utilizado também para identificar paciente apresentando perdas auditivas, mesmo leves (perdas entre 25 e 40 dB, de acordo com esta classificação), que não têm acesso adequado aos sons da maioria das vogais e consoantes.
Fonte: adaptado de Russo e Belau, 1993.[12]

surge, menor é o risco de cronificação); fatores ambientais (como ambiente comunicativo competitivo); pouco tempo de escuta; e falas rápidas e sobrepostas.[14]

A gravidade da gagueira pode ser reduzida em situações como: redução da responsabilidade de comunicação; presença de ouvintes próximos e íntimos; uso de mudança de padrão rítmico, como cantar e modificar a qualidade vocal; mascaramento auditivo; uso de alguns medicamentos; leitura sucessiva do mesmo material; e incentivo à autoestima, trabalhando o medo excessivo.[14]

Desordens da voz

Caracteriza-se como disfonia a produção vocal que necessita de grande esforço, que apresenta alteração no tom ou na qualidade da voz e que limita a transmissão da mensagem. Na infância, pode estar relacionada a diversos fatores, como alterações funcionais (na ausência de lesões orgânicas), lesões organofuncionais (como nódulos vocais), alterações congênitas (como hemangiomas), entre outros. Mais informações são apresentadas no capítulo 19, "Disfonias".

Para a elucidação diagnóstica das disfonias, utilizam-se métodos diagnósticos não invasivos como a videofaringolaringoscopia rígida (videolaringoscopia) ou flexível (nasofibrofaringolaringoscopia), podendo-se lançar mão, ainda, do exame sob luz estroboscópica (videolaringoestroboscopia). A interpretação correta dos achados requer integração de especialistas em otorrinolaringologia e fonoaudiologia, correlacionando a imagem com a alteração vocal.

PROPEDÊUTICA

Para avaliação adequada da criança com atraso ou distúrbio de fala, é importante realizar anamnese cuidadosa, com entrevista semiaberta, prestando atenção aos marcos do desenvolvimento neuropsicomotor e a aspectos emocionais e comportamentais da criança e da família.

A avaliação otorrinolaringológica e foniátrica complementar é fundamental para o estudo da motricidade oral e do funcionamento do palato, a avaliação da acuidade auditiva, o diagnóstico de disfonias, o exame das fossas nasais e da rinofaringe, e a análise do processamento da linguagem como um todo.

A avaliação auditiva sempre deve ser realizada, independentemente do resultado da triagem auditiva neonatal, pois a perda auditiva pode ser leve ou progressiva e não ter sido detectada inicialmente.[6]

Além disso, é importante complementar a avaliação clínica com as informações escolares. A detecção inicial dos distúrbios de comunicação na infância usualmente é realizada por pais e educadores.

TRATAMENTO

Fonoaudiólogos são os profissionais habilitados para tratar os indivíduos com distúrbios de fala. Nesse processo, pode estar indicado o acompanhamento conjunto com psicólogos, psicopedagogos, terapeutas ocupacionais e outros, a depender do caso. A diversidade dos quadros clínicos relacionados aos distúrbios de fala, o ambiente em que cada criança está inserida e o momento em que o distúrbio é detectado devem ser considerados nesse contexto clínico interdisciplinar, a fim de favorecer as intervenções prioritárias e terapias articuladas em vez de realizar intervenções isoladas.

O tratamento precoce é fundamental nos casos de atraso de fala e a conduta expectante não é recomendada. Muitas vezes, a estimulação deve ser iniciada mesmo antes de o diagnóstico etiológico ser concluído.[6]

PREVENÇÃO E PROGNÓSTICO

Alguns sinais de alterações de fala e linguagem podem ser detectados ainda na criança muito pequena, como ausência de contato visual, não reação a ruídos intensos como telefone e campainha, não reação quando chamada pelo nome, ausência de desempenho imitativo e simbólico, ausência de balbucio, fala incompreensível e vocabulário restrito. O pediatra deve perguntar aos pais e estar atento a esses sinais de alerta. Quanto mais precoce for o diagnóstico, melhor será o prognóstico.

A criança passa por um período crítico de neuroplasticidade nos primeiros 3 anos de vida, em que os circuitos neuronais estão ávidos por informações e são mais facilmente moldados pela interação com o meio. Durante esse período, uma criança bem estimulada pode ter um melhor desempenho acadêmico futuro e uma maior reserva cognitiva. Ao contrário, se não há intervenção ou se a criança for pouco estimulada durante essa fase, os danos podem ser irreversíveis.[16] Nesse contexto, o pediatra deve estar atento e capacitado a orientar os cuidadores sobre medidas preventivas e de estímulo nessa faixa etária.

As alterações no desenvolvimento de fala e linguagem podem levar, ainda, a problemas comportamentais e de desenvolvimento cognitivo na infância e na adolescência. A detecção dessas alterações aos 3 anos de idade reduz em 30% a necessidade de acompanhamento terapêutico (fonoaudiologia, psicologia, psicopedagogia, salas de educação especial, entre outros) aos 8 anos de idade.[17] Além disso, intervir precocemente nesses casos leva a uma redução de 33% nos problemas de linguagem escrita.[18]

DESAFIOS ATUAIS

A exposição a telas é uma questão atual, que está intimamente ligada ao atraso de fala na primeira infância. O uso indiscriminado de aparelhos digitais e em especial seu uso precoce diminuem consideravelmente o tempo de interação social e familiar. Um aumento de 30 minutos por dia no uso de mídias eletrônicas está associado a um risco duas vezes maior de atraso da linguagem expressiva.[19] Sabe-se, ainda, que a cada cinco crianças com atraso de fala, quatro têm tempo de exposição a telas maior do que o recomendado pela *American Academy of Pediatrics*.[20] Um estudo norte-americano avaliou crianças dos 3 aos 9 anos de idade e concluiu que aquelas com pais de maior nível educacional tinham menor tempo de exposição a telas e foram expostas a maior número de palavras (cerca de 30 milhões de palavras a mais), o que levou a maior quociente de inteligência e melhor desempenho escolar aos 9 anos.[16]

Destaca-se que transtornos de aprendizagem estão relacionados a história prévia de atraso do desenvolvimento de linguagem. Além disso, pessoas com problemas de comunicação apresentam mais dificuldade de se colocar no mercado de trabalho e, quando conseguem, ocupam postos de remuneração inferior.

ORIENTAÇÕES AOS PAIS

- O estímulo linguístico que a criança recebe até os 3 anos de idade está fortemente relacionado ao desenvolvimento cognitivo e de linguagem. Dessa forma, é importante que os pais conversem com as crianças desde muito cedo, lendo histórias, contando fatos do dia a dia e brincando junto com elas. Esses momentos devem ser de atenção plena, sem ruído de fundo, uma vez que nessa fase da vida é difícil filtrar os sons e o ruído de fundo prejudica o entendimento. A fala do cuidador deve ser clara, bem articulada, correta e sem uso de diminutivos para melhor compreensão dos fonemas e palavras.
- Aproveitar as tarefas e práticas diárias para integração sensorial fortalece o aprendizado. Na hora do banho, por exemplo, pode-se nomear as partes do corpo enquanto realiza a higiene. Assim, estimulam-se a via auditiva, o tato e o olfato. Durante a refeição, é possível trabalhar cores dos alimentos (visão), textura e gosto (paladar), associados à mastigação (motor).
- As recomendações sobre uso de telas na infância estão em constante atualização. A orientação mais atual da Sociedade Brasileira de Pediatria recomenda evitar exposição a telas em crianças com menos de 2 anos de idade e restringir a exposição a no máximo 1 hora por dia em crianças de 2 a 5 anos.[21]
- O aleitamento materno é importante. Além dos benefícios nutricionais e imunológicos, o ato de sugar prepara a musculatura oral para a fala, assim como a mastigação na alimentação complementar.

✓ CONCLUSÃO

Crianças com distúrbios de fala não tratadas têm maior risco de problemas sociais, emocionais, comportamentais e cognitivos na idade adulta. O olhar atento do pediatra para a identificação precoce e a orientação aos pais pode prevenir posteriores consequências educacionais e minimizar danos emocionais e socioeconômicos futuros.

REFERÊNCIAS BIBLIOGRÁFICAS

1. Almeida AGP, Franchi VM, Fávero ML. Entre o ouvir e o falar: neuroanatomia da linguagem. In: Fávero ML, Pirana S (eds). Tratado de Foniatria. Rio de Janeiro: Thieme Revinter; 2020. p.15-21.
2. Black LI, Vahratian A, Hoffman HJ. Communication disorders and use of intervention services among children aged 3-17 years: United States, 2012. NCHS Data Brief. 2015; (205): 1-8.
3. Angst OVM, Liberalesso KP, Wiethan FM, Mota HB. Prevalence of speech-language disorders in kindergarten children of public schools and social indicators. Rev CEFAC. 2015; 17(3): 727-32.
4. Feldman HM. Using the language characteristics of clinical populations to understand normal language development. Pediatr Clin North Am. 2007; 54(3): 585-607.
5. Filho GBF, Fávero ML. Como aprendemos a falar. In: Fávero ML, Pirana S (eds.). Tratado de Foniatria. Rio de Janeiro: Thieme Revinter; 2020. p.5-13.
6. Feldman HM. How young children learn language and speech: implications of theory and evidence for clinical pediatric practice. Pediatr Rev. 2019; 40(8): 398-411.
7. American Speech-Language-Hearing Association. Early identification of speech, language and hearing disorders. Disponível em: https://www.asha.org/public/early-identification-of-speech-language-and-hearing-disorders/. Acesso em: 22/01/2023.
8. Shriberg LD, Kwiatkowski J, Gruber FA. Developmental phonological disorders, II: short-term speech-sound normalization. J Speech Hear Res. 1994; 37(5): 1127-50.
9. Payão LMC, Pinto BL, Wolff CL, Carvalho Q. Características clínicas da apraxia de fala na infância: revisão de literatura. Letras de Hoje. 2012; 47(1): 24-9.
10. Junior TA, Guerra MES. Fissuras labiopalatinas. In: Fávero ML, Pirana S (eds.). Tratado de Foniatria. Rio de Janeiro: Thieme Revinter; 2020. p.161-70.
11. Mousinho R, Schmid E, Pereira J, Lyra L, Mendes L, Nóbrega V. Language developmental and acquisition: difficulties that may appear in this course. Rev Psicopedagogia. 2008; 25(78): 297-306.
12. Russo I, Behlau M. Percepção da fala: análise acústica do português brasileiro. São Paulo: Lovise; 1993.
13. Merlo S. Hesitações na fala semi-espontânea: análise por séries temporais. Dissertação [Mestrado]. Campinas, SP: Universidade Estadual de Campinas, Instituto de Estudos da Linguagem; 2006. Disponível em: https://repositorio.unicamp.br/acervo/detalhe/366405?guid=1648668695773&returnUrl=%2fresultado%2flistar%3fguid%3d1648668695773%26quantidadePaginas%3d1%26codigoRegistro%3d366405%23366405&i=2. Acesso em: 22/01/2023.
14. Junior AT, Guerra MES. Disfluências da fala. In: Fávero ML, Pirana S (eds.). Tratado de Foniatria. Rio de Janeiro: Thieme Revinter; 2020. p.193-9.

15. Ribeiro IM, Caputo MP. Atualização em gagueira e outros distúrbios da fluência. In: Fávero ML, Pirana S (eds.). Tratado de Foniatria. Rio de Janeiro: Thieme Revinter; 2020. p.201-8.
16. Ramos BD. Neurociência da linguagem. In: Fávero ML, Pirana S (eds.). Tratado de Foniatria. Rio de Janeiro: Thieme Revinter; 2020. p.31-8.
17. Romski M, Sevcik RA, Adamson LB, Cheslock M, Smith A, Barker RM et al. Randomized comparison of augmented and nonaugmented language interventions for toddlers with developmental delays and their parents. J Speech Lang Hear Res. 2010; 53(2): 350-64.
18. van Agt HM, van der Stege HA, Ridder-Sluiter H, Verhoeven LT, de Koning HJ. A cluster-randomized trial of screening for language delay in toddlers: effects on school performance and language development at age 8. Pediatrics. 2007; 120(6): 1317-25.
19. van den Heuvek M, Ma J, Borkhoff CM, Korosheguyi C, Dai DWH, Parkin PC et al. Mobile media device use is associated with expressive language delay in 18-month-old children. J Dev Behav Pediatr. 2019; 40(2): 99-104.
20. Zengin-Akkus P, Çelen-Yoldas T, Kurtipek G, Özmert EN. Speech delay in toddlers: are they only 'late talkers'? Turk J Pediatr. 2018; 60(2): 165-172.
21. Sociedade Brasileira de Pediatria. #menos telas #mais saúde. Dezembro de 2019. Disponível em: https://www.sbp.com.br/fileadmin/user_upload/_22246c-ManOrient_-__Menos-Telas__MaisSaude.pdf. Acesso em: 22/01/2023.

14

TRANSTORNOS ESPECÍFICOS DE APRENDIZAGEM

Fernanda Cristina Bhering Niedermeier
Flávia Varela Capone

OBJETIVOS

✓ Introduzir aspectos básicos e terminologia sobre aprendizagem.
✓ Caracterizar e classificar os transtornos de aprendizagem.

INTRODUÇÃO

Diferente de falar e andar, que são marcos adquiridos do desenvolvimento e emergem com a maturação cerebral e com estímulos ambientais, as habilidades acadêmicas precisam ser ensinadas e aprendidas de forma explícita. A aprendizagem é um processo individual, evolutivo, complexo e dinâmico, que resulta em modificações estruturais e funcionais permanentes do sistema nervoso central (SNC).[1]

Quando se pensa na atuação em aprendizagem, dois grupos profissionais devem estar intimamente envolvidos: da saúde e da educação. O ideal é que ambos tenham noções básicas a respeito do funcionamento normal e patológico dos mecanismos neurobiológicos.[1] É fundamental saber diferenciar duas situações: a dificuldade e o transtorno de aprendizagem. "Dificuldade de aprendizagem" é um termo genérico, que abrange um grupo heterogêneo de motivos que alteram a capacidade de aprender e pode ser secundário a questões referentes à proposta pedagógica, problemas familiares, falta de motivação, baixa autoestima, reações a medicamentos, déficits cognitivos, alterações das funções sensoriais, déficit de atenção e hiperatividade, distúrbios de sono, doenças crônicas, entre outros. Já o termo "transtorno de aprendizagem" deve ser reservado para questões primárias ou específicas, que provocam uma série de perturbações do SNC, interferindo no processo de aquisição e manutenção de informação de forma acentuada.[2]

ASPECTOS EPIDEMIOLÓGICOS

De acordo com a 5ª edição do *Manual diagnóstico e estatístico de transtornos mentais* (DSM-5), da *American Psychiatric Association*, a prevalência de transtornos de aprendizagem varia de 5 a 15% entre crianças em idade escolar.[3] São mais comuns no sexo masculino, em uma proporção que varia de 2:1 a 3:1.[4]

Por sua vez, as dificuldades de aprendizagem podem atingir um número bem maior de crianças e adolescentes, podendo ser encontradas em 15 a 20% dos estudantes no primeiro ano escolar e em aproximadamente 50% dos estudantes durante os primeiros 6 anos escolares.[1]

FISIOPATOLOGIA

O processo de aprendizagem tem início a partir de estímulos intrínsecos e extrínsecos que produzem mudanças no perfil de resposta de um indivíduo, interferindo em ações, pensamentos, verbalizações e execução de tarefas. Essas mudanças podem ser mais ou menos efetivas por influência da intensidade e da repetição do estímulo, por componentes neurobiológicos envolvidos (aferências sensoriais e sistema nervoso), por fatores psicoemocionais e socioculturais, e pela integração dessas informações com outras que tenham significado/relevância para o aprendiz.[5]

No processo neuropsicológico do ato de aprender, atenção, memória e funções executivas assumem papéis de grande importância. Todo o sistema nervoso (central e periférico) está envolvido. As informações enviadas ao SNC, que entram pelo tronco encefálico, ativam o sistema reticular ascendente e suas conexões com o córtex pré-frontal, responsável pela atenção e pela vigília. É nesse nível subcortical que as informações interagem com o sistema límbico, envolvendo-se com os aspectos emocionais e de memória.[5] Dependendo da característica do estímulo, que pode ser auditivo, visual ou tátil, ele será encaminhado à sua área cortical sensorial específica, localizada no hemisfério dominante do indivíduo, onde a informação será codificada, integrada e organizada.[5]

Cada faixa etária tem características específicas nesse processo e a aquisição de novas habilidades depende da maturidade cognitiva. De acordo com Piaget, o desenvolvimento cognitivo infantil pode ser dividido nas seguintes fases evolutivas:[6]

- Fase sensório-motora (0 a 2 anos de idade): fase dos sentidos e da exploração espacial.
- Fase pré-operacional (2 a 7 anos de idade): fase voltada para o ego. Entendem melhor os jogos simbólicos, a imaginação floresce e há um maior domínio da temporalidade.

- Fase operacional concreta (7 a 11 anos de idade): início dos pensamentos lógicos. Os pensamentos podem ser diferentes de um indivíduo para o outro.
- Fase operacional formal (a partir dos 11 anos de idade): aumento do domínio lógico, com maior capacidade de resolução de problemas, mostrando melhora das habilidades socioemocionais.

A atenção deve estar presente em todos os momentos da aprendizagem, desde a recepção dos estímulos até o planejamento das respostas. Deve ser observada sob seu aspecto evolutivo, por isso as propostas de atividades para a criança devem variar conforme sua faixa etária. Até os 2 anos, a atenção involuntária se sobrepõe à atenção voluntária, o que justifica a criança sempre procurar focar no ruído mais interessante para ela. Dos 4 aos 5 anos de idade, há uma melhora no processo atencional, tornando possível a eliminação parcial de fatores irrelevantes e distratores. Apenas após os 6 anos a criança consegue organizar efetivamente o processo atencional.[7] Atenção seletiva é a capacidade de direcionar a atenção para um estímulo e simultaneamente ignorar os outros. O desvio da atenção seletiva pode se dar por saturação (tempo elevado de exposição ao mesmo estímulo), elementos distratores (fome, sede, ruído de fundo exagerado) ou por imaturidade. A atenção sustentada é aquela na qual o indivíduo consegue focar por maior tempo. Pode ser trabalhada e melhorada com a música. Ambas são fundamentais para o processo de aprendizagem.[7]

Existe, ainda, uma forte ligação entre a aprendizagem e a memória: quando uma informação conhecida chega ao SNC gera uma lembrança, que pode ser chamada de memória. A base da aprendizagem ocorre por mecanismos de facilitação de transmissão sináptica, em que a repetição auxilia na consolidação do processo.[8]

O papel do desenho na aprendizagem também é de extrema relevância, visto que é através dele que a criança consegue simbolizar seu pensamento. As primeiras representações gráficas são as garatujas, presentes desde o momento em que a criança consegue segurar o lápis, e vão se tornando mais organizadas até que, a partir dos 3 anos de idade, começam a ser nomeadas, dando simbologia ao desenho. Aos poucos, a criança vai tendo melhor domínio do lápis e de seus movimentos, o que auxilia o desenvolvimento de organização visuoespacial e da praxia motora.[5]

Para o desenvolvimento de leitura e escrita, que ocorre mais tarde, é importante que a linguagem oral esteja estabelecida. A consciência fonológica, pré-requisito básico da alfabetização, se inicia pela consciência silábica, que aparece antes do ensino formal e evolui com a consciência fonêmica, desenvolvida gradativamente a partir da alfabetização.[5] Existem duas rotas para a decodificação da informação escrita até a leitura. A rota fonológica é uma leitura rudimentar utilizada para pseudopalavras ou palavras desconhecidas e pouco frequentes. A rota lexical atinge o contexto pela visualização da palavra e antecipa o que está escrito, sendo usada para palavras conhecidas.[5]

A aprendizagem de leitura apresenta desenvolvimento em três fases:[5]

- Pré-silábica/pré-leitura (0 a 6 anos de idade): acesso direto da escrita à memória semântica (p. ex., vê uma lata vermelha e fala "coca cola").
- Silábica (6 a 7 anos de idade): associação de fonema e grafema, com decodificação de palavras curtas e da estrutura consoante-vogal. Envolve a utilização da memória de curto prazo até a memorização por repetição.
- Ortográfica (9 a 14 anos de idade): reconhecimento das palavras visualmente.

Um leitor fluente utiliza normalmente as duas rotas. Todo esse processo é indispensável para se chegar a uma leitura fluente, que leva em consideração o reconhecimento rápido da palavra de forma a liberar a atenção e a memória de trabalho para, além de decodificar, compreender o significado do texto lido. Quanto menos esforço for necessário para a leitura, mais liberado ficará o cérebro para a compreensão e a interpretação.[5]

QUADRO CLÍNICO

O transtorno do aprendizado global é uma alteração neurobiológica inata e permanente que compreende uma inabilidade específica para a aquisição de domínios básicos da leitura, escrita e/ou matemática. O nível escolar não é compatível com a média esperada para a idade e com a capacidade intelectual. Costuma haver prejuízo em atividades do cotidiano ou no desempenho acadêmico, e as inabilidades são confirmadas por avaliação clínica e utilizando-se testes padronizados.[2]

Os transtornos específicos de aprendizado podem ser classificados quanto aos tipos, segundo o DSM-5:[3]

- Transtorno específico de aprendizagem com prejuízo da leitura: traduz-se por dificuldade específica para compreender palavras escritas. Pode haver prejuízo na precisão na leitura de palavras, na velocidade, na fluência e/ou na compreensão da leitura. "Dislexia" é um termo alternativo utilizado para essa classificação.
- Transtorno específico de aprendizagem com prejuízo na matemática: relacionado à incapacidade de associação entre as habilidades de matemática básica e o uso dessas habilidades com o mundo. Conceitos matemáticos e atividades de raciocínio são afetadas. Habilidades matemáticas básicas, como contagem, normalmente estão preservadas. Pode haver prejuízo com relação ao senso numérico, à memorização de fatores aritméticos, à precisão ou à fluência de

cálculo e/ou à precisão no raciocínio matemático. O termo "discalculia" pode ser usado para essa classificação.

- Transtorno específico de aprendizagem com prejuízo da expressão escrita: relacionado à ortografia ou à caligrafia. Geralmente, apresenta-se como dificuldade para compor textos escritos, com erros de gramática e pontuação, organização inadequada dos parágrafos e erros ortográficos em excesso. Podem estar presentes: imprecisão na ortografia, imprecisão na gramática e na pontuação e/ou falta de clareza ou desorganização da expressão escrita.

Para o diagnóstico adequado, é importante que os sintomas persistam por pelo menos 6 meses, apesar de intervenção terapêutica. Além disso, essas alterações acadêmicas não podem ser explicadas por deficiência intelectual, alteração visual ou auditiva não corrigidas, outros transtornos mentais ou neurológicos, adversidade psicossocial, falta de proficiência na língua de instrução acadêmica ou instrução educacional inadequada.[3]

PROPEDÊUTICA

Diante de um quadro de transtorno de aprendizagem, algumas avaliações complementares devem ser realizadas, como avaliação auditiva, avaliação de acuidade visual, avaliação neuropsicológica e avaliação do processamento motor (que engloba coordenação apendicular, motricidade oral e motricidade manual).[5]

Além disso, é importante identificar a qualidade do sono. Crianças com distúrbios do sono (respiratórios ou parassonias) apresentam dificuldades para realizar as funções executivas, prejudicando atenção e memória, principalmente.[5]

O diagnóstico é feito por meio de análises clínicas e testes padronizados para avaliar habilidades acadêmicas. Nesses casos, deve-se conduzir uma anamnese semiaberta, extensa, com informações sobre desenvolvimento neuropsicomotor, história familiar, informações escolares, aspectos emocionais, pesquisa sobre rotina e hábitos do dia a dia, entre outros.[5]

Alguns fatores de risco que podem estar presentes são muito baixo peso ao nascer; prematuridade; exposição pré-natal a nicotina, álcool ou drogas ilícitas; e história familiar de dificuldades de aprendizagem.[5]

A avaliação multidisciplinar sempre deve ser encorajada para melhor exploração de todos os domínios envolvidos.

TRATAMENTO

A intervenção deve ser transdisciplinar em todos os casos. Usualmente, a equipe é composta por médicos (pediatra, psiquiatra, neurologista, oftalmologista, otorrinolaringologista e/ou foniatra), fonoaudiólogos, psicólogos, pedagogos, professores e terapeutas ocupacionais.

Como não são incomuns consequências funcionais negativas ao longo da vida, como evasão escolar, sofrimento psicológico, desemprego ou subemprego, é fundamental que a intervenção não tenha só o objetivo de melhorar as habilidades acadêmicas, mas também de encontrar e estimular outras habilidades, assim como melhorar a autoestima.

PREVENÇÃO E PROGNÓSTICO

Para o adequado desenvolvimento, é necessário que ocorram desafios. A criança precisa de experimentação e motivação para o processo de aprendizagem. Por conta disso, o ambiente em que a criança vive deve ser preparado para instigar descobertas e explorações sensoriais.[4]

Nas dificuldades de aprendizagem, devem ser realizadas intervenções adequadas nos fatores externos que promovem o mau desempenho acadêmico. Deve-se adaptar o ambiente escolar e familiar ao indivíduo e às suas dificuldades na tentativa de potencializar e recuperar os ganhos escolares.

Nos casos de transtorno de aprendizagem, apesar de persistirem por toda a vida, os sintomas e as desabilidades podem ser minimizados com intervenção precoce, possibilitando uma boa adaptação. Seu curso e expressão clínica variam, dependendo das interações entre as exigências ambientais, do número de habilidades afetadas, da gravidade, da presença de comorbidades, do sistema de apoio e das intervenções. O prognóstico é variável e o curso da doença pode mudar ao longo do tempo.

DESAFIOS ATUAIS

Sabe-se que a criança com transtorno de aprendizagem experimenta grande sofrimento psíquico. Levando-se isso em consideração, é importante oferecer caminhos psicopedagógicos voltados para o desenvolvimento das potencialidades, promovendo mediações afetivas e de estímulo à autoestima.

Além disso, na realidade brasileira, a educação formal é muito desigual e excludente, com índices de evasão escolar expressivos por diversos motivos. As dificuldades de acolhimento e identificação de crianças com transtornos de aprendizagem, principalmente em classes socioeconômicas mais desfavorecidas, contribuem ainda mais para a desigualdade social.

ORIENTAÇÕES AOS PAIS

- A família deve fornecer uma história detalhada ao pediatra e seguir suas orientações. Uma equipe multidisciplinar acompanha o paciente e propõe estratégias em conjunto com a escola para melhor adaptação pedagógica.
- A criança deve ser estimulada e orientada a pensar que cada indivíduo se utiliza da aprendizagem de forma diferente.
- Os pais devem focar nos pontos fortes e talentos dos filhos em vez de enfatizar suas dificuldades. Dessa forma, além de melhorar a autoestima, estimula-se a criança a focar nas suas melhores habilidades, desenvolvendo melhor essas áreas.
- Os pais devem entender que são personagens importantes nesse percurso e é fundamental que busquem meios alternativos para ajudar as crianças, como programas educacionais complementares, terapias ou passeios de campo que permitam um aprendizado prático, com envolvimento emocional.
- A condição pode ser frustrante e exaustiva para toda a família, por isso é importante que tenham apoio psicológico e emocional.

✓ CONCLUSÃO

Os transtornos de aprendizagem estão presentes em um número considerável de crianças em idade escolar. Eles prejudicam o desenvolvimento do funcionamento pessoal, social, acadêmico e ocupacional, podendo levar a um quadro de grande sofrimento e esgotamento familiar se não forem bem conduzidos e orientados.

REFERÊNCIAS BIBLIOGRÁFICAS

1. Riesgo RS. Anatomia da aprendizagem. In: Rotta NT, Ohlweiler L, Riesgo RS (eds.). Transtornos da aprendizagem: abordagem neurobiológica e multidisciplinar. 2.ed. Porto Alegre: Artmed; 2016. p.9-27.
2. Ohlweiler L. Introdução aos transtornos da aprendizagem. In: Rotta NT, Ohlweiler L, Riesgo RS (eds.). Transtornos da aprendizagem: abordagem neurobiológica e multidisciplinar. 2.ed. Porto Alegre: Artmed; 2016. p.107-11.
3. American Psychiatric Association. Manual diagnóstico e estatístico de transtornos mentais: DSM-5. 5.ed. Porto Alegre: Artmed; 2014.
4. Ciasca SM. Transtornos de aprendizagem. In: Ciasca SM, Rodrigues SD, Azoni CAS, Lima RF (eds.). Transtornos de aprendizagem: neurociência e interdisciplinaridade. Ribeirão Preto: Book Toy; 2015. p.209-14.
5. Pirana S, Koury GVH, Loch MM. Transtornos de aprendizagem. In: Fávero ML, Pirana S (eds.). Tratado de Foniatria. Rio de Janeiro: Thieme Revinter; 2020. p.137-48.

6. Giffoni DAS. Neurodesenvolvimento e aprendizagem. In: Ciasca SM, Rodrigues SD, Azoni CAS, Lima RF. Transtornos de aprendizagem: neurociência e interdisciplinaridade. Ribeirão Preto: Book Toy; 2015. p.25-38.
7. Toledo MM, Lima RF, Simão AP, Ribeiro MVM. Atenção. In: Ciasca SM, Rodrigues SD, Azoni CAS, Lima RF (eds.). Transtornos de aprendizagem: neurociência e interdisciplinaridade. Ribeirão Preto: Book Toy; 2015. p.53-66.
8. Tabaquim MLM, Rodrigues SD. Memória e aprendizagem In: Ciasca SM, Rodrigues SD, Azoni CAS, Lima RF (eds.). Transtornos de aprendizagem: neurociência e interdisciplinaridade. Ribeirão Preto: Book Toy; 2015. p.93-104.

SEÇÃO IV

VIAS AÉREAS E DEGLUTIÇÃO

15

OBSTRUÇÃO NASAL E A SÍNDROME DO RESPIRADOR ORAL

Letícia Azevedo Reis
Maíra da Rocha

OBJETIVOS

✓ Discutir as principais causas de obstrução nasal na infância.
✓ Descrever a síndrome do respirador oral.
✓ Apresentar as possibilidades de tratamento da obstrução nasal.

INTRODUÇÃO

A obstrução nasal é uma queixa habitual e motivo frequente de consultas em otorrinolaringologia pediátrica. Há múltiplas etiologias que podem estar envolvidas e variam em função da idade. A suspeita de obstrução nasal no recém-nascido, de forma geral, não terá as mesmas hipóteses diagnósticas que na criança de 6 anos de idade ou no adolescente. Diversas causas congênitas de obstrução nasal no bebê podem se manifestar como dificuldade respiratória ou na alimentação. Conforme a criança cresce, causas inflamatórias e infecciosas se tornam mais comuns, podendo prejudicar de forma significativa a qualidade de vida e ter consequências socioeconômicas.[1]

ASPECTOS EPIDEMIOLÓGICOS

O Quadro 1 apresenta as múltiplas causas de obstrução nasal na infância.

Quadro 1 Diagnóstico diferencial de obstrução nasal em pediatria

Congênitas
Fenda nasolabial Atresia das coanas Cistos (dermoide, de Tornwaldt, do ducto lacrimal) Encefalocele Estenose de abertura piriforme
Sistêmicas
Fibrose cística Discinesia ciliar primária Granulomatose de Wegener Sarcoidose
Trauma/Iatrogenia
Corpo estranho nasal Desvio do septo nasal pós-trauma Deformidades pós-rinoplastia Sinequias Síndrome do nariz vazio
Neoplasias benignas
Nasoangiofibroma juvenil Hemangioma Osteoma nasal Teratoma nasofaríngeo Neurofibroma Papiloma Tumor benigno de glândula salivar
Neoplasias malignas
Adenocarcinoma Estesioneuroblastoma Linfoma Doença metastática Carcinoma de nasofaringe Rabdomiossarcoma Carcinoma de células escamosas Tumor maligno de glândula salivar
Inflamatórias/anatomofuncionais
Hipertrofia de adenoide Rinites (alérgica, vasomotora, medicamentosa, não alérgica) Desvio do septo nasal Rinossinusite aguda e crônica Hipertrofia de cornetos inferiores Polipose nasal Insuficiência de válvulas nasais

Fonte: adaptado de Smith e Ishman, 2018.[1]

FISIOPATOLOGIA

A cavidade nasal possui uma extensa superfície composta pelas conchas nasais e pelo septo nasal. Seu revestimento mucoso é composto por epitélio especializado que auxilia nas diversas funções do nariz. Entre essas funções, podem ser citadas a regulação do fluxo aéreo, a regulação da temperatura e da umidade do ar inspirado, a filtragem de partículas em suspensão e o olfato. A respiração nasal é, portanto, fisiológica e pode se dizer que a respiração oral é adquirida.

O crescimento da face no período intrauterino é guiado pelo septo nasal (ossificação endocondral), mas grande parte do desenvolvimento da face ocorre somente após o nascimento da criança, sob o predomínio do complexo nasomaxilar. O crescimento pós-natal da face é completado em idade precoce e ocorre em conjunto com outras funções fisiológicas, como a respiração nasal e a deglutição. Cerca de 60% do crescimento craniofacial ocorre durante os 4 primeiros anos de vida; atinge 90% até os 12 anos; e o crescimento da mandíbula completa-se por volta dos 18 anos.[2]

A patência da via aérea é peça-chave para o desenvolvimento da face, pois o desenvolvimento do complexo nasomaxilar ocorre pela passagem de ar pelas cavidades nasais, que promove reabsorção óssea na parte interna e deposição na parte externa, contribuindo para a expansão da fossa nasal e para o rebaixamento do palato duro. A respiração nasal e, portanto, a oclusão adequada da boca, também resultam no contato da língua com o palato, promovendo a expansão maxilar que vai favorecer a erupção da dentição definitiva.[3]

Esses mecanismos demonstram, então, que um padrão respiratório alterado na infância é prejudicial para o crescimento da face, gerando consequências neuromusculares, esqueléticas e dentárias. Fica claro também que intervenções precoces nesses padrões alterados são cruciais para seu correto desenvolvimento.

QUADRO CLÍNICO

Síndrome do respirador oral

A literatura especializada não apresenta uma definição consensual sobre a síndrome do respirador oral (SRO).[4] Trata-se, de fato, de um espectro de alterações dos órgãos fonoarticulatórios causado pela respiração predominantemente oral durante a infância, que geralmente se associa a alterações da estética facial, do posicionamento dos dentes, dos ossos da face e da postura corporal. O Quadro 2 apresenta a evolução das manifestações clínicas da SRO de acordo com a idade.

Quadro 2 Evolução das manifestações clínicas na síndrome do respirador oral

0-2 anos de idade	Roncos noturnos, respiração ruidosa/ofegante, apneia obstrutiva do sono, sono agitado, dificuldades para mamar e respirar, ronqueira nasal e ao se alimentar, rinorreia frequente, déficit de ganho ponderal
2-4 anos de idade	Hábito de babar, lábios entreabertos, palato ogival ou atrésico, mordida aberta ou cruzada, problemas com a linguagem oral, voz amigdaliana ou rouca, enurese noturna, atraso do crescimento
4-6 anos de idade	Face alongada e inexpressiva (alterações significativas da estética facial), alterações posturais (projeção anterior da cabeça e dos ombros), acorda durante a noite para beber água, cefaleia ao acordar, irritabilidade, sonolência diurna, falta de atenção na escola, inapetência, hábito de mastigar com a boca aberta, falta de entusiasmo para a prática esportiva
7 anos de idade à adolescência	Problemas com linguagem escrita e desempenho escolar, boca seca, hiperplasia gengival, gengivite, halitose, lábios ressecados, baixo rendimento esportivo, obesidade, sonolência diurna Especialmente na adolescência observam-se queixas relacionadas à halitose e a dificuldade para beijar por conta do nariz entupido, além de lábios e boca ressecados

Fonte: adaptado de Godinho et al., 2011.[4]

As principais alterações morfológicas e funcionais observadas em escolares brasileiros respiradores orais, em ordem de prevalência, são: edema ou desvio do septo nasal, palato atrésico (em ogiva), hipertrofia tonsilar, incompetência labial (Figura 1), padrão dolicofacial (fácies alongada/adenóidea), incisivos proeminentes, mordida aberta anterior, Mallampati III ou IV e mordida cruzada posterior.[5]

Outros achados comuns nos respiradores orais são os distúrbios respiratórios do sono (DRS), com o achado otorrinolaringológico mais comum de hipertrofia adenotonsilar com ou sem rinite alérgica.[6]

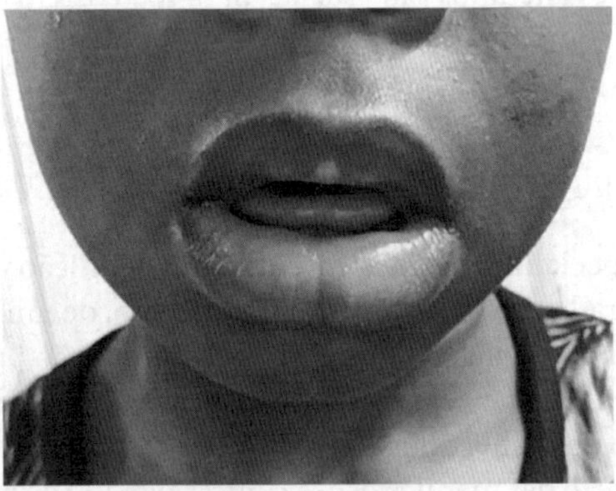

Figura 1 Lábios entreabertos em repouso indicando incompetência labial.
Fonte: arquivo pessoal da autora Leticia Azevedo Reis, com permissão.

Os DRS na população pediátrica podem variar, incluindo: ronco primário, síndrome da resistência da via aérea superior, hipoventilação obstrutiva e apneia obstrutiva do sono (AOS).[7]

A AOS abrange diversas morbidades, com destaque para déficit de crescimento, alterações cardiovasculares e alterações cognitivo-comportamentais. Por isso, é importante lembrar que a *American Academy of Pediatrics* reforça a necessidade de sua investigação na consulta de rotina. O pediatra deve questionar ativamente sobre roncos e, em caso afirmativo ou na presença de sinais e sintomas da AOS, deve conduzir investigação adicional com especialista.[8] O Quadro 3 lista sinais e sintomas da AOS que devem ser considerados na investigação, sendo que existem alterações ao exame físico compatíveis com os achados da SRO.

Quadro 3 Sinais e sintomas da apneia obstrutiva do sono

História
▪ Ronco habitual (> 3 noites/semana) ▪ Respiração laboriosa durante o sono ▪ Pausas respiratórias testemunhadas ▪ Enurese (principalmente secundária*) ▪ Dormir sentado ou com pescoço hiperestendido ▪ Cefaleia matinal ▪ Sonolência diurna ▪ Transtorno de déficit de atenção e hiperatividade ▪ Problemas de aprendizagem
Exame físico
▪ Baixo peso ou sobrepeso ▪ Hipertrofia tonsilar ▪ Fácies adenóidea ▪ Micrognatia/retrognatia ▪ Palato ogival ▪ Déficit de crescimento ▪ Hipertensão arterial ▪ Cianose

* Após período mínimo de 6 meses de continência.
Fonte: adaptado de American Academy of Pediatrics, 2012.[8]

PROPEDÊUTICA

A anamnese deverá especificar a idade de início; se é uni ou bilateral; o tempo de instalação e progressão do sintoma; o impacto na vida diária; se acompanha outros sinais, como lacrimejamento ou sialorreia; síndromes ou doenças associadas, como asma ou rinite; além de história pregressa (gravidez, distocia de parto, trauma antigo ou recente, distúrbio de crescimento), história familiar e uso de medicações maternas durante a gestação e a lactação.

Vídeo 8: AOS.

O exame físico completo pode trazer muitas pistas que levarão à causa da obstrução nasal. Na consulta de rotina de pediatria, na ausência de um espéculo nasal, pode-se realizar a inspeção do meato inferior com o auxílio de uma lanterna, fazendo a elevação da ponta nasal (Figura 2). A avaliação do fluxo nasal pode ser realizada colocando-se um espelho embaixo das narinas para determinação do "embaçamento": redução ou ausência de um dos lados são indicativas de obstrução nasal.

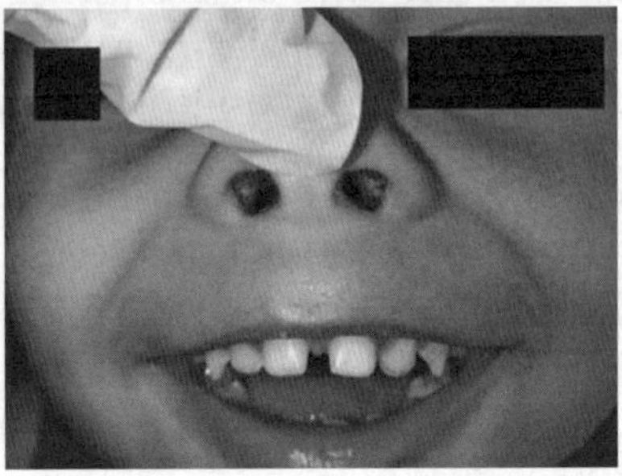

Figura 2 Inspeção dos cornetos inferiores e do meato inferior sem espéculo nasal.
Fonte: arquivo pessoal da autora Leticia Azevedo Reis, com permissão.

A oroscopia adequada (Figura 3), preferencialmente com a língua repousada no assoalho oral e com o abaixador sobre os dois terços anteriores da língua (para evitar o reflexo de vômito – *gag reflex*), também ajuda a estimar o tamanho das tonsilas palatinas de acordo com a classificação de Brodsky (Figura 4).[9] Em caso de dúvidas ou constatação de alteração no exame físico inicial, o otorrinolaringologista pode continuar a investigação com exames complementares no consultório.

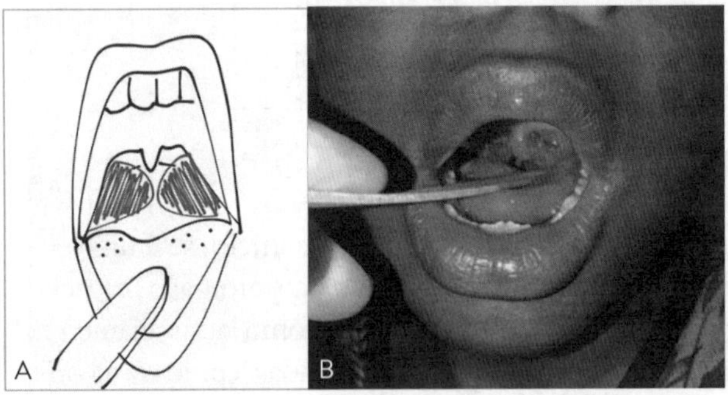

Figura 3 A: desenho esquemático do exame físico das tonsilas palatinas; B: reprodução do exame físico das tonsilas palatinas.
Fonte: (A) adaptada de Brodsky, 1989;[9] ilustrada por Letícia Azevedo Reis e imagem (B) do arquivo pessoal da autora Leticia Azevedo Reis, com permissão.

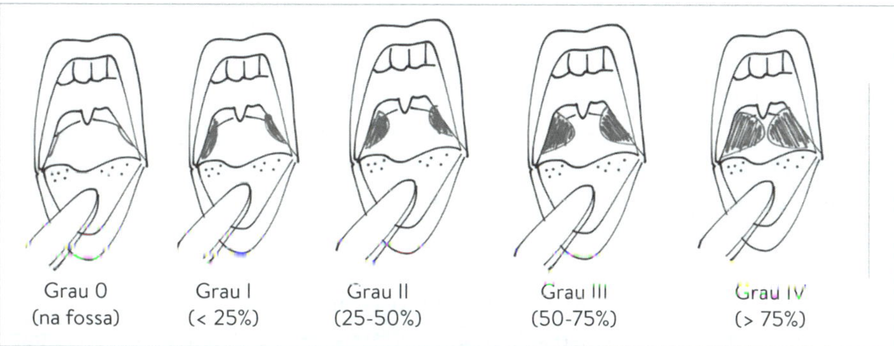

Figura 4 Desenhos esquemáticos da avaliação de tamanho das tonsilas palatinas demonstrando os diferentes graus de hipertrofia dessas estruturas. Grau 0: tonsilas na fossa palatina; grau I: ocupam menos de 25% da orofaringe; grau II: ocupam 25 a 50% da orofaringe; grau III: ocupam 50 a 75% da orofaringe; grau IV: ocupam mais de 75% da orofaringe.
Fonte: adaptada de Brodsky, 1989.[9]
Ilustrada por Letícia Azevedo Reis.

A propedêutica armada conta com exames endoscópicos, sendo a videoendoscopia nasossinusal flexível (nasofibroscopia) o método mais útil para avaliar a cavidade nasal e a nasofaringe em crianças (Figura 5).

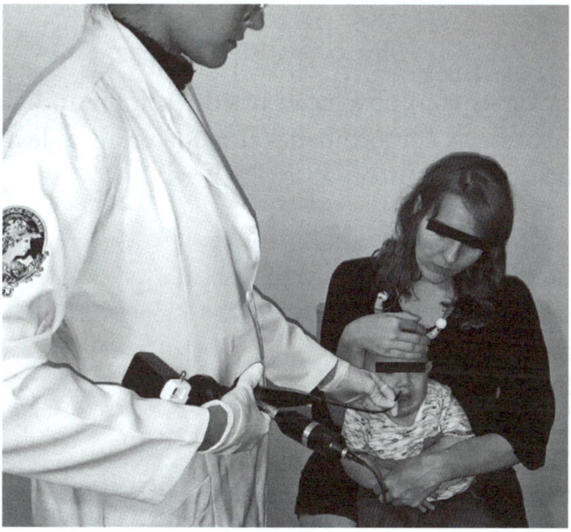

Vídeo 9: Nasofibroscopia.

Figura 5 Nasofibroscopia flexível com endoscópio de 3,2 mm. Em pacientes pouco colaborativos, solicita-se que o responsável segure a criança com uma das mãos na fronte e outra mão envolvendo os braços, com o tronco voltado para a frente.
Fonte: arquivo pessoal da autora Leticia Azevedo Reis, com permissão.

Com a utilização do nasofibroscópio, o nariz deve ser cuidadosamente examinado em busca de hipertrofia de conchas nasais (diminuem de tamanho após uso de descongestionantes tópicos), massas e deformidades septais e da cavidade nasal posterior (com o exame das coanas). Além disso, o exame permite a inspeção das adenoides de um modo dinâmico, propiciando o acesso às vias aéreas nasofaríngea e orofaríngea e tornando possível observar a relação das tonsilas palatinas com a redução da passagem de ar. O mesmo aparelho utilizado nas fossas nasais permite também o exame da hipofaringe e da laringe, quando necessário, configurando a videofaringolaringoscopia flexível.

Exames de imagem não são solicitados rotineiramente. Ficam reservados para casos específicos, de acordo com a hipótese diagnóstica principal sugerida pela anamnese e pelo exame físico.[10]

Crianças e adolescentes que apresentem ronco habitual ou sinais clínicos que levem à suspeita de AOS (ver Quadro 3) têm indicação de polissonografia (PSG). Quando não disponível ou de difícil realização, avaliações alternativas, como a gravação de vídeo ou oximetria durante o sono, podem ser úteis.[8] A polissonografia não é indicada de rotina antes da realização de adenoamigdalectomia, mas sua solicitação está bem fundamentada diante das seguintes situações: idade menor que 2 anos, síndrome de Down, alterações craniofaciais, obesidade, doenças neuromusculares, mucopolissacaridose, anemia falciforme e quando os sintomas divergirem do exame físico ou a história clínica não estiver clara.[11,12]

TRATAMENTO

O tratamento dos pacientes com obstrução nasal é sempre individualizado. A idade, o desenvolvimento e as comorbidades de cada criança devem ser considerados no planejamento terapêutico.

Causas congênitas

Atresia de coana

M.C.B., 7 meses, sexo feminino, apresenta rinorreia mucoide clara, abundante, unilateral à esquerda. Pais relatam que a respiração sempre foi ruidosa, porém sem esforço torácico, e que notaram piora da rinorreia há 3 semanas após episódio de infecção de vias aéreas superiores. Parto vaginal, sem intercorrências, mãe optou por mínima intervenção neonatal, vetando a aspiração de vias aéreas superiores pela equipe médica. Ao exame: teste do embaçamento ausente à esquerda.

A atresia de coana resulta de alterações na embriogênese que faz com que a cavidade nasal não se comunique com a nasofaringe. As teorias causais incluem a falta de obliteração da membrana nasobucal e a persistência da membrana bucofaríngea.[1]

Sua incidência é baixa (1:5.000 a 1:7.000 nascidos vivos). As meninas são mais afetadas, na proporção de 2:1. Pode ser classificada em: óssea, membranosa ou osteomembranosa, que é a mais comum. A maioria dos casos é unilateral. A tomografia computadorizada é o exame de imagem indicado para a investigação do quadro.[1]

A presença de atresia de coana sinaliza que outras alterações craniofaciais podem estar presentes, como a síndrome CHARGE (coloboma, defeitos cardíacos, atresia das coanas, atraso do desenvolvimento, anomalias geniturinárias e anomalias da orelha).[1]

Quando bilateral, é uma emergência, pois os neonatos, até os 3 meses de vida, respiram apenas pelo nariz. Nesse período, qualquer obstrução nasal pode causar dificuldades no momento da alimentação ou mesmo em repouso. Estratégias não cirúrgicas como o uso da chupeta de McGovern ou da cânula de Guedel são as soluções temporárias mais usadas para a atresia bilateral de coana.[4]

Os casos de atresia unilateral são frequentemente subdiagnosticados até momentos posteriores da vida, pelo quadro clínico mais discreto. Idealmente, a correção cirúrgica deve ser feita antes dos 5 anos de idade para evitar a drenagem de secreção nasal persistente.[1]

Malformações de linha média

Massas nasais da linha média são causas raras de obstrução nasal e resultam da fusão incompleta do tubo neural. As mais comuns são: cistos dermoides, gliomas e encefaloceles (Quadro 4). Em virtude da chance de comunicação com estruturas intracranianas, existe risco de meningite e, obviamente, biópsias estão contraindicadas antes do exame de imagem. A ressonância magnética é a modalidade de escolha por promover menor exposição à radiação e melhor avaliação de partes moles e comunicação intracraniana. A compressão das veias jugulares pode auxiliar no diagnóstico diferencial: quando há aumento da massa após a compressão, observa-se sinal de Furstenberg positivo, frequente nas meningoencefaloceles.[1] O tratamento desses casos é fundamentalmente cirúrgico.

Quadro 4 Diagnóstico diferencial de cisto dermoide, glioma e encefalocele

Características	Cisto dermoide	Glioma	Encefalocele
Aparência	"Covinha" central, tufo de cabelo, sólido	Vermelho-azulado, sólido, não compressível, telangiectasias	Azulada, macia, compressível
Pulsação e transiluminação	Não	Não	Sim
Teste de Furstenberg	Negativo	Negativo	Positivo
Defeito craniano e fístula liquórica	Raros	Raros	Presentes
História pregressa	Infecção local	Rara	Meningite
Trajeto	Espaço pré-nasal	Fontículo nasofrontal patente	Fontículo nasofrontal e/ou forame ceco patentes

Fonte: adaptado de Coates, 2008.[13]

Malformação de via lacrimal

Os cistos nasolacrimais também causam dificuldade respiratória na infância e podem cursar com epífora. Resultam de falta de canalização do ducto nasolacrimal na embriogênese. Ao exame endoscópico nasal, visualiza-se lesão no meato inferior. A avaliação oftalmológica é fundamental para o planejamento terapêutico. O tratamento pode variar de medidas conservadoras (como massagens locais) até cateterização da via lacrimal e dacriocistorrinostomia.[1]

Estenose de abertura piriforme

A abertura piriforme é o ponto mais estreito da cavidade nasal. É delimitada pelos ossos nasais e pelos processos frontais e horizontais da maxila. Sua estenose causa dificuldade de alimentação e cianose cíclica aliviada pelo choro, semelhante ao quadro da atresia bilateral das coanas. Pode ser acompanhada por outras alterações congênitas, como o megaincisivo central.

Assim como na atresia bilateral das coanas, é essencial garantir a patência da via aérea nos casos mais graves. Cuidados locais com as fossas nasais (p. ex., irrigação salina) e tratamento de doenças nasais associadas (p. ex., atopia) são auxiliares no manejo clínico. O tratamento cirúrgico é indicado em casos muito sintomáticos e considerando-se a medida da abertura piriforme na tomografia computadorizada.[1]

Deformidade nasal associada a fissura labial e/ou palatina

Fendas labiais e/ou palatinas ocorrem em 1:800 nascimentos. As alterações nasais associadas às fendas labiais incluem achatamento do dorso nasal, deslocamento columelar para o lado contralateral e asa nasal achatada no lado da fenda. Pode haver, ainda, um desvio do septo caudal para fora da crista maxilar.[1] Como tratamento, geralmente são necessárias múltiplas cirurgias para corrigir todas as deformidades.

Causas inflamatórias/anatomicofuncionais

Hipertrofia adenoideana

A.C.R., 6 anos, sexo masculino, apresenta roncos noturnos e otite de repetição. Pais relatam sono agitado e mau rendimento escolar, além de retorno da enurese noturna nos últimos 3 meses. Ao exame, observam-se: face alongada, lábios entreabertos e palato ogival, tonsilas palatinas grau III de Brodsky. Nasofibroscopia evidencia vegetação em *cavum* ocupando 90% da luz, projetando-se para a cavidade nasal e rechaçando óstios tubários

A tonsila faríngea (adenoide) integra o anel linfático de Waldeyer, conjunto de tecidos linfoides localizados desde a nasofaringe até a orofaringe. A hipertrofia da adenoide é causa comum de obstrução nasal e pode estar associada a AOS, drenagem de secreção nasal crônica e adenoidites de repetição. Também tem associação com quadros de otite média com efusão, que pode comprometer a audição e a aquisição de linguagem.

Atualmente, a principal ferramenta diagnóstica é a nasofibroscopia, que permite identificação da adenoide e seu grau de hipertrofia com relação à nasofaringe. Apesar de ainda ser bastante utilizada, a radiografia de *cavum* é imprecisa na estimativa do tamanho da adenoide (e envolve radiação).[1]

Embora não seja uma causa de obstrução nasal propriamente dita, a hipertrofia das tonsilas palatinas (amígdalas), também localizadas no anel de Waldeyer, costuma acompanhar a hipertrofia da adenoide. Os DRS e a SRO são comuns em pacientes com hipertrofia de adenoide e amígdalas; no entanto, uma vez que o tamanho das tonsilas não é bom preditor da gravidade da apneia do sono, a investigação clínica com polissonografia, em casos selecionados, é importante.

O tratamento clínico com irrigação salina nasal e corticosteroides tópicos nasais com ou sem antileucotrienos pode ser uma primeira opção de tratamento em casos selecionados. Se houver persistência dos sintomas, está indicada cirurgia.[14]

Presença de otite média de repetição (aguda ou com efusão), asma, síndrome metabólica e disfunção da motricidade orofacial reforçam a necessidade de abordagem cirúrgica, principalmente quando há associação com AOS.[15]

O estudo CHAT com crianças entre 5 e 9 anos de idade, sobre adenotonsilectomia na infância mostrou redução dos achados polissonográficos, melhora na qualidade de vida e melhora de aspectos comportamentais nos pacientes submetidos à cirurgia em comparação com os pacientes conduzidos conservadoramente (*watchful-waiting*).[16]

Vídeo 10: Adenoamigdalectomia.

Rinite alérgica

Y.V.P., 7 anos, sexo feminino, apresenta episódios de roncos noturnos e rinorreia hialina fluida cerca de 3 vezes por semana. A rinorreia costuma ser acompanhada por crises esternutatórias e sempre piora após viagens para a casa de serra da família. Ao exame, observam-se: tonsilas palatinas grau I de Brodsky, cornetos inferiores hipertróficos e presença de coriza hialina abundante bilateralmente. Nasofibroscopia evidencia vegetação em *cavum* ocupando cerca de 30% de sua luz, com óstios tubários livres.

A rinite alérgica é uma das causas mais comuns de obstrução nasal na infância, afetando 8 a 16% das crianças. O diagnóstico é clínico auxiliado por testes alérgicos, como o *prick test*.[1]

As crianças apresentam coriza hialina, prurido nasal e ocular e espirros frequentes. Fadiga e tosse podem estar presentes. A persistência da respiração oral pode causar alterações craniofaciais.

Ao exame físico, observam-se palidez e edema de mucosa, hipertrofia de cornetos inferiores e secreção clara.[9]

O tratamento clínico se baseia em controle ambiental, orientações aos pais e cuidadores, e prescrição de corticosteroides tópicos, anti-histamínicos nas crises e lavagens nasais com soro fisiológico, entre outras opções. A imunoterapia pode ser indicada em alguns casos refratários ao tratamento clínico, assim como a abordagem cirúrgica da hipertrofia de cornetos inferiores.

Mais informações sobre a rinite alérgica são apresentadas no capítulo 17, “Rinite alérgica”.

Resfriado comum

A nasofaringite aguda é a causa mais comum de obstrução nasal aguda em crianças com mais de 18 meses de vida. O quadro clínico é composto por febre, secreção nasal, roncos e adinamia.

O tratamento é sintomático, com base na lavagem nasal com soro fisiológico e antitérmicos.[9]

Causas traumáticas/iatrogênicas

Desvio do septo nasal

L.N.L., 11 anos, sexo masculino, queixa-se de obstrução nasal pior à direita. Notou piora nos últimos 12 meses, quando começou a se dedicar mais aos esportes, com queixa de respiração ofegante e cansaço rápido. Pais relatam histórico de trauma de face aos 5 anos de idade com epistaxe autolimitada, com realização de tomografia de face mostrando fratura nasal. Optaram pelo tratamento conservador. Ao exame, observam-se: desvio da borda caudal do septo nasal à direita, tocando a parede lateral, não sendo possível avaliar o meato inferior deste lado; e fossa nasal esquerda com septo tortuoso e meato inferior livre.

A prevalência de desvio de septo varia de 0,7 a 28,7% em crianças, com a maioria dos casos ocorrendo em crianças mais velhas e adolescentes. Pode resultar de trauma ou do crescimento natural da face.

O tratamento é cirúrgico, mas o momento ideal para a cirurgia é discutível, sendo preferível sua realização após os 6 anos de idade. Apesar disso, a persistência dessa alteração anatômica pode causar má oclusão dentária e outras alterações craniofaciais, então a cirurgia pode ser indicada mais precocemente em casos selecionados. A septoplastia em crianças é mais conservadora, com preservação das áreas de crescimento do septo nasal.[1]

Corpo estranho nasal

Crianças com obstrução nasal unilateral e rinorreia fétida persistente devem ser avaliadas quanto à presença de corpo estranho nasal. A remoção é mandatória e deve ser realizada o mais rápido possível. Baterias introduzidas na cavidade nasal constituem emergência, pois em poucas horas podem ocorrer complicações, como perfuração septal e deformidades nasais.[1]

Mais informações sobre corpos estranhos são apresentadas no capítulo 28, "Corpos estranhos em orelha, vias aéreas e esôfago".

Causa neoplásica

Angiofibroma nasofaríngeo juvenil

O angiofibroma nasofaríngeo costuma se apresentar com epistaxe recorrente e obstrução nasal unilateral progressiva. Ocorre apenas em adolescentes do gênero masculino. Trata-se de tumor benigno, mas que pode ser localmente agressivo.

A suspeita clínica é reforçada pela visualização de lesão vascularizada à endoscopia nasal e deslocamento da parede posterior do seio maxilar à tomografia computadorizada dos seios paranasais. A lesão não deve ser biopsiada, evitando-se sangramentos volumosos e ameaçadores à vida.

O tratamento é cirúrgico e pode ser necessária embolização prévia.[1]

PREVENÇÃO E PROGNÓSTICO

Diagnóstico e tratamento precoces das causas de obstrução nasal são as principais medidas de prevenção da SRO, pois a patência nasal é cara ao desenvolvimento craniofacial nos primeiros anos de vida. O tratamento (clínico, cirúrgico, fonoterápico e/ou odontológico) tem bom prognóstico quando iniciado precocemente.

DESAFIOS ATUAIS

É importante reforçar a importância de equipe multidisciplinar na condução da SRO. Além do tratamento específico, frequentemente são necessários terapia de motricidade orofacial e tratamentos ortodôntico e postural.

ORIENTAÇÕES AOS PAIS

- A obstrução nasal precisa ser investigada e tratada, pois traz sérias consequências não apenas para o desenvolvimento da face da criança, mas também para aprendizagem, fala e desenvolvimento emocional.
- Deve-se desmistificar a indicação de remoção cirúrgica das amígdalas e adenoides, deixando claros seus benefícios no contexto da respiração oral de suplência e AOS.
- O traumatismo de face com fratura dos ossos próprios nasais na infância, na maioria das vezes, é conduzido conservadoramente. Não há nada de errado nessa conduta; entretanto, é importante salientar que o evento deve ser mencionado na história pregressa em consultas subsequentes para o acompanhamento de possíveis complicações tardias, como desvio do septo nasal e deformidades na pirâmide nasal.
- Tumores são causas raras de obstrução nasal na população pediátrica, mas o exame endoscópico das fossas nasais e da nasofaringe deve ser sempre considerado nos casos persistentes ou com sinais de alarme.

✓ CONCLUSÃO

Múltiplas são as causas de obstrução nasal e da SRO. O pediatra desempenha o papel fundamental de identificar os sinais dessa síndrome e orientar os pais quanto à importância do tratamento precoce para o adequado desenvolvimento da criança.

REFERÊNCIAS BIBLIOGRÁFICAS

1. Smith MM, Ishman SL. Pediatric nasal obstruction. Otolaryngol Clin North Am. 2018; 51(5): 971-85.
2. Tourne LPM. The long face syndrome and impairment of the nasopharyngeal airway. Angle Orthod. 1990; 60(3): 167-76.
3. Enlow DH, Hans MG. Noções básicas sobre crescimento Facial. 2.ed. São Paulo: Santos; 2012.
4. Godinho R, Sih T, Fortini M, Cherobim G, Pimentel S. Síndrome do respirador oral: interface otorrinolaringológica. Rev Saúde Criança Adolesc. 2011; 3(1): 19-26.
5. Pacheco MCT, Fiorott BS, Finck NS, Araújo MTM. Craniofacial changes and symptoms of sleep-disordered breathing in healthy children. Dental Press J Orthod. 2015; 20(3): 80-7.
6. Izu SC, Itamoto CH, Pradella-Hallinan M, Pizarro GU, Tufik S, Pignatari S et al. Obstructive sleep apnea syndrome (OSAS) in mouth breathing children. Braz J Otorhinolaryngol. 2010; 76(5): 552-6.
7. Gipson K, Lu M, Kinane TB. Sleep-disordered breathing in children. Pediatr Rev. 2019; 40(1): 3-13.
8. American Academy of Pediatrics. Clinical practice guideline: diagnosis and management of childhood obstructive sleep apnea syndrome. Pediatrics. 2012; 130(3): 576-84.
9. Brodsky L. Modern assessment of tonsils and adenoid. Pediatr Clin North Am. 1989; 36(6): 1551-69.
10. Leboulanger N. Nasal obstruction in children. Eur Ann Otorhinolaryngol Head Neck Dis. 2016; 133(3): 183-6.
11. Savini S, Ciorba A, Bianchini C, Stomeo F, Corazzi V, Vivini C et al. Review assessment of obstructive sleep apnea (OSA) in children: an update. Acta Otorhinolaryngol Ital. 2019; 39(5): 289-97.
12. Wise MS, Nichols CD, Grigg-Damberger MM, Marcus CL, Witmans MB, Kirk VG. Executive summary of respiratory indications for polysomnography in children: an evidence-based review. Sleep. 2011; 34(3): 389-98.
13. Coates H. Obstrução nasal na infância e rinopatia na infância. In: Sih T, Chinski A, Eavey R, Godinho R (eds.). VII Manual de Otorrinolaringologia Pediátrica da IAPO. São Paulo: Vida e Consciência; 2008. p.152.
14. Tan HL, Alonso Alvarez ML, Tsaoussoglou M, Weber S, Kaditis AG. When and why to treat the child who snores? Pediatric Pulmonology. 2017; 52(3): 399-412.
15. Kaditis AG, Alonso Alvarez ML, Boudewyns A, Alexopoulos EI, Ersu R, Joosten K et al. Obstructive sleep disordered breathing in 2- to 18-year-old children: diagnosis and management. Eur Respiratory J. 2016; 47(1): 69-94.
16. Marcus CL, Moore RH, Rosen CL, Giordani B, Garetz SL, Taylor HG et al. Childhood adenotonsillectomy trial (CHAT): a randomized trial of adenotonsillectomy for childhood sleep apnea. N Engl J Med. 2013; 368(25): 2366-76.

16

FARINGOTONSILITES E DOENÇAS IMUNOMEDIADAS POR *STREPTOCOCCUS PYOGENES*

Flávia Varela Capone
Leticia Azevedo Reis

OBJETIVOS

- ✓ Apresentar as principais etiologias das faringotonsilites.
- ✓ Destacar as manifestações clínicas que auxiliam no diagnóstico diferencial das faringotonsilites virais e bacterianas.
- ✓ Reforçar o uso racional de antibióticos sempre que possível.
- ✓ Descrever possíveis complicações supurativas das faringotonsilites bacterianas e as principais doenças imunomediadas por *Streptococcus pyogenes*.

INTRODUÇÃO

Faringotonsilites (FT) podem ser definidas como processos inflamatórios da faringe e das tonsilas. São doenças comuns, tratáveis, mas, a depender de seu agente etiológico, têm potencial para morbidade de longo prazo, principalmente em crianças.

FISIOPATOLOGIA

Faringotonsilite é o termo usado para denominar o processo inflamatório-infeccioso da faringe e das tonsilas localizadas no anel linfático de Waldeyer. Esse anel possui quatro regiões distintas de tecido linfoide tipo MALT (do inglês *mucosal-associated lymphoid tissue*): tonsila faríngea (adenoide), tonsilas tubárias, tonsilas palatinas (amígdalas) e tonsila lingual.[1] O capítulo 1, "Consulta otorrinolaringológica em pediatria", apresenta mais informações sobre essas estruturas.

A principal função do tecido MALT é captar amostras de antígenos, permitindo que sejam analisados localmente por células imunológicas que eliminam os microrganismos prejudiciais e geram linfócitos de memória e efetores (T e B) que migram até outros locais da mucosa. Com isso, o tecido MALT passa a ser suscetível a infecções, sendo alvo de patógenos que colonizam o epitélio da mucosa ou usam o tecido linfoide como porta de entrada para outros locais do corpo.[2]

ASPECTOS EPIDEMIOLÓGICOS

As FT acometem a população geral em especial pré-escolares, escolares e adolescentes. Podem ser causadas por diversos agentes etiológicos, que variam de acordo com a faixa etária. A Tabela 1 mostra as principais etiologias e a frequência de cada uma delas.

Tabela 1 Etiologia das faringotonsilites

Viral	50-80%
Estreptocócica	5-36%
Vírus Epstein-Barr	1-10%
Chlamydia pneumoniae	2-5%
Mycoplasma pneumoniae	2-5%
Neisseria gonorrhoeae	1-2%
Haemophilus influenzae tipo B	1-2%
Candidíase	< 1%
Difteria	< 1%

Fonte: adaptado de Ebell et al., 2000.[3]

Costuma ter causa viral antes dos 3 anos de idade. A incidência de FT estreptocócica pode chegar a 20 a 30%.[3]

QUADRO CLÍNICO

Faringotonsilites virais

Vírus respiratórios, como adenovírus, rinovírus, influenza, parainfluenza e vírus sincicial respiratório, são agentes que causam frequentemente FT. Nesses casos, os pacientes usualmente apresentam sintomas extrafaríngeos associados, como rinorreia, conjuntivite, tosse, sintomas gastrointestinais, entre outros. Outros agentes virais que causam tonsilite são vírus coxsackie, echovírus e herpes simples, que com frequência causam lesões vesiculares ou ulcerativas associadas.[3] A Figura 1 exemplifica casos de FT virais.

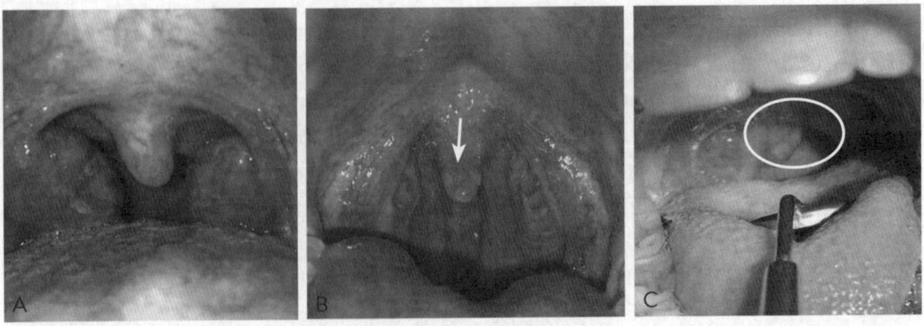

Figura 1 Casos de faringotonsilites virais. A: lesões aftosas em amígdala direita; B e C: lesões aftosas em úvula.
Fonte: arquivo pessoal das autoras Flávia Varela Capone e Leticia Azevedo Reis, com permissão.

A síndrome de mononucleose infecciosa se caracteriza pela tríade dor de garganta, febre e linfadenomegalia (cadeia cervical posterior), podendo também apresentar hepatoesplenomegalia. A população pediátrica raramente manifesta sintomas dessa doença; no entanto, mais de 70% dos adultos e adolescentes apresentam a tríade clássica, que pode durar de 2 a 4 semanas.[4] O vírus Epstein-Barr (EBV) é o agente mais comumente relacionado ao quadro. Outros agentes que podem estar relacionados são citomegalovírus (CMV), vírus da imunodeficiência humana (HIV) e *Toxoplasma gondii*.[4]

Apesar de não ser um sinal específico, o hemograma pode apresentar uma linfocitose atípica reacional. Pode haver *rash* cutâneo (exantema maculopapular) em 3 a 8% dos pacientes, sendo que essa proporção aumenta para 70 a 100% após o uso de amoxicilina.[5] O monoteste (ou pesquisa de anticorpos heterófilos no sangue) possui sensibilidade de 63 a 84% e especificidade de 84 a 100% para mononucleose e pode ser solicitado preferencialmente após a 1ª semana.[6] A pesquisa do anticapsídeo viral (VCA) IgM e IgG também pode ser solicitada na fase aguda para os casos suspeitos com monoteste negativo. A sorologia anti-EBV (antígeno nuclear) IgM e IgG pode ajudar a distinguir infecção recente de antiga.[6] Foi observada presença de EBV-DNA em 75% dos pacientes submetidos à tonsilectomia por amigdalite de repetição, o que sugere que a presença do vírus Epstein-Barr no tecido linfoide pode estar associada a quadros recorrentes.[6]

O comprometimento obstrutivo da via aérea é raro (1 a 3,5%), porém é mais comum nas crianças. Os sintomas incluem: estridor, cianose e taquipneia.[4]

Faringotonsilites bacterianas inespecíficas

Estão incluídos nesse grupo agentes como *Chlamydia pneumoniae*, *Mycoplasma pneumoniae*, *Haemophilus* spp., *Staphylococcus* spp. e *Moraxella catarrhalis*.

Atualmente, acredita-se que eles são copatógenos facilitadores dos mecanismos de resistência aos antimicrobianos, ajudando, por exemplo, na produção de penicilinases e betalactamases.[7]

Síndrome PFAPA

Síndrome PFAPA é o acrônimo usado para reunir as principais manifestações de uma síndrome caracterizada por episódios de febre alta com duração de 3 a 6 dias, que recorre a cada 3 a 8 semanas (PF, do inglês *periodic fever*), associados a pelo menos um de três principais sintomas: estomatite aftosa (A), faringite (P) e adenite cervical (A).[8] A Figura 2 mostra quadros de PFAPA.

Essa síndrome não possui causa definida, mas alguns estudos sugerem uma resposta autoimune, infecção ou combinação de ambos. Frequentemente, tem início até os 5 anos de idade e resolve-se até a adolescência. Os pacientes se mantêm assintomáticos entre os episódios e apresentam crescimento normal. É importante excluir neutropenia cíclica durante o episódio.[8]

Faringotonsilite por estreptococo beta-hemolítico do grupo A

Pacientes com FT por estreptococo beta-hemolítico do grupo A (EBGA), *Streptococcus pyogenes*, usualmente apresentam dor de garganta de início súbito

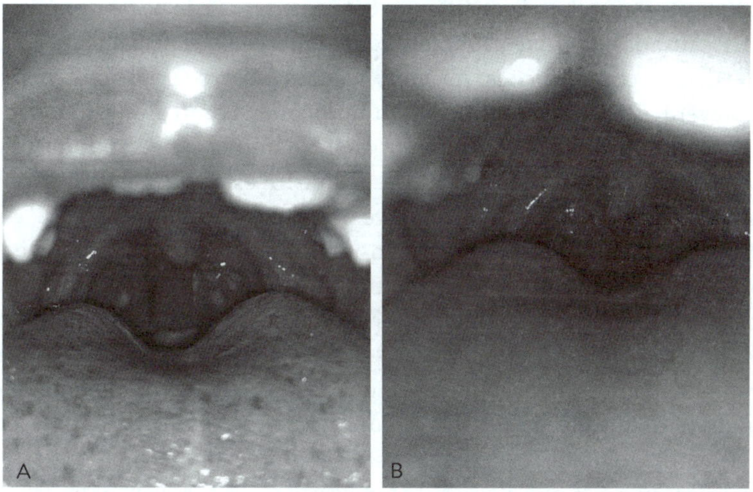

Figura 2 Síndrome PFAPA em paciente do sexo feminino com 6 anos de idade. Há um intervalo de 6 semanas entre os registros A e B.
Fonte: arquivo pessoal da autora Letícia Azevedo Reis, com permissão.

e febre elevada. Cefaleia, náuseas, vômitos e dor abdominal podem estar presentes, principalmente na faixa etária pediátrica. Esse agente merece destaque por conta da ampla gama de infecções pela qual é o responsável: desde superficiais até sistêmicas, incluindo condições imunomediadas pós-infecciosas. As seguintes doenças são causadas por estreptococos beta-hemolíticos do grupo A:[3] faringite, impetigo, celulite, escarlatina, fasciite necrotizante, sepse puerperal, bacteremia, pneumonia, choque tóxico estreptocócico, glomerulonefrite pós-estreptocócica, febre reumática, doença cardíaca reumática e endocardite.

A infecção por EBGA desencadeia a liberação em cascata de diversos mediadores inflamatórios, descritos no Quadro 1, cada qual com seu papel na fisiopatogenia.[3]

Quadro 1 Mediadores inflamatórios e seus efeitos

Mediador inflamatório	Efeito
Prostaglandinas e bradicinina	Dor
IL-1, IL-6, TNF, prostaglandinas	Febre
Prostaglandinas e NO	Vasodilatação e edema
Enzimas lisossomais Radicais livres de O_2	Dano tecidual
Estreptolisina O e S	Lise de eritrócitos e outras células

IL: interleucina; TNF: fator de necrose tumoral; NO: óxido nítrico.
Fonte: adaptado de Ebell et al, 2000.[3]

Ao exame físico, a orofaringe revela-se eritematosa, com hipertrofia de amígdalas palatinas e exsudato branco-acinzentado em grande parte dos casos.[3]

As FT causadas por esse grupo etiológico merecem especial atenção em virtude do risco de complicações. As complicações podem ser supurativas, sabidamente preveníveis pela terapêutica antimicrobiana, como abscesso peritonsilar, adenite cervical, supraglotite, bacteremia, entre outras; e não supurativas, entre as quais a febre reumática tem sua prevenção bem estabelecida pela antibioticoterapia, ao contrário da glomerulonefrite pós-estreptocócica (GNPE).[9] As complicações supurativas ocorrem em menos de 1% dos casos e são mais frequentes em adolescentes e adultos.[9] A febre reumática é uma doença inflamatória aguda, imunomediada, que pode se manifestar na forma de artrite, cardite e coreia de Sydenhan, geralmente com início 1 a 3 semanas após o quadro de FT. O risco de febre reumática após infecção faríngea por EBGA é de aproximadamente 0,3% em regiões endêmicas e de 3% sob circunstâncias epidêmicas, com desenvolvimento de cardite em dois terços dos casos.[9] A glomerulonefrite pós-estreptocócica é a causa mais comum de nefrite em crianças e ocorre em 10 a 15% das FT causadas por cepas nefritogênicas, identificadas pela presença de proteína M na sua parede celular.[9]

PROPEDÊUTICA

O diagnóstico etiológico das FT, principalmente em crianças com mais de 3 anos de idade, não deve ser baseado apenas em critérios clínicos. Os sintomas podem ser semelhantes em infecções bacterianas e virais, dificultando o diagnóstico adequado. Por conta disso, a não ser que exista clara história epidemiológica e clínica de infecção viral, recomenda-se a realização de algum exame complementar para determinar se EBGA está presente na orofaringe.[10]

O teste padrão-ouro para diagnóstico etiológico definitivo é a cultura das tonsilas, com especificidade de 95% na identificação do EBGA.[11] O *swab* de orofaringe deve ser obtido da superfície das tonsilas palatinas e da parede posterior da orofaringe para melhorar a sensibilidade do exame. Sua principal limitação é o prazo de alguns dias para o resultado. Nesse sentido, o desenvolvimento dos testes rápidos apresenta como vantagem a redução do risco de transmissibilidade, permitindo que o paciente retorne precocemente às suas atividades, e um significativo aumento do número de pacientes adequadamente tratados em um contexto de atendimentos emergenciais.[12]

Os testes rápidos (*strep-test*) apresentam alta especificidade (em torno de 95%), o que assegura grande percentual de confiança para o tratamento baseado no teste positivo. Sua sensibilidade pode variar entre 70 e 90%, menor quando comparada com a cultura.[12] Em crianças e adolescentes com teste rápido negativo, o acompanhamento deve ser assegurado ou a cultura de orofaringe pode ser considerada.

Alguns escores foram elaborados para auxiliar o diagnóstico clínico de FT por EBGA, comparando os achados semiológicos em pacientes com cultura positiva. O escore de Centor modificado por McIsaac faz a correção para a idade, sendo aplicável a crianças e adultos (Quadro 2).[13]

Quadro 2 Escore de Centor modificado por McIsaac (pontuação de acordo com critérios clínicos)

Critérios	Pontuação
3-14 anos de idade	1
14-44 anos de idade	0
> 45 anos de idade	-1
Exsudato ou edema tonsilar	1
Linfadenopatia cervical anterior	1
Febre > 38°C	1
Ausência de tosse	1

Conduta de acordo com a pontuação:
0-1: não é necessária investigação adicional ou antibioticoterapia.
2: *strep-test* opcional.
3: considerar *strep-test*.
≥ 4: considerar *strep-test*; antibioticoterapia empírica é apropriada.

Fonte: adaptado de Mc Isaac et al., 1998.[13]

Os títulos de anticorpos antiestreptococos (antiestreptolisina O e anti-DNase B) não devem ser utilizados para diagnóstico da faringite aguda, pois os títulos de anticorpos não atingem nível máximo até 3 a 8 semanas após um episódio de FT e podem permanecer elevados por meses, mesmo sem infecção ativa.[12]

Crianças com menos de 3 anos de idade não devem ser avaliadas por esses métodos diagnósticos, pois a infecção por EBGA é um diagnóstico de exceção nessa faixa etária e febre reumática é extremamente rara em crianças menores.

TRATAMENTO

O tratamento das FT virais consiste em sintomáticos e hidratação.[3]

Não existe tratamento específico para a mononucleose infecciosa. As medidas de suporte devem focar em hidratação, alívio da dor e da febre, corticoterapia e restabelecimento pleno da dieta por via oral.[4] É importante orientar os pais sobre a contraindicação de atividades físicas intensas e/ou esportes de contato, por conta do risco de ruptura esplênica.

Com relação à síndrome PFAPA, não se observa boa resposta a antitérmicos ou anti-inflamatórios não esteroidais, ao contrário da resposta exuberante aos corticosteroides, com melhora da febre na maioria das vezes com uma única dose. Outros medicamentos, como colchicina, cimetidina e vitamina D, não possuem eficácia comprovada no tratamento ou na prevenção da síndrome.[8] A tonsilectomia ainda é considerada controversa por alguns autores em virtude da evolução favorável e de possíveis complicações pós-cirúrgicas; no entanto, pode ser proposta para pacientes selecionados com intervalos entre crises muito curtos ou contraindicação à corticoterapia.[8]

A terapia antimicrobiana não demonstrou benefícios no tratamento de FT agudas causadas por outros microrganismos que não o EBGA. O uso indiscriminado de antibióticos para infecções de via aérea superior (IVAS), incluindo FT virais, tem contribuído sobremaneira para o desenvolvimento de resistência bacteriana.[14]

A terapia antimicrobiana deve ser estabelecida, portanto, após o diagnóstico adequado de FT causada por EBGA. Apesar de ser uma doença autolimitada mesmo nesse grupo, o tratamento com antibióticos demonstrou benefícios de redução de tempo e gravidade de sintomas, diminuição do risco de transmissão após 24 horas do início do tratamento e evitação das complicações supurativas e da febre reumática.[4]

Para profilaxia primária de febre reumática, a terapia antimicrobiana pode ser estabelecida até 9 dias após o início dos sintomas, mesmo que o tratamento mais precoce seja importante para diminuir a transmissibilidade.[15]

A maioria dos antibióticos orais para FT estreptocócica deve ser administrada por 10 dias para erradicação do EBGA na orofaringe. Os antibióticos de primeira escolha são a penicilina ou a amoxicilina. A penicilina benzatina por via intramuscular em dose única pode ser opção para pacientes com dificuldade de ingestão de antibiótico oral. Pacientes alérgicos a penicilina podem fazer uso de cefalosporinas de 1ª geração ou clindamicina. Alguns pacientes (até 10%) podem apresentar também alergia a cefalosporinas, por isso esta classe farmacológica não deve ser administrada em casos de história de reação anafilática a penicilina.[16] Recentemente, têm sido descritas taxas crescentes de EBGA resistentes aos macrolídeos. Dados americanos demonstram resistência em 5 a 8% dos casos e recomendam preferência pelo uso da claritromicina por 10 dias para melhores taxas de sucesso.[17] Outros antibióticos não são recomendados. Tetraciclinas não devem ser usadas em virtude da alta taxa de resistência, enquanto sulfonamidas e sulfametoxazol-trimetoprima não demonstraram segurança na erradicação do EBGA. O Quadro 3 apresenta as opções terapêuticas e doses recomendadas.[14]

Quadro 3 Opções terapêuticas para casos suspeitos ou confirmados de faringotonsilite por estreptococo beta-hemolítico do grupo A (EBGA)

Antibiótico	Dose recomendada	Tempo	
Penicilina benzatina	< 27 kg: 600.000 UI, IM > 27 kg: 1.200.000 UI, IM	Dose única	1ª escolha
Penicilina V	< 12 anos: 90.000 UI/kg/dia, a cada 8 horas > 12 anos: 200.000-500.000 UI, a cada 8 horas	10 dias	1ª escolha
Amoxicilina	≤ 30 kg: 50 mg/kg/dia, a cada 8 horas > 30 kg: 500 mg, a cada 8 horas, ou 875 mg, a cada 12 horas	10 dias	1ª escolha
Claritromicina	15 mg/kg/dia (máximo: 250 mg/dose), a cada 12 horas	10 dias	Se alergia a penicilina
Eritromicina	30-50 mg/kg/dia (máximo: 500 mg/dose), a cada 6 horas	10 dias	Se alergia a penicilina
Cefadroxil	25-50 mg/kg/dia, a cada 12 horas	10 dias	Falha terapêutica da penicilina
Cefalexina	25-50 mg/kg/dia (máximo: 500 mg/dose), a cada 6 horas	10 dias	Falha terapêutica da penicilina
Clindamicina	20-40 mg/kg/dia (máximo: 300 mg/dose), a cada 8 horas	10 dias	Falha terapêutica da penicilina

IM: via intramuscular.
Fonte: adaptado de Pilcher et al., 2018.[14]

Analgésicos e antitérmicos devem ser prescritos para controle da dor e da febre.

A detecção de portadores crônicos de EBGA (aproximadamente 15% das crianças), bem como o tratamento com antibioticoterapia profilática, não devem ser encorajados em razão do baixo risco de transmissão e de evolução para complicações.[18]

A profilaxia secundária deve ser instituída para o paciente com histórico de febre reumática ou cardiopatia reumática comprovada. Penicilina G benzatina permanece como opção de escolha, em intervalos de 21 dias, por no mínimo 5 anos após o último surto ou até os 21 anos de idade para os casos sem cardite prévia (vale a opção que cobrir o maior período). Em casos com cardite prévia, essa profilaxia pode durar até os 40 anos de idade ou por toda a vida, devendo-se avaliar especificamente o grau de lesão valvar gerada, a fim de se definir essa duração. Alérgicos a penicilina podem receber sulfadiazina (em dose diária) ou eritromicina (duas vezes ao dia).[19]

Recomenda-se tonsilectomia (amigdalectomia) para tonsilites recorrentes quando, durante acompanhamento e história clínica acurados, identificam-se pelo menos sete episódios no ano anterior, pelo menos cinco episódios por ano durante 2 anos anteriores ou pelo menos três episódios por ano durante os últimos 3 anos. Juntamente com esse critério de frequência, é necessária documentação de cada episódio de tonsilite no prontuário médico, com a presença de dor de garganta associada a um ou mais dos seguintes critérios: temperatura superior a 38,3°C, adenopatia cervical, exsudato tonsilar ou teste positivo para estreptococo beta-hemolítico do grupo A.[20]

DESAFIOS ATUAIS

Um estudo recente identificou um padrão crescente das taxas de mortalidade por febre reumática aguda e doença reumática cardíaca no Brasil ao longo dos anos (entre 1998 e 2016), porém, apesar da magnitude do problema, o Brasil não possui um banco de dados específico dessa doença.[21] A persistência da febre reumática e das doenças cardíacas reumáticas reflete os desafios que o país enfrenta para melhorar as condições sociais, ambientais e econômicas que levam a esse agravo à saúde.

Considerando-se que a febre reumática é uma complicação potencialmente fatal da FT estreptocócica, o diagnóstico mais acurado é ponto crucial para a instituição da profilaxia primária. A profilaxia secundária é outro ponto desafiador na condução desses casos, levando em conta a baixa adesão de parte dos pacientes em decorrência de o tratamento ser considerado doloroso e prolongado.

Por último e não menos importante, um constante desafio é o uso racional de antibióticos em relação às FT, ponderando-se as possibilidades de desfechos negativos (quando bacterianas e não tratadas adequadamente) e a possibilidade de imprimir resistência bacteriana na comunidade (quando virais e desnecessariamente tratadas com essas medicações). Conhecer os aspectos clínicos e escores auxiliam sobremaneira a atuação médica diante desses casos.

ORIENTAÇÕES AOS PAIS

- FT são comuns na infância e em grande parte das vezes não requerem tratamento específico com antibióticos.
- Sintomas extrafaríngeos, como tosse e coriza, tornam ainda menos provável a hipótese de infecção bacteriana.
- Aftas recorrentes merecem avaliação e acompanhamento mais atentos, pois os casos da síndrome PFAPA têm boa resposta terapêutica com corticosteroides em doses esporádicas. Alguns casos podem se beneficiar de cirurgia.
- Quando indicado tratamento com antibióticos, estes devem ser utilizados pelo tempo prescrito (de forma geral, 10 dias) para que todos os benefícios da terapêutica sejam atingidos.
- Ainda se realiza amigdalectomia por conta de infecções de repetição, porém essa conduta requer acompanhamento e preenchimento de alguns critérios.

CONCLUSÃO

As FT merecem atenção especial do pediatra por terem diferentes agentes etiológicos com tratamentos recomendados diversos. São uma importante causa de uso de antibióticos na infância, logo seu manejo adequado pode contribuir para diminuir a resistência bacteriana, assim como evitar as complicações supurativas e a febre reumática. A adoção de escores presuntivos de diagnóstico etiológico assume importância, servindo como guia para condutas e uso racional desses medicamentos.

REFERÊNCIAS BIBLIOGRÁFICAS

1. Perry M, Whyte A. Immunology of the tonsils. Immunol Today. 1998; 19(9): 414-21.
2. Brandtzaeg P. Immunology of tonsils and adenoids: everything the ENT surgeon needs to know. Int J Pediatr Otorhinolaryngol. 2003; 67(Suppl 1): S69-76.
3. Ebell MH, Smith MA, Barry HC, Ives K, Carey M. The rational clinical examination. Does this patient have strep throat? JAMA. 2000; 284(22): 2912-8.
4. Fugl A, Andersen CL. Epstein-Barr virus and its association with disease: a review of relevance to general practice. BMC Fam Pract. 2019; 20(1): 62.
5. Misirlioglu ED, Guvenir H, Parlakay AO, Toyran M, Tezer H, Catak AI et al. Incidence of antibiotic-related rash in children with Epstein-Barr virus infection and evaluation of the frequency of confirmed antibiotic hypersensitivity. Int Arch Allergy Immunol. 2018; 176(1): 33-8.
6. Dogan B, Rota S, Gurbuzler L, Bozdayi G, Ceyhan MN, Inal E. The correlation between EBV viral load in the palatine tonsils of patients with recurrent tonsillitis and concurrent serum titers of VCA-IgG. Eur Arch Otorhinolaryngol. 2010; 267(1): 143-8.

7. Katkowska M, Garbacz K, Kopala W, Schubert J, Bania J. Genetic diversity and antimicrobial resistance of Staphylococcus aureus from recurrent tonsillitis in children. APMIS. 2020; 128(3): 211-9.
8. Vanoni F, Theodoropoulou K, Hofer M. PFAPA syndrome: a review on treatment and outcome. Pediatr Rheumatol Online J. 2016; 14(1): 38.
9. Poses RM, Cebul RD, Collins M, Fager SS. The accuracy of experienced physicians' probability estimates for patients with sore throats: implications for decision making. JAMA. 1985; 254(7): 925-9.
10. Shulman ST, Bisno AL, Clegg HW, Gerber MA, Kaplan EL, Lee G et al. Clinical practice guideline for the diagnosis and management of group A streptococcal pharyngitis: 2012 update by the Infectious Diseases Society of America. Clin Infect Dis. 2012; 55(10): 1279-82.
11. Gerber MA, Shulman ST. Rapid diagnosis of pharyngitis caused by group A streptococci. Clin Microbiol Rev. 2004; 17(3): 571-80.
12. Kaplan EL, Top FH Jr, Dudding BA, Wannamaker LW. Diagnosis of streptococcal pharyngitis: differentiation of active infection from the carrier state in the symptomatic child. J Infect Dis. 1971; 123(5): 490-501.
13. Mc Isaac WJ, White D, Tannenbaum D, Low D. A clinical score to reduce unnecessary antibiotic use in patiens with sore throat. Can Med Assoc J. 1998; 158(1): 75-83.
14. Piltcher OB, Kosug EM, Sakano E, Mion O, Testa JR, Romano FR et al. How to avoid the inappropriate use of antibiotics in upper respiratory tract infections? A position statement from an expert panel. Braz J Otorhinolaryngol. 2018; 84(3): 265-79.
15. Wannamaker LW, Rammelkamp CH Jr, Denny FW, Brink WR, Houser HB, Hahn EO et al. Prophylaxis of acute rheumatic fever by treatment of the preceding streptococcal infection with various amounts of depot penicillin. Am J Med. 1951; 10(6): 673-95.
16. Pichichero ME. A review of evidence supporting the American Academy of Pediatrics recommendation for prescribing cephalosporin antibiotics for penicillin-allergic patients. Pediatrics. 2005; 115(4): 1048-57.
17. Kaplan EL, Gooch IW, Notario GF, Craft JC. Macrolide therapy of group A streptococcal pharyngitis: 10 days of macrolide therapy (clarithromycin) is more effective in streptococcal eradication than 5 days (azithromycin). Clin Infect Dis. 2001; 32(12): 1798-802.
18. Recommendations for diagnosis and etiological treatment of acute streptococcal pharyngotonsilitis in pediatrics. Rev Chilena Infectol. 2019; 36(1): 69-77.
19. Barbosa PJB, Müller RE, Latado AL, Achutti AC, Ramos AIO, Weksler C et al. Diretrizes brasileiras para diagnóstico, tratamento e prevenção da febre reumática da Sociedade Brasileira de Cardiologia, da Sociedade Brasileira de Pediatria e da Sociedade Brasileira de Reumatologia. Arq Bras Cardiol. 2009; 93(3 supl.4): 1-18.
20. Mitchell RB, Archer SM, Ishman SL, Rosenfeld RM, Coles S, Finestone SA et al. Clinical practice guideline: tonsillectomy in children (update). Otolaryngology-Head Neck Surg. 2019; 160(1_suppl): S1-S42.
21. Figueiredo ET, Azevedo L, Rezende ML, Alves CG. Febre reumática: uma doença sem cor. Arq Bras Cardiol. 2019; 113(3).

17

RINITE ALÉRGICA

Priscilla de Souza Campos dos Santos
Raquel Faria Vasconcellos

OBJETIVOS

- ✓ Compreender a definição de rinite e saber os principais pontos que diferenciam a rinite alérgica das outras rinites.
- ✓ Reconhecer os principais alérgenos envolvidos na rinite alérgica e entender o processo imunológico por trás da reação alérgica, bem como suas principais células e mediadores envolvidos.
- ✓ Capacitar para o diagnóstico clínico de rinite alérgica, identificação dos testes disponíveis para o diagnóstico da sensibilização alérgica e traçar um esquema terapêutico de acordo com a intensidade e frequência dos sintomas.
- ✓ Fornecer orientações importantes a respeito do controle do ambiente a fim de evitar a exposição aos principais alérgenos.

INTRODUÇÃO

Rinite é a inflamação da mucosa nasal caracterizada clinicamente pela presença de sintomas como obstrução nasal, rinorreia anterior ou posterior, espirros, prurido nasal e hiposmia. Usualmente, esses sintomas ocorrem por mais de 1 hora no dia e por 2 dias consecutivos ou mais.[1] As rinites podem ser classificadas de acordo com seu agente etiológico em:[2]

- Infecciosas: usualmente agudas e autolimitadas, causadas principalmente por vírus e, em menor frequência, por bactérias.

- Alérgica: tipo mais comum.
- Não alérgicas não infecciosas: grupo mais heterogêneo que abrange várias formas de rinite, como rinite induzida por drogas, rinite medicamentosa, rinite hormonal, rinite gestacional, rinite gustatória, rinite do idoso, rinite idiopática e rinite ocupacional não alérgica.
- Mistas: rinites crônicas com mais de um agente etiológico presente, como pacientes com rinite alérgica e rinite medicamentosa decorrente do uso crônico de vasoconstritor tópico nasal.

Segundo o estudo ARIA (do inglês *Allergic rhinitis and its impact on asthma*), a rinite alérgica (RA) pode ser classificada como leve ou moderada/grave, e intermitente ou persistente. Na RA intermitente, os sintomas estão presentes em menos de 4 dias na semana ou por menos de 4 semanas consecutivas, e na forma persistente, estão presentes por mais de 4 dias na semana e por mais de 4 semanas consecutivas. Os quadros são considerados moderados/graves quando pelo menos um dos seguintes sintomas estiver presente: alteração do sono, prejuízo na vida escolar ou no trabalho; prejuízo em atividades diárias, lazer ou atividades físicas; e incômodo com os sintomas; por outro lado, são considerados leves se nenhuma dessas alterações estiver presente (Figura 1).[1]

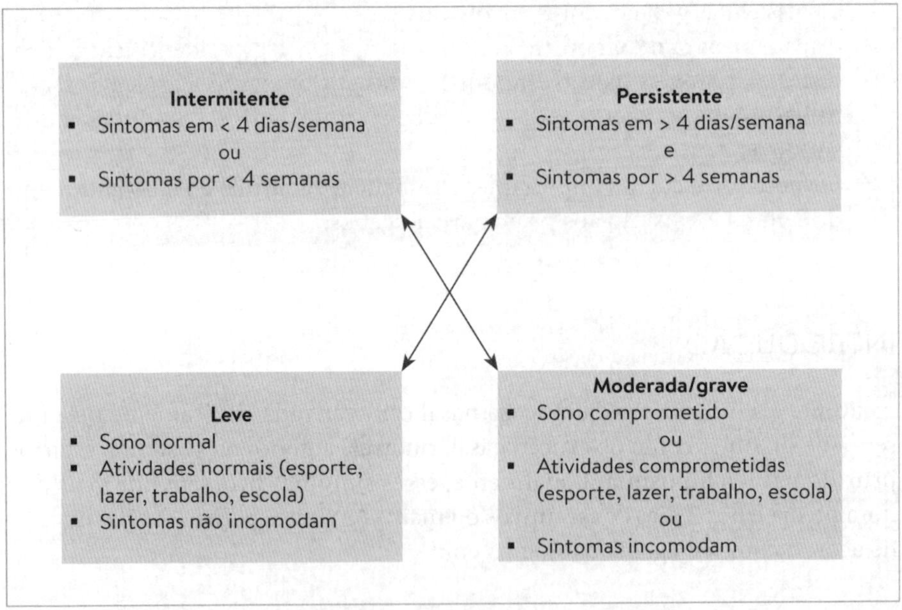

Figura 1 Classificação da rinite alérgica segundo o estudo ARIA.
Fonte: adaptado de Bousquet et al., 2008.[1]

ASPECTOS EPIDEMIOLÓGICOS

A RA é uma doença de prevalência global que afeta indivíduos de todos os países, idades, etnias e classes socioeconômicas. A porcentagem de pessoas sensibilizadas a aeroalérgenos, com imunoglobulina E (IgE) positiva detectada em testes cutâneos ou sorológicos, chega a 50% da população nos EUA e na Europa, sendo que nem todas essas pessoas manifestam sintomas de rinite.[1] Outro estudo avaliou a população geral da Europa, levando em consideração questionários aplicados por telefone e avaliação clínica com testes diagnósticos nos pacientes com triagem positiva, e encontrou prevalência de RA de cerca de 25%.[3]

O ISAAC (do inglês *International study of asthma and allergies in childhood*) foi um estudo epidemiológico multicêntrico e multinacional que abrangeu 156 centros em 56 países, tendo encontrado prevalência de rinoconjuntivite alérgica variável de 0,8 a 14,9% em crianças de 6 e 7 anos de idade, e de 1,4 a 39,7% em adolescentes de 13 e 14 anos.[4]

No Brasil, na última fase do ISAAC, a prevalência encontrada de rinoconjuntivite alérgica em crianças de 6 e 7 anos de idade foi de 12%, e em adolescente de 13 e 14 anos, de 15,8%. Um novo estudo foi feito no Brasil, 9 anos após a última fase do ISAAC, em sete capitais brasileiras, somente com adolescentes de 13 e 14 anos, demonstrando um aumento na prevalência de rinoconjuntivite de 16,2% em 2003 para 20,6% em 2012 e na prevalência de sintomas nasais no último ano, de 31,8% em 2003 para 37,2% em 2012.[5]

FISIOPATOLOGIA

A RA consiste em uma reação de hipersensibilidade tipo I de Gell e Coombs, ou seja, mediada por IgE. Para que a reação ocorra, é necessário ter havido contato prévio com o alérgeno e consequente produção de IgE específica para ele, processo denominado sensibilização.

Os alérgenos são antígenos capazes de induzir uma reação alérgica. No caso da RA, os principais alérgenos são proteínas solúveis de baixo peso molecular dispersas no ar e com fácil penetração no epitélio respiratório, por isso chamados de aeroalérgenos ou alérgenos inalantes. Os principais exemplos são os ácaros presentes na poeira domiciliar (*Dermatophagoides pteronyssinus, Dermatophagoides farinae, Blomia tropicalis*), fungos (*Aspergillus* sp., *Cladosporium* sp., *Penicillium notatum*), pelos de animais (gato, cão, coelho, cavalo, roedores), baratas (também presentes na poeira domiciliar – *Blatella germanica, Periplaneta americana*) e pólen de gramíneas (mais presentes na região Sul do Brasil – *Lolium multiflorum, Phleum pratense*).

Outros estímulos são capazes de causar sintomas nos pacientes com RA, porém sem a ocorrência de uma reação imunológica mediada por IgE. Os indivíduos com RA costumam ser mais sensíveis a esses agentes por já possuírem uma inflamação crônica preexistente na mucosa nasal. É o caso dos poluentes intra e extradomiciliares (fumaça de cigarro, gases industriais), irritantes não específicos (perfumes, desodorantes, produtos de limpeza) e estímulos físicos não específicos (mudanças bruscas de temperatura e umidade). Essas reações são, em geral, mediadas por agressão direta ao epitélio nasal (como é o caso dos poluentes) ou por estímulo do sistema parassimpático e de fibras C (sistema não adrenérgico não colinérgico).[2]

No indivíduo atópico, ou seja, geneticamente predisposto a doenças alérgicas, pode haver sensibilização a um determinado alérgeno em seu primeiro contato com a mucosa nasal. Nesse processo, o alérgeno é processado pelas células apresentadoras de antígenos (APC), nos peptídeos expostos em sua superfície ligados a moléculas de complexo de histocompatibilidade maior classe II (MHC II). Ao serem reconhecidas por linfócitos Th0 (linfócitos T helper CD4+), as APC os estimulam a se diferenciar em linfócitos Th2, produtores de várias interleucinas, sendo as mais importantes IL-4, IL-5 e IL-13, além de GM-CSF (do inglês *granulocyte-macrophage colony-stimulating factor*). A IL-4 e a IL-13 estimulam os linfócitos B a se diferenciarem em plasmócitos produtores de IgE, e a IL-5 induz a produção e a ativação de eosinófilos. A IgE se liga aos receptores de alta afinidade existentes na membrana dos mastócitos (FcεRI).[6]

Após a sensibilização, quando o alérgeno é inalado novamente, liga-se à IgE específica presente na superfície dos mastócitos, levando a sua ativação e degranulação. Essa reação resulta em uma resposta imediata, nos primeiros 30 minutos após a exposição, e uma resposta tardia, que ocorre 4 a 12 horas depois, mesmo na ausência de estimulação alergênica. Por conta da resposta imediata, ocorre liberação de grânulos contendo mediadores mastocitários pré-formados, como histamina, triptase, serotonina, quinases, fosfolipases, aminopeptidases, carboxipeptidases, heparina, entre outros. Na resposta tardia, há liberação de mediadores recém-sintetizados (neoformados) nos mastócitos, como prostaglandinas, leucotrienos, fator ativador de plaquetas (PAF), quimiocinas, fatores de crescimento e angiogênese, fator de necrose tumoral alfa (TNF-alfa) e várias interleucinas (IL-1 a IL-8, IL-12, IL-13 e IL-15).

Os elementos centrais da resposta tardia são, no entanto, os eosinófilos, que se acumulam e são ativados no epitélio respiratório, sendo responsáveis pela manutenção do processo inflamatório. Mediadores como histamina, IL-1 e TNF-alfa induzem a expressão de moléculas de adesão (P-selectina e E-selectina) nas células endoteliais dos capilares sanguíneos, o que leva à marginação leucocitária por rolamento. A seguir, moléculas de adesão intercelular (ICAM-1) e vascular (VCAM-1) são expressas sob a ação principalmente de IL-4 e IL-13, levando à firme adesão dos eosinófilos ao endotélio e, consequentemente, a sua diapedese. A partir daí, inicia-se o acúmulo de eosinófilos na mucosa nasal, com maturação e ativação sob estímulo de IL-3, IL-5 e GM-CSF, bem como inibição de sua apoptose. Com isso, a inflamação eosinofílica persiste, sendo caracterizada pela liberação de substâncias produzidas pelos eosinófilos, como a proteína básica principal (MBP, do inglês *main basic protein*), proteína catiônica eosinofílica (ECP, do inglês *eosinophilic cationic protein*) e peroxidase derivada do eosinófilo (EPO, do inglês *eosinophil-derived peroxidase*), que lesam os tecidos. O próprio epitélio nasal danificado sofre um processo de ativação em que suas células secretam citocinas, como TSLP (do inglês *thymic stromal lymphopoietin*), IL-33, IL-17 e IL-25, que acabam por ativar mais linfócitos Th2, dando continuidade ao processo inflamatório.[2,7] Um resumo desse mecanismo é apresentado na Figura 2.

Há também participação da inflamação neurogênica na RA, com envolvimento do sistema nervoso parassimpático, do sistema não adrenérgico não colinérgico, dos reflexos axonais dos gânglios trigêmeo e esfenopalatino, e dos neurotransmissores (substância P, neurocinina A e peptídeo relacionado ao gene da calcitonina – CGRP). A inalação de substâncias irritantes e outros estímulos ambientais inespecíficos é capaz de induzir essas respostas neurais, que têm ação predominantemente vasodilatadora, causando congestão da mucosa com obstrução nasal e rinorreia pelo extravasamento de líquido da microcirculação.[7]

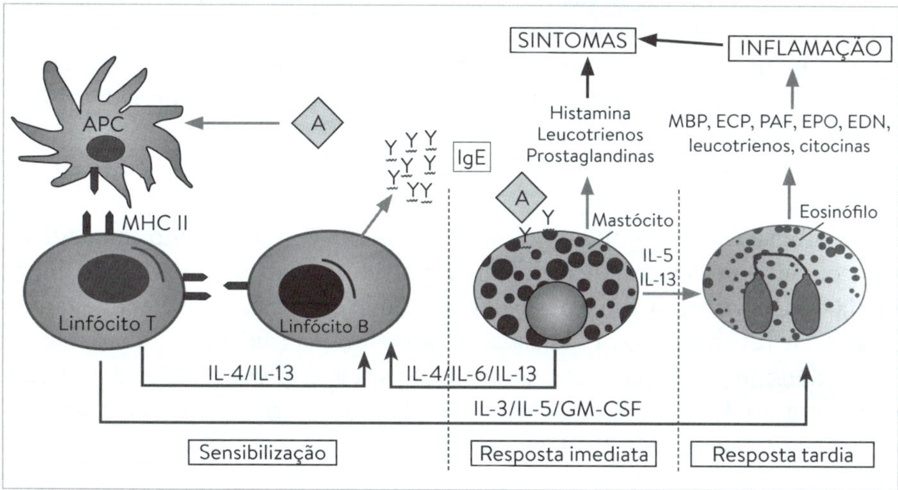

Figura 2 Esquema resumido da resposta alérgica e principais células e citocinas envolvidas.
A: antígeno; APC: célula apresentadora de antígenos; ECP: proteína catiônica eosinofílica; EDN: neurotoxina derivada do eosinófilo; EPO: peroxidase eosinofílica; IL: interleucina; MBP: proteína básica principal; MHC II: complexo de histocompatibilidade maior classe II; PAF: fator ativador de plaquetas; Y: anticorpo.
Fonte: adaptado de Solé et al., 2006.[8]

A RA é, portanto, uma doença inflamatória crônica em que a constante degradação e deposição de matriz extracelular em resposta aos danos teciduais provoca a reconstrução do tecido danificado ou a formação de novo tecido patológico, processo denominado remodelamento. Observa-se, nesse contexto, a deposição de colágeno tipos I e III na membrana basal levando a seu espessamento, o que teoricamente estabilizaria a mucosa nasal, evitando sua expansão excessiva e assim mantendo a perviedade das fossas nasais.

QUADRO CLÍNICO

Na grande maioria dos casos, a RA se inicia na infância ou adolescência, mas raramente antes dos 3 anos de idade. Antes dessa idade, quando sintomas de rinite estão presentes, em geral, são causados por mecanismos não alérgicos. A história familiar constitui um fator de risco de forte impacto, chegando a 80% a chance de o indivíduo apresentar a doença se os dois pais forem portadores. Há também forte associação com outras doenças atópicas, como asma e dermatite atópica.[7]

Os sintomas se apresentam em intensidades variadas. Espirros constituem um sintoma clássico, usualmente em sequência e não isoladamente (espirros em salva). A obstrução nasal é o sintoma mais frequente e o que mais causa incômodo nos pacientes, geralmente com piora à noite. Pode ser bilateral ou unilateral, alternando de uma fossa nasal para outra, como resultado de um aumento exagerado do ciclo fisiológico nasal. A obstrução nasal, quando muito intensa, pode vir acompanhada de hiposmia e consequente redução do paladar. A rinorreia geralmente é hialina (coriza), anterior e/ou posterior, e piora no período da manhã em 70% dos pacientes. O prurido costuma estar presente e muitas vezes não se limita ao nariz, acometendo também olhos, palato, faringe e condutos auditivos externos.

A associação com conjuntivite alérgica é muito comum, sendo chamada de rinoconjuntivite alérgica. Inclui, além do prurido ocular, lacrimejamento, hiperemia e edema conjuntival e peripalpebral. Pode ocorrer também congestão da mucosa de revestimento ou do óstio da tuba auditiva (disfunção tubária), causando diminuição da passagem de ar nasal para a tuba que pode se manifestar com sensação de estalidos nos ouvidos ou plenitude auricular. Às vezes, há relato de otalgia associada. A RA também é uma causa importante de epistaxe anterior na infância, sendo explicada pela fragilidade capilar na mucosa nasal inflamada e pela maior chance de manipulação das narinas pelas crianças, por causa do prurido.

Nos casos mais graves, outras comorbidades podem estar associadas. Otite média com efusão (OME), aguda ou crônica, pode ser causada pela disfunção tubária ou por inflamação direta da mucosa da orelha média. Rinossinusite aguda, infecciosa ou não, pode ocorrer nos casos de congestão nasal intensa, levando a obstrução dos óstios de drenagem dos seios paranasais e estase de muco em seu interior. Rinossinusite crônica (RSC) pode se desenvolver em decorrência da redução persistente da circulação de ar entre as fossas nasais e os seios paranasais.[7] Nos casos de obstrução nasal muito intensa, pode haver também associação com apneia obstrutiva do sono (AOS), com roncos noturnos, diminuição da eficiência do sono e sonolência excessiva diurna e, em casos mais graves e persistentes, alterações no desenvolvimento craniofacial em virtude da respiração oral crônica, levando à chamada face adenóidea (Figura 3). A face adenóidea é definida como face alongada, com maxila estreita, lábio superior fino, palato em ogiva, protrusão dos dentes incisivos superiores, mandíbula retraída e hipotonia da musculatura facial.[9]

No exame físico de uma criança com RA, pode-se observar edema das pálpebras e cianose periorbitária, consequências da estase venosa dessa região secundária à congestão nasal crônica. Além disso, alguns estigmas atópicos clássicos podem estar presentes, como as linhas de Dennie-Morgan (dupla prega nas pálpebras inferiores – Figura 4) e uma prega no dorso nasal acima da ponta, resultado dos frequentes movimentos de elevação da ponta nasal com a mão para coçar e para conter a rinorreia anterior (saudação do alérgico). Na rinoscopia anterior clássica de um indivíduo com RA, encontram-se uma mucosa nasal hipocorada, cornetos nasais inferiores hipertrofiados pelo edema de mucosa e secreção hialina em grande quantidade. A oroscopia pode identificar grânulos hiperemiados na parede posterior da orofaringe e, em casos crônicos e graves, palato ogival e alterações na dentição.

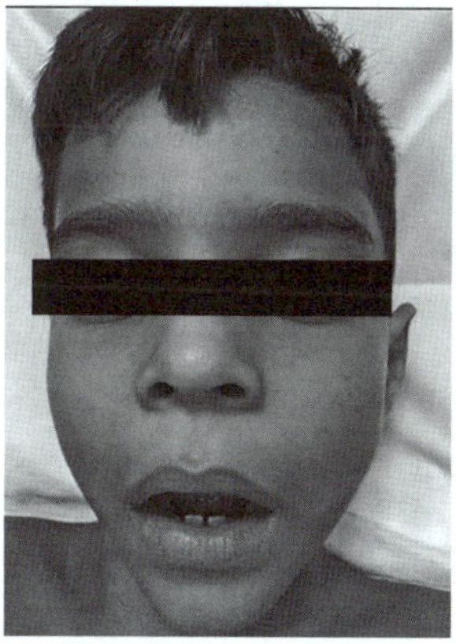

Figura 3 Face adenóidea.
Fonte: arquivo pessoal da autora Priscilla de Souza Campos dos Santos, com permissão.

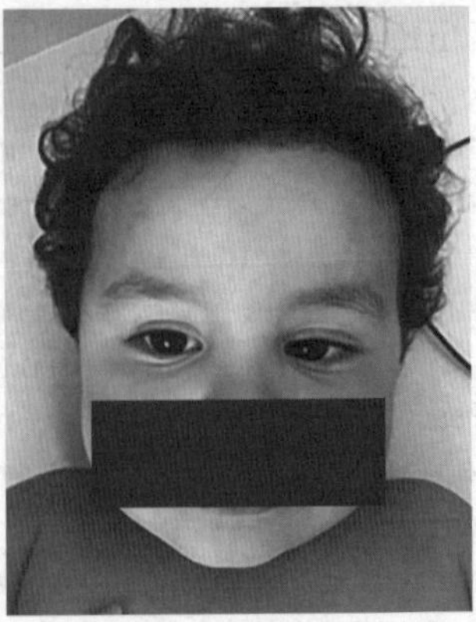

Figura 4 Linhas de Dennie-Morgan.
Fonte: arquivo pessoal da autora Priscilla de Souza Campos dos Santos, com permissão.

PROPEDÊUTICA

Anamnese

O paciente deve ser questionado sobre história pessoal de atopia, priorizando os sintomas alérgicos cardinais (espirros em salva, coriza clara abundante, obstrução nasal e intenso prurido nasal).[2]

É importante investigar também a época de início do quadro, a duração, a intensidade, a frequência e a evolução dos sintomas, e os fatores desencadeantes e/ou agravantes da rinite, para classificação da doença e instituição do tratamento. Deve ser questionado, ainda, o uso prévio de medicamentos para tratamento da RA, seu modo de uso e frequência, além do uso de outras medicações que possam ter como efeito colateral a rinite medicamentosa (p. ex., ácido acetilsalicílico, vasoconstritores nasais e betabloqueadores), que funcionam como fatores confundidores e/ou agravantes da RA.[2]

É mandatório avaliar o quanto a RA interfere na qualidade de vida do paciente em aspectos como alterações do sono, prejuízo no rendimento escolar ou profissional e limitação nas atividades de lazer ou esportivas. A avaliação pode ser feita com questionários de qualidade de vida ou com a escala análogo-visual (EVA).[2,10]

Antecedentes pessoais

Em virtude do princípio das vias aéreas unidas, é imprescindível o questionamento sobre asma associada e exacerbação dos seus sintomas com o paciente em crise de rinite. A associação entre asma e RA é inegável. Elas são manifestações da mesma doença inflamatória, havendo correlação entre o tratamento de uma e a melhora da outra, quando coexistem. O contrário também é verdadeiro, uma vez que a RA não controlada ou moderada/grave é fator de risco para não controle da asma.[1]

A dermatite atópica pode ser questionada por ser outra doença associada à marcha atópica, assim como esofagite eosinofílica e alergias alimentares, otites de repetição e RSC.

Destaca-se, por fim, que já existem estudos associando doenças atópicas, como a RA, com transtornos temporomandibulares e cefaleia crônica.[11] Deve-se indagar, então, sobre intervenções cirúrgicas prévias, como adenoamigdalectomia, septoplastia, cirurgia endoscópica nasal e dos cornetos nasais, e colocação de tubos de ventilação timpânicos.

Hábitos e vícios

É importante questionar sobre tabagismo ativo e passivo, uso de drogas ilícitas, tipo e local de atividades de lazer e *hobbies* (p. ex., natação, especialmente se em piscina clorada, pois piora os sintomas da RA; salinizada ou tratada com ozônio). Atividades laborais com alta exposição a químicos voláteis, produtos de limpeza ou inalação de pós de madeira, gesso ou outros utilizados na construção civil, assim como atividades de confeitaria ou panificação, podem piorar os sintomas. Na asma e na rinite ocupacional dos padeiros, por exemplo, os agentes causais podem ser o pó de farinha de trigo em suspensão ou os ácaros de estocagem presentes na farinha, que causam uma sensibilização respiratória levando ao quadro de asma e RA.[10] Exposição a grandes índices de poluição, assim como períodos de inversão térmica (quando partículas de poluentes, além de gases tóxicos, como os derivados de enxofre e nitrogênio, se acumulam no ar), diminuição da umidade relativa do ar, diminuição da temperatura ambiental (que desacelera o transporte mucociliar do epitélio respiratório) e polinização (principalmente nas regiões Sul e Sudeste do Brasil) também podem piorar os sintomas. Alterações do microbioma intestinal com disbiose podem estar associadas com RA e outras doenças atópicas.[2,12,13]

Histórico familiar ou social

Tabagismo materno durante a gestação, tabagismo passivo (principalmente nos primeiros anos de vida), presença de mofo visível nas paredes das residências, má ventilação no ambiente domiciliar e sensibilização a alimentos são fatores de risco para o desenvolvimento de RA.[2,13]

A exposição a cães e gatos é controversa. A depender da idade em que ocorre a exposição, pode funcionar como fator protetor para o desenvolvimento de asma e RA, se a exposição ocorre na infância; ou como fator de risco se a exposição ocorre somente na idade adulta.[2,13]

O aleitamento materno e o maior número de irmãos e infecções de vias aéreas superiores (IVAS) na infância (teoria da higiene) parecem ser fatores de proteção para o desenvolvimento da doença.[13]

Diagnóstico etiológico

- Teste cutâneo de hipersensibilidade imediata (TCHI), *prick test* ou teste de puntura: possui altas sensibilidade e especificidade e menor custo que o teste *in vitro* (IgE específica). É o padrão-ouro para demonstrar a reação mediada pelo IgE.[2] É realizado, geralmente, na face anterior do antebraço com o emprego de agulhas ou lancetas próprias. Pode ser feito também no dorso, em pacientes com lesões extensas ou tatuagens no antebraço. O local é limpo com álcool 70% e, em seguida, são marcadas na pele, com caneta ou lápis dermatográfico, pontos a uma distância de 2 a 3 cm um do outro e aplica-se uma gota de extrato de um alérgeno diferente em cada ponto. A seguir, realiza-se a puntura em cada ponto, transpassando a gota já aplicada. Após cerca de 15 a 20 minutos, procede-se à leitura das reações (Figura 5). Medem-se, então, as pápulas e não o eritema, e avalia-se se há pápulas com o maior diâmetro ≥ 3 mm, que indicam que o teste é positivo. Sempre se faz a puntura também com o controle positivo (histamina), que identifica os pacientes anérgicos quando não há reação, e o controle negativo (diluente), que identifica, se positivo, reações ao diluente e pacientes com dermografismo. É frequente encontrar reações exageradas na pele com formações de pseudópodos, que são extensões anormais das pápulas. O maior número de falso-negativos ocorre em crianças (por conta da imaturidade imunológica e de crises de histeria durante o teste, que leva a um estímulo simpático) e idosos (imunossenescência). Entre 30 e 40% da população geral têm testes cutâneos positivos para *Dermatophagoides* sp. sem sintomas nasais; portanto, deve-se considerar como relevante apenas se houver correlação da sensibilização positiva no *prick test* com os fatores relatados como desencadeantes dos sintomas.[10] Devem-se observar as contraindicações para o teste, como: uso há menos de 7 dias de anti-histamínicos e corticosteroides sistêmicos (que podem levar a falso-negativos), crise aguda de broncoespasmo ou rinite (que podem piorar com o teste), lesões de pele extensas que impeçam a puntura e risco de reação anafilática.[13]

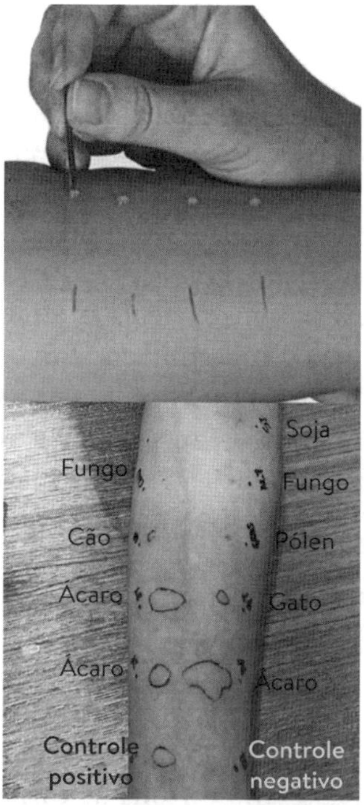

Figura 5 Teste cutâneo de hipersensibilidade imediata (TCHI), *prick test* ou teste de puntura.
Fonte: arquivo pessoal da autora Priscilla de Souza Campos dos Santos, com permissão.

- IgE específica: teste *in vitro* laboratorial para antígenos específicos individualizados. Tem sensibilidade e especificidade semelhantes ao TCHI, mas com maior custo e necessidade de punção venosa, além de não apresentar resultado imediato.[10]
- Teste de provocação nasal: utilizado mais em pesquisa clínica do que na prática diária. É realizado com a aplicação de *spray* ou nebulização contendo os alérgenos a serem testados na cavidade nasal, desencadeando a reação de hipersensibilidade mediada por IgE. Diagnostica principalmente a RA local e a rinite ocupacional, diferenciando-as da RA clássica. O teste é dito positivo quando associado a medidas objetivas (como testes de rinomanometria, rinometria acústica e *peak flow* nasal – que são comparados antes e depois do teste de provocação) e a um escore dos sintomas que inclui: número de espirros, volume da secreção nasal e queda do *peak flow* nasal.[2]

Avaliação da cavidade nasal

Exames como a videoendoscopia nasossinusal podem corroborar com o diagnóstico, evidenciando uma mucosa hipocorada e/ou mamilonada, secreção hialina ou hipertrofia de cornetos inferiores; e degeneração polipoide da mucosa nasal, principalmente em cornetos médios e superiores e no septo posterossuperior, enquanto a mucosa dos seios paranasais se apresenta normal ou com poucas alterações (doença atópica do compartimento central). Também pode descartar outras doenças com sintomas compartilhados com a RA, como a polipose nasossinusal.[13] A rinomanometria e a rinometria acústica também avaliam a diminuição do volume da cavidade nasal em pacientes com a doença, principalmente após testes de provocação nasal. O *peak flow* nasal mede a diminuição do fluxo expiratório nasal também nessas situações. A citologia nasal (por lavado nasal ou esfregaço) contribui para a avaliação de celularidade eosinofílica, muito presente em pacientes com RA.[2,10]

Avaliação por imagem

A tomografia computadorizada (TC) de seios paranasais avalia a concomitância de desvios de septo nasal, hipertrofia de cornetos inferiores, hipertrofia de adenoide e presença de sinais de RSC, que podem exacerbar o quadro clínico da RA.

TRATAMENTO

Anti-histamínicos

Os anti-histamínicos (anti-H1) são considerados a primeira linha no tratamento da RA. Bloqueiam a histamina nos receptores H1, diminuindo a estimulação reflexa parassimpática das secreções glandulares, a vasodilatação e a permeabilidade pós-capilar. Além disto, diminuem a expressão de citocinas inflamatórias e das moléculas de adesão, e também a ativação de células epiteliais, eosinófilos, basófilos, mastócitos e células T. Podem ser divididos em clássicos ou de 1ª geração (sedantes) e não clássicos ou de 2ª geração (não sedantes, com menores efeitos anticolinérgicos).[14] O Quadro 1 apresenta as diferenças entre essas duas classes de medicamentos.

Anti-histamínicos tópicos nasais têm eficácia similar aos compostos orais, mas apresentam como vantagens: início de ação mais rápido e maior efetividade no controle da obstrução nasal. Suas desvantagens são gosto amargo, custo elevado, relatos de sonolência e uso permitido apenas para maiores de 6 anos de idade.

Quadro 1 Diferenças entre anti-histamínicos de 1ª e 2ª geração

1ª geração	2ª geração
Mais sedantes, menos utilizados em rinite alérgica	Mais utilizados na atualidade
Lipofílicos: cruzam a barreira hematoliquórica	Lipofóbicos
Baixo peso molecular	Alto peso molecular
Efeitos colaterais frequentes (sedação ou hiperatividade, insônia e convulsões)	Raros efeitos adversos
Relatos de toxicidade em altas doses	Sem relatos de toxicidade, podendo ser utilizados em doses de até 4× o usual em algumas doenças
Dose letal identificada em crianças e lactentes	Sem relato de fatalidade por superdosagem
Exemplos: hidroxizina, dexclorfeniramina, difenidramina, doxepina, clemastina	Exemplos: (des)loratadina, (levo)cetirizina, fexofenadina, ebastina, bilastina

Fonte: adaptado de Criado et al., 2010.[14]

Corticosteroides tópicos nasais

Os corticosteroides tópicos nasais (CTN) são os fármacos de escolha em rinites persistentes. Seu uso é permitido, em bula, a partir dos 2 anos de idade. Melhoram todos os sintomas de RA, em especial a obstrução nasal, mas também reduzem alterações do olfato, rinorreia, espirros, prurido nasal e sintomas oculares associados. Promove melhora da qualidade de vida, da qualidade de sono e da concentração diurna. Além disso, reduz o risco de complicações como RSC, OME e asma.

Deve-se atentar para a aplicação correta do dispositivo: com a cabeça levemente abaixada, apontar para a lateral do nariz e borrifar (de preferência, após lavagem nasal com soro fisiológico para remoção da secreção em estase e melhor absorção do medicamento). Também tem relevância a escolha do melhor corticosteroide de acordo com a possibilidade/perfil do paciente (alta afinidade ao receptor, potência e especificidade para a mucosa nasal, baixa biodisponibilidade sistêmica, eliminação sistêmica rápida e número de doses diárias). As opções de formulações desses corticosteroides no Brasil incluem o dipropionato de beclometasona, a budesonida, o propionato de fluticasona, o furoato de mometasona, o furoato de fluticasona e a ciclesonida.[10]

Antagonistas de receptores de leucotrienos

Montelucaste de sódio é o único antagonista de receptores de leucotrienos disponível no Brasil. Esse medicamento apresenta superioridade reconhecida ao placebo no controle dos sintomas e na melhora da qualidade de vida de pacientes com RA.[10] Diminui a vasodilatação, a exsudação plasmática, a secreção de muco e a inflamação eosinofílica que resultam na obstrução nasal. A maioria dos estudos demonstra, no entanto, que os medicamentos dessa classe são menos eficazes que os anti-histamínicos e os corticosteroides tópicos nasais no tratamento dessa doença. Podem ter como efeitos adversos: dor abdominal, cefaleia, sonolência, agitação e transtornos de humor.

Outros medicamentos

Outros medicamentos podem ser empregados nos casos de RA:

- Associação de anti-histamínico e descongestionantes orais: a partir de 12 anos de idade, por curto período.
- Corticosteroides sistêmicos: por curto período e se houver exacerbação de outra doença atópica associada, como asma.
- Associação de corticosteroide tópico nasal e anti-histamínico nasal: pacientes com mais de 6 anos de idade.
- Descongestionantes tópicos nasais: no máximo por 5 dias, pois seu uso prolongado induz vasodilatação capilar (efeito rebote), podendo provocar rinite medicamentosa.
- Cromoglicato dissódico: possui ação estabilizadora da membrana do mastócito, então deve ser utilizado profilaticamente antes da exposição aos alérgenos. Se usado na crise, não melhora os sintomas. É seguro em crianças e gestantes e liberado para uso em pacientes com menos de 2 anos de idade.
- Antagonistas de receptores de leucotrienos associados a anti-histamínico oral.
- Solução salina nasal (a 0,9% ou hipertônica, a 2% ou 3%).[10]
- Imunobiológicos (como omalizumabe e dupilumabe): casos mais graves e associados a outras doenças respiratórias.

Imunoterapia alérgeno-específica

A imunoterapia alérgeno-específica é o único tratamento modificador da evolução natural da doença alérgica. Proporciona benefícios duradouros após a sua descontinuação e previne a progressão da doença, incluindo o desenvolvimento de asma e de novas sensibilizações. Pode ser feito por via subcutânea (SC) ou sublingual (SL), com eficácia similar, sendo que há menor registro de efeitos adversos com a sublingual.

É utilizada no tratamento de adultos e crianças (por consenso, com mais de 5 anos de idade, mas alguns estudos demonstram segurança e eficácia a partir dos 3 anos) com RA intermitente moderada/grave e em todas as formas persistentes.[10]

Diminui significativamente os escores de sintomas nasais e oculares e a necessidade de medicamentos, e melhora a qualidade de vida global e relacionada à doença.

PREVENÇÃO E PROGNÓSTICO

A prevenção pode ser feita com o aconselhamento familiar, a fim de promover acompanhamento e tratamento precoces da criança e do lactente. Em teoria, a exposição a alérgenos precocemente (principalmente epitélio de gato e cão) parece ter efeito protetor para o desenvolvimento da doença. O uso de probióticos na infância e na gestante atópica parece diminuir o risco de RA ao longo da vida.

DESAFIOS ATUAIS

O aumento da poluição e as alterações climáticas globais influenciam o crescimento de doenças respiratórias, inclusive a RA.

Com relação ao tratamento, apesar de a imunoterapia alérgeno-específica ser o tratamento padrão-ouro para a RA persistente, ainda envolve custo elevado e necessita da padronização dos extratos alergênicos.

ORIENTAÇÕES AOS PAIS

- Controle e higiene do ambiente do atópico são fundamentais.
- Sempre se deve checar o uso correto dos dispositivos nasais e a adesão ao tratamento.
- É importante atentar-se para o desenvolvimento de doenças associadas que podem exacerbar a RA (p. ex., RSC, OME, dermatite atópica, alergias alimentares etc.), principalmente quando há falha terapêutica.

✓ CONCLUSÃO

A RA é uma doença crônica controlável com medicação e higiene ambiental que pode ser curada ou ter seus sintomas demasiadamente diminuídos com a imunoterapia alérgeno-específica. Envolve, inegavelmente, grande influência de fatores genéticos e ambientais na história evolutiva da doença, por isso deve-se focar na epigenética, além do tratamento medicamentoso para se ter sucesso no controle da doença.

REFERÊNCIAS BIBLIOGRÁFICAS

1. Bousquet J, Khaltaev N, Cruz AA, Denburg J, Fokkens WJ, Togias A et al. Allergic rhinitis and its impact on asthma (ARIA) 2008 update (in collaboration with the World Health Organization, GA(2)LEN and AllerGen). Allergy. 2008; 63 Suppl 86: 8-160.
2. Sakano E, Sarinho EC, Solé D, Cruz AA, Pastorino AC, Tamashiro E et al. IV Consenso brasileiro sobre rinites, 2017. Documento conjunto elaborado pelas Associacão Brasileira de Alergia e Imunologia, Associacão Brasileira de Otorrinolaringologia e Cirurgia Cérvico-Facial e Sociedade Brasileira de Pediatria. Disponível em: https://www.sbp.com.br/fileadmin/user_upload/Consenso_Rinite_9_-27-11-2017_Final.pdf. Acesso em: 22/01/2023..
3. Bauchau V, Durham SR. Prevalence and rate of diagnosis of allergic rhinitis in Europe. Eur Respir J. 2004; 24(5): 758-64.
4. Strachan D, Sibbald B, Weiland S, Aït-Khaled N, Anabwani G, Anderson HR et al. Worldwide variations in prevalence of symptoms of allergic rhinoconjunctivitis in children: the International Study of Asthma and Allergies in Childhood (ISAAC). Pediatr Allergy Immunol. 1997; 8(4): 161-76.
5. Solé D, Rosário Filho NA, Sarinho ES, Camelo-Nunes IC, Barreto BA, Medeiros ML et al. Prevalence of asthma and allergic diseases in adolescents: nine-year follow-up study (2003-2012). J Pediatr (Rio J). 2015; 91(1): 30-5.
6. Mesquita Júnior D, Araújo JAP, Catelan TTT, Souza AWS, Cruvinel WM, Andrade LEC et al. Sistema imunitário: parte II, fundamentos da resposta imunológica mediada por linfócitos T e B. Rev Bras Reumatol. 2010; 50(5): 552-80.
7. Mello Júnior JF, Mion O, Salgado DC. Rinites. In: Pignatari S, Anselmo-Lima WT (eds.). Tratado de Otorrinolaringologia. 3.ed. Rio de Janeiro: Elsevier; 2018. p.344-53.
8. Solé D, Mello Jr JF, Weckx LLM, Rosario Filho NA, Cruz AA, Campos CAH et al. II Consenso brasileiro sobre rinites, 2006. Rev Bras Alergia Imunopatol. 2006; 29(1): 29-58.
9. Ianni Filho D, Silva NB. Orthodontic diagnosis of nasopharyngeal obstruction. J Clin Orthod. 2005; 39(6): 371-4.
10. Sakano E, Sarinho ES, Cruz AA, Pastorino AC, Tamashiro E, Kuschnir F et al. IV Brazilian consensus on rhinitis: an update on allergic rhinitis. Braz J Otorhinolaryngol. 2018; 84: 3-14.
11. Sanders AE, Greenspan JD, Fillingim RB, Rathnayaka N, Ohrbach R, Slade GD. Associations of sleep disturbance, atopy, and other health measures with chronic overlapping pain conditions. J Oral Facial Pain Headache. 2020; 34: s73-84.
12. Castro TM, Marinho DR, Cavalcante CC. The impact of environmental factors on quality of life and symptoms of children with allergic rhinitis. Braz J Otorhinolaryngol. 2013; 79(5): 569-74.
13. Wise SK, Lin SY, Toskala E, Orlandi RR, Akdis CA, Alt JA et al. International consensus statement on allergy and rhinology: allergic rhinitis. Int Forum Allergy Rhinol. 2018; 8(2): 108-352.
14. Criado PR, Criado RF, Maruta CW, Machado Filho C. Histamine, histamine receptors and antihistamines: new concepts. An Bras Dermatol. 2010; 85(2): 195-210.

18

RINOSSINUSITES

José Eduardo Esposito Almeida
Alexandre José de Sousa Cunha

OBJETIVOS

- ✓ Descrever os critérios de suspeição diagnóstica das rinossinusites aguda e crônica na população pediátrica.
- ✓ Traçar condutas terapêuticas baseadas em evidências científicas para as rinossinusites.
- ✓ Desenvolver orientações claras aos pais sobre as rinossinusites.
- ✓ Orientar quanto a situações associadas a rinossinusites que devem ser direcionadas a especialista.

INTRODUÇÃO

Apesar dos termos rinossinusite (RS) e sinusite serem utilizados como sinônimos, o primeiro tem sido mais bem aceito internacionalmente pelo fato de englobar as cavidades nasais e paranasais, tendo em vista a impossibilidade de separar a doença nesses espaços.[1-3]

RS é a inflamação da cavidade nasal e dos seios paranasais caracterizada, na criança, por dois ou mais dos seguintes sinais e sintomas, sendo um deles, obrigatoriamente, bloqueio/obstrução/congestão nasal ou rinorreia (anterior ou posterior):[1]

- Dor/pressão facial.
- Tosse.

- Sinais endoscópicos: pólipos nasais e/ou rinorreia purulenta, principalmente de meato médio e/ou edema/obstrução da mucosa em meato médio.
- Alterações em tomografia computadorizada (TC) de seios paranasais/alterações da mucosa no complexo ostiomeatal.

A diferenciação entre as rinossinusites aguda (RSA) e crônica (RSC) diz respeito apenas ao critério temporal, já que os critérios clínicos são os mesmos.[1,4]

A RSA é definida como surgimento súbito dos sintomas, porém com duração menor do que 12 semanas, podendo haver intervalos sem sintomas (em casos de recorrência). É classificada como recorrente quando ocorrem quatro ou mais episódios em 1 ano com intervalos sem sintomas.[1,5] Divide-se em (Figura 1):

- Viral (resfriado comum): duração dos sintomas menor que 10 dias.[1,6]
- Pós-viral: piora dos sintomas após 5 dias ou persistência dos sintomas além de 10 dias (porém por menos de 12 semanas de duração).[1,6]
- Bacteriana: surgimento de pelo menos três dos seguintes sintomas: rinorreia purulenta, dor local intensa, febre > 38°C, elevação de velocidade da hemossedimentação (VHS) e Proteína C reativa (PCR), e dupla piora (nova piora após uma fase branda).[1,6]

Já a RSC é estabelecida a partir da persistência dos sintomas por mais de 12 semanas, sem intervalos assintomáticos. Pode ser dividida conforme a presença ou a ausência de pólipo nasal.[1]

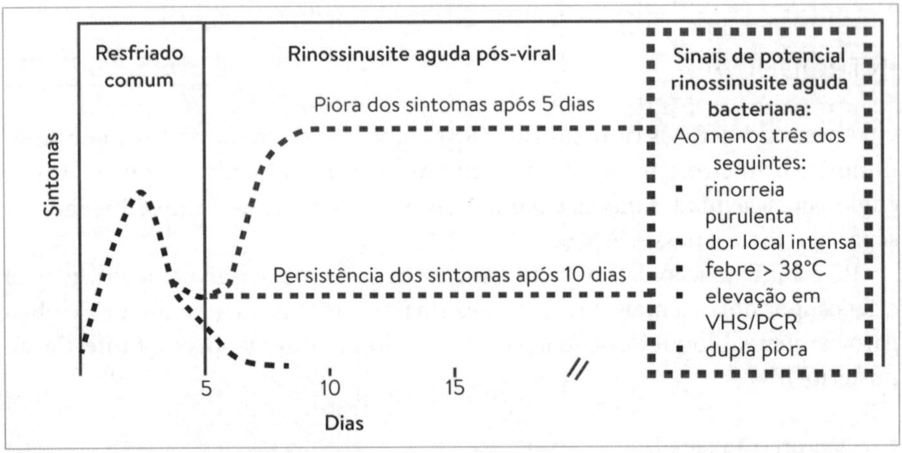

Figura 1 Estratificação dos quadros de rinossinusite aguda conforme história clínica.
PCR: Proteína C reativa; VHS: velocidade de hemossedimentação.
Fonte: adaptado de Fokkens et al., 2020.[1]

ASPECTOS EPIDEMIOLÓGICOS

As RS na população pediátrica correspondem a um percentual considerável da prevalência geral da doença, sendo os principais grupos acometidos as crianças entre 6 e 7 anos de idade (8,5% dos casos) e entre 13 e 14 anos (14,6% dos casos).[7]

Entre as RSA, a viral (ou resfriado comum) possui a maior incidência, tendo sido estimados 2 a 5 episódios anuais em adultos e 7 a 10 episódios anuais em crianças.[1] Um estudo holandês de 2018 encontrou sintomas de RSA pós-viral e/ou bacteriana em um percentual de 17 a 21% na população geral em três cidades diferentes.[8] Outro estudo estimou que apenas 0,5 a 2% das RSA virais evoluem para bacteriana.[1]

Já a RSC teve sua incidência em crianças estimada em cerca em 4%.[4] Há alguns fatores que dificultam a estimativa precisa da doença, com destaque para a dificuldade no diagnóstico diferencial com hipertrofia de adenoides, adenoidite e rinite alérgica (RA).[1]

FISIOPATOLOGIA

Desenvolvimento dos seios paranasais na infância

No momento do nascimento, somente os seios maxilares e etmoidais estão presentes. Os primeiros atingem sua maturidade ao redor dos 9 anos de idade, enquanto os segundos encontram-se plenamente desenvolvidos em torno dos 6 a 8 anos. Apesar de presente, o seio etmoidal não pode ser observado ao nascimento em radiografias simples de seios da face, só por meio de TC.[4,9] A pneumatização do seio frontal inicia-se em torno dos 2 anos de idade, com seu completo desenvolvimento ao redor dos 12 a 14 anos de idade. Por sua vez, o seio esfenoidal começa seu desenvolvimento próximo aos 3 anos de idade, completando seu crescimento em torno dos 9 a 12 anos.[4]

Fatores associados à rinossinusite aguda

Entre os fatores ambientais, sabe-se que há influência das estações do ano na incidência das RSA virais, com pico nos meses mais frios.[1] Além disso, alguns estudos também conseguiram associar a exposição à umidade e ao tabagismo ativo e passivo como fatores para aumento da incidência da doença.[1]

Alguns estudos também sugerem que variações anatômicas locais podem predispor os pacientes a RSA recorrente, principalmente a presença de concha média bolhosa e de células infraorbitárias.[1] Apesar de parecer um forte fator causal, as evidências são fracas para associar RA a RSA.[10]

A RSA viral, ou resfriado comum, tem como principais vírus causadores: rinovírus, vírus sincicial respiratório, vírus influenza, coronavírus, parainfluenza, adenovírus e enterovírus.[3] Por outro lado, a RSA pós-viral ainda não tem sua fisiopatologia completamente esclarecida, mas provavelmente está associada às múltiplas mudanças do epitélio das cavidades nasais causadas pela infecção viral.[1] Já a RSA bacteriana ocorre como consequência da infecção viral, tendo como causas prováveis para seu surgimento o dano à mucosa e a alteração do funcionamento de células ciliares provocados pela infecção viral. Os principais germes isolados são *Streptococcus pneumoniae*, *Haemophilus influenzae* e *Moraxella catarrhalis*.[11]

Fatores associados à rinossinusite crônica

Um dos principais fatores presentes em crianças com RSC é a hipertrofia da tonsila faríngea (adenoides). Essa hipertrofia contribui para a doença de duas formas: por obstrução mecânica, causando acúmulo de secreções nas cavidades nasais e paranasais; e como reservatório local de bactérias (formação de biofilmes). Estudos comprovaram a presença de biofilmes nas adenoides em 94,9% dos pacientes com a doença e em 1,9% dos pacientes com somente apneia obstrutiva do sono.[12,13]

A RA também pode ser associada à presença de RSC, apesar da baixa evidência quanto à associação entre a primeira e a gravidade da segunda.[4] Estudos também associaram a presença de refluxo gastroesofágico (RGE) e RSC, porém ainda não se tem evidência forte o suficiente para indicar o tratamento do refluxo de maneira rotineira para as crianças.[14]

Um ponto importante a ser avaliado tanto como fator causal como de pobre resposta ao tratamento é a possibilidade da associação com imunodeficiências. São evidências dessa associação: baixos níveis de IgG (e subclasses) e IgA, bem como resposta insuficiente à vacina antipneumocócica.[4,15]

Entre os fatores ambientais, o tabagismo passivo, assim como na RSA, também pode ser associado à RSC, a sua gravidade e a uma pior resposta ao tratamento.[1]

Quando presente, a polipose nasossinusal em crianças deve elevar o nível de suspeição para a presença de fibrose cística e discinesia ciliar primária, sendo mandatório investigar essas doenças durante a avaliação.[1,4]

QUADRO CLÍNICO

Os quadros clínicos das RSC e RSA são semelhantes, diferenciando-se, principalmente, pelo critério temporal.O Quadro 1 resume os aspectos clínicos envolvidos.

Quadro 1 Aspectos clínicos das rinossinusites

<table>
<tr><td colspan="4">Presença de dois dos seguintes, incluindo ao menos um dos dois primeiros:
▪ Obstrução nasal
▪ Rinorreia (anterior/posterior)
▪ Dor/pressão facial
▪ Tosse
▪ Sinais endoscópicos característicos
▪ Sinas tomográficos característicos</td></tr>
<tr><td colspan="3">Rinossinusite aguda (duração < 12 semanas)</td><td>Rinossinusite crônica (duração > 12 semanas, sem intervalos assintomáticos)</td></tr>
<tr><td>Resfriado comum
▪ Duração < 5-10 dias
▪ Sem piora após o 5° dia</td><td>Rinossinusite aguda pós-viral
▪ Piora após o 5° dia
ou
▪ persistência dos sintomas além do 10° dia</td><td>Potencial rinossinusite aguda bacteriana
Ao menos três dos seguintes:
▪ Rinorreia purulenta
▪ Dor local intensa
▪ Febre > 38°C
▪ Elevação em VHS/PCR
▪ Dupla piora</td><td>Importante diferenciar entre rinossinusite crônica com polipose ou sem polipose
Na população pediátrica, a presença de pólipos deve chamar atenção para diagnósticos diferenciais (fibrose cística e discinesias ciliares)</td></tr>
</table>

Fonte: adaptado de Fokkens et al., 2020.[1]

Os principais sintomas são: obstrução/bloqueio/congestão nasal, rinorreia, dor facial e tosse. As queixas mais comuns em crianças são tosse (88%) e rinorreia (96%).[4] Dor unilateral em arcada dentária superior mostrou-se um grande preditor para RS bacteriana aguda maxilar.[1]

PROPEDÊUTICA

A presença dos sintomas tem alta sensibilidade para o diagnóstico de RS, mas tem baixa especificidade, por isso muitas vezes se faz necessário buscar sinais objetivos.[1] Esse é um ponto de dificuldade para o diagnóstico em crianças, tendo em vista a pouca tolerância aos exames endoscópicos e a baixa sensibilidade da radiografia de seios paranasais.

A endoscopia nasal (videoendoscopia nasossisnusal), quando realizada na suspeita clínica, pode aumentar a acurácia diagnóstica em pelo menos 70%. O exame tem alta especificidade, com estudos que apontam níveis acima de 95%, porém sensibilidade limitada, entre 30 e 73%.[16] Quando comparada, a TC apresenta alta correlação, em torno de 85%.[17]

Radiografias simples de face e dos seios da face não estão indicadas em casos de RS (tanto aguda quanto crônica) há tempos;[1] especialmente em crianças, cujas cavidades paranasais ainda estão em desenvolvimento. A irradiação não agrega benefícios e traz potenciais malefícios.

A TC de seios paranasais é o exame considerado padrão-ouro para o diagnóstico, principalmente da RSC. Quando são comparados os resultados de tomografias de adultos e crianças, as últimas apresentam piores escores, sem correlação com gravidade de doença.[16] Apesar disso, o exame deve ser reservado para complicações (tema aprofundado no capítulo 27, "Complicações das rinossinusites") e para o planejamento cirúrgico. Em outros casos, deve-se pesar o risco e o benefício da exposição à radiação. As Figuras 2 e 3 apresentam imagens de TC.

A ressonância magnética (RM) é exame útil quando for necessária avaliação quanto a possíveis complicações ou diagnóstico diferencial com lesões tumorais.[9] Assume importância também na população pediátrica por conta da não emissão de radiação, podendo ser utilizada em detrimento da tomografia em alguns casos.

TRATAMENTO

Rinossinusite aguda

Rinossinusite aguda viral (resfriado comum)

Analgésicos e antitérmicos são úteis no tratamento das RSA virais. Corticosteroides tópicos nasais têm efeito anti-inflamatório e provavelmente também podem

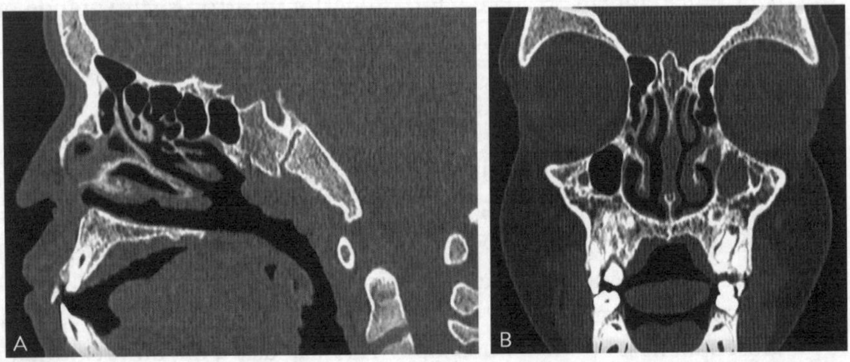

Figura 2 A: tomografia computadorizada de seios paranasais, em corte sagital, janela óssea, de um paciente de 11 anos de idade. Nota-se o seio frontal ainda em desenvolvimento ou ausente. B: tomografia computadorizada em corte coronal dos seios paranasais do mesmo paciente, janela óssea. Nota-se velamento do seio maxilar esquerdo. Fonte: arquivo pessoal do autor José Eduardo Esposito Almeida, com permissão.

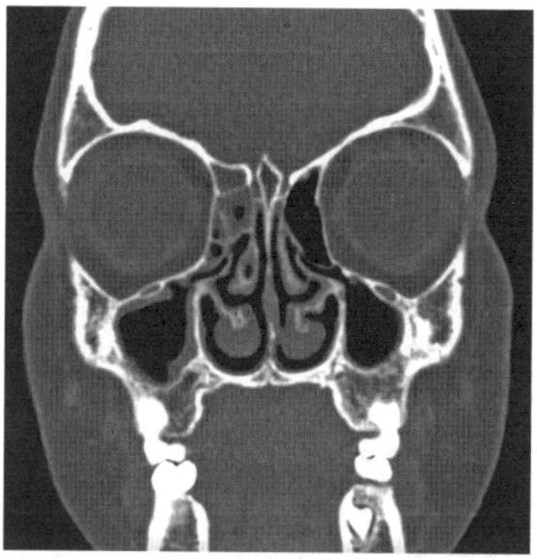

Figura 3 Tomografia computadorizada de seios paranasais de paciente de 10 anos de idade com rissosinusite crônica, em corte coronal, janela óssea, evidenciando velamento de células etmoidais à direita.
Fonte: arquivo pessoal do autor José Eduardo Esposito Almeida, com permissão.

ser úteis.[1] A combinação de anti-histamínicos, descongestionantes e analgésicos reduz os sintomas em crianças mais velhas e adultos, logo sempre se deve avaliar a relação entre o risco de seu uso e o benefício.[18] Lavagem nasal com solução salina também é recomendada, pois reduz a secreção nasal e a obstrução.[19] A prática clínica mostra uma melhor tolerabilidade com a solução isotônica (0,9%) do que com soluções hipertônicas. É importante salientar, ainda, que a inalação de vapor/ar aquecido umidificado não mostrou benefícios.

Rinossinusite aguda pós-viral

Apesar do baixo nível de evidência, os corticosteroides tópicos nasais aparentam ter efeito positivo.[1] A lavagem nasal com soro fisiológico é recomendada. Estudos que avaliaram sua eficácia incluindo pacientes com rinossinute aguda pós-viral e bacteriana falharam em mostrar resultados estatisticamente relevantes, porém demonstraram algum benefício quando foram comparados pacientes em uso de soro fisiológico em baixo volume (10 mL, três vezes ao dia) e alto volume (250 mL, duas vezes ao dia), com o grupo que usou maior volume apresentando melhores resultados com relação à rinorreia purulenta e ao gotejamento nasal posterior.[20]

O uso de antibióticos não está indicado nos pacientes classificados como RSA pós-viral. Estudos não mostraram benefícios e sabe-se que a doença tem um curso autolimitado.[21]

Rinossinusite aguda bacteriana

Apesar da falta de estudos sobre o uso de corticosteroides tópicos nasais em RSA bacteriana, esses medicamentos podem ser recomendados com base nas recomendações para outras RSA e na prática clínica. A lavagem nasal com soro fisiológico é recomendada (ver "Rinossinusite aguda pós-viral"). Para a recomendação de corticosteroides sistêmicos também faltam evidências nessa população, mas alguns estudos encontraram benefícios com o uso da combinação entre corticosteroides sistêmicos e antibióticos para alívio dos sintomas.[22] A administração de antibióticos ainda é ponto de grande controvérsia na literatura. Estudos em adultos já comprovaram sua eficácia, mas na população infantil faltam estudos robustos que forneçam evidências científicas confiáveis.[2] Os estudos atuais mostraram benefícios com relação a cura e falha de tratamento quando foram comparados antibióticos e placebo; entretanto, com um número consideravelmente maior de efeitos adversos.[23,24] A Figura 4 ilustra a necessidade do uso de antibióticos em casos de RSA na população geral.

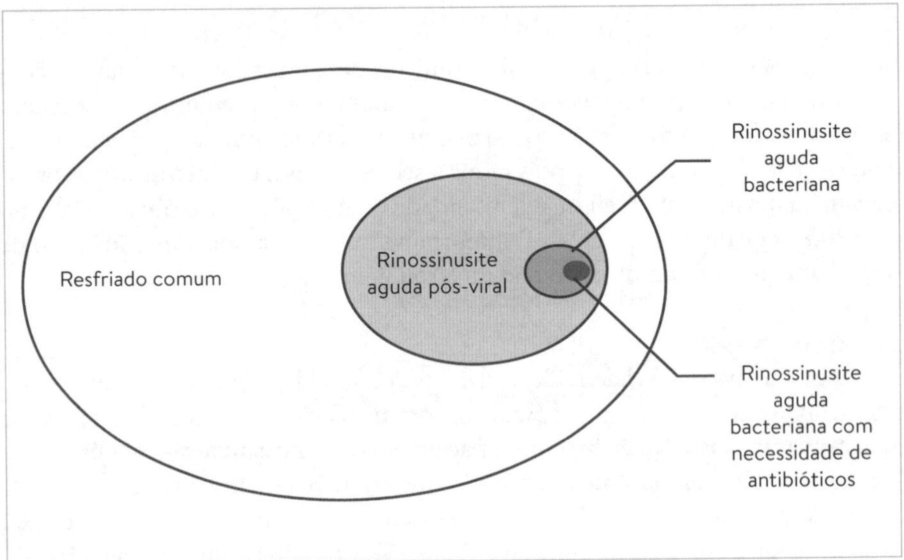

Figura 4 Necessidade do uso de antibióticos em casos de rinossinusite aguda na população geral.
Fonte: adaptado de Fokkens et al., 2020.[1]

O Quadro 2 lista os principais antibióticos recomendados para tratamento da RSA bacteriana em pediatria.

Quadro 2 Principais antibióticos recomendados para tratamento da rinossinusite aguda bacteriana em pediatria

Opções	Dose, duração e observações
Amoxicilina	45-90 mg/kg/dia, por 7-14 dias Primeira escolha
Amoxicilina-clavulanato	45-90 mg/kg/dia, por 7-14 dias Caso tenha usado amoxicilina nos últimos 30 dias para o mesmo quadro
Axetilcefuroxima	30 mg/kg/dia, por 7-14 dias Ação semelhante à amoxicilina-clavulanato Indicada para pacientes alérgicos a penicilinas
Claritromicina	15 mg/kg/dia, por 7-14 dias Opção para alérgicos aos anteriores
Ceftriaxona	50 mg/kg/dia, IM ou IV, por 1-3 dias Se houver impossibilidade de antibioticoterapia VO ou falha após 48-72 horas de terapia VO
Clindamicina (com ou sem cefalosporina de 2ª geração)	30-40 mg/kg/dia, por 7-10 dias Opção para casos de suspeição de anaeróbios ou *Staphylococcus aureus*

IM: via intramuscular; IV: via intravenosa; VO: via oral.
Fonte: adaptado de Piltcher et al., 2018.[25]

Rinossinusite crônica

A literatura médica atual possui robusta evidência científica a favor do uso de corticosteroides tópicos nasais na RSC em adultos e já mostrou sua segurança em crianças, assim, recomenda-se o uso desses medicamentos.[26,27]

A lavagem nasal com soro fisiológico encontra grande suporte na literatura nesses casos, assim como na RSA.[28]

Quando comparados ao placebo, os corticosteroides sistêmicos melhoram a grande maioria dos sintomas e o aspecto tomográfico em curto prazo, porém deve-se levar em consideração seus efeitos sistêmicos em crianças, por tratar-se de doença crônica.[29]

Não se encontra na literatura médica suporte para o uso de antibióticos nessa doença. Existem diversas propostas de aplicação, com cursos orais curtos e prolongados ou intravenosos, mas nenhuma dessas modalidades mostrou resultados efetivos.[1] Cabe ressalva que, em adultos, o uso prolongado de macrolídeos pode ser útil em casos bem selecionados (por seus efeitos anti-inflamatórios), porém, considerando-se a ausência de estudos mais robustos de eficácia e segurança em crianças, essa indicação não se justifica na população pediátrica.[1]

Assim, para quadros de RSC em pacientes com pouca resposta ao tratamento clínico otimizado, deve-se considerar o tratamento cirúrgico como próxima opção terapêutica. A adenoidectomia (com ou sem irrigação antral – dos seios maxilares) e cirurgia endoscópica nasossinusal (CENS) são as modalidades mais empregadas.[1] Diante desse perfil de paciente, o pediatra deve solicitar avaliação otorrinolaringológica para a tomada conjunta de decisão. A adenoidectomia é a primeira opção cirúrgica em crianças com a forma refratária da doença, tratando a obstrução mecânica e eliminando biofilmes. Na literatura, encontram-se taxas de sucesso no tratamento de cerca de 70% nesses casos.[1,12] A CENS é técnica segura em crianças, devendo ser considerada naquelas cujo tratamento falhou após adenoidectomia, com doença local relevante ou com comorbidades que justifiquem a abordagem (fibrose cística ou discinesia ciliar primária). São descritas na literatura taxas de sucesso de 71 a 100%, com taxa de complicações em torno de 0,6%.[30]

DESAFIOS ATUAIS

Lidar com as infecções de vias aéreas superiores (IVAS) sempre foi desafiador e tornou-se ainda mais difícil com a pandemia da COVID-19. Apesar de, na grande maioria dos casos, as infecções serem autolimitadas e com desfecho favorável, vê-se, nos dias atuais, uma grande demanda do diagnóstico etiológico dessas infecções, tendo em vista a necessidade de isolar os casos sintomáticos de COVID-19 e responder aos anseios dos pais.

Um outro desafio, de maior importância, é o uso racional de antibióticos. As RS, em sua maioria, são infecções virais que não irão desencadear infecção bacteriana, mas mesmo assim causam sintomatologia incômoda, gerando angústia nos familiares que pressionam pela prescrição de antibióticos. É papel do médico fornecer explicações quanto a possível etiologia, história natural da doença e chance de desfecho favorável, com o objetivo de evitar a prescrição desnecessária.

Identificar as crianças com RSC e encaminhar para avaliação com o especialista também deve ser ponto-chave na prática clínica diária, haja vista a possibilidade de intervenções com grande ganho de qualidade de vida.

ORIENTAÇÕES AOS PAIS

- A maioria das infecções é autolimitada, sem necessidade do uso de antibióticos.
- A lavagem nasal com soro fisiológico tem eficácia comprovada, já a nebulização ou inalação de vapor não tem benefício comprovado para as RS
- Não existe, até o momento, medicação para prevenir o surgimento das RS.
- Exames de imagem (TC e RM) são reservados a casos refratários ou para quando houver suspeitas de complicações.
- Radiografias simples de face e seios paranasais não estão indicadas em casos de RS.

- Pais e pediatra devem ainda estar atentos quanto aos sinais de complicações. Os principais sinais de alarme são: dor, inchaço e vermelhidão da face ou em volta dos olhos; visão dobrada ou redução da visão; assimetria com relação à posição dos olhos; inchaço amolecido na fronte; e dor intensa na cabeça.

✓ CONCLUSÃO

As RSA e RSC são quadros muito semelhantes, diferenciados somente pelo tempo de doença. Essa peculiaridade torna ainda mais importante o acompanhamento ambulatorial desses pacientes para compreender melhor a doença por eles apresentada.

A interação do otorrinolaringologista com o pediatra é de suma importância para que os casos sejam abordados em sua totalidade e ofereça-se o tratamento mais completo ao paciente. Os principais objetivos no dia a dia são a utilização dos antibióticos da maneira mais racional possível e a avaliação quanto a intervenções, cirúrgicas ou não, que possam proporcionar melhor qualidade de vida aos pacientes.

REFERÊNCIAS BIBLIOGRÁFICAS

1. Fokkens W, Lund V, Hopkins C, Hellings P, Kern R, Reitsma S et al. European Position Paper on rhinosinusitis and nasal polyps 2020. Rhinology J. 2020; 0(0): 1-464.
2. Cronin M, Khan S, Saeed S. The role of antibiotics in the treatment of acute rhinosinusitis in children: a systematic review. Arch Dis Childhood. 2013; 98(4): 299-303.
3. Orlandi R, Kingdom T, Hwang P, Smith T, Alt J, Baroody F et al. International Consensus Statement on allergy and rhinology: rhinosinusitis. Int Forum Allergy Rhinology. 2016; 6(S1): S22-209.
4. Snidvongs K, Sangubol M, Poachanukoon O. Pediatric versus adult chronic rhinosinusitis. Curr Allergy Asthma Rep. 2020; 20(8): 29.
5. Rosenfeld R, Piccirillo J, Chandrasekhar S, Brook I, Ashok Kumar K, Kramper M et al. Clinical practice guideline (update): adult sinusitis. Otolaryngology-Head Neck Surg. 2015; 152(2_suppl): S1-39.
6. Seresirikachorn K, Snidvongs K, Chitsuthipakorn W, Ruksakul W, Chusakul S, Kanjanaumporn J et al. EPOS2012 has better specificity compared to IDSA2012 for diagnosing acute bacterial rhinosinusitis. Rhinology J. 2018; 56(3): 241-4.
7. Siddiqui Z, Tahiri M, Gupta A, Kin Nam R, Rachmanidou A. The management of pediatric rhinosinusitis. Int J Pediatric Otorhinolaryngol. 2021; 147: 110786.
8. Hoffmans R, Wagemakers A, van Drunen C, Hellings P, Fokkens W. Acute and chronic rhinosinusitis and allergic rhinitis in relation to comorbidity, ethnicity and environment. PLoS One. 2018; 13(2): e0192330.
9. Orman G, Kralik S, Desai N, Meoded A, Vallejo J, Huisman T et al. Imaging of paranasal sinus infections in children: a review. J Neuroimaging. 2020; 30(5): 572-86.
10. Lin S, Wang Y, Lee M, Ku M, Sun H, Lu K et al. Clinical spectrum of acute rhinosinusitis among atopic and nonatopic children in Taiwan. Int J Pediatric Otorhinolaryngol. 2012; 76(1): 70-5.

11. Cauwenberge P, Ingels K. Effects of viral and bacterial infection on nasal and sinus mucosa. Acta Oto-Laryngologica. 1996; 116(2): 316-21.
12. Brietzke S, Brigger M. Adenoidectomy outcomes in pediatric rhinosinusitis: a meta-analysis. Int J Pediatric Otorhinolaryngol. 2008; 72(10): 1541-5.
13. Coticchia J, Zuliani G, Coleman C, Carron M, Gurrola J, Haupert M et al. Biofilm surface area in the pediatric nasopharynx. Arch Otolaryngology-Head Neck Surg. 2007; 133(2): 110.
14. Brietzke S, Shin J, Choi S, Lee J, Parikh S, Pena M et al. Clinical consensus statement. Otolaryngology-Head Neck Surg. 2014; 151(4): 542-53.
15. Bernatowska E, Mikołuć B, Krzeski A, Piątosa B, Gromek I. Chronic rhinosinusitis in primary antibody immunodeficient patients. Int J Pediatric Otorhinolaryngol. 2006; 70(9): 1587-92.
16. Bhattacharyya N, Lee L. Evaluating the diagnosis of chronic rhinosinusitis based on clinical guidelines and endoscopy. Otolaryngology-Head Neck Surg. 2010; 143(1): 147-51.
17. Kim D, Seo Y, Kim K, Lee S, Hwang S. Usefulness of nasal endoscopy for diagnosing patients with chronic rhinosinusitis: a meta-analysis. Am J Rhinol Allergy. 2019; 34(2): 306-14.
18. De Sutter A, van Driel M, Kumar A, Lesslar O, Skrt A. Oral antihistamine-decongestant-analgesic combinations for the common cold. Cochrane Database Syst Rev. 2012; (2): CD004976.
19. King D, Mitchell B, Williams C, Spurling G. Saline nasal irrigation for acute upper respiratory tract infections. Cochrane Database Syst Rev. 2015; (4): CD006821.
20. Gelardi M, Mezzoli A, Fiorella ML, Carbonara M, Di Gioacchino M, Ciprandi G. Nasal irrigation with lavonase as ancillary treatment of acute rhinosinusitis: a pilot study. J Biol Regul Homeost Agents. 2009; 23(2): 79-84.
21. Khoshdel A, Panahande G, Noorbakhsh M, Malek Ahmadi M, Lotfizadeh M, Parvin N. A comparison of the efficacy of amoxicillin and nasal irrigation in treatment of acute sinusitis in children. Korean J Pediatrics. 2014; 57(11): 479.
22. Venekamp R, Thompson M, Hayward G, Heneghan C, Del Mar C, Perera R et al. Systemic corticosteroids for acute sinusitis. Cochrane Database Syst Rev. 2014; (3): CD008115.
23. Wald E, Nash D, Eickhoff J. Effectiveness of amoxicillin/clavulanate potassium in the treatment of acute bacterial sinusitis in children. Pediatrics. 2009; 124(1): 9-15.
24. Ragab A, Farahat T, Al-Hendawy G, Samaka R, Ragab S, El-Ghobashy A. Nasal saline irrigation with or without systemic antibiotics in treatment of children with acute rhinosinusitis. Int J Pediatric Otorhinolaryngol. 2015; 79(12): 2178-86.
25. Piltcher O, Kosugi E, Sakano E, Mion O, Testa J, Romano F et al. How to avoid the inappropriate use of antibiotics in upper respiratory tract infections? A position statement from an expert panel. Brazilian J Otorhinolaryngol. 2018; 84(3): 265-79.
26. Seidman M, Gurgel R, Lin S, Schwartz S, Baroody F, Bonner J et al. Clinical practice guideline. Otolaryngology-Head Neck Surg. 2015; 152(2): 197-206.
27. Chur V, Small C, Stryszak P, Teper A. Safety of mometasone furoate nasal spray in the treatment of nasal polyps in children. Pediatric Allergy Immunol. 2013; 24(1): 33-8.
28. Harvey R, Hannan S, Badia L, Scadding G. Nasal saline irrigations for the symptoms of chronic rhinosinusitis. Cochrane Database Syst Rev. 2007; (3): CD006394.
29. Ozturk F, Bakirtas A, Ileri F, Turktas I. Efficacy and tolerability of systemic methylprednisolone in children and adolescents with chronic rhinosinusitis: a double-blind, placebo-controlled randomized trial. J Allergy Clin Immun. 2011; 128(2): 348-52.
30. Vlastarakos P, Fetta M, Segas J, Maragoudakis P, Nikolopoulos T. Functional endoscopic sinus surgery improves sinus-related symptoms and quality of life in children with chronic rhinosinusitis. Clin Pediatrics. 2013; 52(12): 1091-7.

19

DISFONIAS

Caio José de Araujo Simas
Marcos André de Sarvat

OBJETIVOS

✓ Descrever as principais causas de disfonia na infância.
✓ Discorrer sobre o quadro clínico, o diagnóstico e o tratamento das disfonias.

INTRODUÇÃO

O Consenso Nacional sobre Voz Profissional estabeleceu a definição de disfonia como sendo "toda e qualquer dificuldade ou alteração na emissão natural da voz, caracterizando um distúrbio que limita a comunicação oral e pode repercutir de forma significativa no seu uso" (social ou profissional).[1]

Crianças disfônicas podem não saber expressar a sua frustração quanto a seu padrão vocal. Esse fato pode gerar agressividade e/ou excesso de gritos que afetam significativamente a qualidade de vida infantil.[2]

No manejo das desordens vocais da infância, faz-se necessário considerar as diferenças anatômicas entre a laringe infantil e a do adulto, além da transição durante a adolescência.[3] Na criança, a laringe é menor, situando-se em uma posição mais elevada, com a cricoide no nível da quarta vértebra cervical, enquanto no adulto situa-se no nível da sexta vértebra cervical. A epiglote infantil possui uma curvatura mais fechada e as pregas vocais são menores, com uma reduzida relação entre a porção membranosa e a porção cartilaginosa.[3]

As disfonias da infância podem ser classificadas de acordo com o agente etiológico em:[4]

- Lesões fonotraumáticas: nódulos vocais.
- Papilomatose laríngea.
- Alterações estruturais mínimas: sulco vocal, ponte de mucosa, cisto vocal, microdiafragma e vasculodisgenesia.
- Disfonia funcional hipercinética.
- Paralisias das pregas vocais (uni ou bilaterais).

ASPECTOS EPIDEMIOLÓGICOS

Estudos epidemiológicos apontam uma prevalência de 6 a 38% de disfonia em crianças em idade escolar.[3] Um grande estudo realizado com 7.389 crianças aos 8 anos de idade apontou uma prevalência de disfonia de 6% ao julgamento médico, enquanto 11% dos pais apresentaram queixa vocal dos filhos.[5]

Entre as principais questões associadas à disfonia infantil, encontram-se os nódulos, espessamentos de mucosa e lesões inflamatórias. Os quadros nasossinusais, o abuso vocal e a exposição a ruídos são considerados os principais fatores de risco.[6]

FISIOPATOLOGIA E QUADRO CLÍNICO

Nódulo vocal

Os nódulos vocais são a principal causa de disfonia na infância, tendo sido diagnosticados em até 40% das crianças com rouquidão. A prevalência desse tipo de lesão alcança 21,6% nos meninos em idade escolar e 11,7% nas meninas da mesma faixa etária.[7] Essa elevada prevalência pode ser explicada pela fisiopatologia do nódulo vocal. Usualmente, a lesão aparece secundariamente a fonotraumas, em uma idade em que é comum a fala com elevada intensidade e gritos, estando os familiares e o ambiente intimamente envolvidos nessa relação.[7]

O quadro clínico pode se apresentar com voz rouco-soprosa e tensa com períodos de afonia. Classicamente, são observadas lesões de tamanhos variados, localizadas entre o terço anterior e os dois terços posteriores da borda livre das pregas vocais (Figura 1).[7]

Papilomatose juvenil

A papilomatose juvenil é causada pelo papilomavírus humano (HPV), principalmente os subtipos 6 e 11. A papilomatose respiratória recorrente é o tumor benigno infantil mais comum e uma importante causa de disfonia infantil. Sua incidência é estimada em 4,3:100.000 crianças, de acordo com dados americanos.[8]

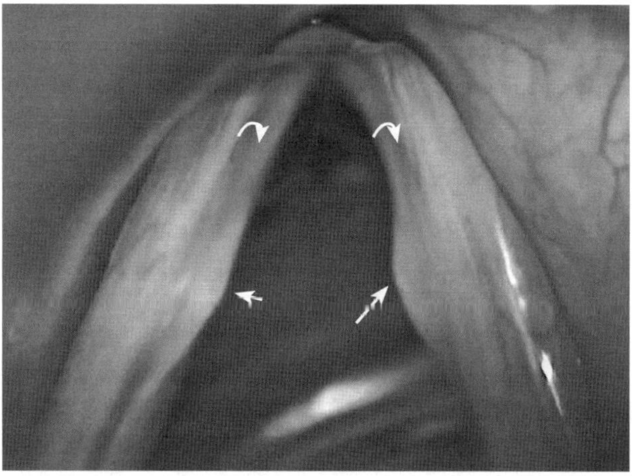

Figura 1 Nódulo de terço médio na prega vocal direita (seta reta longa) visualizado por microscopia após laringoscopia de suspensão. Observam-se também sulco vocal bilateral (setas curvas) e reação de espessamento mucoso (seta reta curta) contralateral ao nódulo.
Fonte: arquivo pessoal do autor Marcos André de Sarvat, com permissão.

Os sintomas se iniciam com disfonia progressiva e permanente, podendo evoluir para desconforto e insuficiência respiratória.[4]

O aspecto macroscópico dessas lesões inclui projeções verrucosas de coloração róseo-claras, friáveis ao toque e com pontilhado hemorrágico em sua superfície (Figura 2).[4] Essas lesões podem crescer de forma agressiva na via aérea, com o potencial de atingir o parênquima pulmonar e sofrer transformação maligna.

Os fatores de risco para disseminação pela via aérea inferior são: infecção pelo sorotipo 11, presença de traqueostomia e idade ao diagnóstico inferior a 3 anos.[9] Já o principal fator de risco que predispõe à papilomatose respiratória recorrente é a idade no momento do diagnóstico. Quanto mais nova é a criança no momento do diagnóstico, maior é a chance de recidiva.[9]

Alterações estruturais mínimas

Consideram-se alterações estruturais mínimas um grupo de anormalidades congênitas menores cujo impacto, quando existente, restringe-se à função fonatória da laringe. São classificadas em três grandes categorias, sendo a primeira de maior relevância na população pediátrica: alterações de cobertura vocal (sulco vocal, ponte de mucosa, cisto vocal, microdiafragma e vasculodisgenesia), desvios da proporção glótica e assimetria laríngea.[10]

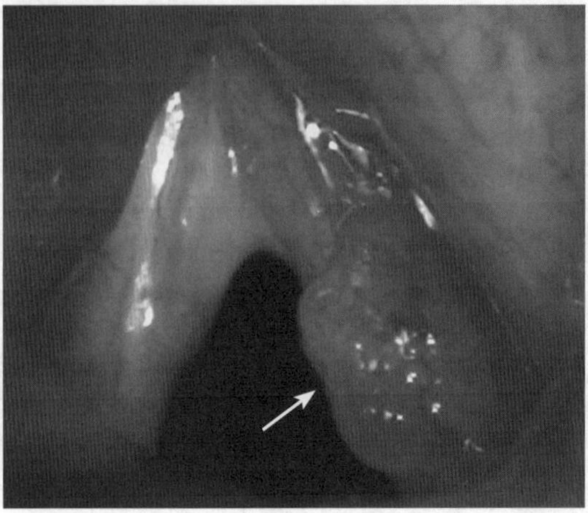

Figura 2 Lesão papilomatosa na metade posterior da prega vocal direita (seta) visualizada por microscopia após laringoscopia de suspensão.
Fonte: arquivo pessoal do autor Marcos André de Sarvat, com permissão.

Sulco vocal

O sulco vocal é caracterizado como uma invaginação do epitélio da parte membranosa da prega vocal, usualmente associado com adelgaçamento ou ausência de lâmina própria (Figura 3).[11]

De acordo com a classificação de Ford, os sulcos vocais podem ser classificados como:[11]

- Tipo 1: sulco fisiológico, tipicamente encontrado em pacientes com atrofia, causando distúrbio mínimo da onda mucosa e afetando a fonação ao comprometer o fechamento glótico.
- Tipo 2: conhecido também como tipo estria, formado por um adelgaçamento epitelial que se estende por toda a prega vocal.
- Tipo 3: chamado também de tipo bolsa, que mergulha profundamente no ligamento vocal ou músculo vocal, restringindo-se a uma pequena porção da prega vocal.

As principais hipóteses para a origem dessa alteração estrutural são cicatricial, congênita ou secundária a um processo infeccioso.[11]

O quadro clínico pode ser marcante, principalmente no tipo 2, com a voz apresentando-se áspera, com frequência fundamental aguda e de fraca intensidade.[11]

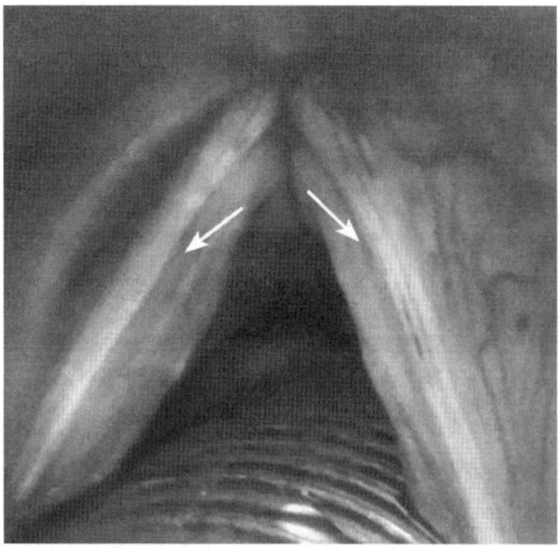

Figura 3 Sulco vocal bilateral (setas) visualizado por microscopia após laringoscopia de suspensão.
Fonte: arquivo pessoal do autor Marcos André de Sarvat, com permissão.

Ponte de mucosa

As pontes de mucosa são lesões raras da laringe de etiologia incerta, muitas vezes associadas com outras alterações estruturais. Discute-se se sua origem é congênita ou iatrogênica, secundária a microcirurgia da laringe. Podem ou não causar sintomas, de acordo com sua localização, espessura e extensão, sendo muitas vezes diagnosticadas somente durante a cirurgia.[12]

Cisto vocal

Os cistos vocais são lesões relativamente frequentes na laringe infantil, muitas vezes confundidas com nódulos vocais, com um evidente predomínio em meninos.[13] Podem ser classificados em dois subtipos: epidérmicos e mucosos.

Os epidérmicos têm aspecto perolado, consistência viscosa e densa, limites precisos e implantam-se nas lâminas epiteliais mais profundas das pregas vocais, com possível adesão ao ligamento vocal.[13] A origem desse tipo de cisto é discutível. Acredita-se que ele possa surgir após episódios de fonotrauma ou estar associado à implantação de restos epiteliais embrionários remanescentes, configurando uma lesão congênita.[13]

Por sua vez, o subtipo mucoso (ou de retenção) é resultado da obstrução de um ducto de secreção de glândula laríngea seromucosa, secundário aos processos inflamatórios da mucosa. É frequente em professores com elevada demanda vocal, em pacientes tabagistas e em portadores de refluxo faringolaríngeo, sendo menos frequentes em crianças.[13]

Microdiafragma

Denomina-se microdiafragma a presença de microaderência na comissura anterior glótica, cuja etiologia é incerta. Postula-se uma malformação congênita embrionária, que deve ser diferenciada de aderências iatrogênicas. Quando são pequenas, não provocam alterações vocais, contudo, é frequente sua associação com nódulos, já que geram um aumento da pressão subglótica durante a fonação e, consequentemente, têm maior impacto vocal.[4]

A voz geralmente se apresenta mais aguda em decorrência da redução da extensão da área vibratória das pregas vocais. Dessa forma, o microdiafragma pode dificultar ou impedir a muda vocal.[4]

Vasculodisgenesia

A vasculodisgenesia é caracterizada por um desarranjo da rede vascular subepitelial das pregas vocais, apresentando-se com capilares dilatados, tortuosos e dispostos ao longo da prega vocal no sentido transversal. Essa estrutura vascular pode gerar alteração da qualidade vocal e predispor a lesões secundárias, contudo trata-se de diagnóstico raro na população pediátrica.[4]

Disfonia funcional hipercinética

Disfonia funcional é caracterizada como uma alteração vocal na ausência de condição física. Essas alterações podem estar ou não associadas com fatores psicogênicos, e não apresentam nenhum substrato orgânico que justifique a disfonia.[14] Esse diagnóstico representa cerca de 15% das causas de disfonia em crianças.

O padrão fonatório é de excessiva contração de todos os músculos que participam da fonação, resultando em tensão musculoesquelética. Essa condição é comumente observada durante a recreação e atividades esportivas. Quando o padrão se torna rotineiro, surgem sintomas de rouquidão, fadiga vocal, períodos de afonia, pigarro, dores de garganta e/ou na região cervical e dificuldades no canto.[4]

Paralisia de pregas vocais

O diagnóstico de paralisia de pregas vocais é uma causa frequente de disfonia e estridor na população pediátrica. É a segunda principal causa de estridor neonatal, representando 10 a 22% de todas as anomalias congênitas da laringe.[15] A paralisia pode ser unilateral ou bilateral, congênita ou adquirida. Entre as principais causas, destacam-se: iatrogênica, idiopática, doenças neurológicas e fatores obstétricos.[15] As paralisias unilaterais das pregas vocais na população pediátrica são principalmente causadas por lesão iatrogênica do nervo laríngeo recorrente durante cirurgia cardíaca. Essas crianças apresentam-se com sintomas de voz ou choro anormal, estridor ou disfagia. Aproximadamente 40% delas não restabelecem a mobilidade vocal dentro de 12 meses, necessitando de tratamento adicional.[16]

PROPEDÊUTICA

O diagnóstico de disfonia na população pediátrica muitas vezes é desafiador, já que em muitos casos não é possível a cooperação do paciente para realização de manobras diagnósticas ou vocalização. O exame de laringoscopia flexível é o mais utilizado na prática clínica para identificação de lesões estruturais (alterações estruturais mínimas), lesões fonotraumáticas e lesões papilomatosas. Além disso, o exame é capaz de avaliar a mobilidade das pregas vocais durante vocalização/choro e inspiração, sendo essencial no diagnóstico de paralisia de pregas vocais.

TRATAMENTO

Ainda mais desafiador que o diagnóstico, o tratamento das alterações laríngeas é amplamente discutido para a população pediátrica, devendo ser individualizado de acordo com faixa etária, diagnóstico e gravidade dos sintomas.

Enquanto a abordagem da disfonia funcional hipercinética é eminentemente fonoaudiológica/psicológica, o tratamento das lesões fonotraumáticas (nódulos e pólipos) é a fonoterapia, comumente associada ao tratamento cirúrgico. A cirurgia consiste na exérese dessas lesões por meio de microcirurgia.[4]

Com relação às alterações estruturais mínimas, o tratamento fonoaudiológico pode e/ou deve anteceder o procedimento cirúrgico. Esta intervenção é reservada para casos de maior gravidade e/ou que não responderam ao tratamento conservador.[4]

O tratamento fonoaudiológico deve ser realizado em concomitância com o tratamento psicológico quando há o diagnóstico de puberfonia, entidade que consiste na permanência da voz com elevado *pitch* após a puberdade.[17]

Os casos de papilomatose laríngea demandam tratamento complexo, que envolve diversas modalidades terapêuticas. O objetivo atualmente consiste em combinar diferentes modalidades para o controle da doença, já que a cura muitas vezes não é atingida. Destacam-se entre essas modalidades a ressecção cirúrgica, a imunoterapia e a aplicação intralesional de medicamentos como cidofovir e bevacizumabe.[8] A vacinação contra o HPV, apesar de conter uma intenção essencialmente preventiva, reduziu significativamente o tempo de recidiva das lesões em pacientes já infectados e vem sendo usada também como terapia adjuvante.[18] Para as modalidades cirúrgicas, podem ser realizadas a exérese das lesões com instrumentos frios, a microdebridação, a PDL (do inglês *pulsed dye laser*) e a KTP (do inglês *potassium titanyl phosphate laser*).[8]

Com relação à imobilidade laríngea unilateral (paralisia de pregas vocais), quando há uma fenda glótica fonatória (*gap*) significativa e persistente, está indicada a medialização da prega vocal. Para isso, pode-se optar por injeção de materiais para laringoplastia, tireoplastia tipo I ou reinervação laríngea.[19]

PREVENÇÃO E PROGNÓSTICO

A prevenção das lesões fonotraumáticas, tanto para crianças com laringe normal quanto para aquelas com alguma alteração estrutural mínima, consiste na orientação de medidas de higiene vocal para os pais e no tratamento de afecções otorrinolaringológicas correlacionadas.[20]

As crianças respiradoras orais não umidificam nem aquecem o ar de forma adequada, por isso, essa causa deve ser identificada e tratada adequadamente. São sinais clássicos: hipertrofia das adenoides (tonsilas faríngeas), hipertrofia das tonsilas palatinas (amígdalas), rinite alérgica, desvio septal e hipertrofia de cornetos inferiores.[20]

Com relação à papilomatose, a imunização para o HPV é uma promissora medida preventiva, tendo em vista o declínio da incidência de papilomatose respiratória recorrente observado na Austrália, local de maior adesão vacinal no mundo.[18]

DESAFIOS ATUAIS

Um dos grandes desafios atuais é conseguir uma modalidade terapêutica eficaz para controle e cura da papilomatose respiratória recorrente, bem como atingir o maior número possível de brasileiros com a imunização. Ressalta-se, no entanto, que o Ministério da Saúde utiliza a vacina 4-valente, que já está sendo substituída nos países de primeiro mundo pelo tipo 9-valente.[18]

Com relação à imobilidade de pregas vocais, a reinervação laríngea tem mostrado resultados promissores, ainda necessitando de mais estudos para consolidação como tratamento padrão-ouro. As crianças traqueostomizadas com paralisa bilateral de pregas vocais em adução terão a opção da reinervação seletiva, que tem como objetivo restaurar não só a função fonatória, mas também a abdução (função respiratória).[19]

ORIENTAÇÕES AOS PAIS

- As orientações aos pais e cuidadores envolvem medidas de higiene vocal para prevenção de lesões fonotraumáticas.[20]
- Estimular hidratação oral, a fim de garantir uma boa viscosidade do muco e consequente boa vibração das pregas vocais.

- Prevenir o refluxo faringolaríngeo evitando-se alimentos gordurosos e ácidos, com fracionamento da dieta.
- Não expor a criança a ambientes ruidosos, que a façam elevar a intensidade vocal ou gritar.
- Evitar exposição a ambientes extremamente secos e/ou poluídos, ambientes com alérgenos (fungos, ácaros) e fumaça de tabaco.

✓ CONCLUSÃO

As disfonias na infância apresentam diversas causas, sendo algumas delas de fácil resolução enquanto em outras a cura nunca será atingida. É fundamental, portanto, que haja uma equipe multidisciplinar e multiprofissional que conduza os casos de forma harmônica, associada ao engajamento dos pais, garantindo o melhor desfecho vocal.

REFERÊNCIAS BIBLIOGRÁFICAS

1. Academia Brasileira de Laringologia e Voz. Consenso sobre voz profissional. voz e trabalho: uma questão de saúde e direito do trabalhador. 2004. Disponível em: https://www.ablv.com.br/wp-content/uploads/2020/09/consenso_voz_profissional.pdf. Acesso em: 22/01/2023.
2. Hoffmann CF, Cielo CA. Characteristics of the voice of dysphonic school children from 4:0 to 7:11 years old. J Voice. 2021; 35(4): 664.e11-e19.
3. Possamai V, Hartley B. Voice disorders in children. Pediatr Clin North Am. 2013; 60(4): 879-92.
4. Martins RHG, Ximenes Filho JA, Weber SAT. Disfonias da infância: diagnóstico e tratamento. In: Pignatari SSN, Anselmo-Lima WT (eds.). Tratado de Otorrinolaringologia. 3.ed. São Paulo: Elsevier; 2018. p.604-15.
5. Carding PN, Roulstone S, Northstone K, ALSPAC Study Team. The prevalence of childhood dysphonia: a cross-sectional study. J Voice. 2006; 20(4): 623-30.
6. Tavares ELM, Brasolotto A, Santana MF, Padovan CA, Martins RHG. Epidemiological study of dysphonia in 4-12 year-old children. Braz J Otorhinolaryngol. 2011; 77(6): 736-46.
7. Tuzuner A, Demirci S, Oguz H, Ozcan KM. Pediatric vocal fold nodule etiology: what are its usual causes in children? J Voice. 2017; 31(4): 1-5.
8. Kim HT, Baizhumanova AS. Is recurrent respiratory papillomatosis a manageable or curable disease? Laryngoscope. 2016; 126(6): 1359-64.
9. Gates C, Tomboc P, Allison A, Carr M. Bevacizumab as adjuvant therapy for recurrent respiratory papillomatosis in an infant. Int J Pediatr Otorhinolaryngol. 2020; 129(109762): 1-4.
10. Pontes P, Behlau M, Gonçalves I. Alterações estruturais mínimas da laringe AEM: considerações básicas. Acta AWHO. 1994; 3(1): 2-6.
11. Husain S, Sulica L. Familial sulcus vergeture: further evidence for congenital origin of type 2 sulcus. J Voice. 2016; 30(6): 1-3.

12. Martins RHG, Tavares ELM, Fabro AT, Martins MG, Dias NH. Mucosal bridge of the vocal fold: difficulties in the diagnosis and treatment. J Voice. 2012; 26(1): 127-31.
13. Bohlender J. Diagnostic and therapeutic pitfalls in benign vocal fold diseases. GMS Curr Top Otorhinolaryngol Head Neck Surg. 2013; 12: Doc01. Disponível em: https://www.scienceopen.com/document/read?vid=27f16c9c-2c95-4f9c-b663-82f3a6b654ff. Acesso em: 22/01/2023.
14. Behlau M, Madazio G, Oliveira G. Functional dysphonia: strategies to improve patient outcomes. Patient Relat Outcome Meas. 2015; 6: 243-53. Disponível em: https://www.ncbi.nlm.nih.gov/pmc/articles/PMC4671799. Acesso em: 22/01/2023.
15. Garcia-Lopez I, Peñorrocha-Teres J, Perez-Ortin M, Cerpa M, Rabanal I, Gavilan J. Paediatric vocal fold paralysis. Acta Otorrinolaringol. 2013; 64(4): 283-8.
16. Butskiy O, Mistry B, Chadha NK. Surgical interventions for pediatric unilateral vocal cord paralysis: a systematic review. JAMA Otolaryngol Head Neck Surg. 2015; 141(7): 654-60.
17. Vaidya S, Vyas G. Puberphonia: a novel approach to treatment. Indian J Otolaryngol Head Neck Surg. 2006; 58(1): 20-1.
18. Derkay CS, Bluher AE. Update on recurrent respiratory papillomatosis. Otolaryngol Clin North Am. 2019; 52(4): 669-79.
19. Ongkasuwan J, Espinosa MCL, Hollas S, Devore D, Procter T, Bassett E et al. Predictors of voice outcome in pediatric non-selective laryngeal reinnervation. Laryngoscope. 2020; 130(6): 1525-31.
20. Hosoya M, Kobayashi R, Ishii T, Senarita M, Kuroda H, Misawa H et al. Vocal hygiene education program reduces surgical interventions for benign vocal fold lesions: a randomized controlled trial. Laryngoscope. 2018; 128(11): 2593-9.

20

PAPILOMATOSE RESPIRATÓRIA RECORRENTE

Marcelo Cardoso Figueiredo
Paulo Pires de Mello

OBJETIVOS

- ✓ Destacar as manifestações clínicas compatíveis com papilomatose respiratória recorrente, incluindo os problemas para os diagnósticos diferenciais de disfonia, estridor e/ou dispneia na infância.
- ✓ Orientar a condução da propedêutica em casos suspeitos de papilomatose.
- ✓ Apresentar as formas de tratamento da papilomatose respiratória recorrente.

INTRODUÇÃO

A papilomatose respiratória recorrente (PRR) ou papilomatose do trato aerodigestivo é uma doença caracterizada pela formação de múltiplas lesões de aspecto papilomatoso. Seu agente etiológico é o papilomavírus humano (HPV), da família *Papillomaviridae*.[1,2]

Estudos sobre a origem desse vírus demonstram que surgiu na África, durante a Era Paleozoica (há 330 milhões de anos) e se espalhou por todo o globo terrestre, tornando-se a família de vírus mais antiga e mais conhecida pela humanidade. No final do século XIX, Sir Morrell Mackenzie foi o primeiro a reconhecer lesões papilomatosas no trato faringolaríngeo em crianças. Na década de 1970, o infectologista alemão Harold Zur Hausen, ganhador do Prêmio Nobel de Medicina em 2008, constatou que o HPV seria o agente etiológico das verrugas e do condiloma.[1]

O HPV é um vírus icosaédrico não encapsulado com ácido nucleico constituído por DNA de dupla hélice circular localizada no interior de uma proteína esférica, o capsídeo. O diâmetro do capsídeo é de 52 a 55 nm. O DNA viral possui

7.900 bp e seu peso molecular é de $5{,}2 \times 10^6$ Da. Atualmente, existem cerca de 201 tipos de HPV genotipados em humanos e cada um deles promove diferentes manifestações clínicas no epitélio acometido. Podem ser divididos em HPV de baixo risco, quando causam lesões predominantemente benignas, e HPV de alto risco, quando a infecção pode resultar em uma lesão maligna.[1,2]

Esse vírus apresenta a capacidade de infectar as células pluripotentes na camada basal, após algum trauma na pele ou mucosa, podendo causar diversos tipos de lesões, como a verruga comum, a verruga genital ou condiloma anal e lesões no trato aerodigestivo que podem evoluir com displasia epitelial e câncer.[3]

ASPECTOS EPIDEMIOLÓGICOS

A incidência da PRR é incerta, mas estima-se a ocorrência de 80 a 1.500 novos casos/ano na faixa etária pediátrica nos EUA. A prevalência nos EUA é estimada em 4,3:100.000 crianças e 1,8:100.000 adultos.[4,5] A doença pode se apresentar nos diferentes grupos etários com comportamento clínico variável: a juvenil tem padrão mais agressivo que a adulta. Nas crianças, é diagnosticada na maioria dos casos entre os 2 e 4 anos de idade, enquanto no adulto o pico de incidência é entre os 20 e 40 anos de idade.[4]

Na faixa pediátrica, quanto mais precoce é o surgimento da doença, maior é a tendência à agressividade. As crianças com idade inferior a 3 anos têm maior chance de serem submetidas a mais de quatro procedimentos cirúrgicos por ano e maior probabilidade de comprometimento de mais de um sítio anatômico.

Estudos demonstram que a presença de condiloma durante a gravidez foi um forte preditor de gravidade da doença, provavelmente pela maior carga viral à qual as crianças estariam expostas. Outros fatores de risco para a gravidade são: mães com idade inferior a 23 anos, baixo *status* socioeconômico, laceração vaginal, ruptura prematura de membranas (definida como ocorrida pelo menos 1 hora antes do início do trabalho de parto) e uso de fórceps durante o parto.[6]

O mecanismo da PRR em crianças ainda não é claro, mas acredita-se que se dê a partir da transmissão vertical, pelo canal do parto, o que faria com que o risco fosse reduzido no parto cesáreo. O risco de uma criança contrair a doença de uma mãe portadora de condiloma genital durante o parto vaginal é de 1:231 a 1:400 casos. Uma outra forma, descrita na minoria de casos, é a transmissão no útero. Assim, os fatores de risco de transmissão precisam ser mais bem esclarecidos antes da indicação eletiva de cesariana como conduta em grávidas portadoras de condiloma. Nos adolescentes e adultos, por outro lado, a transmissão pode ocorrer pelo contato sexual ou a doença pode surgir em decorrência de um colapso no sistema imune que permitiria, após um longo período de latência, a manifestação da infecção viral adquirida ao nascimento.[5]

FISIOPATOLOGIA

Durante o ciclo de infecção pelo HPV, ocorre pouca ou nenhuma liberação de citocinas pró-inflamatórias que seriam importantes para a ativação e a migração de células apresentadoras de antígenos para o local da infecção. Como o HPV é um patógeno exclusivamente intraepitelial, não existe contato com o sangue no seu ciclo replicativo e, portanto, pouca quantidade de vírus é exposta ao sistema imune.[7] Como resultado, o HPV pode fazer parte da microflora no epitélio humano, mas sem desenvolver a doença por conta da competência do sistema imune. Com relação ao trato aerodigestivo, ainda não são conhecidos os mecanismos biológicos que favorecem o desenvolvimenro da doença e de suas formas graves, como quando há comprometimento pulmonar.

A tolerância imunológica, ou seja, essa ausência de resposta a um antígeno, seja ela central (órgãos linfoides) ou periférica (células T maduras), pode ter relação com o desenvolvimento do HPV, principalmente nas formas crônicas. A tolerância central ocorre nos órgãos linfoides quando os linfócitos T imaturos reconhecem o antígeno. As células T reguladoras representam um subgrupo de linfócitos T que produzem os marcadores CD25+ e o fator nuclear FOXP3. Kwon et al., em seu estudo caso-controle com quatro polimorfismos do FOXP3 em 30 pacientes portadores de PRR grave na Coreia do Sul, encontraram significância estatística em três polimorfismos somente na população feminina, mas ainda é necessário estudar uma população maior e com etnias diferentes para confirmar esses resultados. Como FOXP3 tem papel fundamental na formação e no funcionamento das células reguladoras, alguns polimorfismos podem ocasionar redução na produção dessas células e prejuízos no seu funcionamento, permitindo o desenvolvimento de doenças autoimunes e infeciosas como a papilomatose respiratória recorrente.[8]

O desequilíbrio na resposta de produção de citocinas TH1-*like* (interleucina-2 – IL-2, interferon gama – IFN-γ, IL-12, e IL-18) e TH2-*like* (IL-4 e IL-10) pelas células mononucleares do sangue periférico expostas ao HPV já foi demonstrado. A proteína E6 tem função importante na resposta do sistema imune ao HPV, atuando de forma positiva ou negativa na produção de citocinas, enquanto a proteína E7 tem menor relevância. As células mononucleares do sangue periférico de pacientes com doença grave tiveram resposta diminuída na produção de citocinas mesmo em baixas concentrações de E6. O desequilíbrio de citocinas em indivíduos expostos ao HPV-11 também foi observado pela alta produção de IL-4, ocasionando uma regulação negativa na produção de IFN-γ.[9]

As doenças relacionadas à imunossupressão, como infecção pelo vírus da imunodeficiência humana (HIV), e o uso de quimioterápicos ou imunossupressores levam ao aumento da incidência e a formas mais graves da papilomatose por conta das alterações na imunidade celular e/ou humoral.

QUADRO CLÍNICO

Usualmente, os pacientes são encaminhados ao especialista por queixas de disfonia, estridor e/ou dispneia. Muitas crianças, antes de chegarem ao otorrinolaringologista, são medicadas por possíveis quadros de laringite e asma brônquica. Deve-se lembrar sempre que a papilomatose é a tumoração laríngea mais comum e a segunda causa de estridor, ficando atrás apenas da laringomalácia. A sabida ocorrência materna de HPV genital antes e durante a gestação é um fator que deve contribuir para a suspeição da possibilidade de PRR nesses casos.

A laringe é o sítio mais acometido, principalmente as cordas vocais, além de epiglote e pregas vestibulares, causando disfonia em todos os pacientes. O acometimento extralaríngeo ocorre em aproximadamente 30% dos casos em crianças e em 16% dos adultos, sendo que o acometimento ocorre em ordem decrescente: cavidade oral, traqueia, brônquios e esôfago. O comprometimento do trato respiratório inferior usualmente decorre das lesões localizadas na laringe, por contaminação direta ou pela manipulação nos procedimentos cirúrgicos, sendo rara a sua forma isolada.[3]

PROPEDÊUTICA

A avaliação inicial pode ser ambulatorial, utilizando-se endoscópios rígidos de 70º e 90º para laringoscopia indireta nas crianças mais cooperativas, principalmente adolescentes (videofaringolaringoscopia rígida), ou nasofibroscópio flexível (videofaringolaringoscopia flexível). Se a avaliação ambulatorial não for possível, a criança pode ser avaliada no centro cirúrgico sob contenção e anestesia tópica com lidocaína gel 2% na narina por onde se introduz o aparelho e na cavidade oral.

Sob laringoscopia, observam-se a mucosa com aspecto aveludado ou a presença de projeções exofíticas com uma aparência de "couve-flor" (Figura 1). As lesões podem ser sésseis ou pediculadas e seu crescimento pode ocasionar a redução da via aérea e, consequentemente, dispneia.

Nas crianças, observa-se maior agressividade em comparação com os adultos, com maior risco de obstrução respiratória, seja pelo sistema imune mais imaturo e/ou pelo fato de a laringe apresentar dimensões menores.[10]

Os exames citopatológico e histopatológico de esfregaços celulares ou de biópsias para pesquisa do HPV ainda são amplamente empregados, sendo considerados quando se encontram projeções digitiformes e um padrão epitelial compatível com a coilocitose, na qual ocorre aumento do núcleo da célula com hipercromasia, aumento da relação núcleo/citoplasma e halo perinuclear. A Figura 2 ilustra alterações histopatológicas típicas da presença do HPV.

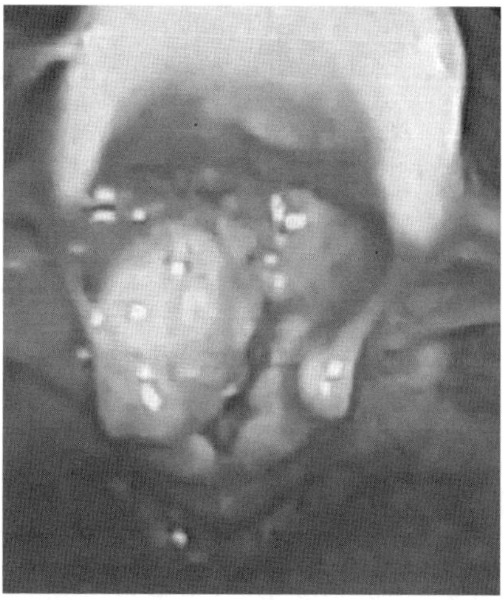

Figura 1 Lesão papilomatosa em laringe de criança com 2 anos de idade ocasionando obstrução respiratória.
Fonte: arquivo pessoal do autor Marcelo Cardoso Figueiredo, com permissão.

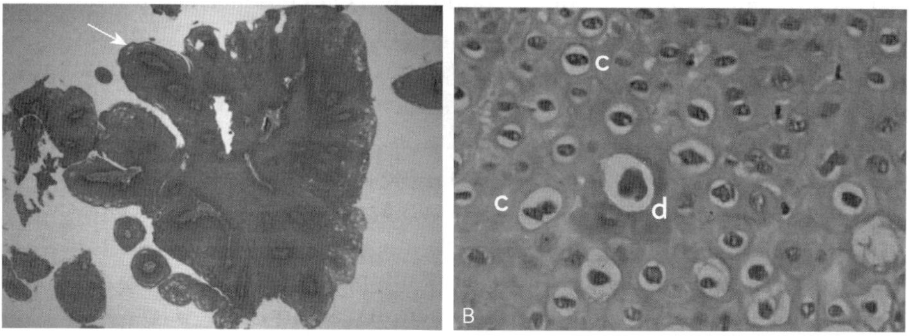

Figura 2 A: projeções digitiformes (setas), 40×; B: coilocitose (c) e disceratose (d), 400×.
Fonte: arquivo pessoal do autor Marcelo Cardoso Figueiredo, com permissão.

Outras técnicas, como a imuno-histoquímica e a hibridização, podem ser usadas; no entanto, a técnica por reação em cadeia da polimerase (PCR – do inglês *polymerase chain reaction*) apresenta maior sensibilidade, sendo capaz de amplificar cadeias de DNA e fazer a detecção e a tipagem do vírus.[11] A Figura 3 ilustra a análise de PCR por eletroforese em gel de agarose.

Os tipos de HPV-6 e HPV-11 são os mais encontrados na via respiratória e em mais de 90% dos casos de condilomas, podendo atuar de forma isolada ou em conjunto.[3] O HPV-11 é descrito como o de maior potencial de agressividade e os tipos 16 e 18 são raros.[10]

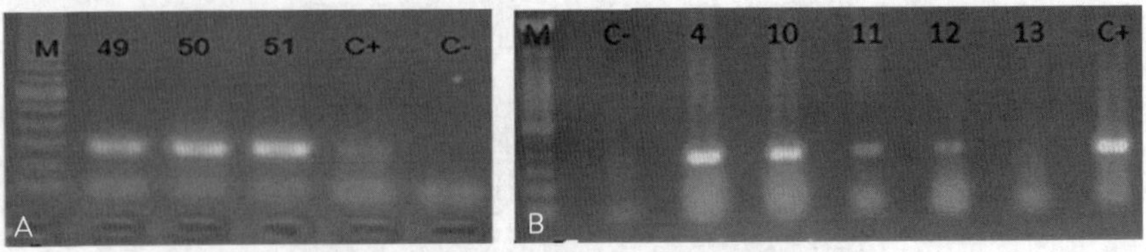

Figura 3 Análise de reação em cadeia da polimerase (PCR) por eletroforese em gel de agarose. A: amostras 49-51 são positivas para HPV-6; B: amostras 4-12 são positivas para HPV-11 e a amostra 13 é negativa.
Fonte: arquivo pessoal do autor Marcelo Cardoso Figueiredo, com permissão.

TRATAMENTO

A PRR é indicação para tratamento cirúrgico, aplicado como tentativa de melhorar a disfonia e resolver a obstrução respiratória, se for o caso. Realiza-se a laringoscopia direta sob anestesia geral para ressecção por meio de pinças e tesouras. Outros equipamentos como o *laser* de dióxido de carbono (CO_2) e o microdebridador também podem ser utilizados. O microdebridador tem vantagens em comparação com o *laser* como melhor padrão vocal, diminuição do tempo cirúrgico, menor risco de queimaduras e menor risco de contaminação de outras áreas, já que na utilização do *laser* ocorre a liberação de partículas virais como consequência da formação de aerossóis.[12]

Em estudo realizado por Soldatski, a intubação traqueal foi responsável por 7,5% dos casos de disseminação para as vias aéreas inferiores.[13] A realização de traqueostomia também é responsável pela disseminação da doença em cerca de 73,5% das crianças, já que a traqueia sofre um processo inflamatório por conta da presença da cânula, facilitando a disseminação do HPV.[14] Deve-se, então, lembrar que a traqueostomia deve ser evitada. Assim, quando o especialista recebe um paciente traqueostomizado por obstrução respiratória, se possível, procede com o fechamento do traqueostoma após a ressecção das lesões.

Como a doença pode se apresentar causando obstrução respiratória e disseminação para a via aérea inferior, o especialista deve ter disponível todo o arsenal de endoscopia respiratória, incluindo laringoscópios e broncoscópios rígidos de diferentes tamanhos, óticas rígidas e broncoscópios flexíveis.

Para o estadiamento da PRR, pode-se solicitar exames de imagem, principalmente nos casos em que se encontra nas vias aéreas inferiores. Em radiografias simples, o comprometimento pulmonar pode ser notado; no entanto, a tomografia de tórax é essencial nesses casos. Por meio da tomografia de tórax, pode-se visualizar lesões vegetantes na traqueia e/ou brônquios, acompanhadas de nódulos circunscritos de dimensões variadas, muitas vezes escavados e bem distribuídos pelo parênquima pulmonar, principalmente nas regiões basais e posteriores. Kramer et al. descreveram lesões pulmonares como focos de epitélio escamoso que crescem de forma circunferencial no interior do alvéolo, utilizando-os para suprimento vascular.[15] Finalmente, eles coalescem e destroem o parênquima, constituindo-se nas lesões escavadas (Figura 4). O interior das cavitações pode conter nível líquido quando infectadas. Outras manifestações incluem áreas de consolidação, bronquiectasias e atelectasias em decorrência das infecções respiratórias concomitantes, bem como obstrução brônquica pelo papiloma.

O controle das recidivas muitas vezes exige manipulações excessivas que podem gerar sequelas permanentes, como estenoses da laringe, traqueia ou brônquios; formação de sinequias anteriores e posteriores da laringe; lesões de pregas vocais; formação de tecido de granulação; entre outras. Dessa forma, o cuidado na manipulação das estruturas acometidas é muito importante, procurando-se sempre manter a funcionalidade mesmo que parte da doença não seja ressecada (ressecções mais amplas não são garantia de cura).

A PRR com caráter mais agressivo é caracterizada por: necessidade de mais de quatro procedimentos cirúrgicos ao ano, crescimento rápido ou comprometimento da árvore traqueobrônquica. A forma pulmonar da doença ocorre em 3,3% dos casos e, desses, cerca de 16% podem evoluir para câncer.[16]

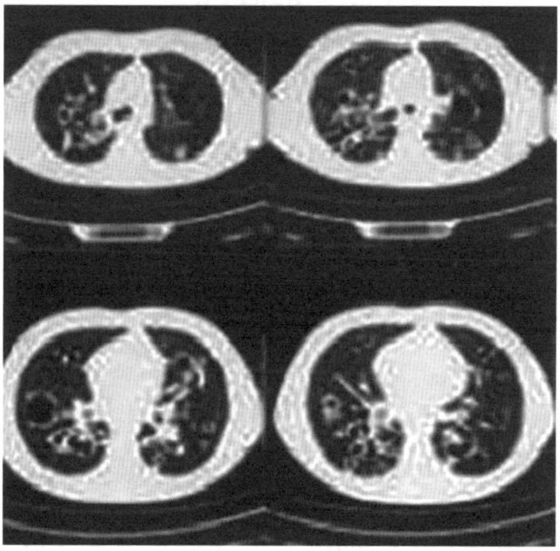

Figura 4 Tomografia computadorizada de tórax de adolescente de 13 anos com papilomatose respiratória recorrente desde os 3 anos, apresentando múltiplas cavitações e nódulos pulmonares.
Fonte: arquivo pessoal do autor Marcelo Cardoso Figueiredo, com permissão.

Nas formas mais agressivas, que representam cerca de 10 a 20% dos casos, pode-se lançar mão de tratamento adjuvante. Entre os principais fármacos utilizados, destacam-se os medicamentos antirrefluxo gastroesofágico, o interferon-alfa-2a, cidofovir e bevacizumabe, além da vacina como prevenção e uma possível alternativa no tratamento.[3,17]

O refluxo gastroesofágico (RGE) é definido pelo retorno do suco gástrico ou de sais biliares para o esôfago e o refluxo faringolaríngeo (RFL), pelo retorno à faringe e à laringe. A mudança do pH na laringe e a ação da enzima gástrica ocasionadas pelo RFL causariam inflamação e microtraumas na mucosa, permitindo a entrada do vírus na camada basal do epitélio. O tratamento dessas condições deve ser encorajado.

O interferon-alfa-2a foi a primeira medicação utilizada como terapia adjuvante na PRR e seu mecanismo de ação ainda é desconhecido no HPV;[3] no entanto, Terenzi et al. foram os primeiros a demonstrar que seu uso promove a ligação da proteína p56 com a proteína E1 viral, agindo de duas formas: nas células, a proteína p56 causa translocação citoplasmática de E1 removendo-a do sítio de ação no núcleo; e *in vitro*, a ligação de p56 e E1 atua na atividade da helicase de E1 prejudicando sua capacidade de manter a replicação do DNA. Assim, em uma célula infectada, ambos os efeitos causariam inibição na replicação do DNA do HPV e com progressivas divisões celulares ocorreriam diluição e perda de DNA, ocasionando sua inativação.[17]

O cidofovir apresenta em bula a retinite pelo citomegalovírus (CMV) em pacientes com HIV como sua única indicação de uso. Desde 1998, no entanto, vem sendo utilizado por via intralesional nos casos mais graves da PRR. A ação do cidofovir se dá por meio de sua incorporação ao DNA viral e pela inibição seletiva da DNA-polimerase e, portanto, da síntese do DNA. Dessa forma, o vírus não consegue se replicar e se propagar dentro do hospedeiro.[3]

Por sua vez, o bevacizumabe é um anticorpo monoclonal que atua bloqueando a angiogênese, reduzindo a formação dos papilomas. Tem boa tolerância e pode ser usado em aplicação local ou sistêmica, principalmente nos casos com comprometimento extralaríngeo.

PREVENÇÃO E PROGNÓSTICO

A vacina contra o HPV tem um papel fundamental na prevenção da doença e possui duas apresentações: a 2-valente, atuando contra os tipos 16 e 18; e a 4-valente, protegendo contra os tipos 6, 11, 16 e 18. A última tem maior relevância na prevenção da doença. A utlização da vacina 4-valente

Vídeo 11:
cirurgia – PRR.

como tratamento da PRR vem sendo experimentada depois de se observar que muitos pacientes portadores da doença não desenvolvem imunidade contra o HPV. Essa vacinação tem demonstrado aumentar o intervalo entre as cirurgias necessárias para os casos de doença grave.[3]

DESAFIOS ATUAIS

Alguns dos fármacos utilizados no tratamento da PRR ainda apresentam resultados questionáveis. Por conta disso, enquanto ainda não se tem um medicamento que promova a cura, deve-se incentivar campanhas de vacinação como forma de prevenção, em especial com a vacina 4-valente, capaz de reduzir todas as apresentações do HPV.

ORIENTAÇÕES AOS PAIS

- A vacinação anti-HPV deve ser encorajada, mesmo nos casos de doença já estabelecida.
- PRR usualmente requer múltiplas intervenções cirúrgicas durante a vida da criança, por isso criar redes de apoio sólidas (seja familiar ou psicológica) é fundamental.
- O acompanhamento especializado é fundamental e nunca deve ser deixado apenas para momentos de urgência respiratória. Cirurgias para ressecção das lesões devem ser realizadas antes que quadros de dispneia francos se estabeleçam, buscando sempre evitar a necessidade de uma traqueostomia de urgência (sabidamente fator de risco para maior disseminação das lesões na via aérea inferior).

✓ CONCLUSÃO

A PRR é uma doença rara, com envolvimento do HPV-6 e do HPV-11. Quanto menor é a idade da criança, mais agressiva é a doença, necessitando de maior número de procedimentos por ano (pelo risco de obstrução respiratória). Os pediatras precisam estar atentos a pacientes com dispneia, pois podem ser tratados erroneamente como quadros de asma. Deve-se procurar no histórico da criança a ocorrência de disfonia ou até algum "atraso" na fala e observar a presença de estridor. A avaliação especializada precoce pode ser um divisor de águas no prognóstico desses pacientes.

REFERÊNCIAS BIBLIOGRÁFICAS

1. Araldi RP, Assaf SMR, Carvalho RF, Carvalho MACR, Souza JM, Magnelli RF et al. Papillomaviruses: a systematic review. Genet Mol Biol. 2017; 40(1): 1-21.
2. Burd EM. Human papillomavirus laboratory testing: the changing paradigm. Clin Microbiol Rev. 2016; 29(2): 291-319.
3. Derkay CS, Wiatrak B. Recurrent respiratory papillomatosis: a review. Laryngoscope. 2008; 118(7): 1236-47.
4. Larson DA, Derkay CS. Epidemiology of recurrent respiratory papillomatosis. APMIS. 2010; 118(6-7): 450-4.
5. Wiatrak BJ, Wiatrak DW, Broker TR, Lewis L. Recurrent respiratory papillomatosis: a longitudinal study comparing severity associated with human papilloma viral types 6 and 11 and other risk factors in a large pediatric population. Laryngoscope. 2004; 114(11 Pt 2 Suppl 104): 1-23.
6. Rodier C, Lapointe A, Coutlée F, Mayrand M, Soglio DD, Roger M et al. Juvenile respiratory papillomatosis: risk factors for severity. J Med Virol. 2013; 85(8): 1447-58.
7. Stanley MA, Sterling JC. Host responses to infection with human papillomavirus. Curr Probl Dermatol. 2014; 45: 58-74.
8. Kwon TK, Chung EJ, Lee N, Roh EY, Song EY. Associations of FoxP3 gene polymorphisms with severe recurrent respiratory papillomatosis in Korean patients. J Otolaryngol Head Neck Surg. 2017; 46(1): 21.
9. DeVoti JA, Steinberg BM, Rosenthal DW, Hatam L, Vambutas A, Abramson AL et al. Failure of gamma interferon but not interleukin-10 expression in response to human papillomavirus type 11 E6 protein in respiratory papillomatosis. Clin Diagn Lab Immunol. 2004; 11(3): 538-47.
10. Figueiredo MC, Justino MC, Delmonico L, Silvestre RT, Castro TL, Moreira AS et al. Prevalence and clinical implications of low-risk human papillomavirus among patients with recurrent respiratory papillomatosis in Rio de Janeiro, Brazil. Auris Nasus Larynx. 2019; 46(4): 570-5.
11. Dias CPS. Investigação do papilomavírus humano (HPV) por imuno-histoquímica e hibridização "in situ" em biópsias endoscópicas de esôfago. Tese [Doutorado]. Campinas: Unicamp; 1996.
12. Pasquale K, Wiatrak B, Woolley A, Lewis L. Microdebrider versus CO2 laser removal of recurrent respiratory papillomas: a prospective analysis. Laryngoscope. 2003; 113(1): 139-43.
13. Soldatski IL, Onufrieva EK, Steklov AM, Schepin NV. Tracheal, bronchial, and pulmonary papillomatosis in children. Laryngoscope. 2005; 115(10): 1848-54.
14. Wang J, Han DM, Ma LJ, Ye JY, Xiao Y, Yang QW. Risk factors of juvenile onset recurrent respiratory papillomatosis in the lower respiratory tract. Chin Med J (Engl). 2012; 125(19): 3496-9.
15. Kramer SS, Wehunt WD, Stocker JT, Kashima H. Pulmonary manifestations of juvenile laryngotracheal papillomatosis. Am J Roentgenol. 1985; 144(4): 687-94.
16. Gélinas JF, Manoukian J, Côté A. Lung involvement in juvenile onset recurrent respiratory papillomatosis: a systematic review of the literature. Int J Pediatr Otorhinolaryngol. 2008; 72(4): 433-52.
17. Terenzi F, Saikia P, Sen GC. Interferon-inducible protein, P56, inhibits HPV DNA replication by binding to the viral protein E1. EMBO J. 2008; 27(24): 3311-21.

21

ESTRIDOR RESPIRATÓRIO

Paulo Pires de Mello
Mariana Pires de Mello Valente

OBJETIVOS

- ✓ Compreender o estridor como um sintoma e não um diagnóstico, que necessita de investigação adequada.
- ✓ Discutir sobre a importância de uma anamnese completa e um exame pormenorizado como fundamentais na propedêutica da etiologia do estridor.
- ✓ Orientar os exames que são fundamentais no diagnóstico do estridor, notadamente os endoscópicos.

INTRODUÇÃO

Conceitualmente, estridor é um som audível originado durante a respiração causado pelo fluxo de ar nas vias aéreas com algum grau de obstrução. Pode variar de intensidade com as fases da respiração, apresentando-se como inspiratório, expiratório ou bifásico. Outros sinais podem estar presentes com o estridor, como cianose, retrações, apneia e sonolência, a depender da gravidade, da progressão e da duração da obstrução respiratória. O estridor não é um diagnóstico definitivo e sim um sinal que, quando presente, necessita de uma avaliação detalhada.[1]

A presença de estridor inspiratório é observada invariavelmente na obstrução da supraglote, segmento com menor suporte anatômico cartilaginoso, tanto no recém-nascido quanto no lactente. O estridor expiratório sugere obstrução da traqueia média e distal. E a obstrução subglótica ou traqueal proximal cursa com estridor bifásico, com componente inspiratório mais audível.[2] O suporte cartilaginoso cricóideo, único anel completo de toda a via aérea, explica o caráter bifásico do estridor quando há obstrução nesse ponto, pois há pouca mudança do diâmetro local com as fases da respiração.

Estertor é um som de baixa frequência causado por obstrução nasal e/ou da orofaringe; na prática, significa roncar. A maneira mais objetiva de diferenciar o estridor inspiratório de um estertor é localizar o ponto da obstrução das vias aéreas.[1] O sibilo, por sua vez, é um som expiratório causado pelo fluxo turbulento dos bronquíolos. A qualidade e o momento do ciclo respiratório em que o ruído é gerado oferecem pistas sobre sua etiologia e podem direcionar a conduta.

ASPECTOS EPIDEMIOLÓGICOS

A laringotraqueobronquite aguda (crupe) é a principal causa de estridor agudo na criança, enquanto as causas congênitas são as principais causadoras de estridor crônico. Entre estas, a laringomalácia é causa mais comum de estridor neonatal, aparecendo em 45 a 70% desses casos; e a paralisia de prega vocal vem em segundo lugar.[1,2]

Os aspectos epidemiológicos variam conforme a condição clínica.

FISIOPATOLOGIA[1-3]

Um ponto de obstrução das vias aéreas sofre alterações em seu diâmetro local durante o ciclo respiratório conforme a obstrução sofre influência das pressões atmosférica, intrapleural e intratraqueal. A inspiração gera pressão negativa no local do estreitamento extratorácico (a pressão atmosférica mais alta do que a pressão intratraqueal) e, durante a expiração, o fluxo aéreo gera o oposto, pressão intratraqueal mais alta que a atmosférica. Assim, a obstrução extratorácica gera um ruído inspiratório, com fase inspiratória prolongada.

As vias aéreas centrais são expandidas na inspiração (pressão intrapleural menor do que a intratraqueal) e ocorre o contrário na expiração, quando há uma compressão circunferencial com redução da luz (pressão intrapleural alta quando comparada à pressão intratraqueal). A obstrução intratorácica produz ruído e fase expiratória prolongados.

Na obstrução fixa, as pressões intraluminal e extraluminal pouco interferem na via aérea obstruída, como nos casos das estenoses subglóticas. Nesses casos, nota-se estridor bifásico semelhante em intensidade em ambas as fases do ciclo respiratório, o que é explicado pelo suporte cartilaginoso local que confere um segmento relativamente fixo, com pouca interferência das fases do ciclo respiratório.

QUADRO CLÍNICO

Antes da investigação do local e da causa da obstrução das vias aéreas, deve-se mensurar o grau de desconforto respiratório da criança com estridor, pois essa informação determina a urgência do planejamento diagnóstico e, possivelmente, também do planejamento terapêutico. Didaticamente, a obstrução respiratória é mensurada clinicamente em graus:[2]

- Grau I: respiração ruidosa, dispneia leve, ingesta oral normal e paciente demonstrando interesse por brincar.
- Grau II: respiração ruidosa, dispneia grave com retração, recusa alimentar e paciente sem interesse por brincar.
- Grau III: paciente exausto, cianótico e sonolento; com alteração cardiopulmonar. Trata-se de quadro importante, pois a manutenção das vias aéreas permeáveis deve ser a meta a ser alcançada com urgência, o que deverá ocorrer em centro cirúrgico, com a atuação de profissionais especializados.

Qualquer som patológico em uma criança merece atenção imediata e deve ser adequadamente avaliado, o que é realizado com base em quatro pilares centrais a serem seguidos de forma cronológica e lógica para promover a condução adequada: qualidade do som respiratório produzido, fase do ciclo respiratório durante a qual ocorre, acesso às funções laríngeas e história clínica.[3] Dependendo do problema clínico específico, o auxílio de especialistas como neonatologistas, geneticistas, cardiologistas e pneumologistas poderá fornecer uma avaliação mais detalhada da criança, principalmente nos casos em que pode ser necessária uma solução cirúrgica futura, como reconstrução da via aérea.

Avaliação da qualidade do som respiratório produzido

Durante essa avaliação, devem ser aplicadas as distinções entre os tipos de ruídos que podem ser gerados, como roncos, estridor ou sibilos. Nem sempre é uma tarefa fácil, mas deve ser executada o mais detalhadamente possível. Deve-se diferenciar principalmente o estridor do ronco e do sibilo.

Fase do ciclo respiratório

Sabe-se que a obstrução extratorácica gera um ruído inspiratório, com fase inspiratória prolongada; a obstrução intratorácica produz ruído e fase expiratórios prolongados; e a obstrução fixa (como na estenose laríngea subglótica), tem-se estridor bifásico, semelhante em intensidade em ambas as fases do ciclo respiratório.

Acesso às funções laríngeas

Na criança com estridor, as funções básicas da laringe devem ser pesquisadas. A função respiratória, por sua importância vital, é sempre a primeira, envolvendo a mensuração do grau de dispneia do paciente. A função esfincteriana pode estar alterada nos casos de fendas laríngeas, fístulas traqueoesofágicas, paralisia unilateral de prega vocal, paralisia bilateral em abdução e incoordenação faringolaríngea. A função fonatória é avaliada pela qualidade e pela amplitude da voz ou do choro da criança: uma voz fraca e soprosa sugere fechamento glótico incompleto, ao passo que uma voz rouca e até mesmo um quadro de afonia são indicativos de lesão na prega vocal, como edema ou processo inflamatório ou cicatricial; as massas supraglóticas, como cistos congênitos ou linfangiomas, cursam com voz abafada; e a paralisia das pregas vocais em posição de adução (fonatória), diferentemente do que se pensa do ponto de vista semiótico, cursa com choro agudo, observado também nas micromembranas congênitas e sinequias da comissura anterior.

História clínica

A realização de uma anamnese detalhada na criança com respiração ruidosa reduz significativamente o número de possíveis diagnósticos, fator crítico diante de uma urgência. Deve incluir a história da gravidez, o tipo de parto, se houve algum tipo de sofrimento com necessidade de instrumentação ou não. A paralisia de prega deve ser suspeitada em partos difíceis.[4] Paralisia facial periférica, lesão do plexo braquial e paralisia diafragmática podem coexistir nos casos de parto traumático. A necessidade de suporte ventilatório ao nascimento deve ser questionada e, em caso de intubação prévia, deve-se suspeitar sempre de estenose subglótica adquirida ou, menos comumente, cisto subglótico.

O tempo de aparecimento do estridor também fornece pistas de sua origem. Anomalias congênitas causam estridor ao nascimento, mas diferenças sutis devem ser discutidas: a laringomalácia é notada poucos dias após o nascimento, piorando com o aumento da demanda respiratória; já a paralisia bilateral das pregas vocais, quando em adução, apresenta-se com estridor laríngeo logo ao nascimento, refletindo uma via aérea fixa na inspiração.[5,6]

Deve-se considerar a possibilidade de trauma laríngeo em qualquer situação de intubação prévia, mesmo que somente para instilação de surfactante. Quando o estridor é imediato à retirada do tubo orotraqueal, ele é causado provavelmente por edema, ao passo que quando ocorre tardiamente, com dispneia (2 a 3 semanas pós-extubação), sugere estenose de laringe adquirida. Quando súbito, acompanhado de engasgo, é mandatório suspeitar de aspiração de corpo estranho.

A laringotraqueíte viral ou bacteriana como causa de estridor é mais comumente encontrada após os 6 meses de vida.

A influência da posição do corpo na origem do estridor deve ser investigada. A posição pronada reduz o ruído decorrente da compressão das vias aéreas em casos como glossoptose, cistos de valécula e compressões vasculares da traqueia, enquanto nas paralisias unilaterais de prega vocal e nas massas faríngeas laterais a patência das vias aéreas melhora quando a criança deita sobre o lado acometido, reduzindo o ruído consequentemente.

As características do estridor durante a alimentação também devem ser interrogadas, visto que este pode sofrer modificações em qualidade e intensidade após a mesma. Pode haver dificuldade de alimentação com aumento da demanda respiratória e obstrução. Comumente, uma criança com estridor, disfagia e baixo ganho ponderal tende a apresentar obstrução grave das vias aéreas. A dificuldade de alimentação pode ser traduzida pela própria obstrução respiratória que, sendo grave, dificulta a deglutição. Em contrapartida, há lesões laringotraqueais e esofágicas que impedem diretamente a deglutição, como a fístula traqueoesofágica e a fenda laríngea. A última pode cursar com estridor em consequência ao colapso inspiratório da mucosa supraglótica redundante ou aumentar a aspiração pela laringe posterior patente.

A doença do refluxo gastroesofágico (RGE) tende a aumentar o edema da laringe e piorar o estridor por aumento da obstrução nesse ponto; recém-nascidos com laringomalácia, por sua vez, podem ter refluxo agravado pelo aumento da pressão intratorácica causada pela obstrução laríngea.[7]

Um choro anormal, rouco ou afônico foca a avaliação do estridor a nível glótico, como na paralisia unilateral de prega vocal, ou na alteração estrutural do músculo vocal, como nos cistos laríngeos e na membrana laríngea (Figura 1). É importante salientar que a paralisia de prega vocal bilateral em adução cursa com obstrução respiratória mais grave, mas choro próximo do normal. A tosse ladrante ou o histórico de tratamentos prévios de laringites de repetição apontam para anormalidades subglóticas, principalmente em caso de intubação prévia.

A estenose subglótica congênita também pode se apresentar como crupe recorrente, assim como ocorre com o hemangioma subglótico, que responde transitoriamente ao uso de corticosteroide sistêmico. O estridor do hemangioma não é comum ao nascimento, uma vez que a proliferação endotelial não ocorre nos primeiros meses de vida.[8]

Não há também anamnese completa sem a suspeição da possibilidade de aspiração de corpo estranho, principalmente se houver engasgo associado a um quadro agudo.

As síndromes associadas ao estridor devem ser investigadas, assim como doenças neurológicas (hidrocefalia ou síndrome de Arnold-Chiari) e doenças

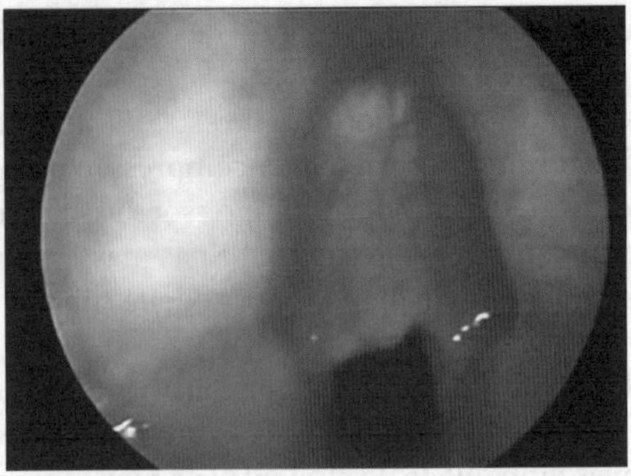

Vídeo 12:
Membrana laríngea.

Figura 1 Imagem endoscópica de laringoscopia direta evidenciando membrana laríngea congênita.
Fonte: arquivo pessoal do autor Paulo Pires de Mello, com permissão.

cardíacas (pela possibilidade de compressão concomitante das vias aéreas). Paralisia unilateral de prega vocal e estenose subglótica adquirida podem ocorrer após cirurgia cardíaca.[9] Ligadura do ducto arterioso patente ou cirurgia por circulação extracorpórea foram associadas, respectivamente, a lesão do nervo laríngeo recorrente e vago.[10]

O mnemônico SPECS, proposto por Holinger, determina a sequência didática de sua avaliação e da possível necessidade de intervenção. Corresponde à revisão sistemática da anamnese, quando o médico revisa se faltou algo importante na história do paciente.[11]

- S (gravidade – em inglês, *severity*): a gravidade da obstrução respiratória determina a urgência da investigação e o local de realizá-la. Dois indicadores importantes de gravidade são a frequência respiratória e o nível de consciência. Em crianças, muitas vezes, o primeiro sinal de dificuldade respiratória é a taquipneia; assim, uma respiração superficial aparentemente tranquila pode levantar suspeita de exaustão, assim como confusão mental pode sugerir parada respiratória iminente. Trata-se de momento crucial para valorização das informações trazidas pelos pais, cuidadores ou pediatras assistentes.
- P (progressão – em inglês, *progression*): estridor presente desde o nascimento sugere estreitamento fixo das vias aéreas, como na membrana laríngea, na paralisia bilateral das pregas vocais e na estenose subglótica congênita. Se o estridor aparece nas primeiras semanas e os sintomas mudam com a posição, a laringomalácia deve ser o mais provável. O aparecimento de estridor súbito, de rápida progressão, sugere presença de infecção ou corpo estranho e, no

contexto da criança hospitalizada, pode também sugerir lesões iatrogênicas associadas a suporte ventilatório mecânico prévio.

- E (alimentação – em inglês, *eating*): dificuldade de alimentação, aspiração e baixo ganho ponderal sugerem obstrução grave das vias aéreas, impedindo alimentação adequada, ou uma lesão que interfere diretamente na deglutição. A obstrução faríngea (naso ou orofaríngea) é mais propensa a causar dificuldade de deglutição do que aquela nas vias aéreas inferiores. Compressão traqueal e esofágica podem coexistir, como no duplo arco aórtico. Aspiração e tosse podem ocorrer na paralisia de prega vocal, na fístula traqueoesofágica e na fenda laríngea.
- C (cianose – em inglês, *cyanosis*): a criança com cianose e sinais de obstrução respiratória requer avaliação e manejo mais urgentes, sendo idealmente admitida para monitorização cardiorrespiratória, de preferência em ambiente hospitalar. Esse paciente merece uma atenção redobrada, pois a cianose é sinal quase sempre tardio e sugere obstrução respiratória avançada. Quando de origem cardiovascular ou central, não cursa com ruído respiratório, mesmo que se tenha sempre que excluir essas origens, principalmente em crianças com estridor intermitente. As origens respiratória, cardiológica e central podem coexistir, notadamente em crianças sindrômicas e prematuras que tiveram vida prolongada em unidades de terapia intensiva (UTI).
- S (sono – em inglês, *sleep*): o estridor pode melhorar ou não durante o sono. A obstrução faríngea quase sempre piora durante o sono, como na glossoptose da sequência de Pierre Robin, enquanto na obstrução laringotraqueal comumente o estridor é mais audível na criança agitada e acordada.

PROPEDÊUTICA

Exame físico

O exame físico tem papel central na determinação do grau e do local da via aérea obstruída. Deve ser iniciado no colo dos pais, com inspeção não invasiva, desde que não haja desconforto respiratório. Frequência respiratória e nível de consciência são dois marcadores importantes de gravidade da dispneia, e a presença de cianose é sinal tardio de insuficiência respiratória. A oximetria de pulso pode ser útil como triagem dos quadros respiratórios graves, além dos sinais vitais.

Dismorfismos faciais devem ser avaliados, assim como proporção da língua e da mandíbula, na procura de doenças genéticas. A microtia pode ter hipoplasia mandibular associada resultando em obstrução relativa das vias aéreas. Devem ser observadas a patência das fossas nasais, o batimento das asas do nariz e possível retração da musculatura intercostal acessória.

A execução de um exame físico geral, incluindo peso, percentil de desenvolvimento e percentil de crescimento, deve ser considerada. A natureza do estridor deve ser determinada durante o ciclo respiratório e a ausculta cardiopulmonar deve ser realizada com a criança mais quieta. Pode-se pedir, por exemplo, que a criança colaborativa respire pela boca para reproduzir o ruído respiratório, já que o exame da criança em várias posições, com observação de possíveis mudanças do estridor, pode fornecer pistas diagnósticas valiosas. A avaliação pode ser seguida por suporte concomitante na obstrução respiratória grave, principalmente diante de taquipneia, retração grave, letargia e cianose. Vídeos e áudios devem ser gravados, principalmente nos quadros intermitentes.

O exame geral inclui inspeção da cabeça e do pescoço à procura de deformidades craniomaxilofaciais (assimetria e hipoplasia mandibular). Crianças com hemangiomas nos lábios, face e mucosa jugal podem ter hemangioma subglótico (Figura 2). O tamanho do nariz, seu formato e a presença de secreção e/ou massas intranasais também devem ser avaliados, assim como com a cavidade oral e a orofaringe, com avaliação do formato e de posição anormal da língua. Fendas palatinas devem ser procuradas.

Videofaringolaringoscopia flexível

Também chamada de nasofibrofaringolaringoscopia flexível (NFLF), a videofaringolaringoscopia flexível é um exame seguro quando realizado por médico especialista, com as precauções adequadas (disponibilidade de oxigênio e aspirador), integrando o exame de consultório com a criança estável do ponto de vista respiratório. O médico deverá gravar o exame para, se necessário, revê-lo,

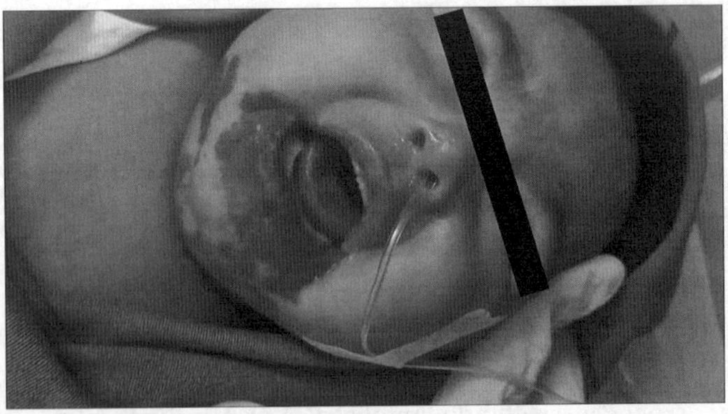

Figura 2 Ectoscopia evidenciando hemangioma em lábio e região mentoniana em criança com hemangioma subglótico.
Fonte: arquivo pessoal do autor Paulo Pires de Mello, com permissão.

discutir com colegas e fornecer explicações para pais e cuidadores. Dispor de uma tecnologia que permita a gravação e rever o exame em câmera lenta, quadro a quadro, com estroboscópio, é de grande auxílio na avaliação dinâmica da laringe pediátrica. A criança deve estar acordada, sem anestesia tópica da faringe, para não ocorrer alteração na função faringolaríngea. Apesar de a indicação inicial ser estridor, esse exame também é indicado para avaliar roncos, apneia obstrutiva do sono (AOS), disfonia, engasgos e tosse.

A patência das fossas nasais e das coanas deve ser avaliada, assim como o movimento do palato mole, a dinâmica faringolaríngea, a mobilidade das pregas vocais, e a anatomia e o movimento da base da língua. Em caso de imobilidade laríngea com intubação prévia, indica-se um exame sob anestesia geral para diferenciar a paralisia neurogênica da estenose glótica posterior. A videofaringolaringoscopia flexível não é um bom exame para avaliar a subglote nem quando há suspeita de fenda laríngea, pois a mucosa redundante posterior pode mascarar essa anomalia congênita.

Em casos de pacientes sem desconforto respiratório, a avaliação pode ser realizada em consultório ou ambulatório, ao passo que a criança com dispneia precisa ser examinada em centro cirúrgico ou sala de endoscopia respiratória, sempre por profissionais especializados.

Quando a NFLF é realizada concomitantemente à oferta de consistências alimentares distintas para avaliação da habilidade da criança em degluti-las, é possível realizar a videoendoscopia da deglutição, método alternativo e complementar (em muitos casos) à fluoroscopia, sem exposição à radiação. É muito útil quando se suspeita de quadros broncoaspirativos associados ao estridor, assunto abordado no capítulo 23, "Disfagia".

Laringoscopia e traqueobroncoscopia (exame sob anestesia geral)

A laringoscopia direta e a traqueobroncoscopia podem ser realizadas em recém-nascidos e lactentes com estridor com o objetivo de identificar lesões sincrônicas das vias aéreas. A necessidade de anestesia geral nos pacientes com estridor pode não ser necessária (tema controverso entre escolas que tratam das doenças das vias aéreas).[12] Em caso de progressão dos sintomas, anormalidades associadas ou apresentação clínica atípica, no entanto, a endoscopia rígida das vias aéreas e, por vezes, uma esofagoscopia devem ser realizadas sob anestesia geral. Estridor crônico e queixas como disfagia, engasgos, AOS e *cor pulmonale* sugerem investigação sob anestesia geral.

As técnicas anestésicas com remifentanil e propofol e de manutenção volátil com sevoflurano têm sido descritas como facilitadoras da respiração espontânea, permitindo a manipulação das vias aéreas. Em casos de falha de extubação e suspeita de doença subglótica, assim como na necessidade de exclusão de segunda lesão sincrônica de via aérea em pacientes com laringomalácia grave, o exame deve ser realizado em centro cirúrgico, sob anestesia geral, e a supraglotoplastia poderá ser realizada nesse tempo cirúrgico. A frequência de segunda lesão de via aérea concomitante aparece de maneira divergente na literatura, tendo sido relatada em algumas séries entre 7,5 e 65%.[13]

O exame sob anestesia geral permite avaliação de toda a árvore respiratória, palpação das lesões encontradas, mensuração e dilatação de estenoses, biópsias, *debulking* tumoral, remoção de corpo estranho e estabilização das vias aéreas. Assim como com o aparelho flexível, o exame com óticas e broncoscópios rígidos também deve ser gravado para futura discussão entre colegas.

Exames complementares

Avaliação radiológica especializada pode ser solicitada após anamnese e exame físico, lembrando-se que as vias aéreas das crianças são móveis, o que frequentemente promove erros de interpretação. Deve-se dar preferência para radiografias simples e tomografia computadorizada (TC) helicoidal em detrimento da ressonância magnética (RM), já que não há necessidade de sedação nas duas primeiras. Radiografias laterais e anteroposterior de tórax e pescoço são úteis como triagem do comprometimento das vias aéreas pediátricas. Como esforço para limitar a exposição de crianças à radiação ionizante, os estudos radiológicos devem ser solicitados apenas se puderem influenciar o tratamento e o prognóstico da doença que está sendo investigada.

A história e o exame físico determinam a seleção do método radiológico adequado. Radiografia anteroposterior e lateral do pescoço, assim como do tórax, devem ser realizadas rotineiramente. Radiografias do pescoço informam sobre o calibre da subglote e da traqueia cervical, além de permitir realce com a base da língua e o espaço retrofaríngeo. Radiografia de tórax pode detectar doença cardiopulmonar. Quando existir suspeita de aspiração de corpo estranho, as radiografias facilitam a identificação de objetos radiopacos. Em caso de corpos estranhos radiotransparentes, as radiografias em inspiração-expiração ou em decúbito lateral são mandatórias e complementam as radiografias posteroanterior e lateral do tórax (embora nem sempre sejam de fácil execução em crianças pequenas).

Alterações dinâmicas das vias aéreas, como a traqueomalácia, são detectáveis pela fluoroscopia, também utilizada para avaliação do movimento do diafragma e de mudanças dinâmicas do mediastino presentes na aspiração de corpos estranhos ou em outras obstruções brônquicas. A sensibilidade e a especificidade desse método nas vias aéreas se comparadas às do exame endoscópico, vêm sendo discutidas.[14] Ela seria mais útil na estenose subglótica e nas lesões traqueobrônquicas e menos sensível no diagnóstico da laringomalácia e outras doenças faríngeas e supraglóticas.[15]

Quando radiografia ou anamnese forem sugestivas de compressão vascular, TC ou RM com gadolínio devem ser realizadas. A TC é útil na avaliação de compressão extrínseca das vias aéreas por massas císticas ou sólidas, além de permitir melhor avaliação do mediastino, principalmente do timo que preenche o mediastino anterior. Reconstrução tridimensional do segmento laringotraqueal oferece informações úteis sobre a localização, a extensão e a gravidade da obstrução respiratória (Figura 3). Em caso de obstrução completa das vias aéreas, a endoscopia virtual é útil no exame do segmento distal do trato respiratório, mas não substitui a broncoscopia, uma vez que não fornece informações sobre o aspecto da mucosa (inflamatória ou cicatricial).[16] Imagens do sistema nervoso central são indicadas quando existem anormalidades do tônus faríngeo ou imobilidade laríngea, como na síndrome de Arnold-Chiari.

A RM é útil na avaliação das compressões vasculares secundárias a anomalias congênitas cardiovasculares. Requer sedação, por isso é necessária a presença de um anestesiologista durante todo o procedimento. Esse exame mostrou ser uma excelente alternativa à angiografia para avaliação de compressão vascular das vias aéreas.[17]

No pescoço, o exame ultrassonográfico (US) é capaz de diferenciar massas císticas de sólidas, sendo útil, de acordo com alguns autores, na avaliação e no acompanhamento de paralisia de prega vocal.[18] Uma outra função atribuída à ultrassonografia é a avaliação de massas cervicais fetais antes de procedimento

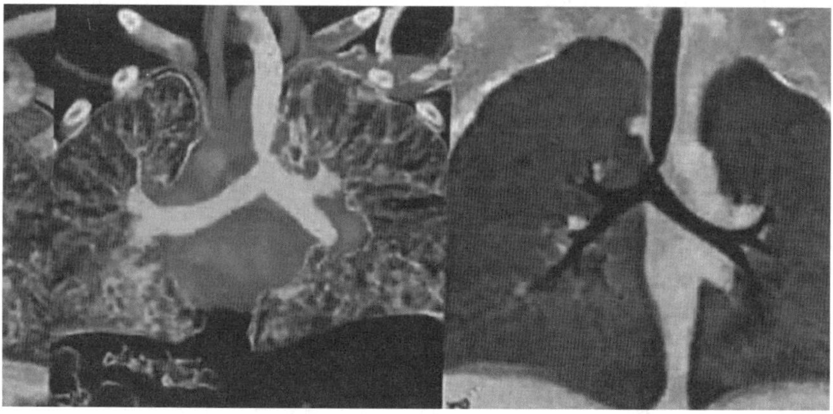

Figura 3 Tomografia computadorizada de tórax evidenciando estenose de traqueia congênita.
Fonte: arquivo pessoal do autor Paulo Pires de Mello, com permissão.

extraútero, mesmo que toda massa pré-natal que causa obstrução das vias aéreas necessite de investigação por ressonância fetal.

A esofagografia contrastada tem utilidade em crianças com estridor e problemas de deglutição. Em caso de aspiração maciça, o exame endoscópico imediato é preferível ao exame contrastado, devendo-se lançar mão de laringoscopia direta, traqueobroncoscopia e, por vezes, esofagoscopia. Os estudos para identificar refluxo faringolaríngeo em crianças são controversos, tanto quanto são sua verdadeira incidência e suas implicações clínicas. A monitorização pela pHmetria, no entanto, é considerada uma medida válida para avaliação de refluxo. O ecocardiograma pode determinar a presença de anomalias congênitas, principalmente na criança com estridor e paralisia de prega vocal, anel vascular e síndromes associadas. A polissonografia (PSG) permite o diagnóstico e o estadiamento da AOS em crianças com anomalias craniofaciais, micrognatia ou laringomalácia, podendo auxiliar na decisão da necessidade de intervenção nesses pacientes.

De maneira geral, na presença de estridor, os exames de imagem são muito mais utilizados para planejar a terapia do que para o diagnóstico do estridor em questão, não sendo estudo de primeira linha na busca etiológica da criança ruidosa. Na imperfuração coanal, por exemplo, a tomografia computadorizada é utilizada para conferir a natureza da lesão (óssea ou membranosa) e para afastar anomalias craniofaciais adicionais; e a angiotomografia de tórax detalha a anatomia vascular e sua relação com a árvore traqueobrônquica. O pedido desses exames deve ser o mais criterioso possível.

TRATAMENTO

O tratamento da criança com estridor deve ser o mais individualizado possível, pois está intimamente relacionado à sua causa. Assim, pode ser desde expectante, em casos de laringomalácia leve, até envolver correções complexas de estenoses congênitas de traqueia associadas a malformações vasculares. A individualização do tratamento pode fazer com que crianças com o mesmo diagnóstico sejam tratadas de formas diferentes, a depender de seus sintomas. O acompanhamento multidisciplinar deve ser regra, principalmente nas crianças que necessitarão de reconstrução laringotraqueal, ressecção cricotraqueal parcial e traqueoplastia.

PREVENÇÃO E PROGNÓSTICO

O diagnóstico precoce e correto das causas de estridor é o ponto crítico de prevenção, bem como o início precoce do acompanhamento e do tratamento especializados, quando pertinente, a fim de reduzir as possibilidades de desfechos negativos. No que diz respeito às estenoses adquiridas (como na estenose subglótica pós-extubação), é importante realizar o manejo correto da via aérea para prevenção, devendo-se adotar protocolos institucionais que visem reduzir o tempo de intubação orotraqueal, realizar a correta fixação do tubo e identificar o momento mais adequado da indicação de traqueostomia.

O prognóstico da criança com estridor é variável, a depender de sua causa, porém, considerando suas principais causas em neonatos (em especial a laringomalácia), é bom na maioria dos casos.

DESAFIOS ATUAIS

Entre os principais desafios identificados no manejo de crianças com estridor, destaca-se a necessidade de conscientização e educação continuada dos profissionais da saúde envolvidos no atendimento. Deve-se difundir claramente os conceitos de que nem todo estridor é laringomalácia e de que todo estridor merece avaliação especializada (considerando a possibilidade, inclusive, de segunda lesão de via aérea concomitante). Também se entende como desafio a necessidade do aumento da oferta de serviços com equipes multidisciplinares capazes de manejar os pacientes potencialmente graves, habilitadas nos métodos diagnósticos e nas várias modalidades de tratamento cirúrgico.

ORIENTAÇÕES AOS PAIS

- O ruído respiratório é muito comum no grupo pediátrico, mas nem sempre é fácil distinguir os sons (ronco, estridor e sibilo).
- Caso a criança seja ruidosa, uma consulta com o pediatra é fundamental, assim como o encaminhamento para otorrinolaringologista, que ajudará no diagnóstico da causa, principalmente em crianças com outros comemorativos respiratórios.
- Apesar de provocar receios, a necessidade e a importânciaa do exame endoscópico podem ser cuidadosamente minimizados com explicações seguras do médico que trata de doenças de vias aéreas. O benefício de um exame adequado é maior do que qualquer risco eventual.
- Os pais não devem aceitar um diagnóstico de laringomalácia em uma criança que não foi examinada endoscopicamente, assim como não devem aceitar a sugestão de que não existe nada a ser oferecido à criança do ponto de vista de tratamento.
- Os exames de imagem, como TC e RM, não devem preceder os exames endoscópicos e nem sempre serão necessários.

✓ CONCLUSÃO

O estridor pode ser sinal de um problema menor na criança, como uma laringomalácia leve sem grandes repercussões; entretanto, pode ser uma pista de uma condição respiratória grave, progressiva e, por vezes, incompatível com a vida, como um segmento longo de estenose congênita da traqueia. A condução do caso sempre deverá ser pautada por uma definição básica: estridor não é diagnóstico, portanto, deverá ser devidamente investigado. Antes da investigação, é fundamental a estabilização da criança do ponto de vista respiratório, se for necessária. Uma anamnese detalhada e exame físico completo, assim como avaliação endoscópica e, quando indicado, exame das vias aéreas sob anestesia geral, confirmam o diagnóstico e permitem a condução correta e segura do caso.

REFERÊNCIAS BIBLIOGRÁFICAS

1. Pfleger A, Eber E. Assessment and causes of stridor. Paediatr Respir Rev. 2016; 18: 64-72.
2. Zalzal GH. Stridor and airway compromise. Pediatr Clin North Am. 1989; 36(6): 1389-402.
3. Kryger M, Bode F, Antic R, Anthonisen N. Diagnosis of obstruction of the upper and central airways. Am J Med. 1976; 61(1): 85-93.
4. Cohen ST, Keller KA, Bevins JW, Thomsom JW. Laryngeal paralysis in children: a long-term retrospective study. Ann Otol Rhinol Laryngol. 1982; 91: 417-23.
5. Friedman EM, Vartola AP, McGill TJI, Healy GB. Chronic pediatric stridor: etiology and outcome. Laryngoscope. 1990; 100: 277-80.
6. Berkowitz RG. Neonatal upper airway assessment by awake flexible laryngoscopy. Ann Otol Rhinol Laryngol. 1998; 107: 75-80.
7. Hartl TT, Chadha NK. A systematic review of laryngomalacia and acid reflux. Otolaryngol Head Neck Surg. 2012; 147: 619-26.
8. Bajaj Y, Kapoor K, Ifeacho S, Jephson CG, Albert DM, Harper JI et al. Great Ormond Street Hospital treatment guidelines for use of propranolol in infantile isolated subglottic haemangioma. J Laryngol Otol. 2013; 127(3): 295-8.
9. Khariwala SS, Lee WT, Koltai PJ. Laryngotracheal consequences of pediatric cardiac surgery. Arch Otolaryngol Head Neck Surg. 2005; 131(4): 336-9.
10. Smith ME, King JD, Elsherif A, Muntz HR, Park AH, Kouretas PC. Should all newborns who undergo patent ductus arteriosus ligation be examined for vocal fold mobility? Laryngoscope. 2009; 119(8): 1606-9.
11. Holinger LD. Evaluation of stridor and wheezing. In: Holinger LD, Lusk RP, Green CG (eds.). Pediatric Laryngology and Bronchoesophagology. Philadelphia: Lippincott-Raven Press; 1997. p.41-8.
12. Stern Y, Cotton RT. Evaluation of the noisy infant. In: Cotton RT, Myer CM 3rd (eds.). Practical Pediatric Otolaryngology. Philadelphia: Lippincott-Raven Publishers; 1999. p.471-6.
13. Thompson DM. Laryngomalacia: factors that influence disease severity and outcomes of management. Curr Opin Otolaryngol Head Neck Surg. 2010; 18: 564-70.
14. Berg E, Naseri I, Sobol SE. The role of airway fluoroscopy in the evaluation of children with stridor. Arch Otolaryngol Head Neck Surg. 2008; 134: 415-8.

15. Huntley C, Carr MM. Evaluation of the effectiveness of airway fluoroscopy in diagnosing patients with laryngomalacia. Laryngoscope. 2010; 120: 1430-4.
16. Honnef D, Wildberger JE, Das M, Hohl C, Mahnken AH, Barker M et al. Value of virtual tracheobronchoscopy and bronchography from 16-slice multidetector-row spiral computed tomography for assessment of suspected tracheobronchial stenosis in children. Eur Radiol. 2006; 16(8): 1684-91.
17. Myer CM 3rd, Auringer ST, Wiatrak BJ, Bisset G. Magnetic resonance imaging in the diagnosis of innominate artery compression of the trachea. Arch Otolaryngol Head Neck Surg. 1990; 116(3): 314-6.
18. Friedman EM. Role of ultrasound in the assessment of vocal cord function in infants and children. Ann Otol Rhinol Laryngol. 1997; 106(3): 199-209.

22 TRAQUEOSTOMIA NA PEDIATRIA

Paulo Pires de Mello
Luzia Abrão El Hadj

OBJETIVOS

- ✓ Discorrer sobre a traqueostomia na população pediátrica e todas as implicações e impactos associados na vida da criança e de sua família.
- ✓ Discutir sobre as principais indicações de traqueostomia em crianças e a importância do acompanhamento adequado de crianças portadoras de estoma respiratório.
- ✓ Discorrer sobre as principais complicações da traqueostomia, assim como formas de identificá-las e tratá-las.

INTRODUÇÃO

A traqueostomia (TQT) é uma comunicação entre a via aérea (mais precisamente a traqueia) e a atmosfera. Trata-se de um dos procedimentos mais antigos que se tem conhecimento em literatura médica. A denominação pode gerar confusão: traqueotomia, da palavra grega "*tome*", significa "cortar", enquanto traqueostomia, do grego "*stomoun*", significa "fazer abertura", são termos usados de forma intercambiável. Mais especificamente, traqueotomia refere-se ao procedimento cirúrgico de realizar uma abertura na traqueia, enquanto traqueostomia refere-se à presença de um orifício real nessa estrutura, sendo também usada para descrever a inserção de um tubo nesse orifício.

As decisões a respeito da TQT em pediatria envolvem ampla discussão por sua taxa de mortalidade, pelas comorbidades associadas, por suas possíveis alternativas e pelo impacto sobre as famílias. As equipes multidisciplinares dedicadas a esse assunto vêm mudando o manejo da via aérea pediátrica e diferenças anatômicas e fisiológicas entre adultos e crianças merecem uma compreensão em separado neste último grupo.

As primeiras TQT datam de 3100 a.C., no Egito Antigo, havendo sua documentação no *Rig Veda* da Índia e no século IV a.C., relata-se que Alexandre, o Grande, abriu com uma espada a traqueia de um soldado engasgado.[1] Na pediatria, sua primeira referência data de 1650, em um menino de 7 anos que havia aspirado um osso.[1,2] Após perda de popularidade desde então, nas décadas de 1940 e 1950, esse procedimento ressurgiu com a epidemia de poliomielite, juntamente com a difteria e a epiglotite, vindo novamente a se modificar com o advento das imunizações específicas.[1,3]

ASPECTOS EPIDEMIOLÓGICOS

Estima-se que mais de 50% das crianças submetidas a TQT tenham menos de 1 ano de idade no momento de sua realização.[4]

Uma pesquisa com 85 otorrinolaringologistas pediátricos que somaram mais de 2 mil TQT por ano indicou que 40% delas foram realizadas por conta da dependência de ventilação mecânica; 30%, por obstrução extratorácica; 20%, por doença neurológica; e 10%, por obstrução intratorácica. Não é incomum a concomitância de indicações, como o paciente com doença neurológica e obstrução das vias aéreas por longo período de intubação orotraqueal.[5]

INDICAÇÕES

As indicações para realização de TQT mudaram ao longo do último século por conta da imunização, do advento da assistência respiratória com ventiladores mecânicos e da utilização de intubação orotraqueal prolongada. Com o aumento das comorbidades associadas, o cuidado no longo prazo e sua retirada ambulatorial assumiram papel de destaque.[6] Didaticamente, as indicações do procedimento são listadas como: obstrução das vias aéreas (estenose laringotraqueal, paralisia bilateral das pregas vocais e *cleft* laríngeo, p. ex.), assistência ventilatória (doenças do sistema nervoso central e doenças neuromusculares) e toilete respiratória para aspiração secundária a doença neurológica e incoordenação faringolaríngea.

A maioria das TQT em pediatria é realizada antes de 1 ano de idade e as indicações diferem entre recém-nascidos, demais crianças e adultos.[7,8] No grupo neonatal, as anomalias congênitas com obstrução das vias aéreas predominam, como estenose subglótica congênita, paralisia bilateral das pregas vocais, teratoma (Figura 1) e linfangiomas cervicofaciais, além do quadro raro que vem merecendo destaque como uma das indicações de TQT na neonatologia, a síndrome CHAOS (do inglês *congenital high airway obstruction syndrome*), causado por obstrução laríngea ou traqueal em fetos que podem necessitar de EXIT (em inglês, *ex-utero intrapartum treatment*).[9]

As doenças das vias aéreas e pulmonares respondem pela maioria das TQT em crianças mais velhas, mas as modalidades de suporte ventilatório modernas estão mudando as indicações de TQT. A prevalência das estenoses laringotraqueais, uma das principais indicações de TQT no prematuro, vem reduzindo e atualmente a principal indicação dessa cirurgia nesse grupo de pacientes é a ventilação prolongada secundária à displasia broncopulmonar grave (DBP).[10,11] Murthy et al. publicaram um estudo com mais de 5.500 prematuros (antes de 32 semanas) encaminhados para unidade de terapia intensiva neonatal (UTIN). Desses pacientes, 898 tinham critério para displasia broncopulmonar e 12% deles foram traqueostomizados para facilitar o suporte ventilatório prolongado.[12] Assim, como a melhoria do cuidado neonatal aumentou a sobrevida do prematuro extremo e os avanços cirúrgicos no manejo das anomalias congênitas e iatrogênicas das vias aéreas, o aumento do suporte ventilatório para displasia broncopulmonar permanece como uma das maiores indicações de TQT no 1º ano de vida.

Outras condições, como cardiopatias congênitas, doenças neuromusculares, onfalocele gigante, hérnia diafragmática e malformação adenomatoide cística podem resultar em ventilação prolongada via TQT As crianças que realizam o procedimento por obstrução respiratória o fazem em um período bem precoce por conta de anomalias congênitas ou estenose laríngea adquirida, enquanto aquelas que necessitam de TQT por suporte ventilatório pertencem a um grupo mais heterogêneo (prematuridade, doenças do sistema nervoso central e DBP).

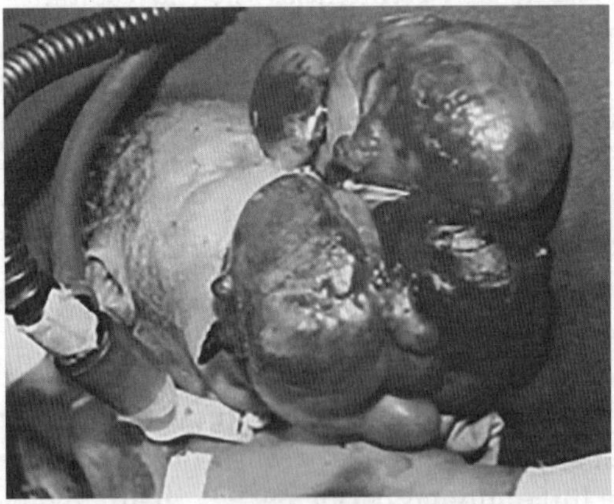

Figura 1 Teratoma de orofaringe.
Fonte: arquivo pessoal do autor Paulo Pires de Mello, com permissão.

Uma criança candidata à TQT deverá ser submetida à avaliação endoscópica detalhada das vias aéreas para se entender a causa da obstrução, quando ela existir, e identificar outras doenças e alterações locais que possam causar complicações. São indicadas a videoendoscopia nasossinusal e a videofaringolaringoscopia flexíveis (de forma geral, realizadas sob anestesia tópica antes de conduzir a criança ao ambiente cirúrgico), combinadas com a traqueobroncoscopia sob anestesia geral, que auxiliarão em detalhes técnicos do procedimento cirúrgico.

MOMENTO DA TRAQUEOSTOMIA

Há poucos trabalhos que guiam a decisão sobre o momento ideal da TQT pediátrica, mas algumas considerações a respeito da intubação prolongada podem ajudar a escolha do momento da intervenção. Sabe-se, por exemplo, que dentro de 72 horas de intubação já ocorrem edema laríngeo e erosão da mucosa local; o que faz com que, no adulto, já seja universal a indicação da TQT precoce, entre 3 e 10 dias, promovendo redução da ventilação mecânica, da hospitalização e dos custos.[13]

Nas crianças, por outro lado, esse debate ainda está muito longe de um consenso estabelecido. Uma revisão sistemática de 2012, com trabalhos randomizados, concluiu não haver evidências suficientes que suportem uma redução da mortalidade após TQT precoce, mesmo que alguns autores já tenham sugerido benefícios desse procedimento quando realizado o mais cedo possível.[14] A idade gestacional ao nascimento e muitos outros fatores devem ser considerados para se determinar o momento ideal para a realização do procedimento em cada caso, como o diagnóstico da doença de base e a indicação da TQT Nem sempre o momento do procedimento tem correlação com o desmame da ventilação mecânica e da decanulação, assim como nem sempre a causa de eventual morte está associada ao momento da TQT.

Mais estudos ainda são necessários para confirmar que a TQT precoce é a opção mais segura para essas crianças. Mas uma das hipóteses de benefício é o desmame antecipado de relaxantes musculares e da sedação, com consequente melhora da cognição e das atividades motoras, permitindo à criança sentar-se em cadeiras e participar mais ativamente de atividades com pais e cuidadores.[15]

TÉCNICA DA TRAQUEOSTOMIA

Considerações anatômicas

A laringe pediátrica se localiza em uma parte mais alta do pescoço e, por vezes, é escondida pelo osso hioide, sendo a cartilagem cricoide a estrutura mais proeminente em um pescoço estendido de uma criança; portanto, é um ponto de reparo anatômico importante, mas nem sempre sua delineação local à palpação é fácil. A traqueia pediátrica, por sua vez, tem uma maior mobilidade do que a do adulto, deslocando-se eventualmente do campo cirúrgico. O istmo da tireoide cruza a traqueia entre o 2º e o 4º anéis traqueais. Posteriormente à traqueia, está o esôfago e, lateralmente, as veias jugulares internas, as artérias carótidas comuns e os nervos laríngeos recorrentes.

Técnica cirúrgica

O anestesiologista idealmente estará na cabeceira do paciente, com a via aérea segura por um tubo ou broncoscópio rígido. A conferência de todo o material cirúrgico e endoscópico é fundamental antes do início do procedimento, incluindo as cânulas de TQT disponíveis em tamanhos variados. Um coxim é utilizado para estender o pescoço, trazendo a traqueia para a posição mais anterior possível. Procede-se, então, uma incisão cutânea vertical ou horizontal (à meia distância) entre a cartilagem cricoide e a incisura supraesternal, sempre o mais próximo possível da linha média. A remoção de parte da gordura subcutânea pode ser uma alternativa para facilitar a maturação do estoma, reduzindo a possibilidade de decanulação acidental. Os músculos pré-laríngeos são, então, divididos e afastados para exposição da traqueia após eventual ligadura do istmo da tireoide.

Ainda existe debate sobre o tipo de incisão na traqueia, se horizontal ou vertical e se com *flap* ou sem. MacRae não encontrou nenhuma diferença quando comparou os diferentes tipos de incisão traqueal no quesito complicações em um estudo com 93 crianças traqueostomizadas com vários tipos de incisão.[16] O princípio básico consiste, ainda, em incisar o menor número de anéis traqueais possíveis. Um *flap* baseado inferiormente (denominado *flap* de Bjork) pode ser utilizado, facilitando-se a reintrodução da cânula em caso de saída acidental. Essa técnica de maturação do estoma pode cursar com aumento do índice de fístula traqueocutânea após a retirada da TQT plenamente justificado pois também reduz a perda acidental.[17]

A menor cânula que permita uma ventilação adequada da criança é a ideal. A posição da cânula pode ser checada por broncofibroscopia e deve ficar pelo menos 2 ou 3 anéis traqueais acima da carina. Uma radiografia de tórax afasta a hipótese de pneumotórax ou pneumomediastino. A aspiração é realizada sempre que necessário e a primeira troca deve ser realizada pelo menos 1 semana após o procedimento, em ambiente adequado e com todo material de suporte separado para qualquer eventualidade. As trocas subsequentes devem ser programadas de forma individualizada.

A orientação de Jackson contra a TQT alta e contra a cricotireidostomia como causa de estenose ainda é válida.[18] Ela deve ser realizada entre o 3º e o 4º anéis traqueais, quando indicada para suporte ventilatório. Quando há estenose incipiente, a incisão traqueal deve ser realizada ou no 1º anel (para preservação de maior quantidade de anéis distalmente) ou no 6º ou 7º anel traqueal (para separar o máximo de anéis traqueais saudáveis entre a TQT e a zona de estenose). No primeiro cenário, uma reconstrução laringotraqueal com enxerto costal pode solucionar o problema ou uma ressecção cricotraqueal parcial (RCTP), com mínimo de risco de deiscência da anastomose. Quando colocada distalmente, também favorece as duas técnicas citadas, diminuindo, inclusive, o risco de infecção do enxerto costal anterior na reconstrução laringotraqueal. No caso de uma estenose intratorácica isolada, uma rara condição em crianças, a TQT deve ser colocada o mais distalmente possível no pescoço e o comprimento da cânula deve ser escolhido de forma que ultrapasse a zona de estenose sem seletivar a ventilação.

COMPLICAÇÕES: PREVENÇÃO E MANEJO

Enquanto as mortes relacionadas a TQT são incomuns, as complicações não são. As crianças submetidas ao procedimento apresentam maior risco de complicações do que os adultos, e quanto mais jovens forem, maior é o risco. A morbidade e a mortalidade estão intimamente associadas às comorbidades que acometem essa criança. A mortalidade é maior em pacientes com menos de 1 ano de idade (10 a 13%) em comparação com crianças de 1 ano de idade (1 a 4%).[19] Por conta disso, muitos serviços do mundo criaram equipes multidisciplinares especificamente para cuidar desses pacientes.

Diferente dos adultos, as crianças continuam crescendo, fazendo com que o calibre e o comprimento da traqueia se modifiquem, o que gera necessidade de avaliação endoscópica periódica. Não foi encontrada em literatura uma padronização da periodização das reavaliações endoscópicas. De forma geral, ocorrem de acordo com a presença de intercorrências como sangramento, piora do padrão ventilatório ou, em última análise, antes da tentativa de decanulação.

Didaticamente, as complicações são ditas precoces, quando ocorrem no intraoperatório ou na 1ª semana de pós-operatório, ou tardias, quando ocorrem após esse período. A decanulação acidental e a oclusão da cânula podem ocorrer em ambos os períodos e provocar a morte. As complicações precoces incluem hemorragia, pneumotórax, pneumomediastino, infecção local, decanulação acidental, obstrução da cânula por secreção ou coágulo e enfisema subcutâneo (Figura 2). Pneumotórax e pneumomediastino são complicações potencialmente fatais, facilmente detectadas no exame físico e radiológico, mas também podem ser tratados de forma conservadora, de acordo com os sintomas que ocasionam. Em crianças pequenas, em particular, o ápice do pulmão tem íntima relação com a base do pescoço, devendo ser mantido na linha média durante a execução da TQT para que não se viole o espaço pleural. Evitar a obstrução do estoma é importante para não aumentar a chance de ocorrência de pneumomediastino.

A cânula de TQT comunica a via aérea inferior com o meio externo, privando os pacientes de barreiras naturais de defesa contidas nas vias aéreas superiores e deixando-os mais suscetíveis a infecções traqueais por patógenos variados. A infecção do estoma usualmente aparece como um processo localizado na pele e é tratada como celulite, com pomadas contendo antibióticos e corticosteroides, podendo haver necessidade de antibioticoterapia sistêmica e hospitalização. A traqueíte, por sua vez, é mais difícil de distinguir da colonização microbiana universalmente encontrada em crianças com vias aéreas artificiais. O diagnóstico depende da combinação dos sinais clínicos de doença ou piora do quadro respiratório com identificação de inflamação e do patógeno responsável.

O sangramento deve ser prevenido por hemostasia rigorosa intraoperatória, por vezes havendo necessidade de ligadura do istmo da tireoide e ligadura das veias tireoidianas inferiores. Um sangramento persistente, apesar das medidas de contenção, pode indicar anormalidades da coagulação. Quando a artéria

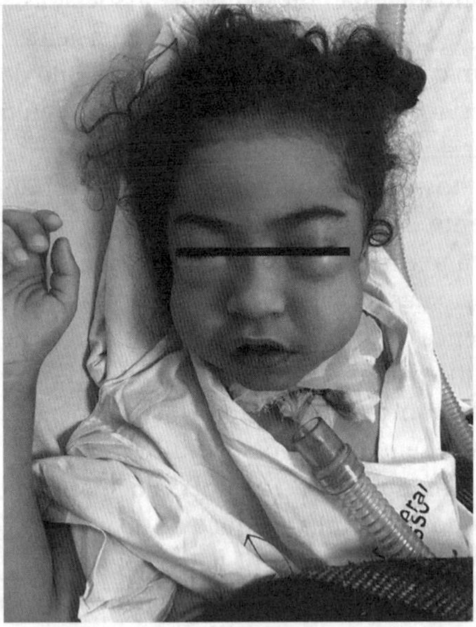

Figura 2 Enfisema subcutâneo.
Fonte: arquivo pessoal do autor Paulo Pires de Mello, com permissão.

inominada está aberrante no pescoço, pode ser protegida por um retalho de músculo esterno-hioideo ou colocando-se o estoma mais alto no pescoço.

A obstrução da cânula pode ser prevenida com aspiração e umidificação frequentes, além de boa vigilância pós-operatória imediata em UTI, pois é mais comum nesse momento. A decanulação acidental também é reduzida com cuidados técnicos na realização do procedimento como a criação de um pequeno *flap* de Bjork. Com a decanulação acidental, a criança em ventilação mecânica pode evoluir para enfisema subcutâneo e pneumomediastino. A saída acidental da cânula pode ter resultados trágicos em qualquer período na criança dependente desse dispositivo. A educação de cuidadores minimiza essa complicação.

Além disso, as complicações tardias normalmente são provocadas por trauma induzido pela própria cânula: granuloma, colapso supraestomal, estenose laringotraqueal, fístula traqueoinominada, fístula traqueoesofágica e fístula traqueocutânea (não considerada complicação por muitos autores e, como resultado, subnotificada). A granulação ao longo do estoma é causada, em geral, pelo cuidado inadequado com a TQT ocorrendo na margem superior da abertura em decorrência da irritação e da inflamação da mucosa traqueal pela cânula. Quando o trauma ocorre na ponta da cânula, pode induzir hemoptise e, mais gravemente, obstrução respiratória; podendo ser causado pela má posição da cânula ou pela recorrência da aspiração. A obstrução deve ser removida por broncoscopia rígida, muitas vezes, necessitando de colocação de cânula longa que ultrapasse a zona de obstrução. A prevenção é a melhor forma de tratar essa complicação e, para isso, devem ser evitadas aspirações frequentes que traumatizem o epitélio respiratório.

A estenose laringotraqueal é uma indicação comum da TQT no paciente que permaneceu muito tempo intubado, mas também pode ser causada pelo trauma crônico da própria cânula. Quase sempre, sendo causa ou consequência, a estenose requer tratamento cirúrgico por cervicotomia ou endoscópico por meio de dilatação. De forma similar, a traqueomalácia, resultado da deficiência de suporte cartilaginoso dos anéis traqueais por uso prolongado da cânula, não só dificultará a decanulação como algumas vezes necessitará de tratamento cirúrgico. A incidência de estenose subglótica como complicação da TQT reduziu muito desde os ensinamentos de Jackson de 1921 e atualmente é uma complicação que pode ser minimizada pelo cuidado meticuloso com a cânula e sua posição.[18] É mais observada nos procedimentos de urgência.

A estenose de traqueia abaixo da cânula é mais difícil de tratar do que o granuloma, pois não responde ao tratamento medicamentoso tópico ou sistêmico. Pode haver necessidade de utilização de cânula longa para ultrapassar o estreitamento, com risco real de seletivar um dos brônquios, comumente à direita. Pode-se tentar também, com objetivo terapêutico, a dilatação seriada com balão e, em algumas situações planejadas, a ressecção com anastomose primária.

A incidência do colapso supraestomal é inversamente proporcional à idade da criança no momento da TQT Esta traqueomalácia segmentar é consequência da condrite ocasionada pela pressão local do próprio dispositivo, que gera enfraquecimento dos anéis traqueais. A remoção de cartilagem no momento da TQT deve ser evitada, pois aumenta muito o risco de colapso da parede anterior da transição cricotraqueal, podendo causar obstrução e dificultar o processo de decanulação. É corrigida por laringotraqueoplastia com enxerto costal anterior ou eventual traqueoplastia com anastomose e ressecção primária.

A fístula traqueoinominada é a complicação mais temida da TQT. Esse vaso se origina do arco aórtico para cruzar a traqueia, dando origem à artéria carótida comum direita e à artéria subclávia. A morte por essa complicação é provável a não ser que seja identificada de forma rápida e prontamente corrigida. A pressão alta do *cuff* na parede anterior da traqueia (causando sua erosão) é sua principal causa e qualquer sangramento local pode ser originado de uma fístula traqueovascular. Dessa forma, embora as principais causas de sangramento traqueal em uma criança que usa um estoma respiratório sejam tecido de granulação ou trauma de aspiração, a hipótese dessa fístula deve ser aventada e os casos devem ser manejados com cautela.

Uma cânula pulsátil deve fazer o médico considerar a possibilidade de uma fístula vascular iminente. Na sua suspeita, a traqueia deve ser inspecionada com um broncofibroscópio fino através da cânula, que deve ser recuada aos poucos para exame de sua parede anterior. Tecido de granulação friável ao nível da ponta da cânula, na parede anterior da traqueia, é indicativo de uma fístula. Idealmente, a criança é reintubada pela TQT com uma cânula com *cuff*, levando-se o paciente imediatamente para o centro cirúrgico após aviso da equipe de cirurgia cardiotorácica. Em caso de dúvida e paciente estável, uma angiotomografia facilita a localização do vaso e de sua relação com a ponta da cânula. Em se confirmando a suspeita, há opção de esternotomia com divisão e ressecção da artéria inominada.

A fístula traqueoesofágica (FTE) raramente ocorre em crianças, sendo mais comum em pacientes com escoliose avançada e naqueles submetidos a ventilação mecânica prolongada com balonete insuflado em uso concomitante de sonda enteral. A prevenção é a melhor forma de tratá-la, com uso de tubos e cânulas de baixa pressão e alto volume, além de sondas enterais mais leves. A conduta é o reparo cirúrgico, após tratamento de qualquer infecção respiratória associada. Um estado nutricional adequado também é pré-requisito fundamental para o sucesso da cirurgia. Dependendo da doença subjacente, duas opções são possíveis para o fechamento da fístula: com ou sem ressecção traqueal.

Após a remoção da cânula de TQT uma fístula traqueocutânea pode persistir. Alguns autores não a consideram uma complicação, não a relatam e dificultam a estimativa de sua verdadeira incidência, mas parece ser inversamente proporcional à idade que o paciente tem quando realiza a TQT e diretamente proporcional ao tempo de permanência. Um grande número de cânulas de TQT de longa duração explica o aumento relativo das fístulas traqueocutâneas persistentes nos últimos anos. A avaliação das vias aéreas antes de seu fechamento é mandatória. Sua correção é cirúrgica, após intubação orotraqueal e sob anestesia geral. Remove-se pequena elipse de pele ao longo da fístula e disseca-se o trajeto fistuloso até a traqueia, removendo-o. A abertura deixada na parede anterior da traqueia pode ser fechada no sentido caudal-cranial para não deformar a parede traqueal e reduzir sua luz. Outra possibilidade cirúrgica é deixar o novo estoma, já com o trajeto fistuloso dissecado e devidamente removido, cicatrizar por segunda intenção, reduzindo consideravelmente o risco de enfisema subcutâneo e necessidade de nova TQT.

EVOLUÇÃO APÓS A TRAQUEOSTOMIA

Sobrevida e decanulação após traqueostomia

Historicamente, há uma percepção de que a TQT aumentaria o risco de morte em crianças, apesar de dados recentes indicarem aumento da taxa de sobrevida após sua utilização ao longo do tempo. Em 1989, Singer relatou 29% de mortalidade em 130 crianças submetidas ao procedimento antes dos 13 meses de vida.[20] Já em 2013, Overman relatou 89% de sobrevida em 5 anos em um grupo de 165 crianças com TQT excluindo deste trabalho crianças com cardiopatia congênita, que representava um importante segmento da população com alta mortalidade.[8] Infelizmente, as causas da morte relacionadas a TQT pediátrica são pouco relatadas na literatura existente. Quando todas as crianças traqueostomizadas são consideradas, a mortalidade geral é de 12 a 20%; entretanto, apenas 10 a 25% dessas crianças morrem por complicações da TQT.[21]

Assim como a sobrevida, a taxa de sucesso na decanulação depende da indicação do procedimento, variando com percentuais baixos para aquelas crianças com doenças neuromusculares e percentuais mais elevados para crianças broncodisplásicas e sem doença neurológica de base. Crianças submetidas a TQT por obstrução das vias aéreas são propensas à decanulação, porém muitas são submetidas a cirurgias para reconstrução. De forma geral, a chave para o sucesso da retirada da cânula é a correção ou resolução da doença que gerou a necessidade do procedimento.

Resultados do desenvolvimento após a traqueostomia

Os resultados do desenvolvimento neurológico estão associados à indicação do procedimento e às comorbidades. Em um dos maiores estudos sobre esse assunto, De Mauro et al. relataram os resultados desenvolvimentais em mais de 3 mil prematuros submetidos à TQT e acompanhados entre 2001 e 2011: 81% apresentavam distúrbios como surdez, cegueira, paralisia cerebral ou atraso neurológico significativo. Quando comparadas com seus pares, crianças com TQT também apresentavam altas taxas de atraso de linguagem e de suas competências sociais. Os autores não foram capazes de separar os desfechos com base nas indicações do procedimento.[22] Assim como a sobrevida e a taxa de decanulação, os resultados do desenvolvimento também estão associados às indicações da TQT, mas trabalhos futuros devem focar na elucidação do mecanismo associado ao desenvolvimento adverso encontrado nessa população e no entendimento entre a relação da doença de base e os desfechos em longo prazo em crianças com estoma respiratório.

Efeitos na fala e na aquisição da linguagem

Quando realizada no 1º ano de vida, a TQT significa a presença de um estoma na fase pré-linguística. A avaliação dessas crianças durante e após a decanulação sugere que muitos apresentem problemas na fala e na aquisição de linguagem; no entanto, os efeitos do procedimento sobre a fala são sempre confundidos com os efeitos das doenças de base e das comorbidades sobre os pacientes. Estudos atuais confirmaram alta taxa de atraso na fala em crianças traqueostomizadas durante o 1º ano de vida, mesmo entre os pacientes sem comorbidades.[22] As possíveis razões para essa relação são hospitalização longa e perda do *feedback* auditivo e motor oral a que as crianças são submetidas.

A habilidade de vocalizar com a TQT aumenta a comunicação entre a criança e seus cuidadores, mas mesmo as que vocalizam exibem dificuldades após a decanulação. É fundamental a participação de um fonoaudiólogo no acompanhamento dessas crianças não só depois da retirada da cânula, mas durante o período em que estiverem com o dispositivo.

Efeitos na deglutição e alimentação

Assim como na emissão vocal, a TQT impacta na alimentação e na deglutição, com problemas encontrados nas fases oral, faríngea e esofágica desse processo. São observados desde disfagia oral, penetração e aspiração laríngea até sintomas de refluxo gastroesofágico. O mecanismo da disfagia faríngea nessa população não é totalmente conhecido, mas sugere-se que um dos possíveis acontecimentos é a redução da elevação da laringe durante a deglutição. Outros possíveis fatores associados incluem a redução da sensibilidade laríngea e uma incoordenação associada. Muitas crianças apresentam quadros de prematuridade extrema, comprometimento neurológico e malformações craniofaciais, colocando-as em alto risco de comprometimento da deglutição, independente da presença da TQT. A dificuldade da alimentação pode impactar de maneira significativa o momento das refeições e ser muito estressante para pais e cuidadores.

Impacto na família

Uma das principais considerações para pais e médicos durante a indicação de uma TQT é a preocupação sobre seu impacto na vida da família. As consequências são invariavelmente físicas, emocionais, sociais e econômicas. Há inevitável prejuízo no sono dos cuidadores, assim como aumento dos gastos e redução de receita (relacionada à dificuldade desses pais trabalharem para manterem o paciente). Muitos se sentem isolados, sendo relatada, ainda, grande quantidade de casamentos desfeitos, resultado da inabilidade de um dos parceiros para lidar com as demandas do dia a dia de um menor traqueostomizado. Recomenda-se um aconselhamento antes da cirurgia, com suporte adequado da enfermagem, que pode reduzir muito os impactos negativos do cuidado do paciente após a alta hospitalar.

Planejamento da alta após a traqueostomia

Orientações antes da alta são fundamentais para a família da criança. Geralmente, um período de 4 a 6 semanas antes da alta é mandatório para que todos os envolvidos nos processos estejam seguros para cuidar da criança em casa. A interação entre uma equipe multidisciplinar e a equipe de *home care*, quando possível, é fundamental. É necessário treinamento detalhado dos familiares e deve-se planejar e executar uma demonstração prática de todos os procedimentos e equipamentos necessários para a troca da cânula e eventuais intercorrências.

Antes da alta, pais e cuidadores devem estar aptos a aspirar a TQT cuidar da pele do estoma, trocar os fixadores, reconhecer uma situação de desconforto respiratório, remover um plugue de secreção, e reconhecer a decanulação acidental e corrigi-la prontamente. Idealmente, devem ter uma lista de números de telefone que inclua equipe de *home care* e de médicos assistentes. Há serviços que oferecem materiais educativos utilizados para preparar as famílias antes da alta hospitalar.

DESAFIOS ATUAIS

Predomina a indicação de TQT nas crianças com menos de 1 ano de idade, sendo que as taxas de decanulação para essas crianças são extremamente baixas (variando de 28 a 51%) e naquelas crianças que são decanuladas, o tempo médio de permanência da TQT é de 2 anos.[23] Assim, melhorar esses números talvez seja um dos maiores desafios atualmente. Para tanto, a correção do distúrbio que levou à indicação da TQT e o manejo clínico e cirúrgico de potenciais complicações, como estenose laringotraqueal e colapso supraestomal, são pontos fundamentais. A ampliação, a formação e o aprimoramento técnico de equipes multidisciplinares especializadas no manejo da via aérea pediátrica compõem o principal caminho a ser trilhado.

Outro ponto que merece destaque é a necessidade de maior atenção dos gestores públicos à criança traqueostomizada. A criação de políticas públicas voltadas a esses pacientes e suas famílias após alta hospitalar, criando redes de apoio e assistência social eficientes, deve ser discutida com maior empenho.

ORIENTAÇÕES AOS PAIS

- Os pais e cuidadores devem ser informados sobre o que é uma TQT e qual é sua principal indicação.
- Devem ser orientados sobre como cuidar da criança traqueostomizada e da cânula.
- Devem ser orientados sobre como identificar as principais intercorrências de uma criança traqueostomizada.
- As consequências físicas, emocionais, sociais e econômicas do procedimento devem ser cuidadosamente discutidas, sugerindo-se acompanhamento especializado (psicologia e assistência social).
- A multidisciplinaridade deve ser regra na criança com estoma respiratório.

✓ CONCLUSÃO

Embora a TQT seja um procedimento muito antigo, ainda existem muitas dúvidas sobre o procedimento. A individualização do cuidado de uma criança traqueostomizada é fundamental, sendo necessária a identificação de sua principal indicação, assim como a proposta de acompanhamento adequado por uma equipe necessariamente multidisciplinar. Somente dessa forma será possível minimizar todos os impactos negativos, tanto para família quanto para a própria criança, invariavelmente causados pelo estoma respiratório.

REFERÊNCIAS BILIOGRÁFICAS

1. Frost EA. Tracing the tracheostomy. Ann Otol Rhinol Laryngol. 1976; 85(5 Pt.1): 618-24.
2. Myer C, Cotton R, Schott S. The pediatric airway: an interdisciplinary approach. Philadelphia: JB Lippincott; 1995.
3. D'Souza JN, Levi JR, Park D, Shah UK. Complications following pediatric tracheotomy. JAMA Otolaryngol Head Neck Surg. 2016; 142(5): 484-8.
4. Berry JG, Graham DA, Graham RJ, Zhou J, Putney HL, O'Brien JE et al. Predictors of clinical outcomes and hospital resource use of children after tracheotomy. Pediatrics. 2009; 124(2): 563-72.
5. Woolley AL, Muntz HR, Prater D. Physician survey on the care of children with tracheotomies. Am J Otolaryngol. 1996; 17(1): 50-3.
6. Funamura JL, Durbin-Johnson B, Tollefson TT, Harrison J, Senders CW. Pediatric tracheotomy: indications and decannulation outcomes. Laryngoscope. 2014; 124(8): 1952-8.
7. Kremer B, Botos-Kremer AI, Eckel HE, Schlöndorff G. Indications, complications, and surgical techniques for pediatric tracheostomies: an update. J Pediatr Surg. 2002; 37(11): 1556-62.
8. Overman AE, Liu M, Kurachek SC, Shreve MR, Maynard RC, Mammel MC et al. Tracheostomy for infants requiring prolonged mechanical ventilation: 10 years' experience. Pediatrics. 2013; 131(5): e1491-6.
9. Liechty KW. Ex-utero intrapartum therapy. Semin Fetal Neonatal Med. 2010; 15(1): 34-9.
10. Zenk J, Fyrmpas G, Zimmermann T, Koch M, Constantinidis J, Iro H. Tracheostomy in young patients: indications and long-term outcome. Eur Arch Otorhinolaryngol. 2009; 266(5): 705-11.
11. Wormald R, Naude A, Rowley H. Non-invasive ventilation in children with upper airway obstruction. Int J Pediatr Otorhinolaryngol. 2009; 73(4): 551-4.
12. Murthy K, Savani RC, Lagatta JM, Zanilletti I, Wadhawan R, Truog W et al. Predicting death or tracheostomy placement in infants with severe bronchopulmonary dysplasia. J Perinatol. 2014; 34: 543-8.
13. Whited RE. A prospective study of laryngotracheal sequelae in long-term intubation. Laryngoscope. 1984; 94: 367-77.
14. Gomes Silva BN, Andriolo RB, Saconato H, Atallah NA, Valente O. Early versus late tracheostomy for critically ill patients. Cochrane Database Syst Rev. 2012; 3: CD007271.
15. Cheng J, Lioy J, Sobol S. Effect of tracheostomy timing in premature infants. Int J Pediatr Otorhinolaryngol. 2013; 77: 1873-6.
16. MacRae DL, Rae RE, Heeneman H. Pediatric tracheotomy. J Otolaryngol. 1984; 13(5): 309-11.
17. D'Souza JN, Levi JR, Park D, Shah UK. Complications following pediatric tracheotomy. JAMA Otolaryngol Head Neck Surg. 2016; 142(5): 484-8.
18. Jackson C. High tracheotomy and other errors: the chief causes of chronic laryngeal stenosis. Surg Gynecol Obstet. 1921; 32: 392-8.
19. Berry JG, Graham RJ, Roberson DW, Rhein L, Graham DA, Zhou J et al. Patient characteristics associated with in-hospital mortality in children following tracheotomy. Arch Dis Child. 2010; 95(9): 703-10.
20. Singer LT, Kercsmar C, Legris G, Orlowski JP, Hill BP, Doershuk C. Developmental sequelae of long-term infant tracheostomy. Dev Med Child Neurol. 1989; 31(2): 224-30.

21. Edwards JD, Kun SS, Keens TG. Outcomes and causes of death in children on home mechanical ventilation via tracheostomy: an institutional and literature review. J Pediatr. 2010; 157(6): 955-9.
22. De Mauro SB, D'Agostino JA, Bann C, Bernbaun J, Gerdes M, Bell EF et al. Developmental outcomes of very preterm infants with tracheostomies. J Pediatr. 2014; 164: 1301-10.
23. Watters KF. Tracheostomy in infants and children. Respiratory Care. 2017; 62(6): 799-825.

23

DISFAGIA

Mariana Pires de Mello Valente
Majoy Gonçalves Couto da Cunha

OBJETIVOS

- ✓ Compreender a anatomia e a fisiologia da deglutição.
- ✓ Identificar quando levantar a hipótese diagnóstica de disfagia de acordo com o quadro clínico.
- ✓ Conduzir uma anamnese e investigação diagnóstica diante de um quadro de disfagia.
- ✓ Entender a importância da abordagem multidisciplinar de uma criança com distúrbio da deglutição.

INTRODUÇÃO

A deglutição consiste em um processo complexo que envolve uma série de movimentos de contração neuromuscular, voluntária ou involuntária, que permite que o bolo alimentar seja transportado da boca até o estômago. Para que ocorra, é necessária a sincronização de diversos nervos e músculos, com coordenação precisa dos movimentos dos lábios, língua, palato, faringe, laringe, esôfago e tórax.[1]

A disfagia, ou disfunção da deglutição, pode ser causada por qualquer doença que interfira na integridade das estruturas que compreendem o trato aerodigestivo ou em sua coordenação.[2] Deve-se identificar a causa para selecionar o tratamento ideal, seja ele cirúrgico, medicamentoso ou reabilitação fonoaudiológica.

ASPECTOS EPIDEMIOLÓGICOS

A incidência geral de disfagia na infância está aumentando, tendo como principal fator contribuinte o aumento da capacidade de cuidados e sobrevida dos prematuros. As alterações da deglutição na população pediátrica podem levar a distúrbios pulmonares e alteração de crescimento e desenvolvimento. Alguns fatores são considerados de risco para disfagia, como prematuridade; distúrbios neurológicos; malformações craniofaciais e de via aérea; doenças respiratórias, cardíacas e gastrointestinais; e alterações laríngeas.[1,3]

Prematuridade

Estima-se que 10% dos prematuros (idade gestacional menor do que 37 semanas) apresentarão dificuldade de alimentação, principalmente aqueles de muito baixo peso e/ou com atraso de desenvolvimento. Os recém-nascidos de muito baixo peso geralmente são incapazes de receber alimentação via oral em virtude das morbidades associadas, tempo de intubação prolongado, e imaturidade do sistema gastrointestinal e das habilidades motoras orais.[3]

Por conta da dificuldade de coordenação do movimento sucção-deglutição-respiração nos prematuros com menos de 34 semanas gestacionais, ocorre aumento da apneia da deglutição e das pausas respiratórias, resultando em hipoxemia e limitação do tempo da alimentação.[3]

Distúrbios neurológicos

Doença neurológica representa a principal causa de distúrbio alimentar ou de deglutição na infância. Alterações neuromotoras impactam não somente na eficiência da fase oral e faríngea como também podem prejudicar a coordenação adequada da proteção da via aérea durante a deglutição. Além disso, alguns distúrbios neurológicos alteram o estado de alerta e controle postural necessários para alimentação eficaz e segura.[1]

Anormalidades estruturais

Qualquer alteração anatômica do trato aerodigestivo pode levar a disfagia, incluindo defeitos craniofaciais, alterações de cavidade oral (como fenda palatina e macroglossia) e defeitos congênitos de laringe, traqueia e esôfago, como fístula traqueoesofágica. Todas as alterações podem levar a desconforto durante a deglutição, que pode, inclusive, perpetuar-se como questão comportamental de recusa à alimentação mesmo após correção de defeitos anatômicos.[1]

Refluxo gastroesofágico

No refluxo gastroesofágico (RGE), o material ácido refluído gera um processo inflamatório no esôfago e na laringe, podendo gerar aumento da produção de saliva e dos movimentos peristálticos primários. Além disso, a constante irritação leva a recusa alimentar, pois associa a alimentação a uma sensação desagradável. O refluxo pode associar-se com disfunção motora e hipersensibilidade oral, bem como dificuldade de sucção e protrusão da língua.[3]

Distúrbios cardiorrespiratórios

Os distúrbios cardiorrespiratórios usualmente comprometem a habilidade de iniciar ou manter um movimento coordenado entre sucção, deglutição e respiração. Podem vir acompanhados de apneia, episódios de bradicardia e engasgos.[1] A displasia broncopulmonar (DBP) tem sido relatada como responsável por comprometer a transição da alimentação via sonda para via oral em recém-nascidos prematuros por conta de fatores como redução da força de sucção, engasgos e aspiração traqueal durante a alimentação. A bronquiolite também apresenta maior risco de aspiração por dificuldade na coordenação da deglutição com a respiração em decorrência do esforço respiratório.[3]

Doenças metabólicas/inflamatórias

Distúrbios endócrinos e processos inflamatórios, como alergia alimentar ou esofagite, podem alterar o desenvolvimento de padrões alimentares.[1]

Alterações comportamentais

Problemas psicossociais, ambiente com pouco estímulo ou disfagia condicionada (em virtude de algum trauma durante a alimentação) podem gerar distúrbios alimentares. As respostas comportamentais incluem rejeição de determinados alimentos, recusa, engasgos e vômitos. Deve-se sempre eliminar os fatores fisiológicos antes de determinar um caso como padrão comportamental.[1]

FISIOPATOLOGIA

Anatomia

A cavidade oral é a primeira parte do sistema digestivo. É delimitada anteriormente pelos lábios, posteriormente pelos pilares palatinos anteriores (pilares palatoglossos), lateralmente pelas bochechas, superiormente pelo palato duro e inferiormente pelo músculo mio-hióideo.[4] A língua, sob controle medular do sistema nervoso central durante deglutição, exerce papel fundamental, pois gera pressão e direciona o bolo alimentar.[5]

Posteriormente, a cavidade oral se comunica com a orofaringe, órgão fibromuscular limitado superiormente por uma linha horizontal que passa ao nível do palato duro, inferiormente por uma linha que tangencia a base da epiglote, anteriormente pelos arcos palatoglossos e posterolateralmente pelo músculo constritor da faringe. A tonsila palatina repousa entre os pilares anteriores e posteriores. A valécula é um espaço entre a base da língua e a epiglote.[4]

A hipofaringe se estende da borda superior da epiglote até a borda inferior da cartilagem cricoide, onde ocorre um estreitamento e a comunicação com o esôfago. Essa porção se comunica com a laringe pelo ádito laríngeo e apresenta os seios piriformes em suas laterais.[5]

A laringe é um arcabouço musculocartilaginoso que possui três importantes funções: respiratória, fonatória e esfincteriana. É dividida em andares glótico, supraglótico e infraglótico. O andar glótico é aquele em que estão as pregas vocais, que se encontram em adução durante a deglutição e abdução durante a respiração.[4]

O esôfago é um tubo muscular revestido internamente por mucosa cuja função é conduzir o alimento da faringe até o estômago. Seu início se localiza na margem inferior do músculo constritor inferior da faringe (nível de C6-C7), é anterior à coluna vertebral e, em seu terço superior, posterior à traqueia.[4] A Figura 1 ilustra as estruturas citadas.

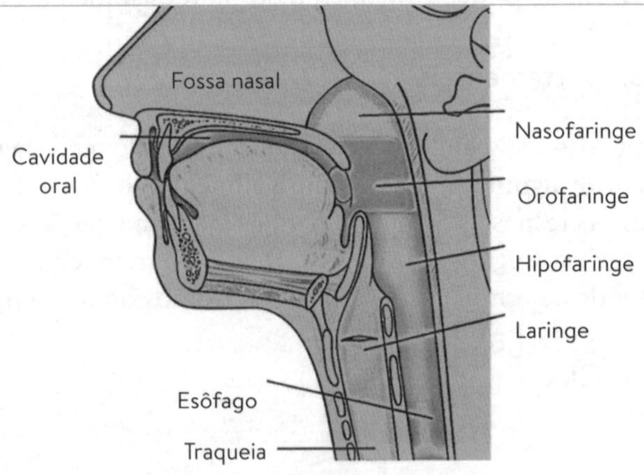

Figura 1 Representação anatômica das estruturas envolvidas na deglutição.
Fonte: arquivo pessoal de por Edio J. Cavallaro Magalhães, com permissão.

Mudanças maturacionais da deglutição[1]

A capacidade de produzir um movimento rítmico de sucção, deglutição e padrão respiratório se inicia geralmente com 32 semanas de gestação. Na primeira infância, a anatomia da cavidade oral facilita a sucção, uma resposta reflexa controlada no nível subcortical, caracterizada por movimentos rítmicos de extensão e retração da língua. Além disso, a laringe em uma posição mais alta permite separar funcionalmente o trato respiratório e o digestivo até 4 a 6 meses de vida.

Conforme ocorre o amadurecimento do bebê, o tamanho da cavidade oral aumenta, com mais espaço disponível para movimentos de língua e palato mole, ocorrendo também alongamento da faringe e descida da posição da laringe. Quando a laringe atinge o nível de adulto, a proteção da via aérea é realizada pelo reflexo adutor da laringe. Esse mecanismo permite o fechamento das pregas vocais, prevenindo a broncoaspiração e permitindo uma coordenação entre deglutição e respiração. Essa resposta é controlada pelo nervo laríngeo superior, ramo do nervo vago, após aferência do estímulo através de receptores químicos e mecânicos presentes nas paredes da faringe e da laringe.

Durante os primeiros 6 meses de vida, ocorre um amadurecimento do padrão de sucção da criança. Quando os alimentos pastosos são introduzidos, inicialmente são aceitos com o padrão de amamentação, mas com o desenvolvimento dos movimentos da língua, a transferência do bolo alimentar vai se tornando mais eficaz, com fechamento completo dos lábios na colher e movimento posterior intencional para deglutição.

Aos 7 a 9 meses, a estabilidade postural e da cabeça ajuda no suporte para aumentar as consistências e o início da alimentação com os dedos. Aos 10 a 12 meses, a criança costuma aceitar variações maiores de textura e gosto, aumentando também a independência para se alimentar sozinha de acordo com seu desenvolvimento motor, atingindo os padrões básicos de alimentação e deglutição aos 2 anos de idade.

Fases da deglutição

Um bom entendimento da fisiologia da deglutição é essencial não somente para o diagnóstico, mas também para o planejamento da reabilitação de indivíduos com disfagia. O ato de deglutir é dividido em três fases, cada uma com uma função específica: oral, faríngea e esofágica.

A fase oral se inicia ao introduzir o alimento na boca, apresentando controle neurológico voluntário. Contrações coordenadas da musculatura mastigatória e da língua transformam o alimento em bolo alimentar, que é transferido posteriormente para a faringe pelo movimento de propulsão da língua. Nesse momento, é iniciado o reflexo involuntário de engolir.[1] O tempo entre o contato da língua com o palato duro e o início do transporte do bolo alimentar é de 1 segundo. Considerando-se a função da língua competente, nenhum resíduo permanecerá na cavidade oral após o término da fase oral.[6]

A fase faríngea é majoritariamente de controle involuntário, iniciada com um padrão de sequência ordenada em resposta ao estímulo de presença de alimento ou secreção na faringe. O palato mole se fecha contra a parede faríngea posterior, separando a nasofaringe da orofaringe enquanto o alimento é impulsionado posteriormente pela contração da musculatura faríngea contra a base da língua. A atividade peristáltica é ajustada de acordo com a propriocepção de diferentes tamanhos e consistência do bolo alimentar.[1] Concomitantemente com o início da deglutição, a respiração é inibida, a laringe é puxada anterossuperiormente, as pregas vocais falsas e verdadeiras são fechadas e a epiglote, retrofletida protegendo-se assim a via aérea.[1] A entrada superior do esôfago é aberta com a elevação laríngea e as contrações peristálticas dos músculos faríngeos constritores impulsionam o bolo alimentar para o esôfago.[1]

Iniciando a fase esofágica, o esfíncter esofágico superior sofre relaxamento durante o ato de deglutir e é ativamente aberto por elevação laríngea. Contrações peristálticas propulsionam o bolo alimentar, que chegam ao estômago após relaxamento do esfíncter inferior. A propagação da onda peristáltica depende do plexo mioentérico intrínseco e da eferência vagal.[1]

QUADRO CLÍNICO

Os sinais e sintomas podem variar de acordo com a gravidade do quadro e com a idade da criança. A disfagia pode se apresentar com sintomas clássicos, como regurgitações, vômitos, tosse e engasgos, ou como um quadro discreto de microaspirações silenciosas que podem levar a pneumonias de repetição. Neonatos podem apresentar dificuldades na amamentação, como dificuldade de sucção ou de ganho de peso, com tempo de amamentação prolongado, atraso para início da sucção, pobre extração do leite, incoordenação de língua, regurgitação nasofaríngea, irritabilidade e alteração do ritmo respiratório.[1]

Crianças com atraso ou restrições de habilidades motoras para ingestão de alimentos, retenção de alimento na cavidade oral, tosse ou engasgo ao se alimentar, refluxo nasal de líquido, dificuldade de ganho de peso ou mudança no padrão respiratório durante ou logo após alimentação devem levantar suspeita para distúrbio da deglutição.[1]

Além disso, algumas alterações dismórficas/sindrômicas têm maior relação com disfagia, como a sequência de Pierre Robin, síndrome de Moebius, síndrome de Cornelia de Lange, síndrome velocardiofacial e associação VACTERL (defeitos vertebrais, atresia anal, defeitos cardíacos, fístula traqueoesofágica ou atresia de esôfago, anomalias renais e defeitos em membros ("*limbs*", do inglês)).[1]

PROPEDÊUTICA

Avaliação clínica

A investigação da disfagia deve contemplar uma anamnese detalhada visando identificar a origem (orofaríngea ou esofágica), a etiologia (problema anatômico ou funcional), a gravidade e possíveis complicações.[7]

Aspectos importantes a serem investigados incluem estado nutricional, ambiente de alimentação, tempo e utensílios utilizados, posição do corpo e da cabeça durante a deglutição, quantidade ofertada *versus* tolerada, presença de sialorreia e comorbidades.[7]

Uma criança maior consegue relatar as dificuldades na deglutição, como desconforto retroesternal, *globus* faríngeo ou dor para engolir; mas em crianças pequenas e lactentes, deve-se observar a sintomatologia relatada pelos pais. Tosse, engasgos e cianose durante o ato de deglutir sugerem um distúrbio orofaríngeo. Tosse logo após deglutição pode indicar problema em faringe ou esôfago. Sintomas que aparecem após a refeição geralmente estão relacionados a distúrbios esofágicos, como refluxo gastroesofágico e dilatação de esôfago. Nas pneumonias de repetição, deve-se sempre aventar a hipótese de disfagia e broncoaspiração, mais comumente vista em crianças com doença neurológica de base.[7]

Quando há um distúrbio anatômico ou obstrutivo do esôfago, tem-se uma dificuldade maior para ingestão de sólidos e sensação de alívio do sintoma quando o alimento é regurgitado. A causa funcional, associada à dismotilidade, está relacionada a uma dificuldade maior para deglutir líquidos, por isso movimentos do pescoço ou deglutições repetidas podem ser utilizados como manobras para facilitar a passagem do bolo alimentar.[7]

O exame físico deve incluir ectoscopia atenta, buscando deformidades craniofaciais ou alterações sindrômicas, sinais de desnutrição, avaliação da cavidade oral, orofaringe e pescoço. Pode-se realizar a ausculta cervical a fim de avaliar os sons da deglutição, como o som do movimento do bolo alimentar pelo músculo cricofaríngeo. Os sons podem estar alterados nos casos de aspiração de via aérea. Além do exame físico, é de grande valia observar a alimentação da criança por pelo menos 15 minutos, prestando atenção à função motora oral, à posição durante a alimentação e à presença de comportamentos anormais, engasgos e ruminação. Após o término da alimentação, devem-se avaliar a voz (voz molhada sugere aspiração) e sinais de fadiga.[7]

Muitas vezes, a primeira avaliação da criança disfágica é feita pelo profissional de fonoaudiologia; no entanto, o ideal é que esse paciente seja abordado por uma equipe multidisciplinar. Para os neonatos, a avaliação inicial ocorre por meio do "teste da linguinha", que visa diagnosticar precocemente limitações do movimento da língua que possam atrapalhar a sucção. Dependendo do resultado, o paciente deve ser encaminhado a especialista em otorrinolaringologia para avaliação e provável frenotomia lingual.[7] Para as demais faixas etárias, a etapa inicial será uma anamnese detalhada com os pais e/ou cuidadores, incluindo toda a história desde o nascimento e o parto, além da dinâmica da alimentação. Condição neurológica (incluindo cognição e atividade motora), estado nutricional e histórico de procedimentos cirúrgicos são dados importantes dessa anamnese.[7] Em seguida, faz-se o exame físico do paciente, que inclui:

- Avaliação das estruturas anatômicas envolvidas na deglutição: lábios, língua, palatos e orofaringe. Nessa etapa, também se avaliam a simetria e a força da musculatura orofaríngea. Além disso, é importante identificar se há sialorreia e como é a deglutição espontânea da saliva.[7]
- Avaliação otorrinolaringológica completa, incluindo avaliação endoscópica flexível (nasofibroscópica) das fossas nasais, nasofaringe, coaptação velofaríngea, orofaringe, hipofaringe e laringe. Neste conjunto de avaliações, realizam-se então a videoendoscopia nasossinusal e a videofaringolaringoscopia.[7]

De acordo com o resultado dessa etapa inicial, pode-se prosseguir a investigação com os exames mais específicos da deglutição.

Exames complementares

A videofluoroscopia e a videoendoscopia da deglutição são dois métodos complementares na propedêutica da criança disfágica. A escolha de cada método diagnóstico vai depender de vários fatores. O Quadro 1, mais adiante, lista as vantagens e desvantagens de cada método.

Videofluoroscopia da deglutição

A videofluoroscopia da deglutição é um exame radiológico que permite a avaliação da anatomia e da dinâmica de passagem do bolo alimentar através do aparelho digestivo. Tem vantagem de avaliar as três fases da deglutição (oral, faríngea e esofágica). Apresenta altas sensibilidade e especificidade no diagnóstico de aspiração. Apesar disso, há algumas desvantagens de seu uso, como a exposição à radiação, a utilização de contraste e a possibilidade de dificuldade técnica na população pediátrica (agitação, choro, posicionamento).

O alimento é oferecido ao paciente nas consistências de líquido, líquido espessado, pastoso e sólido acrescido do contraste (bário). Objetos habituais da criança também são utilizados, como copinhos e mamadeiras. Imagens seriadas desde a fase oral até a fase esofágica são avaliadas pelo radiologista e pelo fonoaudiólogo.

Videoendoscopia da deglutição

Também conhecida como *fiberoptic endoscopic evaluation of swallowing* (FEES), a videoendoscopia da deglutição (VED) é exame endoscópico de caráter ambulatorial (que também pode ser realizado em ambiente hospitalar, dependendo da indicação). Sempre é realizado pelo otorrinolaringologista e pode ser acompanhado pelo fonoaudiólogo.

Consiste na avaliação dinâmica da deglutição por meio da passagem de um nasofibroscópio pela fossa nasal e pela nasofaringe do paciente, a fim de se observar a orofaringe, a hipofaringe e a laringe durante a deglutição de alimentos oferecidos e de saliva. Utiliza-se o alimento em consistência habitual da criança, geralmente corado com corante alimentício hipoalergênico para facilitar a visualização.

Trata-se de método diagnóstico bastante eficaz para avaliar a função de proteção das vias aéreas, além da avaliação anatômica detalhada. Além disso, pode ser realizado com equipamento portátil, à beira do leito, por exemplo. Outra vantagem da videoendoscopia é que não há necessidade de exposição à radiação nem utilização de contraste, além de poder ser repetido sempre que necessário, auxiliando na programação da dieta do paciente. Como desvantagens, não avalia as fases oral e esofágica da deglutição, e não deve ser indicado em pacientes clinicamente instáveis.

A seguir, descreve-se a técnica do exame:

- O aparelho é introduzido pela fossa nasal do paciente sem o uso de anestésicos tópicos (que poderiam interferir nos mecanismos da deglutição). Nesse momento, é feita a avaliação das estruturas anatômicas da nasofaringe e também se o fechamento velofaríngeo é completo durante a fala (ou choro) e a deglutição. A seguir, o aparelho é direcionado à laringe e avalia-se estruturalmente a base da língua, aritenoides, pregas vocais (incluindo motilidade e fechamento glótico), presença ou não de estase salivar. Nesse momento, é possível testar a sensibilidade do paciente (reflexo de adução da glote), fazendo um leve toque com o aparelho na epiglote ou nas bandas ventriculares.
- Inicia-se, então, a oferta de alimento ao paciente na consistência que habitualmente ele utiliza no seu dia a dia. Nessa etapa, pode-se lançar mão de espessante para atingir a consistência desejada. Para o exame da população pediátrica, é comum solicitar aos pais/cuidadores que tragam alimentos de preferência da criança (dependendo da faixa etária), bem como utensílios de

costume, como mamadeiras, copos, colheres e canudos. A oferta inicial geralmente é de alimento pastoso, que é considerada uma consistência segura e que facilita a variação de volume. O paciente deve estar posicionado de maneira confortável e habitual (podem ser testadas também manobras posturais que ajudem a deglutição). Durante essa etapa, pode ser avaliada a ocorrência de estase dos alimentos (e se há necessidade de várias deglutições para "limpar" os resíduos da região faríngea ou supraglótica). Além disso, é fundamental identificar a ocorrência de penetração (quando o alimento chega à região das pregas vocais, sem ultrapassá-las) e/ou aspiração (quando o alimento ultrapassa as pregas vocais, chegando à subglote). Na fase faríngea, observa-se o fenômeno denominado *white out* ou clarão, que corresponde ao bloqueio da fonte luminosa do aparelho durante a contração faríngea.

Quadro 1 Comparação entre os métodos de videofluoroscopia e videoendoscopia da deglutição

Videofluoroscopia da deglutição	
Vantagens	**Desvantagens**
Avaliação anatômica e estrutural da deglutição	Avaliação limitada da função sensorial
Quantifica a aspiração	Exposição à radiação
Testa diferentes consistências	Uso do contraste
Mensura componentes da fase faríngea	Não avalia deglutições secas
Auxilia o planejamento terapêutico	Depende do cognitivo do paciente
Videoendoscopia da deglutição	
Vantagens	**Desvantagens**
Exame portátil	Não avalia a fase oral
Avalia bem a fase faríngea	Não avalia transição faringoesofágica
Não há exposição à radiação	Falta de cooperação do paciente
Avaliação anatômica, sensitiva e motora	Dificuldade em quantificar a aspiração

Fonte: adaptado de Goldani e Silveira, 2009.[7]

Outros exames complementares

Endoscopia digestiva alta, pHmetria esofagiana, eletromiografia e exames de imagem (ultrassonografia e tomografia computadorizada) podem ser úteis à investigação de quadros disfágicos, sendo indicados caso a caso.

TRATAMENTO

Não há um protocolo terapêutico bem estabelecido, mas a abordagem desses casos deve ser multidisciplinar e varia de acordo com a etiologia do processo disfágico. Adequações posturais, espessamento de líquidos e adaptação de utensílios (p. ex., mamadeira), da higiene da cavidade oral e da estimulação motora oral podem ser estratégias utilizadas para melhorar a função da deglutição. O acompanhamento com fonoaudiólogo é indispensável.

O tratamento da sialorreia pode incluir, além de medidas fonoterápicas e prescrição de anticolinérgicos, a aplicação de toxina botulínica em glândulas salivares. Essas medidas terapêuticas devem ser selecionadas caso a caso, de acordo com a condição clínica de cada paciente. Para pacientes disfágicos com pneumonias de repetição e exames que comprovem a broncoaspiração, pode-se recorrer à gastrostomia como via alternativa de alimentação.[8]

Em casos mais graves, como sialorreia abundante, pneumonias de repetição, desnutrição e desidratação, com falha no tratamento medicamentoso e fonoterápico, pode-se optar por tratamento cirúrgico na tentativa de compensar os déficits funcionais de deglutição. Os procedimentos podem ser conservadores, com o intuito de preservar fonação e deglutição, ou radicais, quando há separação definitiva da via digestiva da respiratória (separação laringotraqueal).[9]

PREVENÇÃO E PROGNÓSTICO

A alimentação é influenciada por fatores comportamentais, sociais e de desenvolvimento.[7] Por conta disso, é importante estar atento às etapas das habilidades orais e ao desenvolvimento da atividade motora orofaríngea, com o intuito de se realizar o diagnóstico precoce de algum possível distúrbio de deglutição. Quanto mais precoce for o diagnóstico de disfagia, mais rápida será a intervenção terapêutica e melhor será o prognóstico, que pode variar amplamente de acordo com a etiologia do distúrbio.

DESAFIOS ATUAIS

Com o amplo acesso a informações via internet, o maior desafio é fazer com que o paciente chegue precocemente ao especialista para que receba o tratamento adequado. Além disso, há a necessidade de difundir conhecimento sobre os sintomas da disfagia para que os pediatras que acompanham regularmente as crianças no 1º ano de vida sejam atuantes no diagnóstico e no tratamento. A alimentação adequada é a base para o crescimento e o desenvolvimento do indivíduo.

ORIENTAÇÕES AOS PAIS

- É importante que os pais estejam atentos a alguns sinais/sintomas de disfagia, como: dificuldades na pega e sucção, engasgos, ruídos ou tosse ao se alimentar, perda de líquido pelo canto da boca e recusa do alimento. Essas avaliações simples podem ser realizadas pelos pais em casa.

- Uma vez realizado diagnóstico de disfagia, são fundamentais a avaliação e o acompanhamento por pediatra, otorrinolaringologista e fonoaudiólogo (para orientações de exercícios e posturas na alimentação).

✓ CONCLUSÃO

Para uma criança ter uma alimentação segura e eficaz, são importantes não somente as habilidades motoras orais, mas também estabilidade cardiopulmonar e neurológica, bom estado de alerta e sinais de apetite. Diante de sintomas sugestivos de disfagia, uma equipe multidisciplinar deve ser acionada para investigação diagnóstica e tratamento, a fim de evitar possíveis complicações.

REFERÊNCIAS BIBLIOGRÁFICAS

1. Bromwich M, Cohen AP, Miller CK, Wilging JP. Pediatric dysphagia. In: Bluestone CD, Simons JP, Healy GB (eds.). Bluestone and Stool's Pediatric Otolaryngology. PMPH-USA; 2014. p.1311-21.
2. Brown DJ, Lefton-Greif M, Ishman SL. Distúrbios da aspiração e deglutição. In: Lesperance MM, Flint PW (eds.). Cummings Otorrinolaringologia Pediátrica. Rio de Janeiro: Elsevier; 2017. p.390-7.
3. Pagliaro CL, Silvério CC. Alterações no neonato e na criança. In: Dedivitis RA, Santoro PP, Sugueno LA (eds.). Manual prático de disfagia. Rio de Janeiro: Revinter; 2017. p.123-46.
4. Jotz GP, Scneider A, Oliveira VF, Leão HZ, Estrela F, Costa R et al. Anatomia da cavidade oral, orofaringe, hipofaringe, laringe e esôfago. In: Jotz GP, Angelis EC, Barros APB (eds.). Tratado da deglutição e disfagia no adulto e na criança. Rio de Janeiro: Revinter; 2009. p.3-15.
5. Garcia RID, Queija DS. Anatomia e fisiologia da deglutição. In: Dedivitis RA, Santoro PP, Sugueno LA (eds.). Manual prático de disfagia. Rio de Janeiro: Revinter; 2017. p.3-18.
6. Jotz GP, Dornelles S. Fisiologia da deglutição. In: Jotz GP, Angelis EC, Barros APB (eds.). Tratado da deglutição e disfagia no adulto e na criança. Rio de Janeiro: Revinter; 2009. p.16-9.
7. Goldani HAS, Silveira TR. Disfagia na infância. In: Jotz GP, Angelis EC, Barros APB (eds.). Tratado da deglutição e disfagia no adulto e na criança. Rio de Janeiro: Revinter; 2009. p.219-28.
8. Mahadevan M, Gruber M, Bilish D, Edwards K, Davies-Payne D, van der Meer G. Botulinum toxin injections for chronic sialorrhoea in children are effective regardless of the degree of neurological dysfunction: a single tertiary institution experience. Int J Pediatr Otorhinolaryngol. 2016; 88: 142-5.
9. Antunes LA, Talini C, Carvalho BCN, Guerra JP, Aristides ES, Oliveira DE et al. Laryngotracheal separation in pediatric patients: 13-year experience in a reference service. Einstein (São Paulo). 2019; 17(3): eAO4467.

24

DISTÚRBIOS DAS GLÂNDULAS SALIVARES

Paulo Pires de Mello
Luzia Abrão El Hadj

OBJETIVOS

- ✓ Descrever as principais doenças salivares na pediatria.
- ✓ Descrever a propedêutica adequada na abordagem de uma criança com doença nas glândulas salivares, assim como seu tratamento.

INTRODUÇÃO

Com exceção das doenças induzidas por vírus, os distúrbios das glândulas salivares em crianças são raros; no entanto, no âmbito de atuação do otorrinolaringologista, não são doenças incomuns, sendo fundamental que o especialista as reconheça, faça o diagnóstico e inicie o tratamento adequado.

De forma geral, crianças e adultos são afetados pelas mesmas doenças, variando a frequência entre os grupos. Algumas doenças são bem mais comuns ou exclusivas da pediatria, como sialorreia, sialoadenite neonatal e tumores vasculares (p. ex., linfangiomas). Também são encontradas nessa população: doenças inflamatórias (infecciosas, autoimunes ou granulomatosas), anomalias congênitas, malformações vasculares e tumores (benignos e malignos), além da possível relação com doenças sistêmicas.[1]

ASPECTOS EPIDEMIOLÓGICOS

Os aspectos epidemiológicos são específicos para cada doença.

FISIOPATOLOGIA

Há particularidades fisiopatológicas de cada doença; no entanto, para o entendimento ideal e o emprego do raciocínio clínico necessário ao correto diagnóstico, conhecimentos de anatomia e fisiologia salivares são de grande valia.

Sabe-se que adultos saudáveis produzem cerca de 1,5 L/dia de saliva. O sistema salivar é composto por três pares de glândulas salivares maiores (parótidas, submandibulares e sublinguais) e centenas de glândulas salivares menores do trato aerodigestivo. Cerca de 20 a 25% da saliva vêm da glândula parótida; 70 a 75%, da glândula submandibular; e 5%, da glândula sublingual (as parótidas e submandibulares produzem 90% da saliva). Sua viscosidade depende das proporções individuais secretadas pelas diferentes glândulas, sendo as parótidas predominantemente serosas; as submandibulares, mistas; e as sublinguais e as glândulas salivares menores contêm ácinos mucinosos que secretam um líquido mais espesso.[1]

A glândula parótida é maior em tamanho, com linfonodos em seu interior. Localiza-se entre a ponta da mastoide, o ramo ascendente da mandíbula e o meato acústico externo (MAE), sendo dividida em lobos superficial e profundo pelo nervo facial. O ducto parotídeo (ou ducto de Stenon) mede entre 4 e 7 cm de comprimento e entra na cavidade oral ao nível do segundo molar superior. Está pouco desenvolvida até os 2 anos de idade.[1,2]

A glândula submandibular se localiza no assoalho da boca e tem suas porções superficial e profunda divididas pelo músculo milo-hióideo: a parte superficial localiza-se entre os tendões do digástrico e a profunda, entre os músculos hioglosso e o milo-hióideo. O ducto de Wharton tem aproximadamente 5 cm de comprimento e abre-se no assoalho da boca, lateralmente ao frênulo lingual. Também no assoalho da boca, acima do milo-hióideo, localiza-se a glândula sublingual, entre a mandíbula e os músculos genioglossos. As glândulas salivares menores encontram-se difusamente distribuídas ao longo da mucosa do trato aerodigestivo.[1,2]

A saliva mantém a cavidade oral umidificada, inibe o crescimento bacteriano por meio da ação das lisozimas e imunoglobulinas, e inicia, pela ação da amilase, o processo digestivo. Seu fluxo é controlado pelo sistema nervoso autônomo. Seu pH alcalino é decorrente do alto teor de bicarbonato. A maior contribuição quantitativa de saliva em repouso é proveniente das submandibulares, sendo as parótidas as maiores produtoras de saliva por estímulo olfatório e visual, conceito importante no tratamento da sialorreia.[1]

QUADRO CLÍNICO

Infecções bacterianas

A parótida é a estrutura mais acometida pela sialoadenite bacteriana aguda, possivelmente por conta da menor atividade bacteriostática de sua saliva quando comparada com a das submandibulares.[1] Além disso, outras condições concorrem para esse fenômeno, como a estase salivar por obstrução ductal por cálculo e a redução de produção de saliva. A ocorrência da parotidite secundária à desidratação pós-operatória imediata em crianças debilitadas foi estimada em 1:1.000 pacientes em pós-operatório, com apresentação bilateral em 20% dos casos.[3,4]

A parotidite bacteriana aguda se apresenta com aumento súbito de tamanho e edema local, podendo haver trismo, febre e saída de secreção purulenta pelo ducto. A transmissão retrógrada das bactérias orais pode ser fator contribuinte e tem origem polimicrobiana, com *Staphylococcus aureus* o patógeno mais frequente, além de *Haemophilus influenzae*, estreptococos e anaeróbios. O tratamento inclui hidratação, analgésicos e antibioticoterapia empírica, intravenosa em caso de sepse e em crianças menores. As escolhas incluem amoxicilina-clavulanato, ampicilina-sulbactam, clindamicina, cefalexina ou cefuroxima. Vancomicina ou linezolida podem ser necessárias quando se deve incluir um agente penicilinase-resistente.[1,3]

Sinal de evolução para abscesso inclui a palpação de uma massa flutuante, que pode ser confirmada por método de imagem. A drenagem de abscesso parotídeo pode necessitar de incisão para parotidectomia, enquanto a drenagem submandibular requer incisão paralela à mandíbula. Atenção deve ser destinada à angina de Ludwig, infecção odontogênica que pode ter acometimento submandibular ou parotídeo.

Sialoadenite neonatal

A sialoadenite neonatal, ou parotidite supurativa neonatal, tem sido descrita como forma particular de sialoadenite aguda que ocorre imediatamente após o nascimento. É mais comum na parótida do que na submandibular (por conta das características da saliva). O diagnóstico é clínico e confirmado pela presença da massa local quente e hiperemiada, com saída de secreção ductal ou não.

Como fatores predisponentes, são descritos prematuridade, imaturidade imunológica, desidratação, cateter orogástrico permanente e anomalias congênitas do assoalho da boca. As possíveis formas de infecção seriam a ascensão de bactérias via ducto parotídeo e/ou por disseminação hematogênica. Seus patógenos mais comuns são *Staphylococcus aureus* (68%), outros cocos Gram-positivos (25%) e bastonetes Gram-negativos (16%).

O tratamento consiste em antibioticoterapia, na maioria das vezes em regime hospitalar. A manipulação da glândula deve ser evitada em virtude do risco de sepse.[1]

Infecções virais

Caxumba

A caxumba é a causa mais comum de parotidite viral, tendo reduzido consideravelmente nos últimos anos como consequência da vacinação em massa da população pediátrica. Suas manifestações incluem: edema das parótidas (bilateral em 90% dos casos), febre, calafrios, dor e trismo eventual. Seu período de incubação é de 14 a 21 dias desde a exposição até o início dos sintomas, permanecendo o vírus na secreção respiratória até a remissão da doença. Suas complicações incluem orquite, meningite, encefalite, disacusia neurossensorial e pancreatite.

O diagnóstico de caxumba é clínico e confirmado por níveis séricos elevados de imunoglobulina M (IgM) para o vírus da caxumba (com método ELISA). Em até 30% dos casos pode ocorrer resultado falso-negativo, mas essa taxa pode ser reduzida realizando-se o teste quatro dias após o início dos sintomas. O vírus também pode ser demonstrado diretamente (apenas durante os primeiros dias de infecção) por reação em cadeia da polimerase em tempo real (RT-PCR). O diagnóstico diferencial inclui infecção por vírus Epstein-Barr, vírus parainfluenza, adenovírus, herpes-vírus humano 6 e, evidentemente, todas as outras causas de aumento das glândulas salivares.

O tratamento consiste em hidratação adequada, controle da dor, antipiréticos e isolamento. O paciente adquire imunidade com a infecção.[1,4]

Vírus Epstein-Barr

O vírus Epstein-Barr (EBV) é o agente da mononucleose infecciosa, também implicado como causa de doenças das glândulas salivares em crianças. Trata-se de vírus com longo período de incubação, variando de 30 a 50 dias. O quadro costuma ser pouco sintomático, cursando, em quadros graves, com esplenomegalia e fadiga prolongada. O tratamento é de suporte, necessitando-se ainda da administração de corticosteroides em casos graves.

Além da mononucleose, o vírus Epstein-Barr tem sido associado a tumores em glândulas salivares, além de linfoma de Hodgkin e carcinoma da nasofaringe.[5]

Vírus da imunodeficiência humana

Em crianças, as manifestações orais são indicação precoce de progressão da infecção pelo vírus da imunodeficiência humana (HIV), com grande percentual se apresentando com massas na região de cabeça e pescoço, envolvendo as glândulas salivares. As parótidas são as glândulas mais afetadas e podem ser acometidas por doença linfoproliferativa, cística ou por acometimento de linfonodos intraglandulares.

As teorias sobre os cistos observados nessa infecção são inúmeras, desde a infiltração por linfócitos nas glândulas até a obstrução de ductos salivares pelos linfonodos que são aprisionados durante o desenvolvimento da glândula parótida.

A modalidade diagnóstica ideal nas doenças salivares desses pacientes é a tomografia computadorizada (TC), sendo a ultrassonografia (US) uma alternativa. Uma vez excluída a malignidade, a conduta envolve a observação vigilante da lesão e o tratamento da doença de base.[1]

Doenças granulomatosas

Actinomicose

A actinomicose é causada por um bacilo anaeróbio Gram-positivo, do gênero *Actinomyces*. Acomete frequentemente a região cervicofacial (e as glândulas salivares), ocorrendo muitas vezes após extração dentária ou trauma da mucosa oral. Pode apresentar-se como massa não dolorosa com múltiplos trajetos fistulosos ou edema agudo local e doloroso associado à febre.

Em uma criança com actinomicose, deve-se investigar imunodeficiência. O medicamento de escolha para seu tratamento é a penicilina, mas tetraciclinas, eritromicina e clindamicina são outras opções, podendo haver necessidade de tratamento cirúrgico em algumas condições.[1]

Doença da arranhadura do gato

A doença da arranhadura do gato é uma linfadenite granulomatosa causada por *Bartonella henselae*. Pode resultar de uma arranhadura ou mordida de um gato, apresentando-se às vezes como edema da área da parótida ou submandibular, próximo ao local da inoculação. O diagnóstico é confirmado pela elevação dos títulos de anticorpos contra o agente causador ou pela detecção de DNA do agente por meio da RT-PCR no tecido obtido. Um esquema de administração de azitromicina por 5 dias mostrou-se benéfico na terapia da doença.[1]

Sarcoidose

A sarcoidose é uma doença granulomatosa idiopática, de acometimento multissistêmico, incomum em crianças. Apresenta-se com adenopatia hilar bilateral, aumento parotídeo bilateral, opacidades reticulares pulmonares, lesões de pele, articulações ou olhos.

A síndrome de Heerfordt (febre uveoparotídea) é uma combinação de uveíte, aumento parotídeo, febre e paralisia facial. O nível sérico da enzima conversora da angiotensina e a radiografia de tórax usados para avaliar adenopatia hilar podem auxiliar no diagnóstico.[6]

Lesões autoimunes e inflamatórias

Síndrome de Sjögren

A síndrome de Sjögren é caracterizada pela infiltração glandular salivar e lacrimal por linfócitos predominantemente T CD4, autoimune, cursando com xerostomia e ceratoconjuntivite. Quando primária, ocorre isoladamente; quando secundária, está associada com artrite reumatoide, lúpus eritematoso sistêmico, esclerodermia e dermatomiosite. Nas crianças, o sintoma mais comum é o aumento das parótidas, sendo que muitos pacientes apresentam parotidite recorrente. Incomum no grupo pediátrico, a síndrome deve ser incluída no diagnóstico diferencial de tumores primários, linfoma, sialoadenites agudas, sarcoidose, tuberculose e sialoses sistêmicas (cirrose hepática, diabetes e desnutrição).

Anamnese, exame físico e dados laboratoriais corroboram o diagnóstico da síndrome de Sjögren pediátrica, incluindo o achado de infiltração linfocítica das glândulas envolvidas. A avaliação inicial deve envolver teste de Schirmer, cintilografia e biópsia de glândula salivar. Os exames laboratoriais incluem velocidade de hemossedimentação (VHS), hemograma completo, fator reumatoide, autoanticorpos para antígeno anti-Ro/SS-A e anti-La SS-B e estudos de imunoglobulina quantitativa. O local para biópsia da glândula salivar ainda é assunto controvertido: a biópsia de lábio (para glândulas salivares menores) mostrou-se pouco sensível; por outro lado, publicações evidenciaram taxas elevadas de sensibilidade para biópsias da cauda das parótidas. Essa escolha também depende dos médicos envolvidos com o caso.

O tratamento é direcionado para a prevenção das complicações intraorais e oculares, com tratamento sintomático da xerostomia crônica. Quando a doença é secundária, é necessário o tratamento especializado da doença de base. O acompanhamento prolongado da síndrome de Sjögren em crianças também é fundamental, pois não é infrequente o aparecimento de algumas doenças associadas, assim como o risco de desenvolvimento de linfoma na população adulta.[1,7]

Parotidite recorrente juvenil

Depois da caxumba, a parotidite recorrente juvenil é a causa mais comum de doença salivar inflamatória pediátrica. Comumente é unilateral e, entre as crises, a criança tende a permanecer sem sintomas. Manifesta-se como doença parotídea, recorrente, associada à sialectasia não obstrutiva. Dor e edema podem aparecer várias vezes ao longo de 1 ano. Tem pico de incidência entre os 3 e 6 anos de idade, resolvendo-se após a puberdade.

O diagnóstico é clínico, mas a síndrome de Sjögren deve ser considerada como diagnóstico diferencial, uma vez que a parotidite recorrente juvenil pode ser sua primeira manifestação. Fatores imunológicos, alergia, infecção primária ou secundária, hereditariedade e malformações congênitas ductais são sugeridas como origem da doença. A sialografia mostra múltiplas sialectasias, assim como dilatação e estenoses, embora tenha sido substituída nos últimos anos por US e sialorressonância.

Seu tratamento é conservador. A terapia com corticosteroides reduz a fase inflamatória, mas não muda a recorrência. A sialoendoscopia surgiu com importância diagnóstica e terapêutica por promover a irrigação ductal, reduzindo o risco de recorrência.[1,8]

Sialolitíase

A sialolitíase é rara em crianças, mas deve ser considerada em pacientes com edema e inflamação crônica nas glândulas salivares, principalmente nas submandibulares. Alguns fatores que explicariam a maior participação das submandibulares nessa casuística são: pH alcalino, concentração alta de cálcio e conteúdo de mucina, além de estagnação de saliva no ducto de Wharton, que drena contra a gravidade.

Clinicamente, manifesta-se com dor e edema da glândula associados à alimentação. Quando há suspeita, uma radiografia simples poderá evidenciar um cálculo na submandibular em 80 a 90% dos casos.

No tratamento da doença, busca-se restaurar a estrutura do parênquima glandular normal, permitindo sua recuperação em longo prazo. Em caso de insucesso com o tratamento conservador, a dilatação do ducto por sialoendoscopia com remoção do cálculo ou a submandibulectomia e a parotidectomia superficial com preservação do nervo facial podem ser alternativas, principalmente em cálculos posteriores ou em glândulas não funcionantes.[1,9]

Cistos e mucoceles

Cistos adquiridos

A presença de cistos adquiridos pode ter múltiplos fatores associados, como obstrução ductal, trauma, infecção e tumor. As mucoceles não são cistos verdadeiros, não tendo revestimento epitelial. A rânula é um cisto com retenção de muco que se origina de um bloqueio ou lesão dos ductos sublinguais. É dita simples quando está limitada ao assoalho da boca e mergulhante quando se estende ao pescoço através do músculo milo-hióideo. Pode ser drenada, marsupializada e ressecada, sendo sua exérese completa a de menor risco de recorrência.[1]

Cistos congênitos

Os cistos congênitos das glândulas salivares ocorrem mais nas parótidas, incluindo os dermoides, ductais congênitos e anomalias das fendas branquiais. Os cistos dermoides são compostos pelas três camadas germinativas e apresentam-se como massas firmes na parótida, podendo infectar-se e causar dor. Parotidectomia superficial é necessária para prevenir a recorrência.

Lesões branquiais podem surgir dentro ou adjacentes às glândulas salivares maiores. Em relação às parótidas, dois tipos clássicos de anomalias de primeira fenda branquial são descritos: (1) as lesões do tipo I são duplicações do meato acústico externo membranoso, laterais ao nervo facial, terminando em fundo de saco em uma placa próxima ao mesotímpano; (2) as lesões do tipo II são duplicações do meato acústico externo membranoso e do pavilhão auricular que podem conter cartilagem, mediais ao nervo facial e apresentam-se como lesões edematosas inferiores ao ângulo da mandíbula.[10]

Sialose (sialoadenose)

Sialose, ou sialoadenose, é o aumento não inflamatório, não infeccioso e não neoplásico da glândula salivar. Associa-se a distúrbios hormonais e nutricionais como desnutrição, anorexia, diabetes, alcoolismo, doença hepática, doença tireoidiana e fibrose cística. Pode ser secundária à infiltração da glândula por gordura ou por hipertrofia funcional. Um teste de suor deve ser considerado em crianças com aumento difuso dessas glândulas sem etiologia definida. Alguns agentes medicamentosos também podem causar aumento assintomático das glândulas salivares, como tioureia, metimazol, isoproterenol, fenilbutazona e metais pesados.[1]

Tumores das glândulas salivares[1,11-14]

Os tumores das glândulas salivares representam 8% dos tumores de cabeça e pescoço em crianças, sendo o quarto tipo mais frequente depois das neoplasias de rinofaringe, da pele e da tireoide. Podem ter origem epitelial ou não epitelial (mesenquimais). Os últimos incluem hemangiomas, malformações vasculares linfáticas, tumores neurogênicos, lipomas e lesões mais raras, como fibromas. Entre os epiteliais, na população pediátrica, aproximadamente 50% das lesões salivares são malignas. Uma massa sólida em uma criança tem probabilidade 2,5 vezes maior de malignidade do que em adultos.

Anomalias vasculares

As anomalias vasculares são classificadas como tumores ou malformações. Os hemangiomas são os tumores que mais comumente acometem as glândulas salivares das crianças, ocorrendo em 80% dos casos nas parótidas; 18%, nas submandibulares; e 2%, nas glândulas salivares menores. Dois tipos são encontrados: capilar, presente ao nascer e que regride por volta de 1 ano de idade, e cavernoso, que aparece na criança maior, é mais agressivo e consequentemente mais difícil de tratar. Pacientes com hemangioma da face com envolvimento parotídeo devem ser triados com ressonância magnética (RM), ecocardiograma e avaliação oftalmológica para afastar síndrome PHACES (malformação de fossa posterior, hemangioma, anomalias das artérias cerebrais, defeitos cardíacos e da aorta, anomalias dos olhos e fenda esternal). Os hemangiomas salivares podem ser deformantes quando envolvem as parótidas. A modalidade radiológica mais útil nestes quadros é a RM, mas a US pode ser útil para diferenciar uma lesão vascular de uma massa cística. A imunorreatividade para GLUT-1 está bem estabelecida como marcador seletivo no diagnóstico dos hemangiomas infantis.

O tratamento não é necessário se a massa for pequena e sem comprometimento de órgãos vitais e de suas funções. O propranolol tem se mostrado seguro, efetivo e bem tolerado nos hemangiomas parotídeos. Situações nas quais a remoção cirúrgica pode estar indicada incluem crescimento rápido da massa, comprometimento funcional, infecção, hemorragia e ulceração.

As malformações vasculares linfáticas, também denominadas higromas císticos ou linfangiomas, são o segundo tipo de tumor mesenquimal mais comum das glândulas salivares. Lesões moles, difusas e compressíveis, 50 a 60% aparecem no 1º ano de vida e 90%, em torno do 2º. De acordo com o tamanho das massas linfáticas, são divididas em três categorias: microcísticas, macrocísticas e mistas.

Seu diagnóstico radiológico é definitivo com a TC ou a RM, podendo a última demonstrar a extensão para órgãos vizinhos. As vias aéreas e o mediastino devem ser examinados nas lesões maiores que envolvam o terço inferior do pescoço (Figura 1).

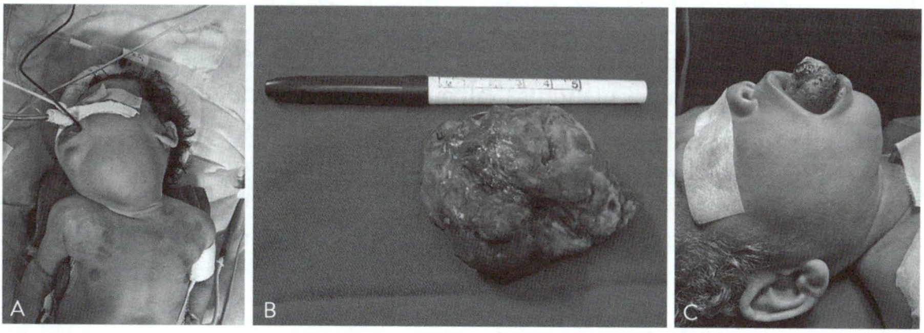

Figura 1 Malformação vascular linfática com acometimento de glândula salivar e língua.
Fonte: arquivo pessoal do autor Paulo Pires de Mello, com permissão.

A doença macrocística deve ser abordada por escleroterapia e, eventualmente, cirurgia, mas o momento da intervenção ainda não está claramente estabelecido. Em caso de comprometimento das vias aéreas, trata-se de urgência médica.

A doença microcística é mais difícil de erradicar. Os agentes de escleroterapia incluem etanol, bleomicina, doxiciclina e OK-432.

Neoplasias epiteliais das glândulas salivares

Na pediatria, quanto maior é a glândula salivar, maior é a probabilidade de malignidade, enquanto nos adultos ocorre o inverso. A localização predominante é a parótida e a maioria dos tumores nessa glândula é maligna. A apresentação mais observada é uma massa localizada.

Sua avaliação deve incluir anamnese, exame físico detalhado e exames de imagem (TC ou RM proporcionam informação diagnóstica mais precisa). Depois da avaliação radiológica, realiza-se a punção aspirativa por agulha fina (PAAF) para distinguir tumores de lesões inflamatórias e lesões malignas de benignas, cuja sensibilidade na detecção de um tumor é superior a 90%. Os relatos sobre a realização desse procedimento em crianças são encorajadores, com mínimo de desconforto e sem necessidade de anestesia geral. Nos casos em que a punção for inconclusiva, os procedimentos mínimos para diagnóstico e tratamento são uma parotidectomia superficial ou uma submandibulectomia.

Neoplasias benignas

O adenoma pleomórfico é o tumor epitelial mais comum a acometer as glândulas salivares nas crianças, ocorrendo frequentemente na puberdade (Figura 2). Apresenta crescimento lento e é indolor, móvel, sem envolvimento do nervo facial. Pode ser confirmado pela punção aspirativa por agulha fina, guiada ou não. Sua enucleação não é sugerida em virtude da alta taxa de recorrência, por isso a excisão cirúrgica ampla é o tratamento de escolha. Quando acomete a glândula parótida, a parotidectomia superficial com preservação do nervo facial é a cirurgia mais indicada.

O cistadenoma linfomatoso papilar (tumor de Whartin) é o outro tumor benigno mais comum das glândulas salivares, sendo encontrado exclusivamente nas parótidas. Apresenta-se como uma massa indolor, por vezes cística, na cauda da glândula. Seu tratamento também é a parotidectomia superficial.

O sialoblastoma é um tumor raro que ocorre somente em crianças, geralmente no 1º ano de vida, representando o princípio embrionário das glândulas salivares menores. A excisão cirúrgica ampla é seu tratamento de escolha.

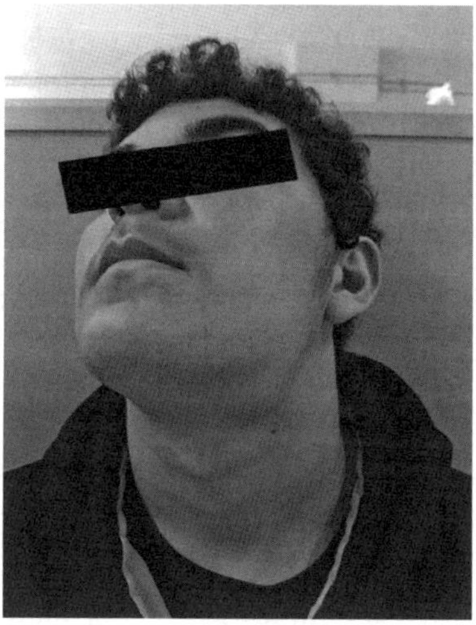

Figura 2 Adenoma pleomórfico de glândula submandibular esquerda.
Fonte: arquivo pessoal do autor Paulo Pires de Mello, com permissão.

Neoplasias malignas

Carcinomas mucoepidermoides, adenoides císticos e de células acinares abrangem 80 a 90% de todas as lesões malignas salivares, de modo geral ocorrendo na infância mais tardia, enquanto as malignidades de alto grau são mais predominantes na criança com menor idade.

O tumor maligno mais comum nas crianças é o carcinoma mucoepidermoide, tendo um comportamento clínico variável, desde indolente até extremamente agressivo. É a neoplasia de glândula salivar mais comum induzida pela radiação, por isso deve-se manter o acompanhamento de longo prazo para crianças que receberam multimodalidades de terapia no passado.

O carcinoma de células acinares é a segunda malignidade mais comum, ocorrendo no mesmo grupo etário do carcinoma mucoepidermoide. A maioria é de baixo grau, com raras metástases. Outros tumores incluem carcinoma adenoide cístico, adenocarcinoma e carcinoma indiferenciado, todos raros em crianças.

Metástases para a parótida também são descritas na pediatria e, entre as doenças primárias, deve-se investigar a possibilidade de melanoma.

O tratamento desses tumores consiste em ressecção cirúrgica ampla com margens livres. Quando parotídeos, a parotidectomia total com tentativa de preservação do nervo facial é o tratamento de escolha, principalmente porque as malignidades de alto grau são incomuns em crianças. A dissecção do pescoço só tem indicação em pacientes com linfadenopatia sugestiva.

Em razão da baixa frequência, existem poucos protocolos padronizados de adjuvância nas crianças. Alguns autores sugerem a radioterapia pós-operatória para malignidades de alto grau, tumor microscópico residual, invasão perineural, extensão para tecidos moles, múltiplos níveis de linfadenopatia e envolvimento do nervo facial. O prognóstico das malignidades salivares pediátricas é dependente do tipo e do grau do tumor, estando as taxas de recidiva associadas ao tipo de cirurgia realizada, se parotidectomia ou somente enucleação, sendo maior na última opção.

Sialorreia[1,12]

Conceitualmente, sialorreia é o escoamento patológico de saliva da cavidade oral, comum em pacientes neurologicamente comprometidos. Estudos já demonstraram que esses pacientes produzem a mesma quantidade de saliva do que os controles. O escoamento costuma resultar, na verdade, da falta de controle da musculatura da orofaringe e da língua que controlam a fase oral da deglutição. Outros fatores contribuintes são consistência sensorial e intraoral diminuídas, inadequação da deglutição, obstrução nasal, refluxo gastroesofágico (RGE), efeito medicamentoso, controle deficiente da cabeça e da postura, má oclusão dentária e respiração oral de suplência.

Pode ser classificada como anterior ou posterior. A primeira é patológica depois dos 4 anos de idade, sendo observados vazamento na roupa, lesões dermatológicas, dificuldade de mastigação, perda da autoestima e isolamento social. Na sialorreia posterior, a saliva se projeta sobre a língua e para a laringe, manifestando-se com tosse, engasgos e, por vezes, penetração laríngea e aspiração. Não há uma ferramenta de medida confiável para qualificar e quantificar a sialorreia.

As opções de tratamento para sialorreia incluem exercícios para melhorar a cabeça e a postura, melhorar a sensibilidade oral e terapia comportamental. Há variação na resposta à medicação para a salivação e é importante avisar a família sobre os efeitos colaterais dos fármacos. Eles reduzem o fluxo salivar pelo bloqueio da estimulação parassimpática das glândulas salivares. A falta de adesão a esse tratamento deriva de seus efeitos colaterais, como agitação, xerostomia, retenção urinária e constipação. Os medicamentos utilizados para esse fim são a escopolamina e a atropina.

Na falha do tratamento clínico, em pacientes com sialorreia abundante com mais de 6 anos de idade e em pacientes com pneumonia aspirativa, o tratamento cirúrgico está indicado. O redirecionamento do fluxo salivar ou a redução da produção de saliva podem ser empregados. O redirecionamento do ducto submandibular é de fácil execução técnica, mas pode contaminar o trato respiratório inferior pela saliva. A denervação parassimpática via neurectomia timpânica bilateral ou secção do nervo corda do tímpano tem como desvantagens um efeito de curto prazo (por conta das recidivas), possibilidade de xerostomia e redução sensível do paladar, além de ser potencialmente contraindicada em crianças com doenças otológicas e disacusia associada. A submandibulectomia é outra opção de tratamento e o ducto parotídeo pode ser ligado concomitantemente nessa cirurgia. A remoção das glândulas submandibulares elimina a principal fonte de produção de saliva em repouso e a ligadura do ducto de Stenon leva à atrofia da produção da parótida e à redução da produção da maior fonte de saliva pelo estímulo de ingestão alimentar.

A injeção de toxina botulínica nas glândulas salivares surgiu recentemente como uma opção de tratamento para sialorreia. Sete toxinas botulínicas foram identificadas até o presente momento produzidas pelo *Clostridium botulinum* (A ao G), sendo a toxina A mais utilizada. Impede a liberação de acetilcolina pelas fibras parassimpáticas por meio da inativação da SNAP-25, essencial para a fusão e a liberação da acetilcolina na membrana celular. Trata-se de procedimento ambulatorial, frequentemente sem necessidade de anestesia geral, com auxílio ultrassonográfico ou não, a depender de cada profissional. A dosagem é dependente do peso: 15 UI/glândula para crianças com menos de 15 kg, 20 UI/glândula para crianças entre 15 e 25 kg e 25 UI/glândula para crianças com mais de 25 kg. O efeito relatado da toxina persiste por aproximadamente 3 a 6 meses.[12]

PROPEDÊUTICA

A anamnese é fundamental na avaliação da criança com doença salivar. Devem-se incluir informações como início, gravidade e frequência dos sintomas; histórico de trauma prévio local; e estado da glândula contralateral. Sempre se deve atentar para a possibilidade de doença sistêmica concomitante, assim como exposição medicamentosa ou doença infecciosa. Presença ou não de dor, tempo decorrente desde o início do problema, mudanças existentes com alimentação ou choro, recorrência e características do processo patológico à palpação são outros questionamentos importantes nessa etapa.

Crianças mais velhas com aumento gradual e indolor da glândula salivar podem ter neoplasia, principalmente se houver paralisia facial concomitante. Início agudo de dor e edema associado a febre sugere doença infecciosa ou inflamatória, e o contato recente com pacientes com doença similar pode sugerir caxumba. O acometimento concomitante de mais de uma glândula salivar pode indicar doença sistêmica, principalmente se for crônico.

O exame físico deve incluir a palpação bimanual das glândulas, o que possibilita a distinção entre aumento da glândula salivar e linfonodomegalia cervical. Avaliam-se, nesse momento, localização, tamanho, mobilidade, simetria, consistência, sensibilidade, alterações da pele sobrejacente, além da inspeção da mucosa da cavidade oral e do padrão de saliva excretado pelos orifícios ductais. O exame físico deve responder questionamentos sobre a consistência da tumoração (se é firme), a presença de eritema na pele e mobilidade da lesão. As lesões de lobo profundo da parótida podem abaular a orofaringe.

Os nervos cranianos que têm relação anatômica com as glândulas salivares também devem ser examinados. Na possibilidade de fraqueza dos músculos da face, o nervo facial deve ser avaliado, assim como o nervo hipoglosso (e a motilidade da língua) e o nervo trigêmeo (e a sensibilidade do assoalho da boca). Uma tumoração parotídea acompanhada de paralisia facial sugere malignidade. Contrapondo-se ao que ocorre nos adultos, as lesões sólidas têm maior probabilidade de serem malignas em crianças e quanto maior for a glândula, maior é a probabilidade de que o tumor seja maligno nesta população, conforme já exposto.

Exames laboratoriais podem auxiliar no diagnóstico diferencial. O hemograma pode confirmar uma etiologia infecciosa, enquanto a sorologia para caxumba e a dosagem da amilase podem ser úteis em casos selecionados. Na doença cística parotídea, principalmente se bilateral, deve-se solicitar exame anti-HIV.

Radiografia de tórax e prova tuberculínica (PPD) devem ser solicitados em caso de suspeita de infecção por micobactérias.

A punção aspirativa por agulha fina tornou-se ferramenta importante na avaliação das massas salivares, mas depende da experiência do médico patologista. É considerada controversa em razão das similaridades entre tumores malignos e benignos; no entanto, a literatura recente sugere o contrário. A sensibilidade para identificar uma neoplasia como maligna é de 90%, enquanto a especificidade é de 95 a 100%, podendo ser realizada com anestesia local em crianças cooperativas. O diagnóstico de malignidade pré-operatória permite uma programação cirúrgica mais objetiva.[1,14]

Exames de imagem do pescoço e das glândulas salivares são úteis no diagnóstico e no plano terapêutico das lesões. Seus benefícios devem ser discutidos sempre em comparação com os riscos da exposição à radiação ionizante. As radiografias simples podem mostrar cálculos radiopacos nos ductos, mas 20% nas submandibulares e 80% nas parótidas são radiotransparentes, o que promove maior número de falso-negativos. A US não é invasiva, não expõe a criança à radiação ionizante e pode detectar até 90% dos cálculos com mais de 2 mm, além de distinguir lesões malignas de benignas em parte dos pacientes.[15]

TC e RM são solicitadas para avaliação de lesões parotídeas profundas, com extensão para a base do crânio e o espaço parafaríngeo. Escolhe-se a tomografia no contexto de doenças inflamatórias, cálculos, rânulas, abscessos e para identificação de qualquer erosão óssea concomitante. A ressonância é o exame de escolha na suspeita de neoplasia, principalmente quando houver necessidade de avaliação de disseminação perineural. Não requer radiação ionizante, em contrapartida pode necessitar de anestesia geral para obtenção de exames de qualidade, além de ser mais cara e menos disponível.

A sialografia vem sendo substituída por técnicas não invasivas nos últimos anos. Por sua vez, a sialorressonância permite avaliação da morfologia dos ductos salivares até a terceira ordem de ramificação, sem a necessidade de canalização do ducto. Pode ser realizada em vigência de infecção e não apresenta exposição à radiação ionizante.[16]

Outros exames de imagem nuclear podem ser úteis em casos selecionados. A cintilografia com tecnécio 99-m (99m-Tc) pode ser usada na avaliação da função excretora das glândulas salivares principais, em especial na avaliação residual das glândulas após ligadura do ducto, além de ajudar nos casos de agenesia de uma das glândulas salivares. Na detecção de aspiração traqueobrônquica de secreções de orofaringe, tem utilidade o salivograma com radionuclídeo, confirmando-se positividade pela detecção de radioatividade na árvore traqueobrônquica.

A sialoendoscopia, por sua vez, foi introduzida não só para diagnóstico como para tratamento de doenças inflamatórias das glândulas salivares, principalmente as de causas obstrutivas. Permite avaliar a anatomia dos ductos, com remoção de cálculos que estão além do alcance do acesso transoral tradicional, além de detectar cálculos não identificados por outras modalidades. As principais indicações para sialoendoscopia incluem doenças agudas ou crônicas inflamatórias obstrutivas, parotidite recorrente juvenil, síndrome de Sjögren, estenoses ductais adquiridas e congênitas e a sialolitíase (Figura 3).[8,17]

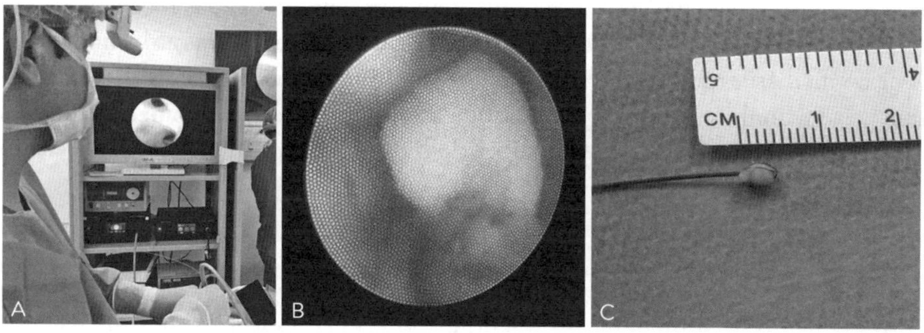

Figura 3 Sialoendoscopia para tratamento de sialolitíase parotídea. A: realização do procedimento e navegação através dos ductos parotídeos; B: identificação de sialolito intraductal; C: sialolito removido pelo método endoscópico.
Fonte: arquivo pessoal de Edio J. Cavallaro Magalhães, com permissão.

TRATAMENTO

Conforme mencionado nos tópicos específicos, as modalidades de tratamento variam de acordo com a doença.

Uso de medicamentos para alívio dos sintomas, anti-inflamatórios (não hormonais ou corticosteroides) e antibióticos são opções para o tratamento das lesões inflamatórias/infecciosas. Reposição ou bloqueio salivar podem ser necessários quando diante de xerostomia ou sialorreia. Sialoendoscopia pode ser útil, principalmente nos casos de síndrome de Sjögren, parotidite recorrente juvenil e sialolitíase.

Entre as lesões tumorais, as de origem vascular têm boas perspectivas com o uso de propranolol e escleroterapia. Cirurgia e radioterapia são outras modalidades que podem ser empregadas, a depender do caso.

PREVENÇÃO E PROGNÓSTICO

Vacinação (vacina tríplice viral ou quádrupla viral) é uma arma muito importante na prevenção da caxumba. Boa higiene oral e hidratação oral adequada (quando possível) são consideradas opções úteis na profilaxia dos casos de sialoadenite bacteriana.

O prognóstico das doenças das glândulas salivares é, de maneira geral, bom; porém lesões tumorais malignas podem ter prognóstico reservado e diretamente relacionado ao diagnóstico precoce e a um manejo adequado.

DESAFIOS ATUAIS

A cobertura vacinal contra caxumba tem apresentado quedas recentes (96,1% em 2015, 93,1% em 2019 e 79,5% em 2020) e é desigual em todas as localidades.[18] Por conta disso, um dos desafios atuais é a retomada de maiores índices de cobertura vacinal, sendo importante que gestores públicos analisem indicadores locais para identificarem quais regiões do país (estados e municípios) precisam de reforço.

A abordagem da sialorreia segue desafiadora, principalmente quando associada a disfagia, penetração laríngea e aspiração.

O manejo dos tumores das glândulas salivares merece atenção especializada e treinamento de equipe multiprofissional, portanto, educação continuada, alocação adequada de recursos e sistemas ágeis de referência e contrarreferência são peças-chave na melhoria da atenção a esses pacientes.

ORIENTAÇÕES AOS PAIS

- Embora crianças sejam acometidas das mesmas doenças salivares que os adultos, existem quadros que somente são encontrados no grupo pediátrico.
- A propedêutica adequada de uma doença salivar na criança deve ser iniciada sempre com uma boa anamnese.
- Os pais devem ser desencorajados a realizar qualquer exame de imagem em uma criança que não foi criteriosamente examinada, preferencialmente por um especialista.

CONCLUSÃO

Muitas das doenças salivares acometem crianças e adultos, mas determinadas condições são típicas da pediatria, como a sialorreia. As doenças inflamatórias, infecciosas e congênitas são as mais comuns na pediatria, mas nunca se deve esquecer de que as glândulas salivares, tanto maiores quanto menores, podem ser sítio de tumores malignos, fazendo do diagnóstico precoce um pilar central na melhora de seu prognóstico.

REFERÊNCIAS BIBLIOGRÁFICAS

1. Iro H, Zenk J. Salivary gland diseases in children. GMS Curr Top Otorhinolaryngol Head Neck Surg. 2014; 13: Doc06.
2. Zenk J, Hosemann WG, Iro H. Diameters of the main excretory ducts of the adult human submandibular and parotid gland: a histologic study. Oral Surg Oral Med Oral Pathol Oral Radiol Endod. 1998; 85(5): 576-80.
3. Raad II, Sabbagh MF, Caranasos GJ. Acute bacterial sialadenitis: a study of 29 cases and review. Rev Infect Dis. 1990; 12(4): 591-601.
4. Travis LW, Hecht DW. Acute and chronic inflammatory diseases of the salivary glands: diagnosis and management. Otolaryngol Clin North Am. 1977; 10(2): 329-38.
5. Maeda E, Akahane M, Kiryu S, Kato N, Yoshikawa T, Hayashi N et al. Spectrum of Epstein-Barr virus-related diseases: a pictorial review. Jpn J Radiol. 2009; 27(1): 4-19.
6. Banks GC, Kirse DJ, Anthony E, Bergman S, Shetty AK. Bilateral parotitis as the initial presentation of childhood sarcoidosis. Am J Otolaryngol. 2013; 34(2): 142-4.
7. McGuirt WF Jr, Whang C, Moreland W. The role of parotid biopsy in the diagnosis of pediatric Sjögren syndrome. Arch Otolaryngol Head Neck Surg. 2002; 128(11): 1279-81.
8. Hackett AM, Baranano CF, Reed M, Duvvuri U, Smith RJ, Mehta D. Sialoendoscopy for the treatment of pediatric salivary gland disorders. Arch Otolaryngol Head Neck Surg. 2012; 138(10): 912-5.
9. Inui A, Itou R, Oyama T, Tamura Y, Kubota K, Kobayashi W. Comparison of sialolithiasis in pediatric and adult patients. Oral Science International. 2017; 14(2): 37-9.

10. Work WP. Cysts and congenital lesions of the parotid gland. Otolaryngol Clin North Am. 1977; 10(2): 339-43.
11. Ribeiro KC, Kowalski LP, Saba LM, de Camargo B. Epithelial salivary glands neoplasms in children and adolescents: a forty-four-year experience. Med Pediatr Oncol. 2002; 39(6): 594-600.
12. Jongerius PH, van den Hoogen FJ, van Limbeek J, Gabreëls FJ, van Hulst K, Rotteveel JJ. Effect of botulinum toxin in the treatment of drooling: a controlled clinical trial. Pediatrics. 2004; 114(3): 620-7.
13. Young A, Okuyemi OT. Malignant salivary gland tumors. In: StatPearls Publishing. Atualizado em: 16/02/2022. Disponível em: https://www.ncbi.nlm.nih.gov/books/NBK563022. Acesso em: 02/02/2023.
14. Frable MA, Frable WJ. Fine-needle aspiration biopsy of salivary glands. The Laryngoscope. 1991; 101(3): 245-9.
15. Gritzmann N. Sonography of the salivary glands. AJR Am J Roentgenol. 1989; 153(1): 161-166.
16. Rzymska-Grala I, Stopa Z, Grala B, Gołębiowski M, Wanyura H, Zuchowska A et al. Salivary gland calculi: contemporary methods of imaging. Pol J Radiol. 2010; 75(3): 25-37.
17. Kanerva M, Tapiovaara L, Aro K, Saarinen R. Pediatric sialendoscopy: an 11-year study from a single tertiary care center. Int J Pediatr Otorhinolaryngol. 2020; 131: 109869.
18. Nunes L. Instituto de Estudos para Políticas de Saúde. Cobertura vacinal no Brasil 2020. Brasil: Instituto de Estudos para Políticas de Saúde; 2021. Disponível em: https://ieps.org.br/wp-content/uploads/2021/05/Panorama_IEPS_01.pdf. Acesso em: 02/02/2023.

25

MASSAS CERVICAIS

Paulo Pires de Mello
Luzia Abrão El Hadj

OBJETIVOS

- ✓ Descrever as principais apresentações de massas cervicais nas crianças e suas possibilidades terapêuticas.
- ✓ Descrever a propedêutica adequada para diagnóstico de uma massa cervical pediátrica.
- ✓ Salientar que, embora não seja comum, a suspeita de uma massa cervical maligna na criança não deve ser minimizada.

INTRODUÇÃO

A apresentação de uma massa cervical pediátrica tem muitas possibilidades não encontradas usualmente na população adulta. Sua etiologia varia a depender de idade, localização e padrão de crescimento. As massas adquiridas quase sempre têm origem inflamatória, mas as neoplasias malignas devem ser o principal diagnóstico a ser investigado e descartado.

As massas cervicais pediátricas, somente por seu risco de malignidade, representam um desafio diagnóstico para o médico assistente. Uma anamnese cuidadosa e um exame físico completo permitem a identificação da maioria dos casos, podendo evitar o uso excessivo de testes diagnósticos, mas alguns exames de imagem serão invariavelmente úteis, especialmente em casos selecionados, e algumas crianças precisam de biópsia para estabelecimento do diagnóstico correto.

ASPECTOS EPIDEMIOLÓGICOS

A prevalência de causas inflamatórias e infecciosas, congênitas e neoplásicas varia de acordo com a casuística analisada, mas pode-se afirmar que, na criança, causas inflamatórias e congênitas se alternam na primeira posição (as congênitas são mais prevalentes nas crianças menores), representando juntas mais de dois terços das causas de massas cervicais pediátricas. Apesar disso, aproximadamente 10% das massas cervicais nessa faixa etária, quando biopsiadas, são malignas e a prevalência de malignidade pode passar de 35% em lesões sólidas com diâmetro maior que 30 mm.[1,2]

Entre as lesões inflamatórias e infecciosas, a linfadenopatia reacional é a causa mais frequente. No caso das congênitas, cisto branquial e cisto do ducto tireoglosso (CDT) são as mais comuns. E entre as etiologias malignas, os linfomas são os mais prevalentes na população pediátrica, principalmente linfoma de Hodgkin.[1,2]

FISIOPATOLOGIA

As massas cervicais têm origens e fisiopatologias diversas, como processos inflamatórios reacionais, distúrbios durante o período embrionário ou anormalidades no ciclo de replicação celular.

QUADRO CLÍNICO

Malformações congênitas

As massas resultantes de malformações congênitas costumam estar presentes ao nascimento, mas podem se manifestar após infecção secundária. Podem se apresentar como fístula assintomática e sua localização pode sugerir sua origem embrionária.

Massas da linha média

Anomalias da glândula tireoide

A tireoide se origina do assoalho da faringe, torna-se bilobada ao descer no pescoço e permanece conectada à faringe pelo ducto tireoglosso até esta estrutura involuir. Anormalidades desse processo resultam em tecido ectópico e cisto do ducto tireoglosso, respectivamente, sendo que o último compreende um terço das massas congênitas pediátricas (Figura 1).[1] Esses cistos usualmente se apresentam como uma massa assintomática ao nível do osso hioide ou abaixo dele e mais raramente como uma lesão cística endolaríngea. Manifesta-se comumente antes dos 20 anos de idade. A ultrassonografia (US) de tireoide é essencial para confirmar se há tecido tireoidiano tópico. Aproximadamente 1% desses cistos contém componente maligno, usualmente carcinoma papilífero da tireoide.[3]

Em virtude da alta taxa de recorrência do cisto do ducto tireoglosso associada à sua simples excisão, a técnica cirúrgica utilizada nesses casos sofreu modificações ao longo do tempo. Em 1920, Sistrunk defendeu a remoção não somente da porção central do osso hioide, advogada por Schlange em 1893, mas também a retirada adicional de um núcleo de tecido da base da língua, reduzindo a taxa de recorrência para 4 a 6%.[1]

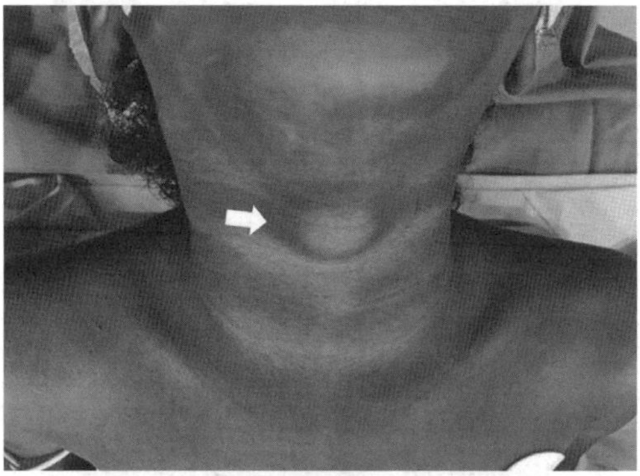

Figura 1 Cisto do ducto tireoglosso.
Fonte: arquivo pessoal do autor Paulo Pires de Mello, com permissão.

Cistos dermoides e teratomas

O cisto dermoide é formado por epiderme e contém apêndices como folículos pilosos e glândulas sebáceas, sendo por isso diferenciado de cisto epidérmico simples ou cisto sebáceo que contém somente elementos ectodérmicos (Figura 2). Pode ser confundido com cisto do ducto tireoglosso quando em posição mediana. Indica-se a cirurgia de Sistrunk como tratamento uniforme para todos os cistos profundos à musculatura pré-laríngea. Pode ser encontrado, ainda, em outros locais como órbita, nariz, nasofaringe e cavidade oral.

Os teratomas de cabeça e pescoço são raros, originando-se de células pluripotentes, com possível histórico de polidramnia materna (Figura 3). Contêm ectoderma, mesoderma e endoderma, enquanto os dermoides contêm apenas ectoderma e mesoderma. Apresentam-se como massas cervicais firmes que podem ser diagnosticadas no período pré-natal. Procedimentos de EXIT (do inglês, *ex-utero intrapartum treatment*) podem ser necessários para o nascimento de bebês com compressão significativa das vias aéreas. A abordagem é com excisão cirúrgica completa.

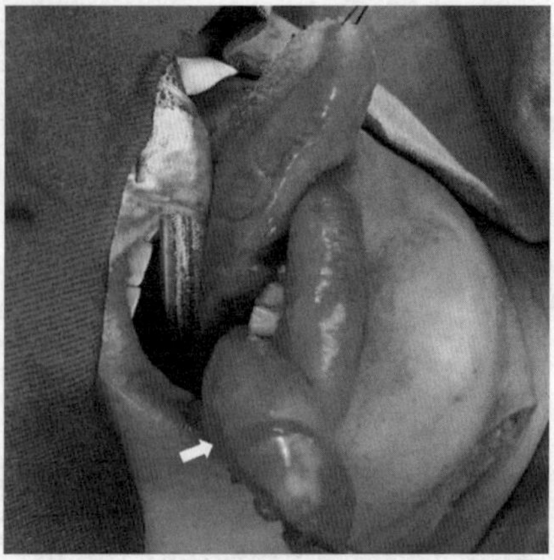

Figura 2 Cisto dermoide de assoalho de boca (seta).
Fonte: arquivo pessoal do autor Paulo Pires de Mello, com permissão.

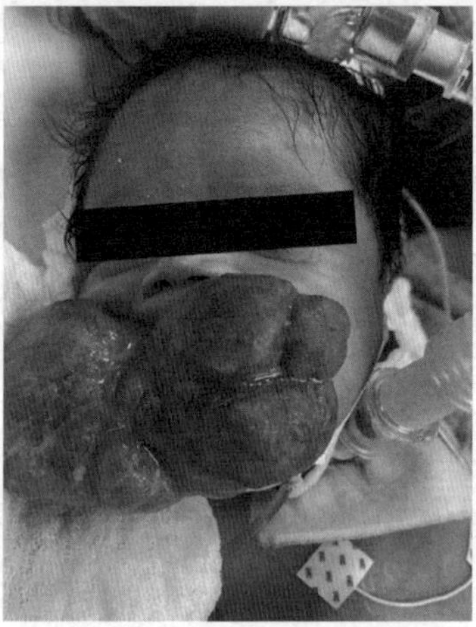

Figura 3 Teratoma orofaríngeo.
Fonte: arquivo pessoal do autor Paulo Pires de Mello, com permissão.

Anomalias branquiais[1,5]

As anomalias branquiais incluem cistos, seios, fístulas e remanescentes cartilaginosos, correspondendo a um terço das massas cervicais congênitas.[1] Uma fístula comunica-se tanto com a mucosa das vias aéreas superiores quanto com a pele, enquanto um seio se comunica somente com a pele ou a mucosa. O cisto tem revestimento epidérmico, sem comunicação com pele ou mucosa. Os cistos branquiais apresentam-se no final da infância como massas endurecidas, que comumente aumentam de tamanho após infecções, enquanto seios e fístulas apresentam-se mais cedo na infância.

Os cistos da primeira fenda branquial são as anomalias mais cefálicas. Eles são raros, tipicamente estendem-se entre a face externa do meato acústico externo (MAE) e o ângulo da mandíbula, e frequentemente são associados com o nervo facial. Podem ser classificados em tipo I, que contêm apenas ectoderme, são laterais ao nervo facial e representam a duplicação do meato acústico externo; e tipo II, que podem ser laterais ou mediais ao nervo facial e representam uma duplicação do MAE membranoso e do pavilhão auricular. Pode ser necessária uma parotidectomia para sua remoção completa, com preservação do nervo facial.

Mais de 90% das anomalias branquiais são constituídos pelas anomalias de segundo arco (cistos, seios ou fístulas). As fístulas contêm uma abertura mucosa na fossa tonsilar, passando entre as carótidas e uma abertura cutânea externa.ao longo da borda anterior do músculo esternocleidomastóideo. Os cistos se localizam comumente abaixo do ângulo da mandíbula, em posição anterior a esse músculo. Ambas as formas são tratadas com excisão cirúrgica.

As anomalias do terceiro arco são profundas ao nível do nervo glossofaríngeo e da carótida externa, superficiais ao nível nervo vago e entram na faringe pela membrana tireo-hióidea ou pelo seio piriforme (Figura 4).

Os defeitos do quarto arco derivam do ápice do seio piriforme e permanecem em posição inferior ao nervo laríngeo superior, podendo se manifestar como tireoidites recorrentes ou abscessos cervicais recidivantes na parte inferior do pescoço. A exploração do seio piriforme é mandatória nesses casos antes da exploração cirúrgica.

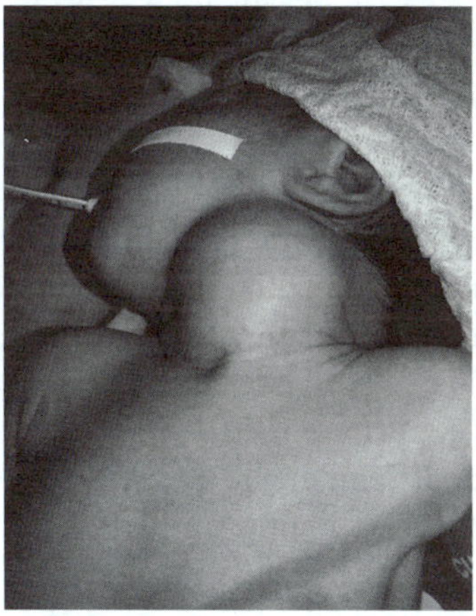

Figura 4 Cisto do terceiro arco branquial.
Fonte: arquivo pessoal do autor Paulo Pires de Mello, com permissão.

Hemangiomas e malformações vasculares[6]

Hemangiomas são lesões endoteliais proliferativas. Tipicamente, estão ausentes ao nascimento, desenvolvendo-se depois de semanas como massa compressível vermelha ou azulada que cresce com esforço e tem componente cutâneo. Começam a involuir lentamente com 18 meses de vida. A expressão de um marcador de células endoteliais GLUT-1 é comum.

São tratados habitualmente de forma conservadora, necessitando de intervenção cirúrgica somente em cerca de 10% dos casos, por conta de comprometimento das vias aéreas e da órbita, sangramentos, necrose da pele ou coagulopatia de consumo. O propranolol é a modalidade de tratamento inicial preferida. Sua descoberta foi acidental, quando se tratou insuficiência cardíaca em um grupo de crianças com hemangiomas, com provável redução da angiogênese ou de vasoconstrição causada pelo medicamento. Outros tratamentos incluem corticosteroides sistêmicos, terapia com *laser* e remoção cirúrgica.

As malformações vasculares estão presentes ao nascimento, crescem com a criança e não involuem, sendo divididas em de baixo fluxo (capilares, venosas e linfáticas) e de alto fluxo (arteriovenosas e arteriais). As malformações linfáticas macrocísticas (anteriormente denominadas higromas císticos) ocorrem por conta de falha de conexão dos espaços linfáticos ao resto do tecido linfático, tipicamente encontradas no triângulo posterior e associadas a anomalia cromossômica em parte dos casos (síndrome de Turner e síndrome de Down). São massas lisas, macias, indolores e compressíveis que variam de tamanho em caso de infecção ou hemorragia. A avaliação por meio de exames de imagem é fundamental no diagnóstico da extensão desse tipo de lesão. Podem ser tratadas com injeção de esclerosantes (álcool, doxiciclina, bleomicina ou OK-432) ou tratamento cirúrgico. Por sua vez, as lesões microcísticas são mais difíceis de ressecção por conta de seu caráter infiltrativo, especialmente na língua e no assoalho da boca. A ressecção cirúrgica em etapas pode ser necessária.

Torcicolo congênito[5]

Também conhecido como *fibromatosis colli*, o torcicolo congênito afeta 0,4% dos recém-nascidos. Apresenta-se como uma massa indolor no músculo esternocleidomastoideo, associado a um trauma, isquemia muscular ou posição intrauterina no período embrionário. A massa, quando palpável, geralmente encontra-se na junção dos terços superior e médio do músculo em questão entre 1 e 8 semanas de vida, aumentando lentamente por até 3 meses e regredindo lentamente. Pode ser observada na US, devendo ser prontamente reconhecida para ser conduzida conservadoramente e evitar-se contraturas. A secção do músculo envolvido pode ser necessária em caso de refratariedade ao tratamento.

Laringoceles[5]

Laringocele é a dilatação anormal do sáculo do ventrículo laríngeo, dita externa quando se estende para fora da laringe, através da membrana tireo-hióidea. Pode se apresentar congenitamente em recém-nascidos. Disfonia, dispneia, tosse e disfagia podem ser atribuídos à laringocele. Pode haver dificuldade para diferenciá-la de um cisto sacular cheio de líquido. Sua excisão cirúrgica por meio de cervicotomia é o tratamento de escolha.

Massas infecciosas e inflamatórias[1,2,5,7-9]

Infecções virais

Infecção viral do trato respiratório (adenovírus, rinovírus e enterovírus) é a causa mais comum de linfadenopatia cervical pediátrica, comumente bilateral. Pode se apresentar com aumento de outros tecidos linfoides, como tonsilas palatinas, tonsila faríngea e baço. O vírus Epstein-Barr (EBV) pode causar linfonodomegalia cervical significativa, esplenomegalia e hipertrofia adenotonsilar. A abordagem desses linfonodos é feita com observação, mas muitos são biopsiados por suspeita de doença linfoproliferativa. A infecção pelo vírus da imunodeficiência humana (HIV), por sua vez, pode manifestar-se com linfadenopatia, febre, perda de peso e suscetibilidade a outras infecções, devendo sempre fazer parte da investigação de uma massa cervical pediátrica.

Infecções bacterianas

Linfadenopatias inflamatórias bacterianas são tipicamente unilaterais, com história prévia de infecção respiratória ou infecção de pele, e predominam nos primeiros 4 anos de vida. A grande maioria é causada por *Staphylococcus aureus* ou *Streptococcus pyogenes*. Quando estáveis, os pacientes podem ser tratados com antibióticos por via oral ou intravenosa, sendo o antibiótico escolhido com base no sítio da infecção primária e nos padrões de resistência locais.

A doença da arranhadura do gato é causada pela bactéria *Bartonella henselae* e deve ser suspeitada em crianças com febre e linfonodos aumentados 1 a 3 semanas após arranhão ou mordida de gato. O diagnóstico é confirmado pela sorologia, que tem altas especificidade e sensibilidade. O tratamento com azitromicina resulta em uma remissão mais rápida dos sintomas.

As micobactérias (inclusive as causadoras da tuberculose) podem causar adenopatia cervical em crianças imunocompetentes, principalmente naquelas com idade inferior a 5 anos. Ocorrem por exposições ambientais e transmissão respiratória de contactante próximo, sem risco de transmissão pessoa a pessoa quando se apresentam como linfonodopatia isolada. Descoloração cutânea violácea, pele fina e drenagem dos tratos sinusais, com fistulizações, podem ser encontradas. Frequentemente, a biópsia excisional do linfonodo é necessária para o diagnóstico. A taxa de cura com remoção cirúrgica é maior que 90% para as não tuberculosas; porém, para os casos de tuberculose ganglionar, recomenda-se tratamento clínico medicamentoso.[7,8]

Doenças inflamatórias não infecciosas

Histiocitose sinusal (doença de Rosai-Dorfman)

Crianças com histiocitose cervical têm linfadenopatia maciça, não dolorosa, similar à mononucleose e ao linfoma. Acredita-se que a doença seja uma resposta anormal a alguma infecção viral (por herpes-vírus humano ou EBV). Pode haver febre e nódulos cutâneos podem surgir concomitantemente, sendo a observação seu tratamento de escolha.

Linfadenopatia induzida por medicamentos

A causa mais comum de linfadenopatia induzida por medicamentos é a fenitoína, mas medicamentos como pirimetamina, alopurinol e fenilbutazona também podem estar implicadas. O quadro regride com a descontinuidade do tratamento. Há relatos de que o uso prolongado de fenitoína pode progredir para um estado pseudolinfomatoso pré-maligno.

Sarcoidose

A sarcoidose é mais comum na segunda década de vida e tem etiologia desconhecida. Cursa com aumento dos linfonodos, fadiga e perda de peso. Dependendo dos sintomas envolvidos, pode-se manifestar com tosse, dispneia, disfonia, dor óssea e articular, além de sintomas visuais, dermatológicos (exantema) e febre. Radiografia de tórax demonstrando comprometimento de linfonodos mediastinais e biópsia com achado de granuloma não caseoso sugerem o diagnóstico. O uso de corticosteroides pode ser útil na fase aguda.

Neoplasias pediátricas[1,2,5,10-15]

Embora aproximadamente 10% das massas cervicais pediátricas tenha etiologia maligna, um dos objetivos centrais de uma anamnese completa e do exame físico criterioso na criança é afastar a possibilidade de a criança ter câncer. Não se deve esquecer, ainda, da possibilidade de tumores benignos que podem se manifestar como massas cervicofaciais. As neoplasias das glândulas salivares são abordadas no capítulo 24, “Distúrbios das glândulas salivares”.

Neoplasias benignas

Os lipomas são tumores gordurosos, raros em cabeça e pescoço, que devem ser tratados cirurgicamente.

Os adenomas tireoidianos são massas isoladas no interior da glândula, com punção aspirativa mandatória, mas que muitas vezes requerem excisão cirúrgica para serem diferenciados dos carcinomas.

Os neurofibromas são tumores compostos por células de Schwann que surgem de pequenos nervos cutâneos no pescoço, mas podem se originar também de pares de nervos cranianos. Podem ser múltiplos se associados a neurofibromatose tipo I. Seu tratamento é feito com excisão cirúrgica, o que obriga ao sacrifício do nervo envolvido.

Neoplasias malignas

Os cânceres pediátricos diferem dos que acometem os adultos quanto aos tipos e à prevalência. Por conta da variedade de origens embrionárias das estruturas da região da cabeça e do pescoço, a variedade de neoplasias que pode se desenvolver nessas regiões também é muito grande. Enquanto os tumores epiteliais são os predominantes entre adultos, os mesenquimais e endoteliais são mais comuns na população pediátrica. Além disso, embora grande parcela das massas em criança seja inflamatória ou congênita, o câncer é a segunda causa de mortalidade infantil, com 5 a 10% das malignidades originando-se na cabeça e no pescoço.

Sua apresentação mais comum é uma massa assintomática que pode apresentar como características de malignidade: início no período neonatal, crescimento rápido e progressivo, ulceração da pele, fixação às estruturas vizinhas, neuropatias cranianas e perda de peso. Outros fatores com aumento de chance de malignidade são história familiar de câncer na infância, predisposição para câncer sistêmico e exposição à radioterapia ou a substâncias carcinogênicas e fármacos imunossupressores.

As neoplasias pediátricas que mais comumente acometem a cabeça e o pescoço são o linfoma de Hodgkin e o linfoma não Hodgkin, seguidos de retinoblastoma, neuroblastoma, câncer de tireoide, melanoma e carcinoma da nasofaringe, sendo suas frequências variáveis de acordo com a idade. Os teratomas e neuroblastomas malignos tendem a ocorrer como lesões congênitas ou em pequenos lactentes; os rabdomiossarcomas predominam nos pré-escolares; e os linfomas, na adolescência. O pescoço é o local de envolvimento mais comum (linfonodos e tireoide) seguido de órbita, pele, nasofaringe, ossos e glândulas salivares.

A biópsia é essencial para se estabelecer o diagnóstico e planejar o tratamento apropriado. Por sua vez, o tipo de lesão suspeita determina o tipo de imagem para estadiamento adequado do tumor, incluindo a necessidade de anestesia geral ou não para realizá-la.

A exposição aos carcinógenos que causam câncer pediátrico pode ser incidental (pelo meio ambiente) ou relacionada a tratamentos prévios, como a radiação ionizante (fator de risco para câncer de tireoide, leucemia, tumores cerebrais e osteossarcoma). Algumas síndromes genéticas identificadas na população pediátrica também aumentam a suscetibilidade para malignidades específicas.

Doenças linfoproliferativas

Linfomas

Linfomas são o terceiro tipo mais frequente de câncer na infância, superado somente pelas leucemias e pelos tumores cerebrais malignos. São as lesões malignas pediátricas mais comuns em cabeça e pescoço. Tratam-se de malignidades da célula linfoide, podendo ser divididos em dois subtipos clássicos, que apresentam evolução clínica e prognóstico diferentes:

- Linfoma de Hodgkin (DH): neoplasia linforreticular com incidência bimodal, com primeiro pico entre 15 e 34 anos de idade e segundo pico depois dos 60 anos. Apresenta grande heterogeneidade com relação a idade, sexo, classe social e tipo histológico, estando o EBV possivelmente associado ao tipo de celularidade mista. Mais de 80% dos casos se apresentam com adenopatia cervical, assimétrica, não dolorosa, de consistência fibroelástica, com sítios primários extranodais raros. O envolvimento do mediastino é comum, com possível compressão traqueobrônquica e da veia cava. Febre, sudorese noturna e perda de peso ocorrem em 30 a 40% dos pacientes. O diagnóstico é baseado na presença de células de Reed-Sternberg, que têm dois ou mais núcleos ou nucléolos, não patognomônicas, pois podem ser encontradas em outros tumores. A biópsia excisional é necessária para estabelecer o diagnóstico. A avaliação inicial desses pacientes inclui anamnese, exame físico completo com atenção a todas as áreas de linfonodos palpáveis e exames laboratoriais específicos (hemograma, anti-HIV, função renal e hepática, níveis séricos de fosfatase alcalina e lactato desidogrenase). Os exames radiológicos incluem TC de cabeça e pescoço, tórax, abdome e pelve. A RM é mais útil na população pediátrica em razão do baixo volume de gordura retroperitoneal. A documentação da localização e da dimensão dos linfonodos encontrados é necessária para referência futura. A punção da medula óssea fica reservada para estágios mais avançados (III e IV). A tomografia com emissão de pósitron (PET-TC) pode identificar anormalidades não vistas na TC que impactam no estadiamento em 10 a 20% dos casos, mas alguns autores advogam que esse método pode elevar o estágio da doença. A introdução dos esquemas de quimioterapia na década de 1960 e a evolução dessa terapia combinada à radioterapia melhoraram muito a sobrevida dos pacientes pediátricos com linfoma de Hodgkin. A terapia combinada tornou-se a abordagem preferida, com o objetivo de reduzir os efeitos colaterais da dose padrão de radioterapia ou da quimioterapia.

- Linfoma não Hodgkin: neoplasia maligna sólida do sistema linforreticular. Na África equatorial, o subtipo de Burkitt do linfoma não Hodgkin responde por quase metade dos cânceres pediátricos. Os pacientes com imunodeficiência estão em maior risco de manifestar a doença. Abrange uma variedade de padrões histopatológicos com apresentações clínicas diferentes. Na criança, varia a depender do sítio primário, do subtipo histológico e do estágio da doença. As crianças têm uma doença extranodal que evolui rapidamente, envolvendo especialmente o anel linfático de Waldeyer e o mediastino. O último, juntamente com o abdome, são os locais extranodais mais comumente envolvidos na apresentação do linfoma não Hodgkin na criança. Os tumores de rápida evolução e que acometem cabeça e pescoço/mediastino podem cursar com dificuldade respiratória ou síndrome da veia cava superior. O diagnóstico diferencial com hipertrofia adenotonsilar benigna pode ser difícil. Sua disseminação é hematogênica e quase dois terços dos pacientes já têm doença localmente avançada no diagnóstico. A presença de pancitopenia sugere envolvimento da medula óssea, assim como paralisia de pares cranianos (acometimento do sistema nervoso central). De maneira semelhante ao que ocorre com o linfoma de Hodgkin, há necessidade de biópsia (excisional, quando possível). Além de história e exame físico, o estadiamento clínico requer investigação sistêmica com TC de cabeça e pescoço, tórax e abdome; investigação esquelética; exame do liquor; biópsia de medula óssea; e testes laboratorias (hemograma, anti-HIV e provas de função hepática). Os esquemas de tratamento são específicos para os diferentes subtipos e estágios da doença, e englobam o conhecimento da duração do ciclo celular das células do linfoma. É fundamental que o otorrinolaringologista pediátrico esteja atento para a possibilidade de complicações das vias aéreas na doença avançada do mediastino, principalmente em procedimentos que necessitem de anestesia geral. A terapia sistêmica é o suporte principal, pois as micrometástases ocultas são sempre uma preocupação. O envolvimento do sistema nervoso central é um fator de mau prognóstico.

Sarcomas

Sarcomas são tumores de origem mesenquimal e seus tipos específicos são designados de acordo com a origem da linhagem suspeita. Representam o sexto tipo mais comum de câncer na pediatria, sendo a incidência de rabdomiossarcoma igual a de todos os outros sarcomas combinados. Quase metade dos casos é diagnosticada em crianças com menos de 5 anos de idade e há um segundo pico de incidência entre os 15 e 19 anos de idade.

Era considerado uma doença fatal antes de 1960, mas o progresso das técnicas cirúrgicas, radioterápicas e quimioterápicas combinou-se para diminuir a morbidade, melhorar o controle local da doença e aumentar a sobrevida. A apresentação clínica do rabdomiossarcoma varia dependendo do sítio primário do tumor, da idade do paciente e da presença ou não de doença metastática. Manifesta-se como uma massa firme, indolor e assintomática na órbita, no espaço parafaríngeo, na região temporal, nos seios paranasais ou na cavidade nasal, podendo se manifestar com obstrução das vias aéreas, rinorreia sanguinolenta, otorreia e proptose. O envolvimento de pares cranianos sugere extensão para a base do crânio.

A avaliação inicial dos pacientes deve incluir o exame físico completo de toda a cabeça, do pescoço e dos nervos cranianos, bem como a visualização das fossas nasais e dos seios paranasais e palpação criteriosa dos linfonodos cervicais. Os rabdomiossarcomas são divididos em vários grupos com base histopatológica: os embrionários respondem por 75% dos casos localizados na região da cabeça e do pescoço e são os mais comuns entre lactentes e crianças pequenas, enquanto os alveolares constituem 20% dos tumores que se localizam em cabeça e pescoço e ocorrem principalmente em adolescentes.

A avaliação de crianças com rabdomiossarcoma deve incluir TC e RM de cabeça e pescoço, frequentemente com atenção voltada para o tórax e os ossos, e biópsias da medula óssea, sítios mais comuns de doença metastática. O papel do exame de imagem metabólico (PET-TC) parece ser sensível e específico para os sarcomas pediátricos no que diz respeito à determinação da extensão da doença.

O tratamento bem-sucedido frequentemente tem uma abordagem multimodal, inclusive com aumento considerável das lesões que se tornaram ressecáveis na base do crânio. Quando possível, a remoção completa melhora a sobrevida e reduz a necessidade de adjuvância. Não se recomendam esvaziamentos ganglionares profiláticos, apenas quando há evidência clínica ou radiológica. Após eventual ressecção, define-se a classificação prognóstica (risco baixo, intermediário ou alto) com base no estadiamento pré-operatório e pós-operatório, na variante histológica e na idade do paciente.

Câncer de tireoide

O câncer de tireoide é a neoplasia endócrina mais comum, representando 5% das lesões malignas em cabeça e pescoço, mas é incomum na população pediátrica, ocorrendo somente em crianças com 10 anos ou mais. A maioria das crianças se apresenta com uma massa dura e móvel na região cervical anterior. Os nódulos da tireoide são palpáveis em 2% das crianças acometidas em comparação com 35% nos adultos. O risco de malignidade dos nódulos de tireoide é de 1:4

em crianças e menor do que 1:10 em adultos. Os sinais e sintomas que aumentam o risco de malignidade são: história de crescimento rápido, disfonia e hemoptise. No momento do diagnóstico, metástases cervicais podem atingir até 75% dos pacientes e metástases pulmonares, 5 a 10%.

A maioria das malignidades pediátricas de tireoide é diferenciada, sendo o tipo papilífero sua quase totalidade. O carcinoma medular de tireoide (CMT) é, em geral, herdado de modo dominante como resultado da mutação no proto-oncogene RET. Ao contrário do carcinoma papilífero da tireoide, é mais provável que o carcinoma folicular seja unifocal e que suas metástases ocorram por via hematogênica para ossos e pulmões com maior frequência do que as metástases cervicais.

A exposição à radioterapia é o principal fator de risco para o câncer de tireoide, o que foi devidamente documentado após o acidente de Chernobyl. Fatores genéticos também exercem um papel no carcinoma bem diferenciado da tireoide, havendo associação com a síndrome de Gardner (polipose familiar colônica) e a síndrome de Cowden (bócio familiar e hamartomas cutâneos).

No CMT, raro em crianças, 25 a 30% são identificados como familiares. As mutações dos proto-oncogenes RET são responsáveis pelas três síndromes associadas a sua ocorrência: familiar, neoplasia endócrina múltipla 2A (carcinoma medular de tireoide, hiperparatireoidismo e feocromocitoma) e neoplasia endócrina múltipla 2B (CMT, neuromas mucosos de lábios e língua, ganglioneuromas gastrointestinais e aspectos marfanoides). A maioria dos casos pediátricos é herdada de modo autossômico dominante. O tumor está associado à hiperplasia das células parafoliculares C, que produzem calcitonina e antígeno carcinoembrionário (CEA). Crianças com história familiar de mutações do proto-oncogene RET têm alto risco de desenvolver CMT e devem fazer o teste genético.

A avaliação inicial de uma massa tireoidiana pediátrica inclui investigação sobre a exposição à radiação e história familiar, exame físico, estudos da função tireoideana, mensuração do cálcio, US e punção aspirativa por agulha fina (PAAF). A atenção deve ser voltada para a possibilidade de hipertensão concomitante e neuromas mucosos que podem sugerir CMT. É importante considerar o teste genético quando há suspeita de casos familiares.

A abordagem inicial pode envolver no mínimo uma lobectomia com congelação intraoperatória para nódulos isolados, mas há uma tendência mundial de tireoidectomia total em crianças com carcinoma papilífero de tireoide, com esvaziamento ganglionar cervical dos níveis II a V, além do compartimento central em caso de linfonodo palpável metastático. Quando comparados aos dos adultos, os cânceres de tireoide pediátricos têm maior probabilidade de apresentar metástase cervical no momento do diagnóstico.

Carcinoma nasofaríngeo

Uma das poucas malignidades pediátricas de origem epitelial, apresenta um pico de incidência na adolescência e outro entre os 40 e 60 anos de idade. Os perfis regionais e étnicos sugerem fatores de risco ambientais e genéticos. Classicamente, são reconhecidos três tipos histológicos desse tumor: tipo I (escamoso queratinizado), tipo II (escamoso não queratinizado) e tipo III (indiferenciado ou linfoepitelioma), sendo o último o mais comum na população pediátrica. Existe, ainda, uma associação entre o EBV e os carcinomas nasofaríngeos. Seu sintoma mais comum é uma massa cervical não dolorosa, podendo haver também obstrução nasal, epistaxe, disfunção tubária e otite média com efusão. A doença avançada ou sistêmica pode se manifestar por metástases pulmonares, ósseas, na medula óssea, no fígado e dos linfonodos para o mediastino. Síndromes paraneoplásicas também podem coexistir.

Imagens de TC com contraste e de RM são fundamentais para avaliação do tumor primário, assim como avaliação da base do crânio. A biópsia é necessária para o diagnóstico e a diferenciação de outros tumores, como estesioneuroblastoma e rabdomiossarcoma.

Seu tratamento está centrado na radioterapia isolada nas lesões iniciais (T1 e T2), mesmo que o carcinoma tenda a ser quimiossensível. Em pacientes com doença avançada, a associação com quimioterapia concomitante melhora a sobrevida geral em 5 anos em comparação com a radiação isolada.

Neuroblastomas

Os neuroblastomas são tumores que surgem das células neuroectodérmicas primitivas com origem na crista neural como tumores embrionários do sistema nervoso simpático. Podem desenvolver-se em qualquer lugar onde exista tecido nervoso simpático. Ocorrem na região paravertebral ao longo da cadeia simpática, do pescoço à pelve e dos paragânglios da medula adrenal (paragânglios retroperitoneais), inguinais, testiculares ou ovarianos.

Os sinais e sintomas iniciais dependem do local da lesão primária, da presença e do local das metástases e da secreção de hormônios e substâncias vasoativas. Dois a 5% dos neuroblastomas se desenvolvem na região da cabeça e do pescoço. Tumores cervicais primários são detectados em uma idade mais precoce e em estágio menos avançado. Sintomas compressivos aerodigestivos superiores podem ocorrer, assim como ptose palpebral, se houver envolvimento do gânglio cervical superior. Outro achado peculiar em cabeça e pescoço é a síndrome cardiofacial ou "face chorosa assimétrica" (fraqueza facial mais aparente ao choro).

A avaliação diagnóstica e das metástases em crianças com neuroblastoma em cabeça e pescoço requer estudo histopatológico, imuno-histoquímico e exames de imagem. Seu tratamento é determinado a partir do estágio da doença e dos locais de acometimento.

PROPEDÊUTICA[2,5]

História

O detalhamento da anamnese exclui muitas lesões no diagnóstico diferencial de uma massa cervical pediátrica. Sempre é útil ter um protocolo a ser aplicado na presença de uma massa cervical, mesmo que o diagnóstico pareça óbvio. As relações temporais devem ser consideradas, como uma infecção ou viagem recente, assim como contato com algum animal. O crescimento lento sugere uma doença benigna, assim como uma ocorrência de evolução rápida pode ocorrer em infecções agressivas ou doenças malignas. Dor ou aumento do tamanho da massa durante a alimentação são sugestivos de acometimento salivar, usualmente da glândula submandibular, mais propensa a litíase. A possibilidade de exposição medicamentosa, por exemplo, à fenitoína, também deve ser investigada, podendo contribuir para o diagnóstico.

As massas congênitas, embora possam se apresentar ao nascimento ou logo depois, também podem surgir nas primeiras décadas de vida, com crescimento progressivo, ou após infecções repetidas do trato aerodigestivo superior. É importante lembrar que as linfadenopatias persistentes, notadamente aquelas refratárias a tratamento, necessitam de investigação pormenorizada, devendo-se sempre afastar malignidade nessa situação. Embora seja útil ter um algoritmo ou protocolo na investigação de uma linfadenopatia, principalmente quando o quadro não se encaixar na condição de hiperplasia reacional típica, a particularização do caso é fundamental.

Exame físico

Não necessariamente são encontradas pistas diagnósticas para uma massa cervical pediátrica na região da cabeça e do pescoço. Apesar disso, pode haver pistas distantes, sendo necessário sempre um exame físico completo, com especial atenção para o exame de linfonodos inguinais, axilares e palpação do baço e do fígado. Os linfonodos cervicais posteriores e eventualmente os anteriores podem não ter relevância, mas quando forem maiores do que 2 cm podem não ser indicativos de hiperplasia linfoide reacional.

A localização da massa fornece informações importantes sobre sua etiologia, seja para elucidar o sítio primário infeccioso ou neoplásico. Cistos do ducto tireoglosso se elevam com a protrusão da língua e são de linha média, enquanto os cistos dermoides frequentemente se apresentam na região submentoniana e movem-se com a pele sobrejacente. As massas laterais sugerem cistos branquiais, enquanto as supraclaviculares preocupam quanto à malignidade. A consistência da massa também é útil na sua investigação: quando firme e aderida sugere malignidade, enquanto uma massa que flutua pode ser um abscesso, um cisto ou ter origem vascular.

Estudos radiológicos

A US é considerada uma das modalidades mais apropriadas para exame dessas massas, diferenciando-se as de aspecto cístico daquela com aspecto sólido, permitindo punção e não expondo a criança à radiação. Além disso, é fundamental na avaliação de doenças tireoidianas. Trata-se de exame examinador-dependente, com menor utilidade na avaliação das relações anatômicas e no planejamento da cirurgia.

A TC é a segunda modalidade mais apropriada, com boa visualização da massa e de suas relações com estruturas nobres vizinhas, sendo útil na programação cirúrgica; entretanto, expõe a criança à radiação ionizante e, de forma geral, demanda a injeção de contraste iodado para correta avaliação das lesões cervicais.

A RM, por sua vez, não expõe a criança ao efeito da radiação e é útil para análise dos tecidos moles, de malformações vasculares e do componente intracraniano da massa, porém muitas vezes requer sedação ou anestesia geral para sua realização em crianças, a fim de evitar artefatos causados pelo movimento. Nesse contexto, sua necessidade deve ser adequadamente discutida, principalmente na criança com risco de compressão das vias aéreas e de insuficiência respiratória.

Exames endoscópicos

Diante de uma massa cervical persistente ou de características suspeitas, está indicada avaliação endoscópica das fossas nasais, da faringe e da laringe. A utilização do nasofibroscópio pelo especialista muitas vezes é crucial para a correta realização do exame. Mesmo em um recém-nascido, a avaliação é possível com o aparelho padrão. Lesões neoplásicas da nasofaringe têm como manifestação clínica comum a presença de uma massa cervical mestastática. Quando se identifica a presença de metástase, deve-se realizar a biópsia do sítio primário, pois a biópsia de lesões cervicais mestastáticas pode ser deletéria para o prognóstico.

A avaliação de lesões com comprometimento obstrutivo das vias aéreas e do trato aerodigestivo exige maior cautela, por vezes necessitando de laringoscopia direta e traqueoscopia/broncoscopia em ambiente cirúrgico e com equipe preparados para tal.

Exames laboratoriais e de patologia clínica

Exames laboratoriais e de patologia clínica podem ser úteis em casos selecionados. O hemograma está indicado se houver suspeita de infecção sistêmica e malignidades. Sorologias específicas, como as virais (EBV, citomegalovírus), assim como para toxoplasmose, podem ser diagnósticas. Testes de função tireoidiana são fundamentais na avaliação das doenças que afetam esse órgão (p. ex., CDT, tireoide ectópica e nódulos/tumores). O nível sérico de cálcio pode estar aumentado na sarcoidose e em algumas malignidades.

A PAAF vem sendo mais aceita como técnica diagnóstica na população pediátrica, podendo também descomprimir uma massa infecciosa ou congênita. Se houver suspeita de malignidade, a biópsia incisional ou excisional para análise histopatológica está indicada, permitindo estudo por congelação, identificação de marcadores tumorais e estudo imuno-histoquímico. A despeito da maior prevalência dos linfomas (para os quais a biópsia excisional da lesão cervical é conduta comumente indicada), a possibilidade de carcinomas de nasofaringe deve ser lembrada já que, nesses casos, o sítio preferencial de biópsia (incisional) é a faringe, não o pescoço.

TRATAMENTO

A condução terapêutica das massas cervicais vai depender de cada caso. Nodulações cervicais com histórico compatível com linfadenopatia reacional podem ser conduzidas com analgésicos, anti-inflamatórios e, quando indicado, antibioticoterapia específica. Lesões de etiologias virais e bacterianas comuns tendem a regredir em 6 a 12 semanas, apresentando redução expressiva ou desaparecendo por completo. Lesões suspeitas já na primeira avaliação (considerando-se a história clínica) ou lesões que não regridam dentro do que se espera (mesmo que com aspecto "inocente") merecem avaliação pormenorizada do especialista, sendo sua excisão frequentemente necessária.

PREVENÇÃO E PROGNÓSTICO

As doenças que cursam com massas cervicais são de difícil prevenção, visto que em sua maioria são doenças inflamatórias corriqueiras da infância ou lesões congênitas/neoplasias não relacionadas a fatores de exposição prévia. Exceções dignas de nota são os casos de tuberculose ganglionar, preveníveis quando políticas públicas são aplicadas no controle da doença (endêmica no Brasil) e as neoplasias relacionadas à exposição à radiação, para as quais o risco-benefício de irradiação de crianças deve ser considerado sempre.

De forma geral, o prognóstico das massas cervicais é bom, com tratamento clínico e/ou cirúrgico curativos na maioria dos casos. As neoplasias malignas, no entanto, podem ter prognóstico reservado e exigir modalidades combinadas de tratamento para uma melhor sobrevida.

DESAFIOS ATUAIS

Considerando-se a benignidade da grande maioria dos casos de massas cervicais, um dos maiores desafios clínicos é a seleção apropriada dos casos com indicação de avaliação especializada e de intervenção cirúrgica precoce.

ORIENTAÇÕES AOS PAIS

- Um diagnóstico de malignidade não é comum, mas precisa ser investigado em crianças com uma massa cervical.
- O diagnóstico adequado sempre requer uma anamnese detalhada e um exame físico geral e da cabeça e pescoço pormenorizado, antes de qualquer exame complementar, seja ele laboratorial ou de imagem.
- Os pais não devem aceitar nenhum diagnóstico, seja ele de uma massa benigna ou maligna, em uma criança que não foi cuidadosamente examinada pelo seu pediatra ou otorrinolaringologista.

✓ CONCLUSÃO

O diagnóstico diferencial de uma massa cervical na pediatria é amplo e dependente de uma série de fatores como idade do paciente, localização da massa e tempo de evolução. Embora as massas cervicais nas crianças sejam predominantemente inflamatórias, infecciosas e congênitas, o objetivo central a ser alcançado para um paciente que apresente esse quadro é descartar a hipótese de malignidade. Para tanto, sugere-se uma rotina infalível: anamnese detalhada e exame físico guiando os exames complementares a serem solicitados, nunca o contrário. No caso de suspeita de malignidade, o estudo histopatológico e/ou citológico são fundamentais para prosseguimento do tratamento.

REFERÊNCIAS BIBLIOGRÁFICAS

1. Torsiglieri AJ Jr, Tom LW, Ross AJ 3rd, Wetmore RF, Handler SD, Potsic WP. Pediatric neck masses: guidelines for evaluation. Int J Pediatr Otorhinolaryngol. 1988; 16(3): 199-210.
2. Unsal O, Soytas P, Hascicek SO, Coskun BU. Clinical approach to pediatric neck masses: retrospective analysis of 98 cases. North Clin Istanb. 2017; 4(3): 225-32.
3. Thompson LD, Herrera HB, Lau SK. A clinicopathologic series of 685 thyroglossal duct remnant cysts. Head Neck Pathol. 2016; 10(4): 465-74.
4. Galluzzi F, Pignataro L, Gaini RM, Hartley B, Garavello W. Risk of recurrence in children operated for thyroglossal duct cysts: a systematic review. J Pediatr Surg. 2013; 48(1): 222-7.
5. Jackson DL. Evaluation and management of pediatric neck masses: an otolaryngology perspective. Physician Assist Clin. 2018; 3(2): 245-69.
6. Storch CH, Hoeger PH. Propranolol for infantile haemangiomas: insights into the molecular mechanisms of action. Br J Dermatol. 2010; 163(2): 269-74.
7. Coppenraet ES, Lindeboom R, Prins JM. Surgical excision versus antibiotic treatment for nontuberculous mycobacterial cervicofacial lymphadenitis in children: a multicenter, randomized, controlled trial. Clin Infect Dis. 2007; 44(8): 1057-64.
8. Neyro SE, Squassi IR, Medín M, Caratozzolo A, Martínez Burkett A, Cerqueiro MC. Peripheral tuberculous lymphadenitis in pediatrics: 16 years of experience in a tertiary care pediatric hospital of Buenos Aires, Argentina. Arch Argent Pediatr. 2018; 116(6): 430-6.
9. Treyve EL, Duckert LG. Phenytoin-Induced lymphadenopathy appearing as a nasopharyngeal malignant neoplasm. Arch Otolaryngol. 1981; 107(6): 382-4.
10. Cunningham MJ, McGuirt WFJ, Myers EM. Cancer of the Head and Neck in the pediatric population. In: Myers EM, Suen SY (eds.). Cancer of the Head and Neck. Philadelphia: WB Saunders, 1996. p.598-624.
11. Cunningham MJ, Myers EN, Bluestone CD. Malignant tumors of the head and neck in children: a twenty-year review. Int J Pediatr Otorhinolaryngol. 1987; 13(3): 279-92.
12. Weinshel EL, Peterson BA. Hodgkin's disease. CA Cancer J Clin. 1993; 43(6): 327-46.
13. Elstrom R, Guan L, Baker G, Nakhoda K, Vergilio J, Zhuang H et al. Utility of FDG-PET scanning in lymphoma by WHO classification. Blood. 2003; 101(10): 3875-6.
14. Robinson LL. General principles of the epidemiology of childhood câncer. In: Pizzo PA, Poplack DG (eds.). Principle and Practice of Pediatric Oncology. Philadelphia: JB Lippincott; 1993. p.537-75.
15. Niedziela M. Pathogenesis, diagnosis and management of thyroid nodules in children. Endocr Relat Cancer. 2006; 13(2): 427-53.

SEÇÃO V

URGÊNCIAS E EMERGÊNCIAS

26

COMPLICAÇÕES DAS OTITES MÉDIAS

Edio J. Cavallaro Magalhães
Adão Henrique Gomes Diniz (in memoriam)

OBJETIVOS

- ✓ Descrever as principais complicações das otites médias agudas e crônicas.
- ✓ Apresentar uma abordagem prática das complicações das otites médias, baseada nas evidências mais atuais, visando reduzir exames e tratamentos desnecessários.
- ✓ Descrever os principais tratamentos para as complicações das otites médias, suas controvérsias e opções, com foco na diferenciação clara entre casos com necessidade de abordagem imediata e casos com boa resposta a tratamentos mais conservadores.

INTRODUÇÃO

No atendimento rotineiro a pacientes pediátricos, as infecções otorrinolaringológicas assumem grande destaque por sua elevada prevalência e pela grande variedade clínica. Em alguns casos, essas infecções evoluem de forma diferente do que se espera, entrando no rol das situações que fogem à regra. Nesses cenários, tem-se, frequentemente, infecções que evoluem com melhora espontânea mesmo sem tratamentos específicos e, por outro lado, um menor número de infecções que evoluem para complicações, por vezes graves. Saber quando e como atuar para evitar essas complicações é fundamental, mas, quando já estabelecidas, é a experiência de lidar objetivamente com seu manejo que faz toda a diferença em seus desfechos clínicos.

As complicações das otites médias dividem-se em intracranianas (abscessos/empiemas, meningite, trombose do seio sigmoide e hidrocefalia otogênica) e extracranianas (otomastoidite aguda (OA), abscesso subperiosteal mastóideo, abscessos de Luc e Bezold, petrosite aguda, paralisia facial periférica, labirintite aguda infecciosa e fístula labiríntica),[1] cada uma delas com suas peculiaridades.

ASPECTOS EPIDEMIOLÓGICOS

As complicações extracranianas são duas vezes mais frequentes que as intracranianas, possuindo prevalência entre 0,24 e 3%.[1,2] Classicamente, a OA é a complicação mais comum, tendo uma incidência entre 1,2:100.000 e 4,2:100.000 crianças/ano.[3] Atualmente, apenas 0,24% dos pacientes com otite média aguda a desenvolvem,[2] mas, a despeito dessa baixa taxa, quando instalada suas complicações continuam a ser encontradas em 13% dos casos (em especial, as complicações intracranianas), apesar dos avanços em propedêutica, competências cirúrgicas e administração criteriosa de antibióticos.[4]

Por sua vez, as complicações intracranianas das otites médias são pouco frequentes, porém ainda com taxa de mortalidade elevada (de aproximadamente 36%). A mais frequente é a meningite, seguida de abscesso cerebral, tromboflebite do seio sigmoide, abscesso epidural, empiema subdural e hidrocefalia otogênica.[1,4]

FISIOPATOLOGIA

As otites médias são processos inflamatórios que envolvem o mucoperiósteo da fenda auditiva média (composta por caixa timpânica, região mastóidea e tuba auditiva). Através de uma comunicação, denominada *aditus ad antrum*, as células aeradas da mastoide se comunicam com a caixa timpânica. Em situações normais, o envolvimento da mastoide é esperado em qualquer processo inflamatório da caixa timpânica, como se pode observar na Figura 1. A OA torna-se clinicamente evidente, no entanto, quando esse processo se difunde através do periósteo e induz periostite (ou periosteíte), podendo evoluir, raramente, com destruição de seu trabeculado ósseo e coalescência (otomastoidite coalescente aguda).[3] Diante disso, a literatura atual busca cunhar o nome periostite mastóidea como melhor denominação para o que atualmente se denomina OA, já que, de certa forma, toda otite média já é, por definição, uma otomastoidite. Pode-se dizer então, de forma inequívoca, que o envolvimento do periósteo externo da mastoide é o que define (clinicamente) o quadro conhecido como OA e não apenas o velamento das células mastóideas.

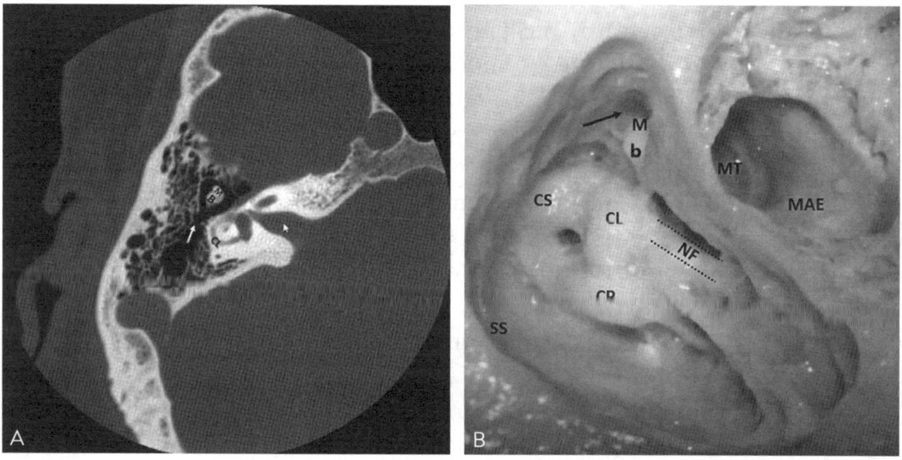

Figura 1 A: imagem tomográfica evidenciando a região da orelha média (caixa timpânica e mastoide) direita. É possível identificar o *aditus ad antrum* (seta longa), comunicando a caixa timpânica e o antro da mastoide, o martelo (M), a bigorna (b), o canal semicircular lateral (CL) e o meato acústico interno (seta curta). B: peça anatômica após mastoidectomia ampla. É possível identificar o *aditus ad antrum* (seta longa), o martelo (M), a bigorna (b), o canal semicircular lateral (CL), o canal semicircular superior (CS), o canal semicircular posterior (CP), o segmento mastóideo do nervo facial (NF), o seio sigmoide (SS), a membrana timpânica (MT) e o meato acústico externo (MAE).
Fonte: arquivo pessoal do autor Edio J. Cavallaro Magalhães, com permissão.

Durante o processo inflamatório supurativo da orelha média (otite média supurativa), pode ocorrer obstrução do *aditus ad antrum* e a secreção inflamatória purulenta pode se acumular no interior da mastoide. A pressão criada por esse material purulento com sua atividade enzimática pode causar osteíte e osteonecrose das frágeis células mastóideas, tornando ainda mais adelgaçadas as paredes ósseas que as separam (estágio denominado mastoidite coalescente). O processo infeccioso da orelha média pode progredir, então, para além das células aeradas da mastoide através de ossos adjacentes (com erosões detectáveis radiologicamente ou não) ou de veias emissárias, podendo se apresentar como abscessos subperiosteais, abscessos cervicais ou mesmo abscessos intracranianos. Se progredir inferiormente em direção à ponta de uma mastoide bem pneumatizada (pneumatização que geralmente se completa após os 5 anos de idade), o material purulento pode erodir o delgado osso ao longo da ranhura do músculo digástrico e, consequentemente, dissecar entre os músculos digástrico e esternocleidomastóideo, cursando com um tipo específico de abscesso cervical, conhecido como abscesso de Bezold. Em outra situação, a extensão do processo infeccioso de orelha média em direção ao ápice petroso do osso temporal pode ocasionar uma petrosite aguda (inflamação do ápice petroso) que, por sua íntima relação com o cavo de Meckel (onde repousa o nervo trigêmeo) e com o VI nervo craniano (nervo abducente), pode cursar com dor facial e estrabismo convergente ipsilateral, quadro também conhecido como síndrome de Gradenigo. Por erosão direta da cortical da mastoide ou pelas veias emissárias, podem ocorrer, ainda quadros de abscessos subperiosteais mastóideos. Mais raramente, um abscesso subperiosteal temporal (medial ao músculo temporal, anteriormente ao meato acústico externo) também pode ocorrer a partir dos processos supurativos da orelha média. Nesse caso, suas vias de disseminação seriam a incisura de Rivinus e ramos das artérias auriculares profundas (localizadas entre o teto da orelha média e o meato acústico externo), complicação que recebe o nome de abscesso de Luc.[5,6]

Além dessas complicações, por conta da íntima relação da região com as meninges e com o seio sigmoide (seio lateral), o processo inflamatório pode se estender também a essas regiões, provocando meningite e trombose do seio.[3,5]

Podem ser citados, ainda, alguns pacientes que possuem falhas ósseas espontâneas no canal do nervo facial, principalmente em seu segmento timpânico, e outros que cursam com doenças crônicas (como a otite média crônica colesteatomatosa) que podem desenvolver osteítes e erosões desse canal. Nesses casos, processos inflamatórios supurativos agudos ou crônicos da orelha média podem levar a paralisia facial periférica.[1]

Mais raramente, o processo inflamatório pode transpassar a membrana da janela redonda, invadindo a orelha interna e levando a um quadro de labirintite aguda. Especificamente nos casos de otite média crônica colesteatomatosa, o crescimento lento e gradual da doença leva a erosões ósseas que podem acometer o labirinto. Nestes casos, o local mais afetado é o canal semicircular lateral e o desfecho patológico desta condição é a fístula labiríntica (comunicação do labirinto com a orelha média).[1]

Os organismos comumente cultivados a partir de complicações supurativas das otites médias incluem aeróbios Gram-positivos (*Streptococcus,* como *S. pneumoniae*, *Staphylococcus* e *Enterococcus*), aeróbios Gram-negativos (*Klebsiella*, *Pseudomonas* e *Proteus*) e alguns anaeróbios (*Peptostreptococcus* e *Fusobacterium*).[5] *Pseudomonas aeruginosa* assume maior destaque nos casos de complicações das otites médias crônicas.[7]

Os fatores de risco para complicações dos processos infecciosos da orelha média incluem:[6]

- Condições socioeconômicas: há um aumento no número de casos em crianças que vivem em piores condições socioeconômicas.
- Creches: parece haver um aumento em crianças que frequentam creches.

- Condições médicas subjacentes que afetam a função da tuba auditiva: crianças com fenda palatina, anomalias craniofaciais, disfunção imunológica congênita ou adquirida, condições que afetam a função ciliar da tuba auditiva e mucosa da orelha média.
- Outras condições médicas que devem ser consideradas incluem pacientes com síndrome da imunodeficiência adquirida (AIDS), histórico de diabetes não controlado, insuficiência renal e outros pacientes imunossuprimidos. Além disso, pacientes com doença otológica crônica não tratada que não têm acesso a cuidados médicos podem apresentar manifestações tardias e graves das otites médias supurativas.

QUADRO CLÍNICO[1,4,5,6]

O quadro clínico clássico de uma OA se apresenta com um histórico de otite média evoluindo com febre, prostração e abaulamento retroauricular com hiperemia dolorosa, sem mobilidade à palpação (já que é processo inflamatório do periósteo, aderido ao osso). Esse abaulamento retroauricular normalmente projeta anteriormente o pavilhão auricular (Figura 2). Otorreia (recente ou crônica) pode ou não estar presente.

As complicações extracranianas das otites médias usualmente apresentam, além do quadro relacionado ao processo supurativo em orelha média, sinais locais nos sítios afetados. Por exemplo, nos casos de abscesso subperiosteal mastóideo, o sinal mais específico é a flutuação da região retroauricular abaulada, apagando o sulco retroauricular (Figura 3). Já o abscesso de Bezold se manifesta com dor, limitação à rotação cervical e abaulamento cervical lateral (medialmente ao

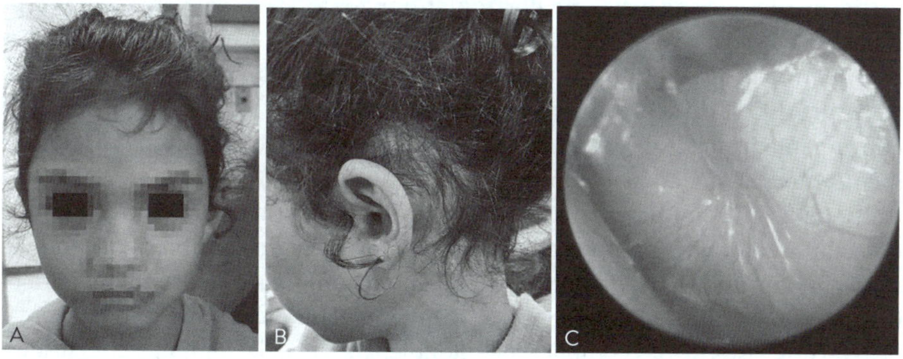

Figura 2 Achados típicos de otomastoidite aguda. A: pavilhão auricular esquerdo projetado anteriormente; B: abaulamento retroauricular; C: membrana timpânica abaulada com efusão purulenta em caixa timpânica.
Fonte: arquivo pessoal do autor Edio J. Cavallaro Magalhães, com permissão.

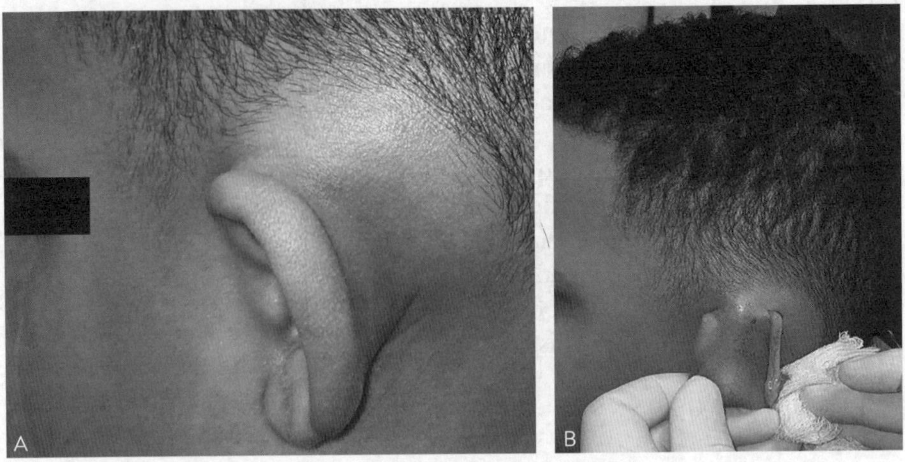

Figura 3 Abscesso subperiosteal mastóideo. A: flutuação da região retroauricular abaulada, apagando o sulco retroauricular; B: drenagem da secreção purulenta após incisão.
Fonte: arquivo pessoal do autor Edio J. Cavallaro Magalhães, com permissão.

músculo esternocleidomastóideo). No abscesso de Luc, há abaulamento com flutuação na região temporal, podendo-se identificar trismo e edema obstrutivo do meato acústico externo.

Quando o nervo facial é atingido, surge um quadro típico de paresia ou paralisia facial periférica, com redução ou abolição da mobilidade daquela hemiface em seus terços superior, médio e inferior (diferente de um quadro de paralisia facial central, no qual é notadamente mantida a mobilidade da região frontal).

Quadros de labirintite ou fístula labiríntica costumam se manifestar com vertigem, presença de nistagmo horizontal/horizonto-torcional para o lado contralateral e hipoacusia neurossensorial.

A petrosite aguda (ou síndrome de Gradenigo) evolui com dor facial (por vezes, de difícil caracterização em crianças menores e lactentes), estrabismo convergente ipsilateral (por comprometimento do nervo abducente) e, comumente, otorreia no lado afetado (Figura 4).

Complicações intracranianas das otites médias são potencialmente difíceis de detectar atualmente, pois a realidade do uso precoce dos antibióticos tende a mascarar sintomas que, de outra forma, alertariam mais precocemente para o diagnóstico. Otalgia, vômitos e febre (geralmente em picos) ocorrem em cerca de 60% dos casos dessas complicações. Sonolência, cefaleia, diplopia, convulsões e dor facial são menos prevalentes, mas, quando presentes, devem chamar atenção especial para uma correta investigação armada. Sinais de meningismo, como os sinais de Kernig, Brudzinski e Lasègue, de forma geral estão presentes nas

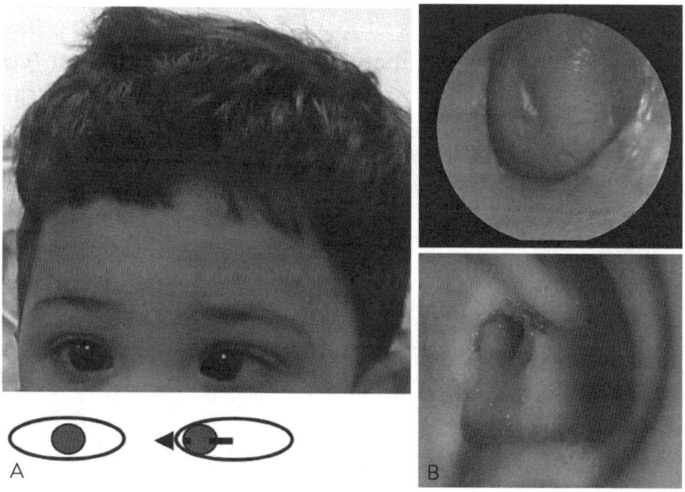

Figura 4 Quadro clínico da petrosite aguda. A: estrabismo convergente; B: membrana timpânica abaulada com sinais flogísticos ou otorreia abundante.
Fonte: arquivo pessoal do autor Edio J. Cavallaro Magalhães, com permissão.

meningites. Acometimento dos IX, X e XI nervos cranianos, com alterações dos movimentos palatais (sinal da cortina), paralisia de prega vocal e paresias dos músculos esternocleidomastóideo e trapézio devem levar à suspeição de tromboflebite do seio sigmoide estendendo-se ao golfo da veia jugular interna, quadro descrito como síndrome do forame jugular.

PROPEDÊUTICA

Como parte fundamental da investigação de qualquer agravo à saúde, a entrevista e o exame clínico acurado são de grande importância, permitindo o diagnóstico precoce mesmo quando exames de imagem não estão disponíveis inicialmente. A busca pela identificação do quadro otológico de base (que deu origem à complicação) e a identificação de possíveis comorbidades são peças-chave no início da investigação.

Pacientes com suspeita de processos infecciosos complicados na vizinhança da orelha, de forma geral, vão apresentar em sua história clínica dados que auxiliam na compreensão da condição infecciosa primária da orelha que iniciou o problema.

É fundamental buscar diferenciar, primeiro, se de fato se trata de uma doença com origem na orelha média ou se é um quadro com origem na orelha externa. Por exemplo, é comum a confusão diagnóstica entre um quadro de linfonodomegalia retroauricular (reacional a um quadro de otite externa difusa aguda) e um quadro de OA. São situações similares à primeira vista, mas bastante diferentes em sua apresentação. Abaulamento móvel retroauricular (com ou sem hiperemia) que evolui com quadro de dor intensa ao toque no meato acústico externo, otorreia mais espessa em pequena quantidade e histórico de natação/banho e manipulação da orelha (com hastes flexíveis ou não) tem forte possibilidade de ser uma otite externa difusa aguda com linfonodopatia retroauricular (geralmente sem febre ou infecções das vias aéreas superiores em sua fase inicial). Uma otoscopia revelando edema do meato acústico externo e, se a avaliação for possível, uma membrana timpânica sem abaulamentos e móvel à otoscopia pneumática tranquiliza acerca do diagnóstico, confirmando que a orelha média não possui efusão inflamatória e, frequentemente, poupando da necessidade de avaliação por imagem.

Já o quadro clínico de uma OA se apresenta com abaulamento e hiperemia retroauriculares dolorosos, sem mobilidade à palpação. Otorreia (recente ou crônica) pode ou não estar presente (geralmente em quantidade maior e mais fluida). Também é importante identificar, na história, se se trata de um processo agudo complicado (como uma otite média aguda) ou, mais raramente, de um processo crônico agudizado (como a otite média crônica colesteatomatosa) complicado. De forma geral, quadros de OA nos quais os pacientes se apresentem com histórico prévio de otorreia fétida crônica sem resposta ambulatorial à antibioticoterapia regularmente empregada nas otites supurativas merecem ser encarados, em um primeiro momento, como possíveis quadros complicados de otites médias cônicas. Assim, necessitam de tratamento clínico (e cirúrgico) diferenciado.

Após a entrevista, o exame clínico deve ser minucioso. Além do exame clínico e otorrinolaringológico padrão, a avaliação das orelhas e suas vizinhanças, pescoço, região temporal, meninges e pares cranianos é fundamental.

Com relação à propedêutica armada, os exames de imagem assumem destaque. Na presença de suspeitas de complicação das otites, exames de imagem com cortes finos estão indicados. De forma geral, a tomografia computadorizada (TC) de mastoides com contraste (podendo se estender para o crânio ou o pescoço, a depender do caso) encerra o diagnóstico, caracterizando-se como um exame de rápida execução e regularmente disponível nos hospitais de emergência do país. A Figura 5 apresenta exemplos de imagens desse exame, ilustrando algumas complicações das otites médias.

A ressonância magnética (RM) assume maior relevância nos casos em que a administração de contraste iodado não é possível ou em alguns casos de complicações intracranianas ou diagnósticos diferenciais, porém, na prática clínica, é pouco indicada. Ultrassonografia (US) pode ser útil para avaliação dos tecidos moles periauriculares e pescoço, mas é exame com limitações nas doenças otológicas.

Os exames laboratoriais, norteados caso a caso, são parte complementar do acompanhamento diagnóstico, com destaque para a possibilidade de análise do liquor na suspeita de quadros meníngeos.

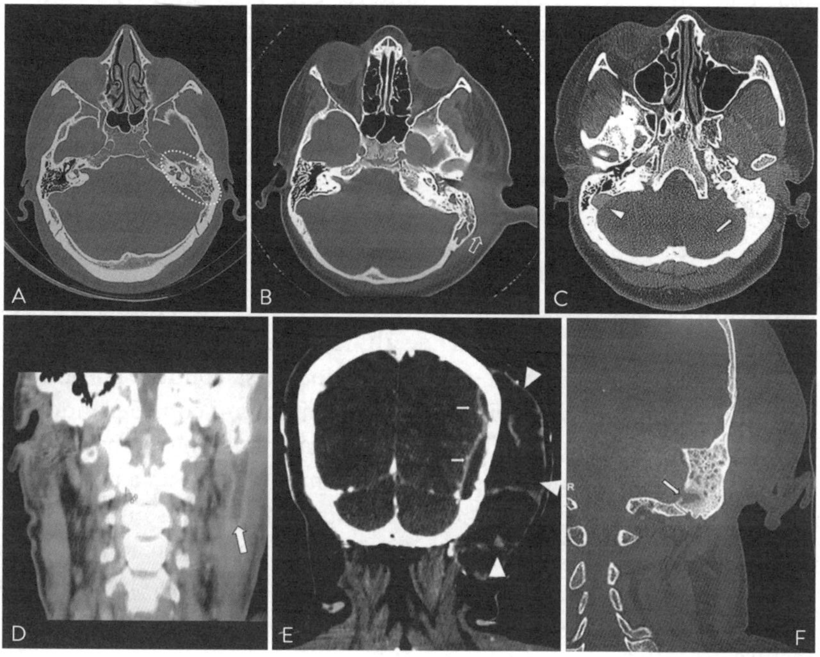

Figura 5 A: tomografia computadorizada de mastoides (janela óssea, corte axial) evidenciando velamento de orelha média esquerda (área delimitada), sem sinais de acometimento de partes moles da região retroauricular; tratava-se apenas de otite média aguda não complicada. B: tomografia computadorizada de mastoides (mesmo corte e janela que A) na qual se observa, em outro paciente, além do velamento da orelha média esquerda, grande aumento de partes moles em região retroauricular (seta), compatível com otomastoidite aguda. C: tomografia computadorizada de mastoides com contraste (janela óssea, corte axial) evidenciando ausência de impregnação pelo contraste na região do seio sigmoide esquerdo (seta longa) em comparação com o seio contralateral (cabeça de seta), compatível com tromboflebite do seio sigmoide. D: tomografia computadorizada de pescoço (corte coronal, janela de partes moles) envidenciando coleção a partir da ponta da mastoide esquerda (seta), configurando um abscesso de Bezold. E: tomografia computadorizada de crânio com contraste (corte coronal, janela de partes moles) evidenciando coleções intracranianas (seta) e extracranianas (cabeça de seta), à esquerda. F: tomografia computadorizada de mastoides (corte coronal, janela óssea) do mesmo paciente de E evidenciando erosão óssea (seta) que permitiu que a coleção adentrasse o crânio e formasse o abscesso extradural.
Fonte: arquivo pessoal do autor Edio J. Cavallaro Magalhães, com permissão.

Sempre que possível, secreções devem ser colhidas (idealmente por meio de miringotomia ou drenagem de abscesso sob técnica asséptica) e enviadas para cultura. Da mesma forma, a coleta de hemoculturas é estimulada.

Diagnósticos diferenciais sempre devem ser aventados. Doenças como histiocitose das células de Langerhans e tumores como rabdomiossarcomas, por exemplo, podem surgir como lesões/abaulamentos da região mastóidea, de evolução rápida, e estar associadas a otorreia serossanguinolenta ou mesmo infecção secundária. Por vezes, observam-se lesões de aspecto violáceo exteriorizando-se pelo meato acústico externo nesses casos (Figura 6).[8]

TRATAMENTO[1,9]

Em todos os casos de complicações das otites médias com membrana timpânica íntegra e efusão purulenta retrotimpânica, deve-se considerar a indicação da realização de miringotomia "de alívio" e para coleta de material para cultura, associada à antibioticoterapia sistêmica. Essa conduta tem uma taxa de resolução de aproximadamente 94% das OA; porém, considerando-se que 72% dos casos desta doença evoluem para cura apenas com tratamento clínico isolado, pacientes não imunossuprimidos e com boa resposta à antibioticoterapia empírica nas primeiras 48 horas iniciais podem ser assim conduzidos, sem intervenções cirúrgicas. Nos casos em que uma perfuração timpânica já se deu espontaneamente, a coleta de material para cultura pode ser realizada por aspiração da orelha média através da perfuração, com uma cânula de Rosen, sob técnica asséptica.

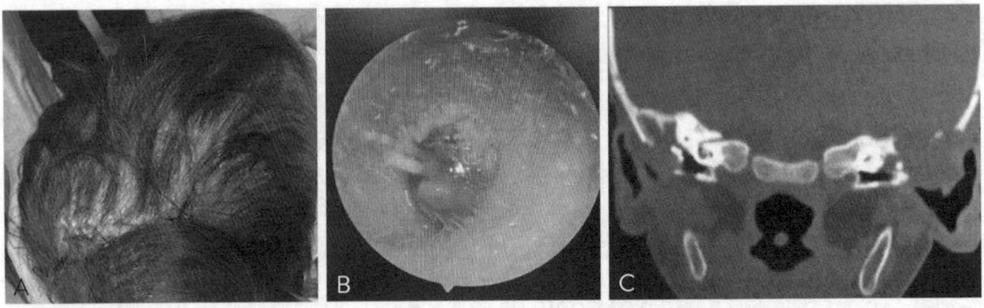

Figura 6 A: pápulas descamativas em couro cabeludo, de ocorrência frequente na histiocitose de células de Langerhans; B: lesão exteriorizando-se através do meato acústico externo; C: tomografia computadorizada do mesmo paciente de A evidenciando material com densidade de partes moles em ambas as mastoides, com grandes erosões ósseas associadas, mais evidentes à esquerda. Biópsia e análise histopatológica revelaram histiocitose de células de Langerhans.
Fonte: arquivo pessoal do autor Edio J. Cavallaro Magalhães, com permissão.

Idealmente, após a coleta de culturas (mas nunca retardada por esse motivo), deve-se iniciar antibioticoterapia sistêmica para cobertura dos principais microrganismos associados a essas infecções, considerando-se a história recente do paciente a ser tratado. Na prática clínica, obtém-se resposta positiva com a administração parenteral de aminopenicilinas associadas a inibidores da betalactamase (p. ex., amoxicilina-clavulanato e ampicilina-sulbactam) no tratamento de quadros de OA sem uso recente de antibióticos nos últimos 30 dias, possibilitando alta precoce (para complementação de tratamento em domicílio) após resposta clínica inicial sustentada. Nas demais situações ou no caso de resposta insatisfatória no primeiro momento, as cefalosporinas de 3ª geração (ceftriaxona) são os fármacos de primeira linha.

A associação com antimicrobianos atuantes contra anaeróbios (como o metronidazol) tem destaque nos casos de coleções extra ou intracranianas, sendo que, no último caso, a associação de vancomicina também é recomendada como boa opção para melhor a cobertura para *Staphylococcus*. Antimicrobianos com efeito antipseudomonas têm papel importante em certas situações, devendo ser associados ao esquema quando se está diante de complicações das otites médias crônicas. Nesses casos, a ciprofloxacina ou, no caso de suspeita de resistência, a cefepima são boas opções a serem aventadas. O tempo médio de antibioticoterapia é de 14 dias (na maioria dos casos das complicações comuns), mas o uso por 3 semanas ou mais pode ser necessário (como nos casos de petrosite aguda e abscessos intracranianos).

A corticoterapia em dose anti-inflamatória por curto período tem papel incerto no tratamento da maioria das complicações das otites médias, de acordo com a literatura médica, mas é consenso entre os especialistas que sua indicação traz benefícios clínicos com baixos riscos ao paciente. Nos casos de meningite, labirintite, petrosite aguda e paralisia facial periférica, os benefícios da corticoterapia são mais claros e ela deve ser empregada, sendo a dexametasona uma opção comumente utilizada.

É fato que quadros de OA atualmente são tratados de forma mais conservadora que no passado, mas quando se trata de complicação de otite média crônica colesteatomatosa o tratamento cirúrgico está sempre indicado. Frequentemente, é possível "esfriar" o processo inflamatório antes da cirurgia, que pode ser realizada na mesma internação ou programada de forma eletiva em alguns casos, quando as condições clínicas permitem.

Nos casos de abscessos extracranianos, a drenagem da coleção está, via de regra, indicada. A drenagem dos abscessos subperiosteais pode ser realizada sob anestesia local (por punção ou incisão e emprego de drenos de Penrose), com ou sem realização de miringotomia e inserção de tubos de ventilação. Já nos casos de abscessos de Bezold, há necessidade de realização de mastoidectomia e cervicotomia lateral para correta drenagem da coleção, realizada sob anestesia geral.

Os abscessos intracranianos exigem condutas diferentes a depender de suas características. Como forma de orientação inicial, os casos de abscessos extradurais temporais (classicamente relacionados à otite média crônica colesteatomatosa) exigem timpanomastoidectomia que, frequentemente, já permite a drenagem transmastóidea da coleção. Empiemas subdurais usualmente têm indicação de craniotomia (geralmente associada à timpanomastoidectomia) para drenagem, pois têm maior risco de deterioração clínica. Já nos abscessos encefálicos, a indicação de drenagem é ponderada pelo neurocirurgião levando-se em consideração seu tamanho e repercussões clínicas. Via de regra, são drenados abscessos encefálicos maiores que 2,5 cm ou que levem a efeitos de massa significativos.

A tromboflebite do seio sigmoide ainda tem seu tratamento bastante controverso, porém é consenso entre os especialistas que antibioticoterapia de amplo espectro e exploração cirúrgica da mastoide afetada estão indicados. A abertura do seio para remoção do trombo e ligadura da veia jugular interna tem caído em desuso. O emprego da terapia anticoagulante tem sido mais indicado nas situações de extensão do trombo ao seio transverso ou à veia jugular interna e nos casos de hipertensão intracraniana refratária.

Para todos os casos nos quais a otite média crônica colesteatomatosa é a causa da complicação tratada, estão indicadas a timpanomastoidectomia para ressecção do colesteatoma e a drenagem da orelha média.

PREVENÇÃO E PROGNÓSTICO

De forma geral, além das medidas de profilaxia das otites médias, o acompanhamento atento dos casos de otites médias agudas e crônicas, com intervenções precisas e bem indicadas, é ponto-chave na prevenção de complicações.

Nos dias atuais, com a vasta gama de antibióticos disponível, o melhor conhecimento da flora comumente envolvida e mais acesso à informação, as complicações dessas infecções otológicas têm demostrado prognóstico mais favorável do que o historicamente descrito, necessitando de menos intervenções cirúrgicas e, também, envolvendo menores possibilidades de iatrogenia.

DESAFIOS ATUAIS

Em um país com dimensões continentais como o Brasil, com um sistema de saúde universal, um dos maiores desafios ainda é o acesso ao atendimento e ao cuidado médico ideais. Três pontos devem ser reforçados a fim de se melhorar a qualidade do atendimento a esses agravos à saúde:

- Difusão do conhecimento relacionado à história natural das otites médias e suas complicações entre os médicos generalistas e pediatras, desde a atenção básica até as emergências.
- Disponibilidade de insumos necessários ao primeiro atendimento adequado a esses casos em todos os locais.
- Garantia de acesso (via regulação inteligente) ao tratamento hospitalar especializado (otorrinolaringológico e/ou neurocirúrgico) para os casos indicados.

ORIENTAÇÕES AOS PAIS

- As otites médias agudas são condições de ocorrência comum entre as crianças, com taxas de resolução espontânea elevadas e taxas de complicações, baixas.
- A observação atenta (com ou sem o emprego de antibioticoterapia, a depender do caso) é ponto fundamental na condução das otites médias agudas. A presença do pediatra, acessível e disponível, é a melhor garantia de que as condutas indicadas e necessárias serão aplicadas a seu tempo.
- Filhos de pais extremamente angustiados e ansiosos, reincidentes nos pronto-atendimentos mesmo após a correta orientação por parte do pediatra assistente, são mais passíveis de serem submetidos ao excesso de condutas médicas, como exames e procedimentos.
- De forma geral, as complicações das otites médias têm tratamento bem estabelecido e baixos índices de ocorrência de sequelas em médio e longo prazos.

✓ CONCLUSÃO

As complicações das otites médias, a despeito de pouco comuns, têm ocorrência regular nos atendimentos pediátricos e otorrinolaringológicos de urgência. O conhecimento de suas apresentações clínicas, propedêutica e tratamentos são fundamentais à sua condução, cujo objetivo deve ser reduzir as possibilidades de desfechos desfavoráveis. A identificação precoce e o tratamento imediato (na medida ideal) devem ser o foco de todo médico diante desses casos.

REFERÊNCIAS BIBLIOGRÁFICAS

1. Gouveia MCL, Neto SC, Araújo AMB. Complicações das otites médias. In: Pignatari SSN, Anselmo-Lima WT (orgs.). Tratado de Otorrinolaringologia. 3.ed. Rio de Janeiro: Elsevier; 2018. p.150-61.
2. Bizakis JG, Velegrakis GA, Papadakis CE, Karampekios SK, Helidonis ES. The silent epidural abscess as a complication of acute otitis media in children. Int J Pediatr Otorhinolaryngol. 1998; 45(2): 163-6.

3. Dudkiewicz M, Livni G, Kornreich L, Nageris B, Ulanovski D, Raveh E. Acute mastoiditis and osteomyelitis of the temporal bone. Int J Pediatr Otorhinolaryngol. 2005; 69(10): 1399-405.
4. Krishnan M, Walijee H, Jesurasa A, De S, Sinha A, Sharma R et al. Clinical outcomes of intracranial complications secondary to acute mastoiditis: the Alder Hey experience. Int J Pediatr Otorhinolaryngol. 2020; 128: 109675.
5. Lepore ML, Hogan CJ, Geiger Z. Bezold abscess. StatPearls [Internet]. Treasure Island (FL): StatPearls Publishing; 2020 Jan. Atualização em: 01/05/2022. Disponível em: https://www.ncbi.nlm.nih.gov/books/NBK436004. Acesso em: 02/02/2023.
6. Mengi E, Tümkaya F, Sağtaş E, Ardıç FN. An unusual complication of otitis media: Luc's abscess. J Int Adv Otol. 2018; 14(3): 497-500.
7. Penido NO, Borin A, Iha LC, Suguri VM, Onishi E, Fukuda Y et al. Intracranial complications of otitis media: 15 years of experience in 33 patients. Otolaryngol Head Neck Surg. 2005; 132(1): 37-42.
8. Ong HY, Goh LC, Santhi K, Sha'ariyah MM. Concurrent mastoid cellulitis and Langerhans cells histiocytosis: a challenging diagnosis. Oman Med J. 2018; 33(2): 167-70.
9. Anne S, Schwartz S, Ishman SL, Cohen M, Hopkins B. Medical versus surgical treatment of pediatric acute mastoiditis: a systematic review. Laryngoscope. 2019; 129(3): 754-60.

27

COMPLICAÇÕES DAS RINOSSINUSITES

Edio J. Cavallaro Magalhães
Thais Ferreira Vasques

OBJETIVOS

✓ Reconhecer e diagnosticar as principais complicações das rinossinusites.
✓ Compreender o mecanismo anatomopatológico que rege as rinossinusites e suas complicações.
✓ Estabelecer propedêutica e abordagem inicial, assim como identificar a necessidade de intervenção cirúrgica nas complicações de rinossinusites.

INTRODUÇÃO

As complicações de rinossinusites são eventos raros, porém potencialmente fatais e com elevada morbidade, que muitas vezes levam a internações prolongadas, múltiplas abordagens cirúrgicas e sequelas permanentes, como cegueira e déficits neurológicos.[1,2] Esses quadros ocorrem na vigência de rinossinusites agudas ou nas exacerbações de quadros crônicos, e não há evidência de que o uso de antibióticos para combater a doença de base os previna. É necessário, portanto, manter alto índice de suspeição para que o diagnóstico e o tratamento ocorram da maneira mais precoce possível.[3]

São divididas de acordo com o local de extensão extrassinusal da doença, seguindo as principais relações anatômicas dos seios paranasais:[3]

- Orbitárias (60 a 75% dos casos).
- Intracranianas (15 a 20% dos casos).
- Ósseas (5 a 10% dos casos).

ASPECTOS EPIDEMIOLÓGICOS

As complicações de rinossinusites são raras, com uma incidência estimada de 2,5:1.000.000 a 4,3:1.000.000 habitantes e, em crianças, representam 1:12.000 diagnósticos de sinusite, sendo responsáveis por 1:95.000 internações pediátricas. São mais comuns na população infantil do que em adultos, com maior incidência entre os 5 e os 15 anos de idade, o que pode ser explicado tanto pela maior fragilidade das limitantes ósseas nesse período como também pela temporalidade de formação dos seios paranasais ao longo da infância e da adolescência. Observa-se predominância no sexo masculino na proporção de 3:1, mas a razão para isso é desconhecida.[1,3]

O advento dos antibióticos reduziu a mortalidade da meningite secundária à rinossinusite e a incidência de sequelas permanentes. Apesar de melhorar o prognóstico das complicações, é importante ressaltar que o uso de antibióticos antes de sua instalação não as evita. Contrário ao esperado, na verdade, 40 a 60% dos pacientes diagnosticados com rinossinusites complicadas já estavam em uso de antimicrobianos para tratamento do quadro inicial.[3,4]

FISIOPATOLOGIA

As complicações das rinossinusites ocorrem, de maneira geral, por disseminação por contiguidade ou por via hematogênica, e envolvem majoritariamente a órbita e a fossa craniana anterior, por conta de suas íntimas relações com os seios frontal e etmoidal. Algumas estruturas fundamentais para a progressão e a caracterização desse processo são:

- Lâmina papirácea delgada e, por vezes, deiscente: estrutura óssea que separa a cavidade etmoidal do conteúdo orbitário.
- Drenagem venosa paranasal por vênulas não valvuladas: permite o fluxo sanguíneo livre entre o seio etmoidal, os vasos orbitários e os seios venosos cavernosos intracranianos, em particular pelas veias oftalmológicas.
- Septo orbitário: deflexão da fáscia da periórbita que se estende do rebordo ósseo da órbita até o interior das pálpebras. Funciona como limite anterior da órbita e divide as regiões anatômicas entre pré-septal, mais externa, e pós-septais (as estruturas orbitárias propriamente ditas). A quebra dessa barreira determina maior gravidade da infecção.[1,4]

Em crianças, essas estruturas podem ser mais frágeis e os ossos do crânio, mais pneumatizados, diminuindo a resistência das barreiras que impedem o avanço das infecções por contiguidade. Além disso, há aumento da vascularização óssea nessa faixa etária, permitindo maior disseminação pela via hematogênica.[3]

Outro fator determinante nas manifestações clínicas de cada faixa etária é a cronologia do desenvolvimento dos seios paranasais. Os seios etmoidais e maxilares, intimamente relacionados com a órbita, desenvolvem-se ainda no período intraútero, enquanto o seio frontal, próximo ao conteúdo craniano, apenas inicia sua pneumatização por volta dos 5 anos de idade, aumentando em tamanho até a puberdade. De forma análoga, as complicações orbitárias são mais comuns nas crianças mais novas, enquanto as complicações intracranianas ocorrem principalmente no período próximo à adolescência.[1,5]

Os microrganismos mais comumente implicados nesses quadros variam de acordo com o local acometido. Nas infecções orbitárias infantis, os patógenos mais frequentes são *Haemophilus influenzae*, seguido por *Streptococcus pneumoniae*. Nas complicações intracranianas, no entanto, a infecção tende a ser polimicrobiana, tendo como germes mais frequentemente isolados no liquor *S. pneumoniae* e *Staphylococcus aureus*.[1,3]

As complicações ósseas são caracterizadas por osteomielite dos ossos do crânio, mais comumente do osso frontal. Ocorre principalmente por disseminação bacteriana por via hematogênica, através das veias diploicas avalvuladas, tendo *Staphylococcus aureus* como principal microrganismo encontrado (é possível, no entanto, a associação com pneumococos e germes anaeróbios). Também é mais incidente em adolescentes e adultos jovens por conta do momento de pneumatização do seio frontal.[3]

QUADRO CLÍNICO

As complicações das rinossinusites são quadros clínicos graves e que têm seu prognóstico melhorado com a instituição de tratamento o mais precocemente possível, de forma que se deve manter alta suspeição para sua ocorrência. Para tanto, é necessário conhecer suas diversas manifestações clínicas, a fim de guiar o manejo inicial e permitir a instituição do diagnóstico e do tratamento adequado o mais rapidamente possível. Os sinais e sintomas de alarme que indicam a presença de complicações estão listados no Quadro 1.[1,3]

Quadro 1 Sinais e sintomas de alarme nas rinossinusites

Sinais e sintomas
Diplopia
Oftalmoplegia
Edema em região frontal
Proptose
Redução da acuidade visual
Sinais meníngeos
Edema ou hiperemia orbitária
Cefaleia frontal, uni ou bilateral, intensa
Sintomas neurológicos

O acometimento orbitário caracteriza-se pelo desenvolvimento de edema e eritema palpebrais e dor orbital de instalação rápida, em geral 5 a 8 dias após o início da rinossinusite. Eventualmente, podem ocorrer proptose, quemose, dor à movimentação ocular, oftalmoparesia e redução da acuidade visual. As duas últimas constituem sinais de alarme para formas mais graves.[1,5]

A presença de quadro clínico ou história recente de rinossinusite com evolução para sintomas oftalmológicos deve sempre levantar a suspeita de complicações. Porém, nem sempre tal história é clara ou relatada espontaneamente, devendo ser pesquisada ativamente.[1,3]

Considerando-se a localização e a extensão do processo inflamatório, determinadas pela constelação de sintomas e pelos exames de imagem, é possível classificar as complicações orbitárias em grupos com propostas de tratamento distintos. Entre os diversos sistemas classificatórios existentes, o mais difundido é o de Chandler (Quadro 2).[3,5]

Quadro 2 Classificação das complicações orbitárias de rinossinusites segundo Chandler

Edema inflamatório e Celulite pré-septal	Hiperemia e edema palpebrais, possivelmente com dor local, porém sem limitação da movimentação ocular ou alteração da acuidade visual Não há extensão além do septo orbitário, preservando as estruturas da órbita propriamente dita
Celulite orbitária	Inflamação difusa, sem coleção, do cone orbitário (ou seja, estende-se além do septo orbitário, sendo considerada uma complicação pós-septal) Além de hiperemia e edema palpebrais observam-se quemose e proptose A acuidade ocular encontra-se preservada e pode haver ou não restrição da movimentação ocular
Abscesso subperiosteal	Coleção entre a lâmina papirácea e a periórbita, é a complicação mais comum na população pediátrica (a aderência do periósteo orbitário à lâmina papirácea é mais frágil nessa faixa etária) Apresenta-se com proptose mais acentuada, deslocamento inferolateral do globo ocular e restrição dolorosa à movimentação ocular
Abscesso orbitário	Abscesso formado internamente à periórbita, dentro do cone orbitário Além dos sintomas anteriores, também pode haver redução da acuidade visual e do reflexo pupilar É uma manifestação grave e que pode evoluir rapidamente para amaurose
Trombose do seio cavernoso	Disseminação do processo inflamatório pelas veias orbitárias até o seio cavernoso, com alteração dos pares cranianos III, IV, V e VI Manifesta-se com oftalmoplegia, proptose e paralisia de pares cranianos (III, IV, V e/ou VI) Deve ser investigado com ressonância magnética, uma vez que a tomografia pode estar normal nos estágios iniciais Associa-se com altas morbidade e mortalidade, com sequelas visuais e neurológicas (paralisias de pares cranianos) e evolução para óbito em 30% dos casos

Fonte: adaptado de Kosugi e Meirelles, 2018;[3] e Reid, 2004.[5]

As complicações intracranianas são as de maiores morbidade e mortalidade, com 25% dos pacientes mantendo alguma sequela permanente e 6% evoluindo para óbito. Costumam progredir a partir de infecções frontoetmoidais ou esfenoidais por via hematogênica e por contiguidade, com pouca participação de quadros maxilares no processo.[3,5]

A disseminação da infecção para o sistema nervoso central (SNC) pode evoluir para diversas entidades clínicas, sendo as mais frequentes os empiemas subdurais (33,2%), os abscessos cerebrais (27,2%), a meningite (24,1%) e os abscessos extradurais (20,6%), conforme detalhado no Quadro 3.[3,5] Até um quarto dos casos pode apresentar mais de uma complicação simultaneamente.

Quadro 3 Complicações neurológicas das rinossinusites

Abscesso extradural	Ocorre mais frequentemente por disseminação direta de uma rinossinusite frontal e apresenta-se com febre, náusea e vômitos, papiledema, hemiparesias e convulsões Seu aspecto tomográfico é de coleção expansiva lentiforme, que não ultrapassa as suturas cerebrais Pode evoluir para empiema subdural
Empiema subdural	Quadro caracterizado por letargia com evolução para coma e rápida deteriorização neurológica, com mortalidade chegando a 25% e sequelas neurológicas em 35 a 55% dos casos A tomografia mostra coleção em forma de crescente, que pode cruzar as suturas cerebrais
Meningite	Cursa com febre, cefaleia, náusea e vômitos, alteração do nível de consciência, convulsões, alterações visuais ou motoras e sinais meníngeos Os microrganismos mais encontrados são *Streptococcus pneumoniae* e *Staphylococcus aureus* As meningites rinogênicas raramente ocorrem isoladamente, estando em geral associadas com os empiemas
Cerebrite	Estágio inicial da infecção do parênquima cerebral, usualmente se manifesta por crises convulsivas Os exames de imagem mostram áreas de alteração parenquimatosas mal definidas Se não tratada, evolui para abscesso cerebral intraparenquimatoso em 1 a 2 semanas
Abscesso cerebral	Ocorre, em geral, em lobos frontais, frontoparietais ou temporais, e caracteriza-se por cefaleia, rebaixamento do nível de consciência, déficits focais, vômitos, convulsões e papiledema Também apresenta altas morbidade e mortalidade (30% de óbito e 60% de sequelas neurológicas)

Fonte: adaptado de Kosugi e Meirelles, 2018;[3] e Reid, 2004.[5]

O estereótipo das complicações ósseas é o edema mole em região frontal (formado por aumento de partes moles e região de abscedação subperiosteal da tábua externa do osso frontal na osteomielite frontal), conhecido como "tumor de Pott" (Figura 1), frequentemente associado a febre e cefaleia, por vezes evoluindo com fístulas cutâneas.[3,6] Por conta da proximidade com o SNC, pode haver associação com complicações intracranianas, como abscessos de fossa anterior e meningite, em geral contíguos aos focos de osteomielite (até 72% dos casos), conforme exemplificado pela Figura 1. A detecção e o tratamento precoces da osteomielite reduzem o risco de progressão para doença intracraniana.[7]

PROPEDÊUTICA

De maneira diferente dos quadros de rinossinusite não complicada, na suspeita de complicações a investigação por imagem é fundamental, com os objetivos de confirmar o quadro e avaliar sua extensão e gravidade, além de ajudar na definição da necessidade ou não de intervenção cirúrgica.[3] O método de eleição é a tomografia computadorizada (TC) de seios paranasais e crânio com contraste, que consegue boa identificação dos processos inflamatórios e infecciosos e das limitantes ósseas (Figuras 1 e 2). A ressonância magnética (RM) pode ser utilizada como método complementar à tomografia, especialmente para detalhar alterações orbitárias e intracranianas, mas não é utilizada como método único, pois não permite a análise adequada dos componentes ósseos, além de ser um exame pouco disponível e de realização mais complexa.[8]

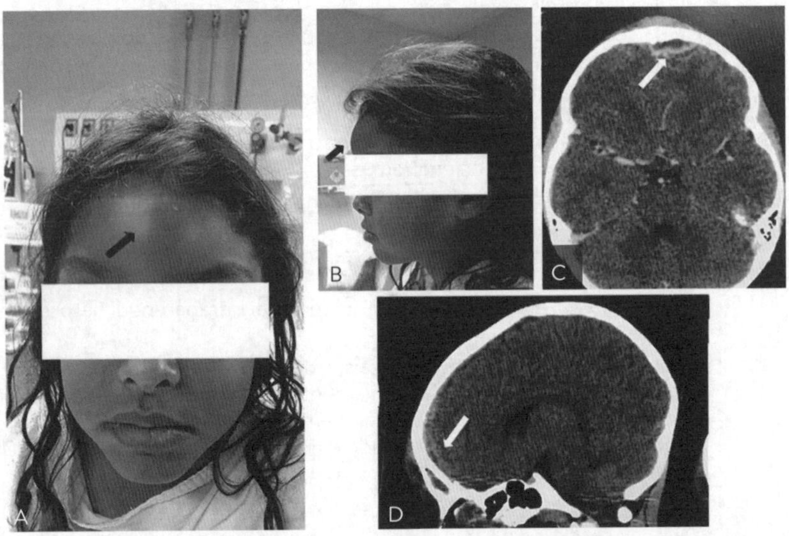

Figura 1 Osteomielite do seio frontal (tumor de Pott). A e B: imagens de ectoscopia. As setas pretas apontam aumento de partes moles e região de abscedação subperiosteal da tábua externa do osso frontal. C e D: imagens de tomografia computadorizada de seios paranasais com contraste, em janela para partes moles. As setas brancas apontam abscesso subdural associado ao quadro.
Fonte: arquivo pessoal do autor Edio J. Cavallaro Magalhães, com permissão.

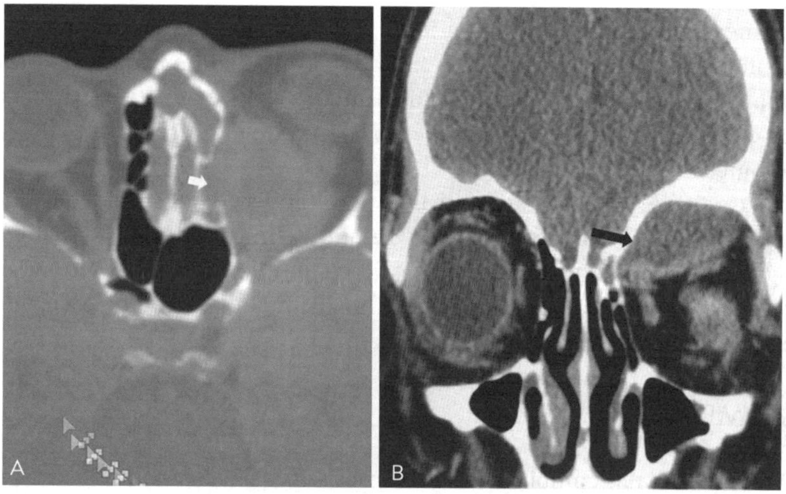

Figura 2 Abscesso subperiosteal orbitário. A: tomografia computadorizada de seios paranasais em corte axial e janela óssea, evidenciando velamento frontoetmoidal à esquerda e área de erosão de lâmina papirácea ipsilateral (seta branca); B: tomografia computadorizada de seios paranasais em corte coronal e janela para partes moles com contraste intravenoso evidenciando grande coleção (realce periférico pelo contraste) subperiosteal periorbitária à esquerda (seta preta).
Fonte: arquivo pessoal do autor Edio J. Cavallaro Magalhães, com permissão.

O exame de imagem não é mandatório em pacientes com edema inflamatório da pálpebra, mas deve ser realizado caso haja suspeita de acometimento intraorbitário ou do SNC (Quadro 4).[9]

Quadro 4 Indicação de realização de exames de imagem em pacientes com edema palpebral

Tomografia computadorizada
Avaliação ocular prejudicada pelo edema palpebral
Proptose
Oftalmoplegia
Dor à movimentação ocular
Piora da acuidade visual
Sintomas centrais (convulsões, déficits neurológicos focais, alterações de consciência)
Ressonância magnética
Suspeita clínica de acometimento intracraniano
Alterações da consciência
Alterações tomográficas que sugiram extensão intracraniana da doença

Fonte: adaptado de Wong e Levi, 2018.[9]

Exames laboratoriais devem ter indicação individualizada, de forma a complementarem o raciocínio clínico, a fim de se avaliar a intensidade do processo inflamatório, o estado hematimétrico e funções renal e hepática. Avaliação do líquor deve ser considerada sempre nos casos que apresentarem alterações neurológicas.

Na suspeita de complicações ósseas, a cintilografia com tecnécio marcado não é primordial para o diagnóstico, uma vez que a clínica sugestiva e as alterações tomográficas já corroboram o diagnóstico. Quando disponível, no entanto, a cintilografia com gálio pode ser utilizada no acompanhamento do caso, guiando o melhor momento de suspensão do tratamento.[6]

TRATAMENTO

O tratamento das complicações orbitárias se baseia em antibioticoterapia por via intravenosa, podendo ser acrescida de corticoterapia e intervenção cirúrgica, a depender das manifestações clínicas e radiológicas. A antibioticoterapia deve cobrir os germes comuns da rinossinusite e também *S. aureus* e anaeróbios, que podem participar do processo, sendo opções possíveis: ceftriaxona com oxacilina, ceftriaxona com metronidazol; ou ampicilina associada a sulbactam. O tempo de antibioticoterapia intravenosa varia a depender da gravidade do quadro e da necessidade de abordagem cirúrgica. Quadros mais leves, como o edema inflamatório, podem ser observados por 48 horas e liberados para completar o tratamento ambulatorialmente, caso apresentem boa evolução.[3,10]

Os quadros com abscessos organizados em geral demandam intervenção cirúrgica. Os abscessos subperiosteais, por sua vez, não necessariamente precisam ser abordados cirurgicamente em um primeiro momento. Enquanto alguns autores advogam pela intervenção precoce, há evidências que embasam o acompanhamento clínico em vigência de antibioticoterapia com monitorização intensiva da função oftalmológica, sendo a cirurgia indicada apenas em caso de deterioração da função oftalmológica ou na falência do tratamento. São critérios para tratamento clínico dos abscessos subperiosteais: visão, pupila e retina sem alterações; ausência de oftalmoplegia (em uma ou mais direções); pressão intraocular inferior a 20 mmHg; proptose menor ou igual a 5 mm; e tamanho menor ou igual a 4 mm na TC.[10,11]

Vídeo 13: Drenagem de abscesso subperiosteal.

Os abscessos orbitários, entretanto, devem ser drenados com urgência em virtude da possibilidade de compressão vascular do nervo óptico, que evolui com isquemia e amaurose.[5] Existem múltiplas modalidades de abordagem para escolha com base na localização da coleção, incluindo técnicas isoladas de drenagem palpebral externa para abscessos mais superficiais, abordagens intranasais por etmoidectomia com acesso à lâmina papirácea e conteúdo intraorbitário nos casos de coleções mais profundas e mediais, ou uma combinação de ambas. A cirurgia também pode ser indicada em quadros sem abscessos, porém com comprometimento da acuidade visual (para descompressão orbitária), na falência do tratamento clínico em 48 horas ou em caso de piora, mesmo em vigência de tratamento.[3,10]

A trombose de seio cavernoso é mais rara e, portanto, tem dados mais escassos na literatura para nortear seu tratamento. Usualmente, indica-se, além da antibioticoterapia intravenosa, abordagem cirúrgica endoscópica com drenagem dos seios envolvidos e de suas coleções. Corticoterapia e anticoagulação também são opções, porém não há evidência de que seu uso reduza a morbidade e a mortalidade do quadro.[9]

No caso das complicações intracranianas, o esquema antibiótico empírico deve abranger germes Gram-positivos (produtores de betalactamases e não produtores), com espectro para MRSA (*Staphylococcus aureus* resistente à meticilina), e anaeróbios, com posterior ajuste guiado por culturas. Uma opção para o tratamento inicial é a tríplice associação de ceftriaxona com metronidazol e vancomicina/oxacilina. Medicações para tratamento dos sintomas neurológicos, como anticonvulsivantes, também devem ser consideradas. A drenagem cirúrgica dos seios acometidos é mandatória e deve ser associada à abordagem das coleções intracranianas pela neurocirurgia, caso estejam presentes. Além disso, deve-se pensar em abordagens dos seios frontais que resolvam a doença intrínseca a eles e reduzam o risco de recidiva. São descritas abordagens que variam desde ampliação da drenagem nasal do seio frontal por meio de técnicas endoscópicas até sua cranialização (retirada da tábua interna) ou sua exenteração completa (retirada das duas tábuas e da mucosa e obliteração do óstio de drenagem).[1,12] Porém, procedimentos que visam obliterar ou eliminar o seio frontal (como a cranialização e a obliteração) são desastrosos e devem ser fortemente desencorajados, devendo-se buscar a todo custo a restauração de uma via de drenagem ampla do seio às fossas nasais (mantendo sua fisiologia).

O tratamento das complicações ósseas obrigatoriamente envolve antibioticoterapia (inicialmente com foco para *S. aureus*, pneumoco e com penetração no SNC, com posterior ajuste por culturas) e abordagem cirúrgica, com debridamento de todo o osso acometido e abertura do recesso frontal. A coleta de culturas do sítio cirúrgico deve sempre ser realizada, mas os microrganismos envolvidos são isolados em menos de 50% dos casos. Opcões iniciais para o tratamento empírico incluem associações entre ceftriaxona, vancomicina e metronidazol/clindamicina. A drenagem de lesões intracranianas em conjunto com a neurocirurgia também deve ser realizada. A antibioticoterapia sistêmica deve ser mantida por pelo menos 6 semanas, com base na avaliação do controle do processo infeccioso e inflamatório por meio da evolução clínica, da cintilografia com gálio (quando disponível) e da dosagem da velocidade de hemossedimentação (VHS). Sua suspensão ocorre quando há melhora clínica, ausência de sintomas neurológicos e normalização dos exames.[6,7]

PREVENÇÃO E PROGNÓSTICO

Não há evidência de que o tratamento prévio da sinusite com antibióticos previna o surgimento de quaisquer das complicações descritas; entretanto, a instituição precoce do tratamento das complicações reduz a mortalidade e o risco de sequelas permanentes. Com a evolução do tratamento, em especial o advento de antibióticos de espectro mais adequado, houve redução da ocorrência de perda visual (de 20% para 3 a 11%) e da mortalidade (de 17% para 1 a 2,5%). Dessa forma, deve-se manter alta suspeição para as complicações a fim de permitir o diagnóstico e a instituição do tratamento o mais antecipadamente possível.[10]

DESAFIOS ATUAIS

No contexto das complicações das rinossinusites, o principal desafio é a conscientização sobre a necessidade do tratamento e do acompanhamento dos quadros nasossinusais agudos e crônicos com foco no uso racional de antimicrobianos (quando indicados, e não de forma "profilática"). O diagnóstico e a intervenção precoces nas eventuais complicações reduzem a morbidade e a mortalidade.

ORIENTAÇÕES AOS PAIS

- Entender que a instituição precoce de antibióticos para quadros de rinossinusite aguda (frequentemente viral ou pós-viral) não previne a evolução para rinossinusite bacteriana ou suas complicações.
- Reconhecer os sinais de alarme: sinais de celulite palpebral, alterações visuais, cefaleia intensa e refratária, vômitos em jato e/ou incoercíveis, febre persistente e alterações do nível de consciência.
- Compreender a gravidade do caso e a necessidade de internação, medicações e intervenções cirúrgicas, visando o melhor prognóstico, com redução das sequelas permanentes e da mortalidade.

CONCLUSÃO

As complicações de rinossinusites são entidades raras, porém com altas morbidade e mortalidade caso não sejam tratadas de maneira adequada. É necessário conhecimento do quadro clínico para que haja suspeição diagnóstica, manejo e tratamento adequados, o que pode incluir internações prolongadas, intervenções cirúrgicas e abordagens por equipes multidisciplinares. Por serem mais comuns na população infantojuvenil, não é incomum que o primeiro profissional a avaliar o paciente acometido por esse quadro seja o pediatra, o que torna imprescindível saber reconhecer e realizar o manejo inicial dessas enfermidades.

REFERÊNCIAS BIBLIOGRÁFICAS

1. Benninger MS, Roxbury CR, Stokken JK. Acute rhinosinusitis: pathogenesis, treatment, and complications. In: Flint P, Haughey B, Lund V, Robbins K, Thomas JR, Lesperance M et al. (eds.) Cummings otolaryngology, vol. 1: head and neck surgery. 7.ed. Philadelphia: Elsevier; 2021. p.646-8.
2. Wald ER, Applegate KE, Bordley C, Darrow DH, Glode MP, Marcy SM et al. Clinical practice guideline for the diagnosis and management of acute bacterial sinusitis in children aged 1 to 18 years. Pediatrics. 2013; 132(1): e262-80.
3. Kosugi EM, Meirelles RC. Complicações de rinossinusite. In: Pignatari SSN, Anselmo-Lima WT. (eds.) Tratado de Otorrinolaringologia (versão digital). 3.ed. Rio de Janeiro: Elsevier; 2018. p.1459-80.
4. Voegels RL, Lorenzetti FTM, Dantonio WEPA, Ikino CM, Butugan O. Complicações orbitárias em pacientes com sinusite aguda. Rev Bras Otorrinolaringol. 2002; 68(2): 224-8.
5. Reid JR. Complications of pediatric paranasal sinusitis. Pediatr Radiol. 2004; 34(12): 933-42.
6. Tuon FF, Russo R, Nicodemo AC. Brain abscess secondary to frontal osteomyelitis. Rev Inst Med Trop São Paulo. 2006; 48(4): 233-5.
7. Koltsidopoulos P, Papageorgiou E, Skoulakis C. Pott's puffy tumor in children: a review of the literature. The Laryngoscope. 2020; 130(1): 225-31.
8. Orman G, Kralik SF, Desai N, Meoded A, Vallejo JG, Huisman TAGM et al. Imaging of paranasal sinus infections in children: a review. J Neuroimaging. 2020; 30(5): 572-86.
9. Wong SJ, Levi J. Management of pediatric orbital cellulitis: a systematic review. Int J Pediatr Otorhinolaryngol. 2018; 110: 123-9.
10. Ozkurt FE, Ozkurt ZG, Gul A, Akdag M, Sengul E, Yilmaz B et al. Management of orbital complications of sinusitis. Arq Bras Oftalmol. 2014; 77(5): 293-6. Disponível em: http://www.gnresearch.org/doi/10.5935/0004-2749.20140074. Acesso em: 02/02/2023.
11. Magit A. Pediatric rhinosinusitis. Otolaryngol Clin North Am. 2014; 47(5): 733-46.
12. Patel NA, Garber D, Hu S, Kamat A. Systematic review and case report: intracranial complications of pediatric sinusitis. Int J Pediatr Otorhinolaryngol. 2016; 86: 200-12.

28

CORPOS ESTRANHOS EM ORELHA, VIAS AÉREAS E ESÔFAGO

Edio J. Cavallaro Magalhães
Gabriel Caetani

OBJETIVOS

- ✓ Discutir de forma prática o diagnóstico e a conduta nos casos de corpos estranhos em orelhas, vias aéreas e esôfago, na população pediátrica.
- ✓ Abordar as diferentes técnicas para diagnóstico de corpo estranho, com descrição do exame físico e dos métodos de imagem.
- ✓ Descrever as principais técnicas de remoção de corpos estranhos, com indicação dos materiais apropriados a serem utilizados e dos cuidados com a anestesia.
- ✓ Reforçar as principais estratégias de prevenção de corpos estranhos a serem discutidas com pais e cuidadores.

INTRODUÇÃO

Na população pediátrica, a presença de corpos estranhos é uma causa comum de busca pelo atendimento otorrinolaringológico. Na maioria das vezes, a queixa principal da criança ou do cuidador já faz menção à possível presença do corpo estranho; mas alguns pacientes buscarão auxílio médico após o surgimento de complicações locais, sendo necessário desconfiar da presença de corpos estranhos e investigar esse diagnóstico diferencial adequadamente.

As crianças interagem e exploram constantemente o ambiente ao seu redor e o seu próprio corpo. Em parte, cabe aos cuidadores conduzir esse processo, evitando o acesso a pequenos objetos que possam vir a ser inseridos em orifícios corporais, especialmente para lactentes, crianças em idade pré-escolar e pacientes com déficit cognitivo. Além disso, crianças maiores podem introduzir corpos estranhos em nariz e orelhas como forma de ganho secundário, alcançando, dessa forma, mais atenção de seus cuidadores.

Nesse contexto, são de fundamental importância o manejo diagnóstico e terapêutico dos corpos estranhos na população pediátrica (desde o posicionamento do paciente para exame/procedimento), as alterações ao exame físico, o método de imagem indicado, os instrumentais a serem utilizados em cada caso, os métodos anestésicos disponíveis, as diferentes técnicas de remoção e as orientações pós-procedimento. Da mesma forma, as principais complicações relacionadas a cada situação devem ser compreendidas a fim de serem evitadas e tratadas adequadamente.

ASPECTOS EPIDEMIOLÓGICOS

Estima-se que 11 a 30% dos atendimentos otorrinolaringológicos realizados no setor de emergência sejam por corpos estranhos. Os corpos estranhos em orelha são os mais comuns na população pediátrica, com distribuição similar entre os sexos e predomínio na faixa etária inferior a 8 anos. Os corpos estranhos nasais ocupam a segunda posição em frequência, ocorrem mais no sexo feminino (provavelmente por conta do maior acesso a miçangas e contas de cabelo), com mais de 75% ocorrendo na faixa etária de 2 a 3 anos. Por sua vez, a epidemiologia dos corpos estranhos deglutidos e aspirados varia na literatura, tendo como principais vieses a realização de estudos em centros de referência preferenciais para esses atendimentos, que apresentam amostra potencialmente viciada.[1,2] Na experiência dos autores, atuantes em centro de referência para corpos estranhos de orelha, vias aéreas e esôfago, confirmam-se os dados com relação aos corpos estranhos aurais e nasais, os faringoesofágicos assumem o terceiro lugar e os laringotraqueobrônquicos são os menos frequentes.

FISIOPATOLOGIA

Corpos estranhos são agravos à saúde de causas externas. Sua ocorrência depende da introdução acidental ou intencional de objetos em orifícios naturais ou de sua deglutição/aspiração. O grau e o tipo de morbidade relacionados a cada corpo estranho estão diretamente ligados ao local de impactação, à demora para diagnóstico e remoção, e à conduta adequada perante complicações.

QUADRO CLÍNICO, PROPEDÊUTICA E TRATAMENTO

Os corpos estranhos podem ser encontrados em orelha, vias aéreas e esôfago. Suas principais manifestações clínicas, propedêutica e o correto manejo variam conforme a localização.

Corpo estranho em orelha

O atendimento a casos de corpos estranhos localizados no meato acústico externo (MAE) é delicado e, por vezes, desafiador, especialmente para os profissionais que não o realizam com frequência ou não possuem os instrumentais adequados para tanto. A remoção bem-sucedida depende de diversos fatores, entre eles o tipo de corpo estranho impactado, a localização (mais lateral ou medial no meato), o tempo de impactação, a colaboração do paciente, tentativas prévias de remoção e a apresentação clínica.[1]

Recoberto por epitélio escamoso estratificado, o MAE é formado, nos dois terços mediais, pelos ossos timpânico e temporal, enquanto o terço lateral é composto por cartilagem e apresenta pelos e glândulas que secretam o cerume. Apresenta dois pontos de estreitamento: o primeiro deles na junção osteocartilaginosa e o segundo, adjacente à membrana timpânica. Por volta dos 9 anos de idade a extensão do MAE alcança 2,5 cm, mantendo-se com o mesmo comprimento durante a idade adulta.[3]

Os corpos estranhos de orelha são os mais comuns na população pediátrica, sendo encontrados com maior frequência na orelha direita.[2] Alguns exemplos comuns são: insetos, pedras, miçangas, algodão, feijão, milho, pipoca, papel, massa de modelar e partes metálicas de brinco. A presença de baterias no MAE torna a remoção um procedimento de urgência, tendo em vista as possíveis complicações relacionadas à lesão cáustica nessa localização.

A maioria das crianças não apresenta queixas, mas sim o relato do cuidador de visualização da inserção do corpo estranho. Os pacientes sintomáticos podem apresentar otorragia, otalgia, plenitude aural, zumbido e até mesmo infecção local. Com relação ao local de impactação do corpo estranho, a parte óssea do conduto auditivo externo é a localização mais frequente (provavelmente porque os corpos estranhos no terço lateral do conduto auditivo externo são mais facilmente visualizados e removidos pelo cuidador).[2]

O diagnóstico é eminentemente clínico. Com frequência, a inspeção direta com leve tração posterior do pavilhão auricular evidencia o corpo estranho (Figura 1). Otoscopia ou otoendoscopia são confirmatórias.

Vídeo 14: CEs de orelha animados.

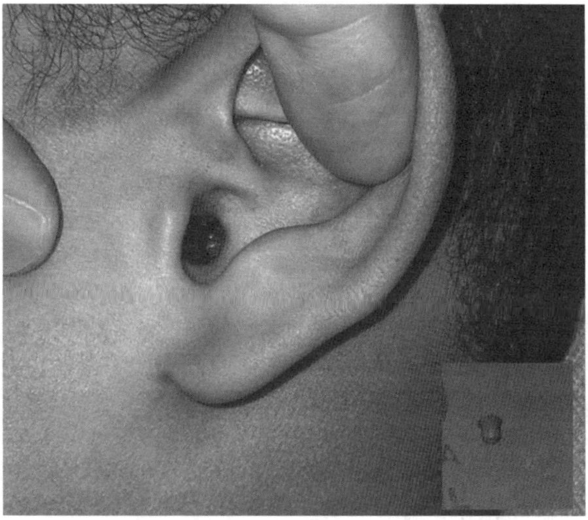

Figura 1 Ectoscopia com identificação de corpo estranho (fragmento de caneta esferográfica popular) no meato acústico externo esquerdo. Notam-se o 1° e o 2° dedos do examinador tracionando o tragus anteriormente e a concha posteriormente, respectivamente.
Fonte: arquivo pessoal do autor Edio J. Cavallaro Magalhães, com permissão.

Manejo e remoção

- Anestesia e preparo: a maioria dos corpos estranhos nessa região é removida sem anestesia ou com anestesia local (no caso de localização mais medial com maior necessidade de manipulação). No caso de insetos vivos, inicialmente deve-se cobri-los com óleo ou com álcool para, depois, removê-los sem vida. Um estudo retrospectivo recente demonstrou que cerca de 13% dos pacientes podem precisar de anestesia geral para a adequada remoção dos corpos estranhos em orelha.[2]
- Contenção da criança e instrumentação adequada: são fundamentais para o sucesso do procedimento. Solicita-se que um dos pais ou cuidador sente-se com a criança em seu colo, como se fosse a cadeira da criança. As pernas da criança são apreendidas entre as pernas do cuidador que, com uma das mãos, faz a contenção, simultaneamente, dos dois punhos da criança e, com a outra mão, segura a cabeça da criança pressionando-a contra seu tórax (Figura 2A e B). Os instrumentais habitualmente utilizados são: luz frontal, pinça jacaré, cureta romba auricular e ganchos delicados/em ângulo reto; evidenciados na Figura 2C.
- Remoção com instrumentação manual: pode ser realizada sob visualização direta utilizando-se o espéculo auricular, com o uso do fotóforo (luz frontal) ou do otoscópio com canal de trabalho. Em alguns casos, com localização justatimpânica, podem ser utilizados o microscópio ou a otoendoscopia, com

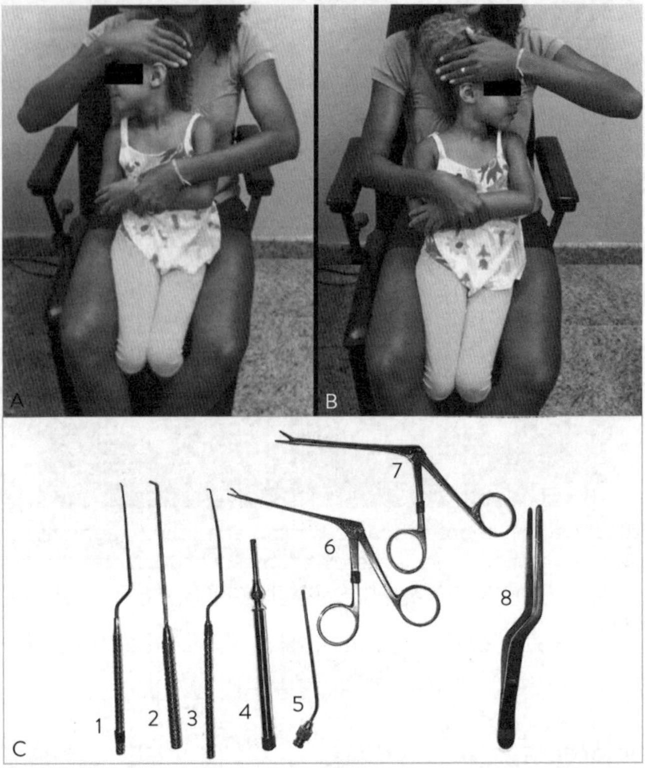

Figura 2 A e B: técnica de contenção da criança para remoção de corpo estranho de orelha; C: instrumentais úteis à remoção de corpos estranhos: 1 – cureta romba, 2 – gancho de corpo estranho nasal, 3 – gancho de corpo estranho em ângulo reto, 4 – estilete imantado, 5 – cânula de sucção de Rosen, 6 – pinça jacaré delicada, 7 – pinça jacaré grosseira, 8 – pinça de preensão baionetada ("baioneta").
Fonte: imagem A gentilmente cedida por Walter S. Machado, com permissão; imagem B do arquivo pessoal do autor Edio J. Cavallaro Magalhães, com permissão.

ótica rígida de 0º e 2,7 mm. Fragmentos de papel/algodão/sacos plásticos são mais facilmente removidos com pinça jacaré. Objetos ferrosos podem ser removidos com estilete imantado. Alguns grãos e miçangas têm os ganchos como opções interessantes (Figura 3).

- Lavagem/irrigação auricular: a maioria dos corpos estranhos encontrados pode ser removida por meio de irrigação/lavagem auricular, especialmente em pacientes pouco colaborativos (evitam-se, assim, lesões no MAE). Deve ser realizada com água em temperatura próxima da corporal, com jato direcionado para a região superior do meato, passando pelo corpo estranho e gerando um fluxo para sua saída. Antes de sua realização, deve-se avaliar a presença de perfuração da membrana timpânica, seja ela prévia ou gerada pelo próprio corpo estranho. Indicam a possibilidade de perfuração em membrana timpânica: histórico de perfuração, otorreia crônica ou recente e presença de corpo estranho justatimpânico com relato de manipulação prévia ou com sangue adjacente. Nesses casos, a lavagem deve ser evitada. Objetos como isopor e borracha são excelentes indicações de remoção com lavagem auricular.

- Sucção: alguns corpos estranhos são passíveis de remoção por aspiração (p. ex., areia, massa de modelar e pequenos insetos), que também pode ser utilizada para limpeza de secreção nos casos de otorreia ou otorragia associadas ao corpo estranho.

Algumas complicações podem ocorrer, como a evolução para otite externa difusa aguda, medialização do corpo estranho, laceração/irritação/edema do MAE e até mesmo perfuração da membrana timpânica durante a tentativa de remoção.[3]

Corpo estranho em nariz

Os corpos estranhos em nariz geralmente apresentam baixa morbidade, mas podem gerar danos à mucosa e infecção, evoluindo com epistaxe ou secreção nasal fétida unilateral. Em raros casos, esses corpos estranhos podem ser aspirados ou até mesmo permanecer na fossa nasal por semanas, meses e anos. No último caso, podem se apresentar como rinolitos, com concreções calcáreas depositadas progressivamente ao redor do corpo estranho.

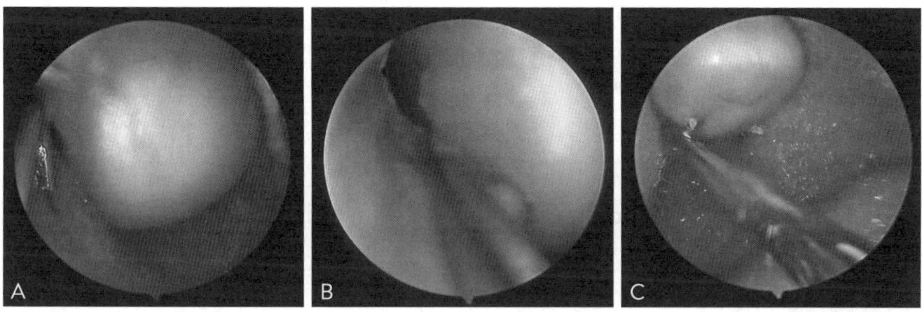

Figura 3 Remoção de corpo estranho (milho) de orelha utilizando gancho. A: introdução do gancho lateralmente e paralelamente ao corpo estranho; B: rotação do gancho com inserção da ponta no corpo estranho; C: tração e remoção do corpo estranho.
Fonte: arquivo pessoal do autor Edio J. Cavallaro Magalhães, com permissão.

Vídeo 15: Remoção de CE de orelha.

Nos casos de baterias e múltiplos imãs, a remoção deve ser considerada uma urgência, tendo em vista as possíveis complicações decorrentes da permanência do corpo estranho. O conteúdo cáustico das baterias pode causar perfuração do septo nasal por necrose liquefativa e propiciar a formação de sinequias.[4] Os corpos estranhos mais comuns são: alimentos (grãos), fragmentos de esponjas, peças de brinquedos, pedra, papel e botões.[5]

Com relação à localização, são comumente encontrados no assoalho nasal em contato com a concha nasal inferior ou anteriores à concha nasal média (Figura 4).[6] A maioria é unilateral e em fossa nasal direita. A rinorreia purulenta unilateral é um sinal predominante e clássico.[7]

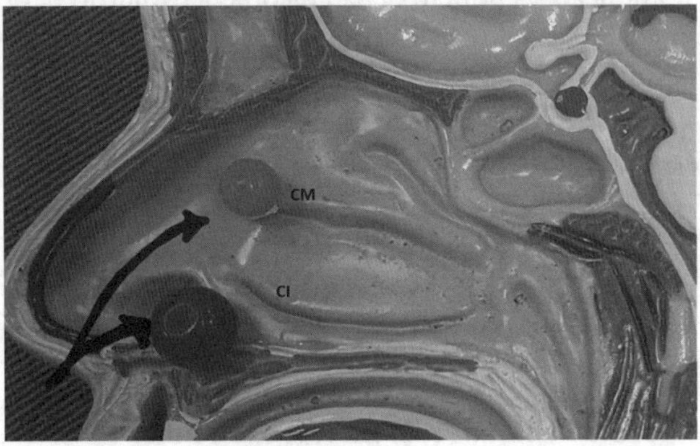

Figura 4 Principais locais de impactação de corpo estranho na fossa nasal: próximo ao assoalho em contato com a concha nasal inferior (CI) e anteriormente à cabeça da concha nasal média (CM).
Fonte: arquivo pessoal do autor Edio J. Cavallaro Magalhães, com permissão.

No exame físico, deve ser realizada a rinoscopia anterior com a cabeça do paciente em posição neutra e, idealmente, iluminação com luz frontal. Uma boa exposição da fossa nasal pode ser conseguida com a elevação da ponta nasal com o 1° quirodáctilo do examinador (Figura 5) ou com o uso de um espéculo nasal. No caso de uma primeira avaliação difícil e inconclusiva por conta da hipertrofia dos cornetos inferiores, um segundo exame pode ser facilitado pela aplicação de vasoconstritor tópico nasal (p. ex., oximetazolina 0,05% ou adrenalina 1:2.000), o que promove a retração dessas estruturas e permite uma melhor inspeção. Existe a possibilidade de essa retração facilitar também a migração posterior do corpo estranho e essa possibilidade merece atenção. Um otoscópio também pode ser utilizado para a rinoscopia, o que permite magnificação e boa visão.

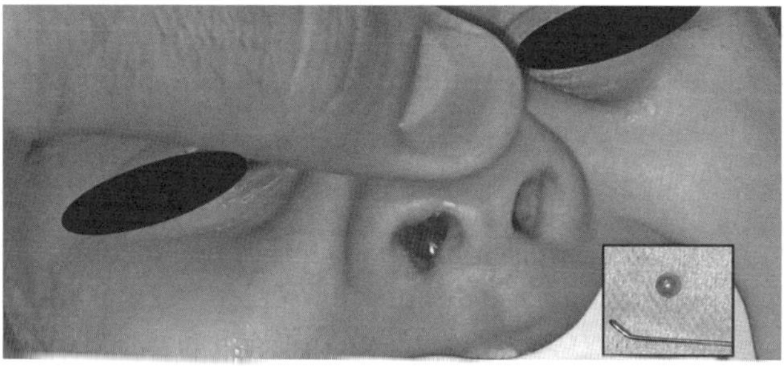

Figura 5 Corpo estranho (miçanga) em fossa nasal direita identificado à rinoscopia anterior, com elevação da ponta nasal pelo 1° dedo do examinador.
Fonte: arquivo pessoal do autor Edio J. Cavallaro Magalhães, com permissão.

Se o exame inicial não evidenciar corpos estranhos nas regiões mais prováveis (ver Figura 4), a possibilidade de ausência ou deglutição do corpo estranho deve ser considerada, porém, quando disponível, sugere-se prosseguir com a investigação por meio do exame endoscópico da fossa nasal, a fim de excluir a presença do corpo estranho nasal. Nesse contexto, sugere-se utilizar a videoendoscopia nasossinusal flexível (nasofibroscopia). Além disso, a ausculta pulmonar deve ser realizada em todos os pacientes, uma vez que existe o risco de aspiração.

Na suspeita de corpos estranhos radiopacos que não tenham sido visualizados à rinoscopia anterior, a radiografia pode auxiliar o diagnóstico (Figura 6).

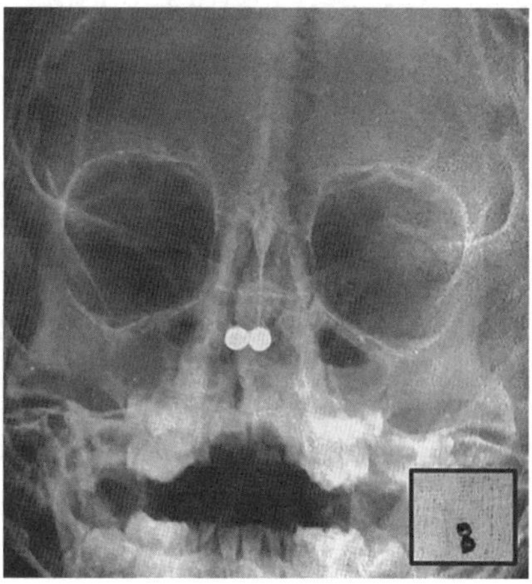

Figura 6 Corpo estranho nasal radiopaco bilateral evidenciado em radiografia de crânio em incidência posteroanterior. Visualizam-se dois corpos estranhos (ímãs circulares) impactados, um em cada fossa nasal, atraindo-se por magnetismo.
Fonte: arquivo pessoal do autor Edio J. Cavallaro Magalhães, com permissão.

Possíveis diagnósticos diferenciais para a presença de corpo estranho nasal são: rinossinusite bacteriana aguda, tumores nasossinusais, polipose nasossinusal e atresia coanal unilateral.

Manejo e remoção

- Anestesia e preparo: a anestesia tópica pode tornar o procedimento menos incômodo, sendo encorajado o uso de lidocaína tópica 1% (máximo: 0,3 mL/kg). O uso de vasoconstritores nasais ou anestesia tópica está contraindicado no caso de baterias, pois pode aumentar o vazamento da solução cáustica. Em uma minoria dos casos, podem ser indicadas infiltração anestésica local ou sedação.[8]
- Contenção da criança e instrumentação adequada: para a remoção eficaz do corpo estranho, é necessário ter uma boa iluminação frontal, auxílio do cuidador para imobilização do paciente e materiais adequados. Usualmente, são utilizados: espéculo nasal, cureta nasal romba, pinça jacaré, gancho, pinça de preensão baionetada e aspirador nasal.
- Remoção com instrumentação manual: a maioria dos corpos estranhos é removida sob visualização direta. No caso de papel, botões e esponja, pode ser utilizada a pinça jacaré ou Hartman. Para a remoção de peças esféricas, a cureta ou gancho rombos são boas opções. A Figura 7 descreve as principais formas de remoção de corpos estranhos nasais.

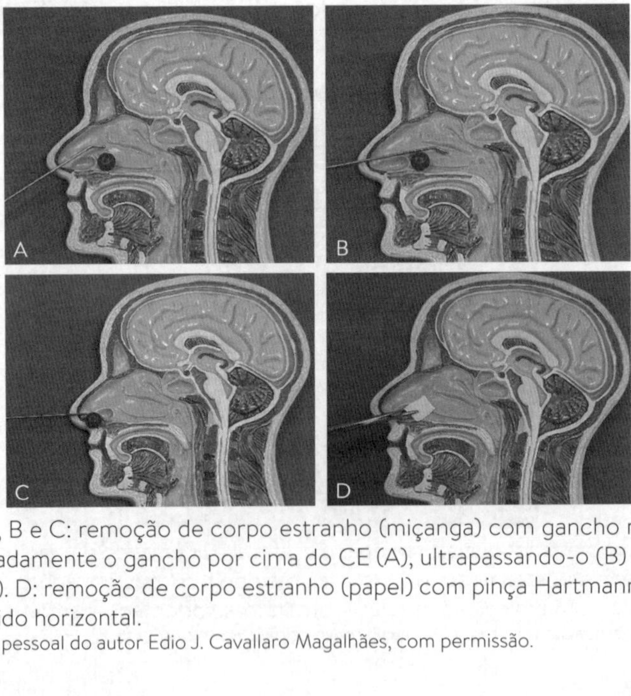

Figura 7 A, B e C: remoção de corpo estranho (miçanga) com gancho rombo. Introduz-se delicadamente o gancho por cima do CE (A), ultrapassando-o (B) e trazendo-o para fora (C). D: remoção de corpo estranho (papel) com pinça Hartmann com preensão em sentido horizontal.
Fonte: arquivo pessoal do autor Edio J. Cavallaro Magalhães, com permissão.

- Remoção sob exalação forçada: em alguns casos em que o corpo estranho se encontra posteriorizado ou sua remoção está dificultada, é possível tentar a técnica de exalação forçada. Pode ser realizada com um dispositivo bolsa-válvula-máscara ou com o auxílio de um dos pais, que irá obstruir a boca da criança com a própria boca e a narina contralateral com um dedo, realizando a seguir uma exalação forçada através da boca da criança, normalmente projetando o corpo estranho para fora da fossa nasal livre (técnica também chamada de *parent's kiss*).[9]
- Lavagem nasal: a despeito de ser controversa na literatura e uma conduta de exceção, na experiência dos autores a lavagem nasal é uma opção para a remoção de corpo estranho. Deve-se ter certeza do lado onde o objeto se encontra e lavar a fossa nasal contralateral com soro fisiológico e dispositivos de alto volume (p. ex., seringa de 20 mL). O volume da solução, extruindo-se pela fossa nasal contralateral (onde situa-se o corpo estranho), tende a carreá-lo para fora. Em caso de dúvidas quanto à lateralidade do corpo estranho, essa conduta está proscrita em virtude da possibilidade de broncoaspiração.

A presença de corpos estranhos nasais pode gerar complicações como perfuração do septo nasal, tétano, epistaxe, ulceração da mucosa nasal, rinossinusite aguda bacteriana e suas complicações orbitárias/periorbitárias. A ocorrência dessas complicações está diretamente relacionada a fatores como tempo de permanência e as características do corpo estranho nasal.

Corpo estranho em faringe

A ingestão de corpos estranhos é uma queixa comum na população pediátrica, com alguns corpos estranhos ficando alojados em faringe e laringe, alguns em esôfago e outros sendo aspirados para a via aérea inferior. Existem fatores que ajudam a entender melhor esse fenômeno nas crianças, como a incapacidade de reconhecer objetos comestíveis e não comestíveis, a mastigação insuficiente consequente da dentição em formação e a natural exploração oral do ambiente e dos objetos.[10]

Os corpos estranhos em faringe acometem principalmente as crianças entre 4 e 8 anos de idade, com predominância de objetos pontiagudos, como espinhas de peixe ou ossos de galinha, que se alojam na mucosa faríngea.[11] Uma pequena parcela dos corpos estranhos nessa região pode causar obstrução da via aérea e demandar intervenção de emergência, como peças ou tampas plásticas, broches/pingentes metálicos e bolo alimentar.[12] Os sintomas vão depender do tipo de corpo estranho e da região em que ele está alojado, sendo os principais relatados/observados: dor local, odinofagia, disfonia, disfagia, vômito, sialorreia, hematêmese, tosse seca e, em caso obstrução da via aérea, estridor, dispneia e sensação de sufocamento.[11,12]

Manejo e remoção

- Anestesia e preparo: a remoção dos corpos estranhos da orofaringe deve ser realizada idealmente sob anestesia tópica. Solução em *spray* de lidocaína 10% é excelente opção para crianças em idade escolar ou maiores, respeitando-se o limite de dose máxima. Para crianças pequenas, apresentações a 2% ou 1% aplicadas por atomizadores podem ser úteis para se utilizar maiores quantidades de *spray* com menor potencial tóxico. Sedação ou anestesia geral podem ser requeridas em alguns casos de crianças não cooperativas ou em casos de corpo estranho em hipofaringe com obstrução de via aérea que exijam remoção imediata do objeto sob laringoscopia direta.
- Contenção da criança e instrumentação adequada: crianças escolares ou maiores costumam colaborar com o procedimento. Objetos empalados na orofaringe (usualmente na tonsila palatina) são facilmente removidos sob visão direta com a pinça de preensão disponível (Figura 8A). Objetos em hipofaringe comumente exigem o uso de endoscópio rígido de 70º e pinças anguladas de hipofaringe (Figura 8B). Crianças menores costumam ser arredias e pouco colaborativas, indicando-se a contenção por um dos pais e/ou cuidador (ver Figura 2). A utilização do abridor de boca Whitehead pode facilitar a remoção, mantendo a boca aberta sem estimular reflexo nauseoso.

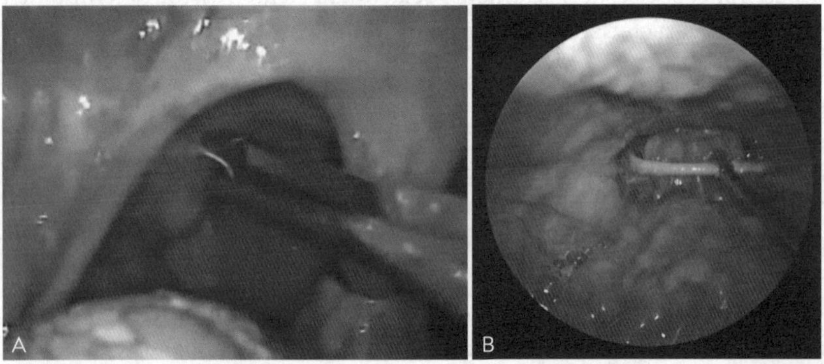

Figura 8 A: remoção de corpo estranho em orofaringe (espinha de peixe em tonsila palatina direita) sob visão direta e utilizando-se pinça de preensão; B: remoção de corpo estranho em hipofaringe (osso de galinha em valéculas) sob videolaringoscopia (endoscópio de 70°) e utilizando-se pinça jacaré especial (angulada para hipofaringe/laringe).
Fonte: imagem A gentilmente cedida por Walter S. Machado, com permissão; imagem B do arquivo pessoal do autor Edio J. Cavallaro Magalhães, com permissão.

Vídeo 16: Remoção de CE faríngeo.

Corpo estranho em laringe

Nos casos de corpos estranhos laríngeos, a idade dos pacientes é menor, em média 18 meses.[13] Os sintomas se relacionam mais com a obstrução da via aérea, podendo o paciente apresentar rouquidão, afonia, estridor, chiado, dispneia, cianose e hemoptise.[14] Os corpos estranhos de laringe estão relacionados a casos de morte súbita em crianças com menos de 8 anos de idade, sendo importante sempre desconfiar da presença de corpos estranhos de via aérea quando estiver presente qualquer um dos sintomas citados.[15]

O diagnóstico nesses casos é confirmado com laringoscopia indireta, seja com o clássico espelho de Garcia ou utilizando-se endoscópio de 70°. Ao se acoplar esse endoscópio ao sistema de vídeo, realiza-se a videofaringolaringoscopia, com a vantagem de magnificação das imagens. O endoscópio flexível (nasofibroscópio) pode ser muito útil em crianças pouco colaborativas, examinando-se a faringe/laringe através de uma das fossas nasais. Em algumas situações, o diagnóstico de corpo estranho em laringe é dramático, realizado em crianças em insuficiência respiratória sob laringoscopia direta e sedação. Radiografias simples são pouco úteis ao diagnóstico, mas por vezes evidenciam corpos estranhos radiopacos, como agulhas, pingentes e ossos.

Manejo e remoção

O manejo de pequenos corpos estranhos laríngeos (como pequenas espinhas de peixe não obstrutivas) é similar ao orientado nos casos dos corpos estranhos de hipofaringe; no entanto, de forma geral, intervenções em corpos estranhos laríngeos em pacientes pediátricos usualmente exigem sedação e ambiente com estrutura para garantir a perviedade da via aérea (acesso a material para intubação orotraqueal, broncoscopia, traqueostomia e cricotireoidostomia), uma vez que a mobilização do corpo estranho pode ocasionar a obstrução da via aérea. A remoção geralmente é realizada sob laringoscopia direta com o auxílio de pinças laríngeas de preensão.

Corpo estranho de via aérea inferior

A aspiração de corpos estranhos na população pediátrica é causa significativa de morte acidental.[15] A maioria dos casos de óbito ocorre em decorrência de lesão cerebral hipoxêmica e, em alguns casos, pode ser em consequência de hemorragia pulmonar ou infecção.[16]

Aproximadamente 90% dos corpos estranhos são aspirados por crianças com 5 anos ou menos.[16] A maioria dos corpos estranhos aspirados é radiotransparente, com apenas 10 a 20% sendo radiopacos.[17,18] Geralmente, os corpos estranhos se encaixam em alguma das seguintes categorias: alimentos (nozes, grãos, sementes e frutas), peças metálicas (moedas, joias e baterias) ou peças de plástico (brinquedos, embalagens e partes de utensílios domésticos).[2,17]

O diagnóstico pode ser desafiador, especialmente se o evento não foi presenciado pelo cuidador e se o corpo estranho é radiotransparente. Em 60% dos casos, o diagnóstico é tardio e só ocorre depois de 24 horas da aspiração.[19] Esses pacientes podem apresentar dispneia com sensação de sufocamento e tosse seca persistente e de início agudo, além de sintomas constitucionais, caso haja evolução para quadro infeccioso de via aérea inferior.[20]

Com relação ao exame físico, podem estar presentes redução do murmúrio vesicular unilateralmente, chiado e estridor. Na radiografia de tórax em incidência posteroanterior e perfil, podem-se encontrar alterações compatíveis com hiperinsuflação pulmonar, atelectasia e pneumonia.[20] No caso de alta suspeita de aspiração, deve-se seguir a investigação mesmo diante de radiografias simples sem alterações. A depender de fatores como idade da criança, história clínica (tipo de corpo estranho esperado) e exame físico, pode-se indicar um exame de imagem (tomografia computadorizada (TC) ou ressonância magnética (RM) de tórax), antes de seguir com a traqueobroncoscopia, ou mesmo caminhar direto para a exploração endoscópica da via aérea inferior.[21] A Figura 9 evidencia alguns achados à radiografia simples e à traqueoscopia.

Em crianças com menos de 15 anos de idade, os ângulos de saída dos brônquios fonte podem ser simétricos, mas, no geral, os corpos estranhos se alojarão com maior facilidade no pulmão direito, pois o brônquio fonte desse lado tende a ser mais retificado quando em comparação com o esquerdo.[22,23]

Os principais diagnósticos diferenciais para a aspiração de corpos estranhos são a exacerbação de quadro asmático, a infecção de via aérea e a presença de corpo estranho esofágico (por efeito de massa, pode gerar estridor).[23,24]

Vídeo 17: CE traqueobrônquico.

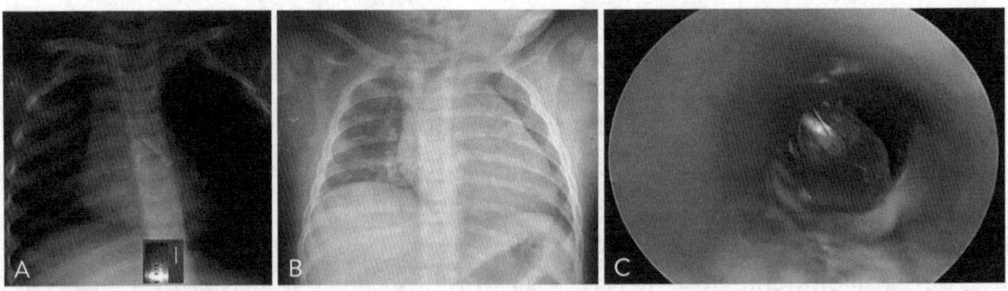

Figura 9 A: radiografia de tórax em incidência posteroanterior evidenciando corpo estranho em brônquio fonte esquerdo e hiperinsuflação pulmonar ipsilateral; B: radiografia sem alterações evidentes; C: traqueoscopia do paciente da radiografia B evidenciando corpo estranho (fragmento de embalagem de biscoito) na carina.
Fonte: arquivo pessoal do autor Edio J. Cavallaro Magalhães, com permissão.

Manejo e remoção

A remoção do corpo estranho pode ser realizada por broncoscopia rígida ou flexível.[24] A broncoscopia rígida apresenta como vantagens as melhores visualização e manipulação do objeto a ser removido, ainda sendo possível ventilar o paciente pelo broncoscópio rígido. Apesar disso, é um procedimento mais invasivo que a broncoscopia flexível e com possíveis graves complicações (pneumotórax, pneumomediastino, laceração traqueal, edema subglótico e broncoespasmo).[25] Na experiência dos autores, a broncoscopia rígida é preferível, pois, em mãos treinadas, essas complicações são raras e a remoção do corpo estranho é segura com a via aérea garantida do ponto de vista ventilatório.

Algumas complicações dos corpos estranhos em via aérea inferior são relatadas, como pneumonia recorrente, bronquiectasia, abscesso pulmonar, estenose brônquica, laceração traqueal e enfisema obstrutivo.[19,26] Com relação ao prognóstico, a aspiração de corpos estranhos pode deixar sequelas neurológicas e pulmonares, com até 2,5% dos pacientes evoluindo para óbito.[27]

Corpo estranho em esôfago

A maioria dos corpos estranhos ingeridos ocorre na faixa etária de 6 meses a 3 anos, sendo incomum a ingestão de mais de um corpo estranho por episódio ou a recorrência desses episódios – geralmente associados a distúrbios de comportamento e/ou desenvolvimento.[28,29] Apesar de a mortalidade ser baixa na ingestão de corpos estranhos, objetos pontiagudos e baterias podem ser responsáveis por complicações com evolução para óbito.[30,31]

Os principais corpos estranhos ingeridos são moedas, baterias, brinquedos, ímãs, parafusos, objetos pontiagudos e ossos.[28,32] As moedas são os corpos estranhos mais comuns, mas apresentam baixo risco de complicação.[28] Por outro lado, a ingestão de baterias ("baterias-botão") pode causar complicações como esofagite, estreitamento esofágico, perfuração do esôfago, necrose da parede esofágica (Figura 10) e fístula traqueoesofágica.[33] Objetos pontiagudos como agulhas, clipes de metal e espinhas de peixe representam até 15% dos corpos estranhos ingeridos e podem evoluir com perfuração do trato gastrointestinal em 15 a 35% dos casos.[28,34] A impactação de comida é causa comum de corpo estranho de esôfago em adultos, porém em crianças é menos comum e geralmente está associada a alguma doença esofágica (esofagite eosinofílica, esofagite por refluxo, estreitamento esofágico, acalasia ou distúrbios de motilidade esofágica).[35]

Apenas 10 a 20% dos corpos estranhos ingeridos precisarão ser removidos sob endoscopia e menos de 1% precisam de intervenção cirúrgica.[36] Os corpos estranhos esofágicos tendem a se impactar no esfíncter esofágico superior (músculo cricofaríngeo), na região ao nível do arco aórtico ou no esfíncter esofágico inferior, com aproximadamente 80% impactando em terço proximal do esôfago.[37]

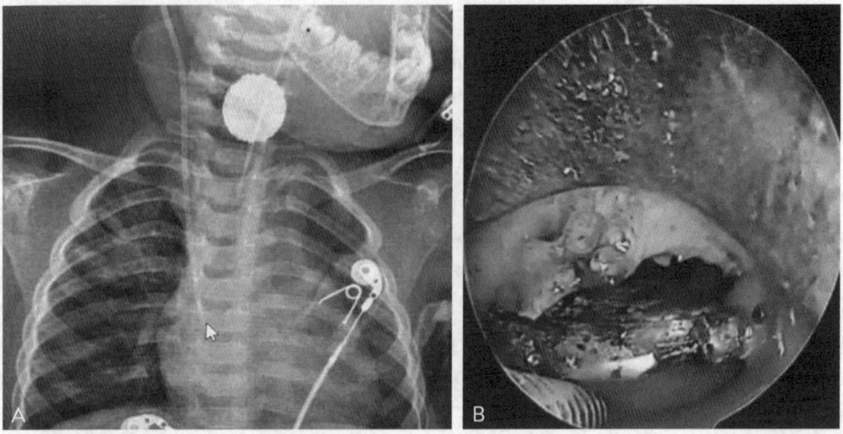

Figura 10 A: radiografia de pescoço e tórax em incidência anteroposterior evidenciando objeto numular, metálico, com duplo halo e sinais de corrosão periférica em região cervical; B: esofagoscopia rígida evidenciando bateria-botão com polo negativo voltado anteriormente e grande área de necrose adjacente.
Fonte: arquivo pessoal do autor Edio J. Cavallaro Magalhães, com permissão.

Vídeo 18: Esofagoscopia.

As crianças com corpos estranhos de esôfago podem estar assintomáticas ou apresentar sintomas como recusa alimentar, disfagia, vômito, sialorreia, dor retroesternal ou até mesmo sintomas respiratórios por compressão traqueal, como o estridor.[32,34,37] O exame físico deve se iniciar pela ausculta pulmonar, seguindo com oroscopia, palpação cervical em busca de crepitação, edema, calor ou dor e palpação abdominal para avaliar sinais de irritação peritoneal.

Para a investigação diagnóstica da ingestão de corpos estranhos em crianças, deve-se começar com radiografias simples em duas incidências (anteroposterior e lateral) de pescoço, tórax e abdome. Esse passo inicial deve ser realizado mesmo quando se suspeita de um local específico de impactação ou quando se sabe que o corpo estranho é radiotransparente, pois com esses exames é possível observar sinais indiretos de impactação e até mesmo sinais de perfuração de trato digestivo com ar livre em cavidade abdominal ou pneumomediastino.[38] No caso de corpos estranhos metálicos e arredondados, deve ser feita a diferenciação entre moeda e bateria. A história é essencial para iniciar a investigação, mas a radiografia de tórax fornece informações adicionais importantes. No caso de baterias, pode-se verificar um duplo halo na imagem anteroposterior e uma maior espessura do objeto em comparação com a moeda na imagem de perfil.[39] As Figuras 10 e 11 apresentam a aparência de alguns corpos estranhos esofágicos em radiografias simples.

Caso o objeto deglutido tenha características conhecidas que possam trazer risco ao paciente, como objetos grandes (maiores que 2 cm de espessura), longos (com mais de 5 cm de comprimento) ou pontiagudos, deve-se considerar prosseguir com a investigação lançando-se mão de TC de pescoço, tórax e abdome em busca de sinais de complicações.[40] No caso de corpos estranhos radiotransparentes, RM ou fluoroscopia podem ser úteis para elucidação diagnóstica, a despeito de raramente serem uma opção disponível.

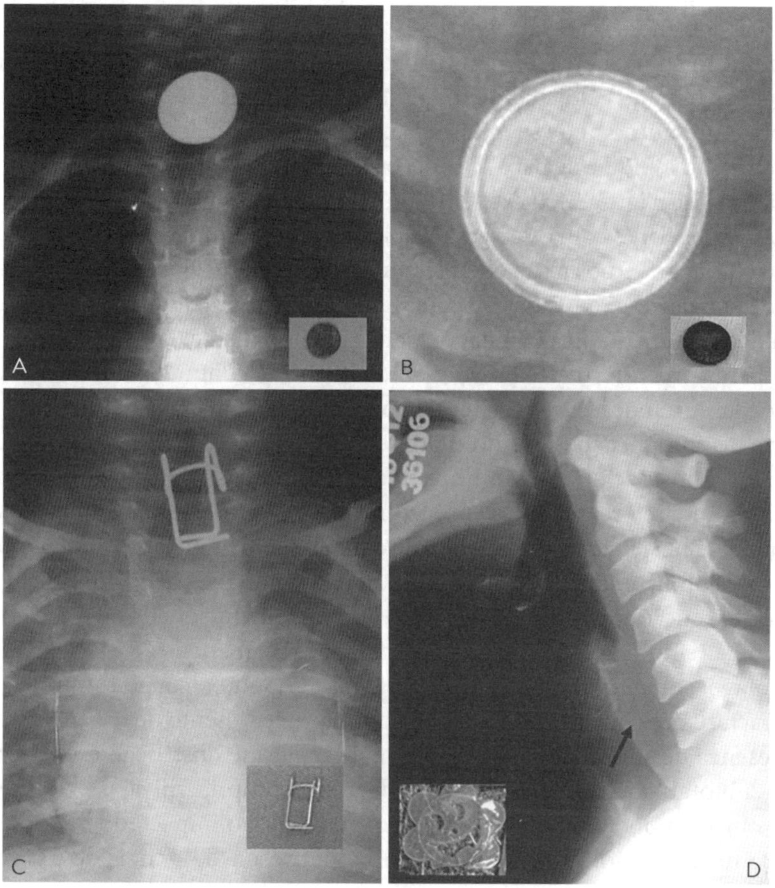

Figura 11 Aspecto de alguns corpos estranhos esofágicos à radiografia simples. A: moeda: objeto metálico, numular, sem halo ou sinais de corrosão; B: bateria: objeto metálico, numular, com sinal do halo e sinais de corrosão periférica do metal; C: outros metais: porção metálica de prendedor de roupas; D: objeto radiotransparente (plástico): observam-se sinais de retificação da coluna cervical e aumento de partes moles na luz do esôfago (seta).
Fonte: arquivo pessoal do autor Edio J. Cavallaro Magalhães, com permissão.

Manejo e remoção

- Anestesia e preparo: o manejo dos corpos estranhos esofágicos deve levar em consideração fatores como as características do corpo estranho, sua localização, o tempo decorrido após ingestão/impactação e os sintomas relacionados.[41,42] Na experiência dos autores, a grande maioria dos corpos estranhos esofágicos (81%) são moedas e sua remoção é segura e custo-efetiva, com paciente em vigília, utilizando-se um cateter de Foley.[42] Pacientes não colaborativos ou que não se enquadrem nos critérios ideais, assim como no caso dos demais corpos estranhos (que não moeda), vão necessitar de esofagoscopia ou endoscopia digestiva alta, ambas sob anestesia geral, para remoção efetiva e segura do objeto.
- Remoção com cateter de Foley: no caso de pacientes hígidos e com moedas (apenas moedas) alojadas acima do terço médio do esôfago há menos de 36 horas, a remoção pode ser realizada com o uso de cateter de Foley. Nesse procedimento rápido e de baixo custo, com o auxílio do cuidador na contenção da criança (ver Figura 2), o cateter (8 ou 10 Fr com duplo lúmen) é inserido pela boca do paciente com o seu guia de plástico e com uma seringa de 10 mL aspirada (com ar). Após a sua completa inserção, com o balonete transpassando a moeda, realiza-se a insuflação com 8 mL de ar e retira-se a seringa. A seguir, o cuidador é orientado a inclinar a criança anteriormente (com a cabeça inclinada para a frente) e o cateter é removido de forma contínua, juntamente com a moeda. A remoção com cateter de Foley tem uma alta taxa de sucesso e baixa taxa de complicações, sendo o procedimento de escolha dos autores para a maioria dos pacientes com impactação de moedas em esôfago proximal. É importante reforçar que esse procedimento é seguro em mãos treinadas e em ambiente hospitalar que disponha de equipamentos e material humano treinado para broncoesofagoscopia pediátrica, não sendo recomendado pelos autores para execução fora dos critérios e do ambiente mencionados. Para os demais casos, a remoção com esofagoscopia rígida é recomendada.[42]
- Esofagoscopia rígida (sob anestesia geral): quando o corpo estranho possui características que tornam a remoção um procedimento de urgência, como a presença de sintomas respiratórios, evidências de obstrução esofágica total ou subtotal (paciente não consegue deglutir a própria saliva, p. ex.), presença de objetos pontiagudos ou longos, corpo estranho impactado há mais de 24 a 36 horas ou por tempo indeterminado, presença de mais de um ímã ou ingestão de bateria, a esofagoscopia rígida é a opção mais segura, com melhor visualização e com melhor campo de trabalho para uso de instrumentais.[41,42]
- Endoscopia digestiva alta: para os casos de impactação de bolo alimentar, a remoção deve ser preferencialmente realizada sob endoscopia flexível. Nesses pacientes, pode haver associação com doenças esofágicas e a esofagoscopia rígida torna-se um procedimento arriscado.[43] Na população pediátrica, esse procedimento é realizado, via de regra, sob anestesia geral.

Situação especial: bateria-botão

No caso de o médico estar diante de uma bateria como corpo estranho esofágico, o atendimento deve ser ágil e efetivo desde o primeiro contato. O correto atendimento em unidades pré-hospitalares ou em nosocômios sem a disponibilidade de endoscopista peroral pode reduzir as complicações da dispersão das substâncias cáusticas da bateria. Crianças com mais de 12 meses de vida, com menos de 12 horas de ingestão e que sejam capazes de deglutir podem receber 10 mL de mel ou sucralfato, por via oral, a cada 10 minutos (máximo: seis doses) até que sejam transferidas. No momento da admissão em unidade competente para o tratamento, a remoção do objeto deve ser considerada uma emergência. Após a correta remoção, recomenda-se também a irrigação da superfície do órgão (antes em contato com a bateria) com 50 a 150 mL de solução de ácido acético a 0,25%.[44]

PREVENÇÃO E PROGNÓSTICO

No contexto dos corpos estranhos, a prevenção é a chave para redução de suas complicações. Controle ambiental, vigilância, aconselhamento e informação são fundamentais para a prevenção. A percepção precoce por parte de pais e cuidadores, assim como o diagnóstico acertado e a atuação precisa do médico, estão diretamente relacionados a um prognóstico favorável.

DESAFIOS ATUAIS

Conscientização de todas as partes envolvidas no tema é o maior desafio, envolvendo pais/cuidadores, empresas, poder público e profissionais de saúde. Aos pais, cabe a atenção ao que deixam ao alcance das crianças, avaliando se está dentro do que é recomendado para a idade, qual a procedência do eventual brinquedo e se passou por testes e fiscalização antes de estar no mercado. Às empresas, cabe a responsabilidade de zelar pela segurança de seus produtos, assim como de deixar claro, em seus rótulos, a idade indicativa para o brinquedo ou produto, ou mesmo de incluir avisos de perigo em objetos, como as baterias. Com relação ao poder público, sua atuação se faz por meio de fiscalizações (contra pirataria e no cumprimento das normas técnicas) e em campanhas de prevenção e treinamento de profissionais. Por último e de suma importância, cabe aos profissionais de saúde atenção ao problema, capacitando-se e trabalhando arduamente em todas as frentes, orientando pais, pressionando empresas e cobrando do poder público.

ORIENTAÇÕES AOS PAIS

- Objetos pequenos, passíveis de introdução em orifícios naturais ou deglutição, não devem estar ao alcance de crianças pequenas, principalmente na faixa entre 0 e 3 anos. Atenção especial deve ser dada ao estado dos brinquedos (devem estar em boas condições) e à sua classificação indicativa, assim como à presença de certificação de segurança emitida por órgão nacional reconhecido (p. ex., Inmetro).

- Baterias e ímãs são objetos de alto risco, não devendo permanecer ao alcance de crianças.
- Crianças devem ser orientadas ativamente a não introduzirem objetos em orifícios naturais, abordando de forma leve, mas firme, as possíveis consequências desse ato.
- Alimentos merecem especial atenção: devem ser bem mastigados; não devem ser oferecidos com a criança em posição supina ou fazendo outras atividades (como andar, correr ou brincar); devem ser oferecidos bem cortados e em pequenas quantidades (enquanto a criança for incapaz de o fazer); alguns alimentos duros e crocantes (como pipoca, amendoins, castanhas e "balas") não devem ser oferecidos antes dos 4 anos de idade.
- Caso seja reconhecida por parte dos pais a presença de corpo estranho, o recomendado é que se busque assistência médica pediátrica/otorrinolaringológica de imediato. Tentativas de remoção por parte de pessoal não treinado podem ser deletérias e evoluir com complicações. Duas exceções a essa "regra" merecem atenção: corpos estranhos impactados e obstrutivos em via aérea (usualmente considerados como "engasgo"), levando a insuficiência respiratória, devem ser manejados pelos cuidadores com a manobra de Heimlich apropriada à idade e ao peso; e corpos estranhos nasais podem ser manejados sob orientação remota de profissional capacitado, quando visíveis em uma das fossas nasais, utilizando-se a técnica da exalação forçada (*parent's kiss*).[9]

✓ CONCLUSÃO

Corpos estranhos são problemas prevalentes em pediatria e podem cursar com complicações graves e até mesmo óbito. Suspeição precoce, avaliação clínica acurada, propedêutica armada direcionada e manejo terapêutico adequado são os pontos-chave para o sucesso no tratamento e para um prognóstico favorável. Orientações aos pais são de grande importância na sua prevenção.

REFERÊNCIAS BIBLIOGRÁFICAS

1. Baker MD. Foreign bodies of the ears and nose in childhood. Pediatr Emerg Care. 1987; 3(2): 67-70.
2. Awad A, ElTaher M. ENT foreign bodies: an experience. Int Arch Otorhinolaryngol. 2018; 22(02): 146-51.

3. Falcon-Chevere JL, Giraldez L, Rivera-Rivera JO, Suero-Salvador T. Critical ENT skills and procedures in the emergency department. Emerg Med Clin North Am. 2013; 31(1): 29-58.
4. Thompson SK, Wein RO, Dutcher PO. External auditory canal foreign body removal: management practices and outcomes. Laryngoscope. 2010; 113(11): 1912-5.
5. Karimnejad K, Nelson EJ, Rohde RL, Costa DJ. External auditory canal foreign body extraction outcomes. Ann Otol Rhinol Laryngol. 2017; 126(11): 755-61.
6. Kalan A. Foreign bodies in the nasal cavities: a comprehensive review of the aetiology, diagnostic pointers, and therapeutic measures. Postgrad Med J. 2000; 76(898): 484-7.
7. Regonne PEJ, Ndiaye M, Sy A, Diandy Y, Diop AD, Diallo BK. Nasal foreign bodies in children in a pediatric hospital in Senegal: a three-year assessment. Eur Ann Otorhinolaryngol Head Neck Dis. 2017; 134(5): 361-4.
8. Mohan S, Fuller JC, Ford SF, Lindsay RW. Diagnostic and therapeutic management of nasal airway obstruction: advances in diagnosis and treatment. JAMA Facial Plast Surg. 2018; 20(5): 409-18.
9. Purohit N, Ray S, Wilson T, Chawla O. The 'parent's kiss': an effective way to remove paediatric nasal foreign bodies. Ann R Coll Surg Engl. 2008; 90(5): 420-2.
10. Hesham A-Kader H. Foreign body ingestion: children like to put objects in their mouth. World J Pediatr. 2010; 6(4): 301-10.
11. Ngo A, Ng KC, Sim TP. Otorhinolaryngeal foreign bodies in children presenting to the emergency department. Singapore Med J. 2005; 46(4): 172-8.
12. Ahluwalia S, Narula AA. Foreign bodies in the ear, nose and throat. Surg. 2004; 22(8): 182-3.
13. Bloom DC, Christenson TE, Manning SC, Eksteen EC, Perkins JA, Inglis AF et al. Plastic laryngeal foreign bodies in children: a diagnostic challenge. Int J Pediatr Otorhinolaryngol. 2005; 69(5): 657-62.
14. Di Marco CJ, Mauer TP, Reinhard RN. Airway foreign bodies: a diagnostic challenge. J Am Osteopath Assoc. 1991; 91(5): 481-6.
15. Committee on Injury, Violence, and Poison Prevention. Prevention of choking among children. Pediatrics. 2010; 125(3): 601-7.
16. Wu X, Wu L, Chen Z, Zhou Y. Fatal choking in infants and children treated in a pediatric intensive care unit: a 7- year experience. Int J Pediatr Otorhinolaryngol. 2018; 110: 67-9.
17. Hegde SV, Hui PKT, Lee EY. Tracheobronchial foreign bodies in children: imaging assessment. semin ultrasound. CT MRI. 2015; 36(1): 8-20.
18. Sink JR, Kitsko DJ, Georg MW, Winger DG, Simons JP. Predictors of foreign body aspiration in children. Otolaryngol Neck Surg. 2016; 155(3): 501-7.
19. Foltran F, Ballali S, Rodriguez H, Sebastian van As AB, Passali D, Gulati A et al. Inhaled foreign bodies in children: a global perspective on their epidemiological, clinical, and preventive aspects. Pediatr Pulmonol. 2013; 48(4): 344-51.
20. Lea E, Nawaf H, Yoav T, Elvin S, Ze'ev Z, Amir K. Diagnostic evaluation of foreign body aspiration in children: a prospective study. J Pediatr Surg. 2005; 40(7): 1122-7.
21. Laya BF, Restrepo R, Lee EY. Practical imaging evaluation of foreign bodies in children. Radiol Clin North Am. 2017; 55(4): 845-67.
22. Cleveland RH. Symmetry of bronchial angles in children. Radiology. 1979; 133(1): 89-93.
23. Skoulakis CE, Doxas PG, Papadakis CE, Proimos E, Christodoulou P, Bizakis JG et al. Bronchoscopy for foreign body removal in children. a review and analysis of 210 cases. Int J Pediatr Otorhinolaryngol. 2000; 53(2): 143-8.
24. Haller L, Barazzone-Argiroffo C, Vidal I, Corbelli R, Anooshiravani-Dumont M, Mornand A. Safely decreasing rigid bronchoscopies for foreign-body aspiration in children: an algorithm for the emergency department. Eur J Pediatr Surg. 2018; 28(03): 273-8.

25. Diaz-Mendoza J, Peralta A, Debiane L, Simoff M. Rigid bronchoscopy. Semin Respir Crit Care Med. 2018; 39(06): 674-84.
26. Mu L, He P, Sun D. The causes and complications of late diagnosis of foreign body aspiration in children: report of 210 cases. Arch Otolaryngol Head Neck Surg. 1991; 117(8): 876-9.
27. Johnson K, Linnaus M, Notrica D. Airway foreign bodies in pediatric patients: anatomic location of foreign body affects complications and outcomes. Pediatr Surg Int. 2017; 33(1): 59-64.
28. Wyllie R. Foreign bodies in the gastrointestinal tract. Curr Opin Pediatr. 2006; 18(5): 563-4.
29. Reilly S, Carr L. Foreign body ingestion in children with severe developmental disabilities: a case study. Dysphagia. 2001; 16(1): 68-73.
30. Simic MA, Budakov BM. Fatal upper esophageal hemorrhage caused by a previously ingested chicken bone. Am J Forensic Med Pathol. 1998; 19(2): 166-8.
31. Yardeni D, Yardeni H, Coran AG, Golladay ES. Severe esophageal damage due to button battery ingestion: can it be prevented? Pediatr Surg Int. 2004; 20(7): 496-501.
32. Athanassiadi KT, Gerazounis M, Metaxas E, Kalantzi N. Management of esophageal foreign bodies: a retrospective review of 400 cases. Eur J Cardio-Thoracic Surg. 2002; 21(4): 653-6.
33. Shaffer AD, Jacobs IN, Derkay CS, Goldstein NA, Giordano T, Ho S et al. Management and outcomes of button batteries in the aerodigestive tract: a multi-institutional study. Laryngoscope. 2021; 131(1): E298-E306.
34. Kramer RE, Lerner DG, Lin T, Manfredi M, Shah M, Stephen TC et al. Management of ingested foreign bodies in children. J Pediatr Gastroenterol Nutr. 2015; 60(4): 562-74.
35. Lao J, Bostwick HE, Berezin S, Halata MS, Newman LJ, Medow MS. Esophageal food impaction in children. Pediatr Emerg Care. 2003; 19(6): 402-7.
36. Uyemura MC. Foreign body ingestion in children. Perspect Surg. 2019; 98(9): 370-4.
37. Panieri E, Bass DH. The management of ingested foreign bodies in children: a review of 663 cases. Eur J Emerg Med. 1995; 2(2): 83-7.
38. Arana A, Hauser B, Hachimi-Idrissi S, Vandenplas Y. Management of ingested foreign bodies in childhood and review of the literature. Eur J Pediatr. 2001; 160(8): 468-72.
39. Maves MD, Lloyd TV, Carithers JS. Radiographic identification of ingested disc batteries. Pediatr Radiol. 1986; 16(2): 154-6.
40. Kazam JK, Coll D, Maltz C. Computed tomography scan for the diagnosis of esophageal foreign body. Am J Emerg Med. 2005; 23(7): 897-8.
41. Eisen GM, Baron TH, Dominitz JA, Faigel DO, Goldstein JL, Johanson JF et al. Guideline for the management of ingested foreign bodies. Gastrointest Endosc. 2002; 55(7): 802-6.
42. Pulcherio JOB, Magalhães EJC, Oliveira Velasco CMM, Resende LO, Ferreira AC, Gambassi BB et al. Methods for esophageal foreign body removal among pediatric patients: 10 years' experience at a referral hospital. Curr Pediatric Res. 2016; 20: 132-6.
43. Katsinelos P, Kountouras J, Paroutoglou G, Zavos C, Mimidis K, Chatzimavroudis G. Endoscopic techniques and management of foreign body ingestion and food bolus impaction in the upper gastrointestinal tract: a retrospective analysis of 139 cases. J Clin Gastroenterol. 2006; 40(9): 784-9.
44. Fung BM, Sweetser S, Song LMWK, Tabibian JH. Foreign object ingestion and esophageal food impaction: an update and review on endoscopic management. World J Gastrointest Endosc. 2019; 11(3): 174-92.

29

EPISTAXE

Edio J. Cavallaro Magalhães
Nathália Novello Ferreira
Victoria Ficher Barbosa

OBJETIVOS

- ✓ Abordar as principais causas de epistaxe na infância, sua distribuição e incidência.
- ✓ Identificar fatores de risco relevantes para a epistaxe, orientando sobre a abordagem inicial do paciente com sangramento nasal ativo.
- ✓ Apontar os casos de epistaxe que necessitam de avaliação especializada.

INTRODUÇÃO

Epistaxe pode ser definida como sangramento originado na cavidade nasal, nos seios paranasais ou na nasofaringe; considerada a emergência otorrinolaringológica mais comum. O sangramento nasal pode ser classificado como anterior, mais comum em crianças, ou posterior, geralmente mais grave. Na maioria dos casos, a epistaxe em crianças tende a ser autolimitada e raramente é grave.[1] Os episódios recorrentes de epistaxe na faixa pediátrica são particularmente preocupantes para os pais e familiares, podendo gerar um impacto significativo na qualidade de vida.[2]

Embora a causa mais frequente de epistaxe na infância seja a manipulação da região anterior do nariz (trauma local), em alguns casos sua ocorrência pode representar condição subjacente mais grave, como maus tratos, distúrbios da coagulação, tumores, entre outros.[3]

ASPECTOS EPIDEMIOLÓGICOS

A epistaxe é uma condição comum em crianças, uma vez que 3:4 crianças apresentarão ao menos um episódio durante a infância.[3] Afeta até 60% da população em algum momento da vida e 6% necessitarão de atendimento médico. Aproximadamente 30% das crianças com menos de 5 anos de idade, 56% das crianças de 6 a 10 anos, e 64% dos adolescentes de 11 a 15 anos já tiveram pelo menos um episódio de sangramento nasal. A incidência de epistaxe na infância é a mesma entre os sexos feminino e masculino, sendo 90% dos casos considerados idiopáticos.[4]

Menos de 7% das crianças com epistaxe necessitarão de algum procedimento para controlar o sangramento nasal. Entre esses, mais de 93% serão controlados com cauterização local ou tamponamento.[5]

FISIOPATOLOGIA

Anatomia

O local de origem mais comumente envolvido em episódios de epistaxe na população pediátrica é o plexo de Kiesselbach, região formada por anastomoses das artérias palatina maior, etmoidais, esfenopalatina e ramo septal da artéria labial superior, localizado na chamada área de Little, que se encontra na região mais anterior do septo,[6] destacada na Figura 1.

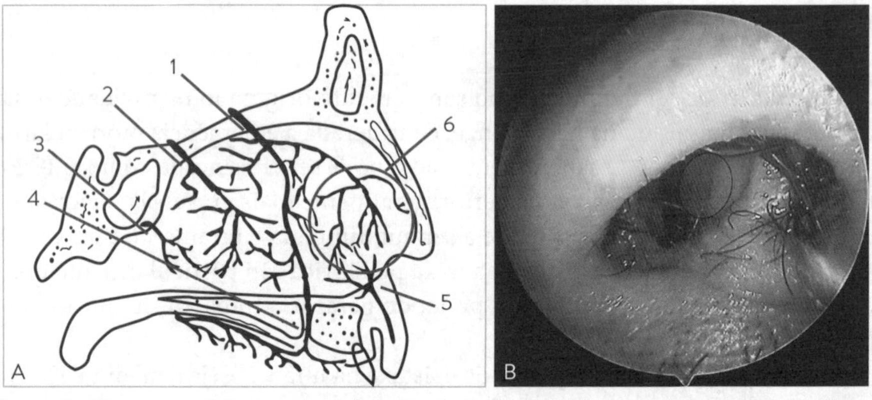

Figura 1 Fossa nasal direita. A: visão esquemática do septo nasal, onde se visualizam artéria etmoidal anterior (1), artéria etmoidal posterior (2), ramo septal da artéria esfenopalatina (3), artéria palatina maior (4) e artéria labial superior (5), formando o plexo de Kiesselbach (6). B: visão endoscópica da área de Little, correspondente ao plexo de Kiesselbach, delimitada em preto.

Fonte: esquema (A) adaptada de Send et al., 2021;[8] imagem (B) do arquivo pessoal do autor Edio J. Cavallaro Magalhães, com permissão.

O nariz possui um rico suprimento arterial com origem tanto no sistema carotídeo interno quanto no sistema carotídeo externo. Do primeiro, origina-se a artéria oftálmica, que ao passar pela fissura orbital superior divide-se em vários ramos, entre eles as artérias etmoidais anterior e posterior, que, por sua vez, seguem medialmente através da fóvea etmoidal para a cavidade nasal, junto à linha da sutura frontoetmoidal, vascularizando a parede nasal lateral e a região septal alta. A artéria carótida externa dá origem às artérias maxilar e facial. A artéria maxilar atravessa a fossa pterigopalatina e se divide em seis ramos, entre eles as artérias esfenopalatina e palatina descendente, com importante papel na vascularização nasal. A artéria esfenopalatina passa da fossa pterigopalatina até a cavidade nasal pelo forame esfenopalatino, próximo à base posteroinferior da concha média, dividindo-se, no mínimo, em dois ramos: artéria nasal lateral posterior, que vasculariza a parede lateral e os cornetos, e artéria septal posterior, que vasculariza o septo nasal. A artéria palatina maior, ramo da artéria palatina descendente, penetra a cavidade oral através do forame palatino maior, sendo responsável pela irrigação também de parte da parede nasal lateral e do palato, e também faz parte da vascularização do septo anterior, uma vez que emite ramos septais através do forame incisivo. A artéria facial emite a artéria labial superior, gerando ramos septais e alares responsáveis pela irrigação do septo anterior e da região anterior do assoalho nasal.[7]

Etiologia

A epistaxe pode ocorrer tanto em decorrência de fatores locais quanto sistêmicos. Na população pediátrica, a maioria das causas é benigna e na maioria das vezes o sangramento é de pequena monta, sem repercussões sistêmicas e autolimitadas. A epistaxe geralmente está relacionada a algum grau de ressecamento nasal, o que leva à formação de crostas na região do vestíbulo nasal, sendo mais comum nos meses de inverno e em regiões de clima mais seco. A hipótese de colonização por *Staphylococcus aureus* como causa de epistaxe de repetição na população pediátrica é alvo de estudos. A colonização nasal por *S. aureus* se transforma em um ciclo de autoperpetuação, pois é capaz de induzir um estado de resposta inflamatória crônica que, por sua vez, é responsável pela neovascularização local (na região do plexo de Kiesselbach) e pela formação de crostas e prurido, o que provoca manipulação nasal e consequente trauma digital na mucosa (principalmente na população pediátrica). Essa situação culmina na piora da infecção e da inflamação local, gerando maior fragilidade capilar local.[3,7,8]

Independente de infecção local, a manipulação nasal digital como forma de remoção de crostas configura-se como causa importante de epistaxe, sendo o tipo de trauma nasal mais comum. Trauma nasal externo também é causa de epistaxe em crianças. Nas crianças menores de 2 anos de idade, por sua vez, a epistaxe é um evento raro e, portanto, nesses casos deve-se pensar em coagulopatias e maus-tratos entre as hipóteses dos fatores causais.[3,8]

Sangramento nasal unilateral acompanhado de rinorreia fétida e purulenta é sugestivo de epistaxe secundária a corpo estranho nasal, condição à qual as crianças são mais suscetíveis que os adultos. A presença de corpo estranho tem potencial de causar trauma local com inflamação, formação de granuloma e ulceração de mucosa, sendo a sua remoção também fator precipitante para o sangramento (geralmente autolimitado). Após a remoção do corpo estranho, os granulomas tendem a desaparecer espontaneamente, melhorando os episódios de sangramento nasal.[3] Tumores, apesar de raros, também podem ser causa de epistaxe unilateral, geralmente profusas. O mais comum é o angiofibroma nasofaríngeo juvenil, um tumor benigno e altamente vascularizado que acomete quase exclusivamente indivíduos adolescentes do sexo masculino, sendo o tumor benigno de nasofaringe mais comum. Além deles, apesar de raros, os tumores malignos, como rabdomiossarcoma e carcinoma de nasofaringe, também podem ocorrer na população pediátrica.[8] É importante lembrar que tumores com extensão nasofaríngea possuem potencial de causar disfunção tubária com consequente otite média com efusão e perda auditiva condutiva como alterações associadas identificáveis à avaliação clínica.[9]

Entre outros fatores locais causadores de epistaxe, podem ser incluídas condições pós-operatórias, rinite alérgica e alterações anatômicas como desvio septal.[6] Apesar do uso de medicações anticoagulantes aumentar a chance de epistaxe em pacientes adultos, na população pediátrica é uma causa rara.[8,10] Algumas doenças sistêmicas, como granulomatose de Wegener, podem se manifestar com sangramento associado a sintomas constitucionais como febre, artralgia e perda ponderal. Apesar de rara, a vasculite pode ocorrer em adolescentes, levando a perfuração septal e deformidades nasais.[6]

A telangiectasia hemorrágica hereditária (síndrome de Rendu-Osler-Weber) é uma doença autossômica dominante que comumente está associada à epistaxe, com mais de 90% dos indivíduos portadores já tendo apresentado ao menos um episódio. Geralmente, o início do quadro ocorre aos 12 anos de idade, podendo se manifestar antes mesmo do início das telangiectasias, não sendo evidentes outras malformações.[3,6,7]

Fatores de alarme para a investigação de discrasias sanguíneas incluem história de hematomas ou petéquias espontâneos, sangramento prolongado e história familiar positiva. As mais comuns são distúrbios de agregação plaquetária e doença de von Willebrand tipo I.[6]

Estudos recentes sugerem possível associação entre deficiência de vitamina D e episódios de epistaxe primária na população pediátrica, sendo os valores séricos de vitamina D menores em crianças com infecções de via aérea superior (IVAS). Essa hipótese também é sustentada pelo fato de que a vitamina D está associada à imunomodulação. A vitamina D em sua forma ativa pode ser produzida também nas células epiteliais do tecido nasossinusal, o que aumenta a expressão de peptídeos que promovem proteção contra infecções bacterianas e virais. Além disso, possui papel regulatório na coagulação, porém ainda carece de mais estudos.[11]

As principais causas de epistaxe na infância estão listadas no Quadro 1.

Quadro 1 Principais causas de epistaxe

Fatores locais e comportamentais
Manipulação nasal
Corpo estranho
Oxigenioterapia nasal
Fratura nasal
Irritantes ambientais
Cirurgia nasal
Abuso de cocaína
Doenças sistêmicas e infecções
Resfriado comum
Sarcoidose
Tuberculose
Rinossinusites
Leucemias
Doença de von Willebrand
Telangiectasia hemorrágica hereditária
Insuficiência hepática
Insuficiência renal
Disfunção plaquetária
Coagulopatias
Granulomatose de Wegener
Tumores
Hemangioma
Hemangiopericitoma
Granuloma piogênico
Angiofibroma nasofaríngeo juvenil
Pólipos nasais
Papilomas nasais
Outros tumores
Medicamentos
Abuso de vasoconstritores tópicos
Corticosteroides tópicos nasais
Antiagregantes plaquetários
Anticoagulantes

Fonte: adaptado de Siddiq e Grainger, 2015;[6] Send et al., 2021;[8] e Tunkel et al., 2020.[10]

PROPEDÊUTICA

O paciente com epistaxe ativa deve ser rapidamente avaliado quanto à perviedade da via aérea e à estabilidade hemodinâmica. Uma vez que ambas estejam garantidas, inicia-se a avaliação otorrinolaringológica com anamnese e exame físico.

Anamnese

Na anamnese, indaga-se sobre comorbidades conhecidas, história familiar de distúrbios de coagulação, uso de medicamentos e substâncias tóxicas, trauma nasal, duração e frequência da epistaxe, lateralidade, fatores desencadeantes, cirurgia nasal prévia e história de infecção de via aérea superior recente, por exemplo.

Alguns pacientes que apresentam epistaxe podem ter distúrbios de coagulação. Existem ferramentas clínicas para facilitar a identificação dos pacientes com epistaxe que deverão ser investigados/encaminhados ao hematologista.[12] De forma geral, avaliam-se a frequência dos eventos de sangramento nasal e a necessidade de atendimento médico, cauterização, tamponamento, medicações antifibrinolíticas e transfusão sanguínea ou de hemocomponentes/fatores de coagulação.

Qualquer epistaxe, especialmente se ocorrer após a puberdade, que cause preocupação ao paciente ou aos pais (p. ex., que interfira nas atividades diárias ou sociais) é considerada significativa.[12] Essas situações merecem avaliação atenta e interconsulta especializada (otorrinolaringológica e hematológica) deve ser considerada.

Exames físico e complementares

Para avaliação de epistaxe ativa, coloca-se o paciente sentado para que se possa realizar o exame físico da cavidade nasal. Utilizam-se preferencialmente luz frontal (fotóforo ou frontolux) e espéculo nasal para realizar rinoscopia anterior, aspiração de possíveis coágulos e busca do foco sangrante. Na rinoscopia anterior, é possível avaliar a região septal anterior (localização mais frequente de sangramento) e parte dos cornetos inferiores. A lavagem nasal com solução fisiológica pode ser útil para remover coágulos e permitir melhor identificação das estruturas intranasais.

Casos de sangramento persistente podem se beneficiar da introdução de algodões embebidos em solução anestésica e vasoconstritora (sem excessos) em ambas as fossas nasais (idealmente, para maiores de 6 anos). Após a retirada dos algodões (1 minuto), realiza-se novamente a rinoscopia anterior em busca da origem do sangramento para que se possa cauterizá-lo. Caso o foco da epistaxe não seja identificado por meio da rinoscopia anterior, podem-se utilizar endoscópios para realizar a videoendoscopia nasossinusal rígida ou flexível (nasofibroscopia). Esse exame permite observar possíveis causas de sangramentos mais posteriores ou altos, proporcionando a inspeção de toda a região septal; dos cornetos inferiores, médios e superiores; dos meatos nasais; dos recessos; da nasofaringe; dos óstios tubários; e da tuba auditiva.

Deve-se ter especial atenção durante a realização do exame endoscópico nasal para a possível identificação de ponto sangrante na região localizada na porção superior do septo nasal, próximo à projeção da inserção da concha média e posterior ao tubérculo septal, no chamado *Stamm's S-point* (*S-point*), no ramo da artéria etmoidal anterior (Figura 2). A busca por esse ponto específico de sangramento deve ser ativa, pois está localizado em uma região que normalmente não é examinada rotineiramente em exames endoscópicos nasais e já foi identificada como potencial foco de origem de epistaxes, podendo ser confundido com quadros de epistaxe posterior.[13]

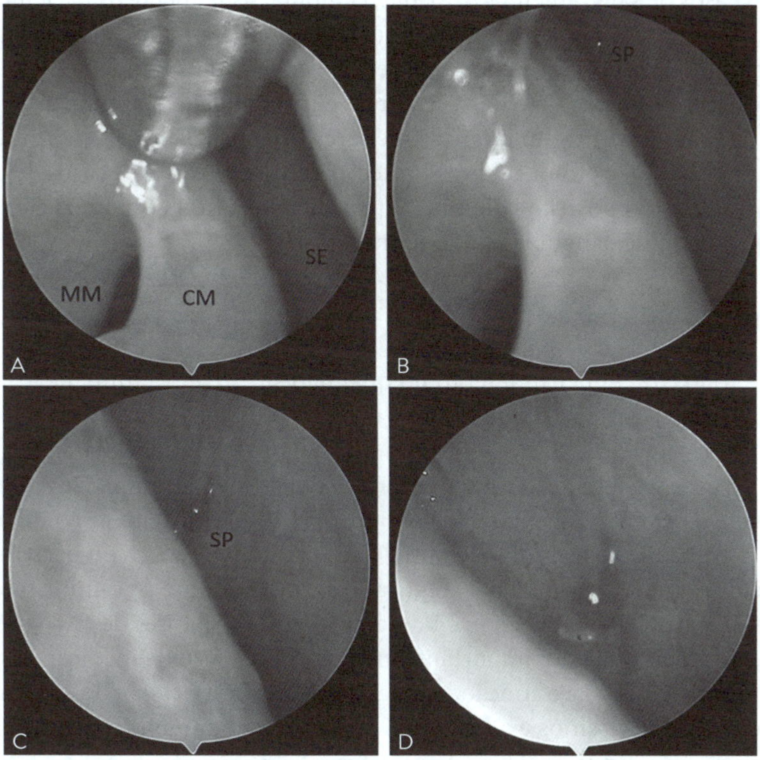

Figura 2 Visão endoscópica de fossa nasal direita. A: meato médio (MM), inserção da concha média (CM) e septo nasal (SE); B a D: S-point (SP) identificado no septo nasal alto, próximo à concha média.
Fonte: arquivo pessoal do autor Edio J. Cavallaro Magalhães, com permissão.

A localização ou não do foco de sangramento orientará os próximos passos para o tratamento do paciente com epistaxe ativa. A realização de exames de imagem (como tomografia computadorizada [TC] e ressonância magnética [RM]) não é rotina no atendimento de urgência desses casos, mas esses exames ganham importância em situações de programação cirúrgica e na investigação de etiologia inflamatória crônica ou tumoral.

TRATAMENTO

No tratamento de eventos de epistaxe, há uma sequência de medidas a serem tomadas, com orientações diferenciadas nos casos hematológicos ou tumorais.

Suporte básico à vida

Em casos de sangramentos de pequena monta, usualmente os pacientes estão clinicamente estáveis e, com frequência, ambulatoriais. Por outro lado, em quadros de sangramento vultoso os pacientes devem ser avaliados rapidamente quanto a possível comprometimento das vias aéreas e instabilidade hemodinâmica. Epistaxes de grande monta em crianças menores (menos colaborativas) podem requerer intubação orotraqueal para proteção de vias aéreas. Nos casos de choque hemorrágico, a reposição volêmica está indicada; assim como nos casos mais graves, transfusão sanguínea pode ser necessária.

Compressão manual

Em todo e qualquer momento no qual não se estiver examinando, lavando ou aspirando o nariz (p. ex., durante a entrevista e os preparativos iniciais para abordagem terapêutica), a compressão manual deve ser realizada. Esse ato costuma ser eficaz, tem baixo custo, é de fácil execução e não é invasivo. A compressão manual deve ser bidigital e sustentada por 10 minutos, no terço inferior do nariz, comprimindo a asa nasal contra o septo e com a cabeça do paciente levemente flexionada para a frente (Figura 3). Concomitante à compressão nasal, obtém-se a história do paciente e busca-se identificar fatores de risco para sangramentos mais graves. É importante indagar sobre o uso de medicamentos que alterem a coagulação e a função plaquetária, a história pessoal de sangramento anormal em outros sítios e a história familiar de sangramento ou distúrbio hemorrágico. A presença de alguns desses fatores de risco pode sugerir a necessidade de procedimentos adicionais além da compressão manual, como cauterização ou tamponamento. Antes da compressão, convém realizar a limpeza da cavidade nasal para remover coágulos, que perpetuam o sangramento por fibrinólise.[3] Na grande

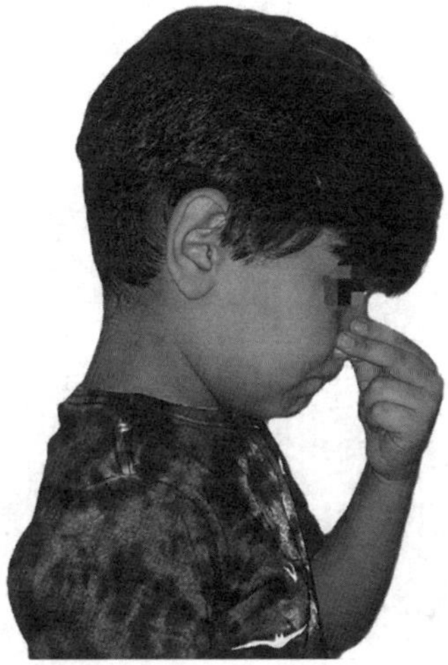

Figura 3 Forma ideal de compressão manual nasal durante o controle de um episódio de epistaxe: compressão manual bidigital sustentada por 10 minutos, no terço inferior do nariz, comprimindo a asa nasal contra o septo e com a cabeça levemente flexionada para a frente.
Fonte: arquivo pessoal do autor Edio J. Cavallaro Magalhães, com permissão.

maioria dos casos pediátricos, após lavagem nasal inicial seguida por compressão manual adequada, obtém-se a resolução do quadro, permitindo tranquilidade na condução clínica subsequente.

Cauterização química

Quando as primeiras medidas se mostrarem insuficientes e o local do sangramento for claramente visível na região anterior do nariz, a cauterização química deve ser considerada, principalmente se a cauterização elétrica bipolar não estiver disponível. Pode ser realizada com o uso de nitrato de prata, ácido tricloroacético ou ácido crômico.

A cauterização é realizada inicialmente ao redor da área de sangramento identificada por meio da rinoscopia anterior com espéculo nasal e depois no centro do foco de sangramento (Figura 4), evitando-se assim a ruptura do vaso sanguíneo. Durante a cauterização, a criança deve estar adequadamente contida no colo dos cuidadores para limitar o movimento acidental.[14] Cuidado adicional deve ser tomado para não cauterizar por acidente regiões vizinhas à região septal-alvo (como os cornetos inferiores), reduzindo-se assim as chances de formação de sinequias. Além das sinequias obstrutivas, as complicações da cauterização podem incluir infecção local, lesão tecidual, necrose septal e perfuração do septo.

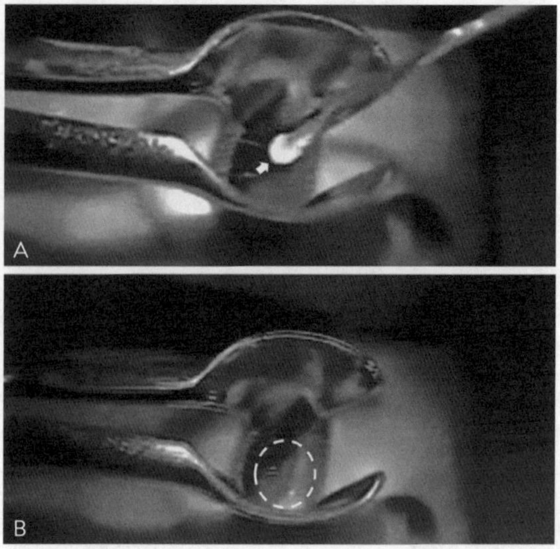

Figura 4 Cauterização química nasal (com ácido tricloroacético a 50%). A: estilete montado embebido na solução cauterizante (seta); B: área de Little palidecida após cauterização (área circundada em branco).
Fonte: arquivo pessoal do autor Edio J. Cavallaro Magalhães, com permissão.

Cauterização elétrica

Por meio do aquecimento local, o eletrocautério é capaz de promover hemostasia. Primeiramente, o foco sangrante deve ser identificado; em seguida, após anestesia local, , a cauterização deve ser feita. É um procedimento simples, rápido, indolor, barato e eficaz em mais de 90% dos casos, sem necessidade de internação hospitalar.[15] Pode ser realizado com cautério mono ou bipolar. Em crianças, esse procedimento é preferível ao tamponamento anterior em caso de sangramento anterior persistente, quando o local do sangramento é claramente visível, a fim de se evitar dor e manipulação do tampão nasal.[10]

A cauterização bipolar (Figura 5) é preferível, especialmente no público pediátrico, pois a corrente elétrica gerada não se dissipa além da região cauterizada e evita, assim, a sensação de "choque no dente", por vezes relatada por pacientes submetidos à cauterização monopolar sob anestesia local. Da mesma forma, a cauterização bipolar deve ser sempre a escolha nos pacientes portadores de dispositivos implantados, como marca-passos ou implantes cocleares.

O manejo de crianças menores ou pouco colaborativas pode exigir que se realize o procedimento sob anestesia geral.

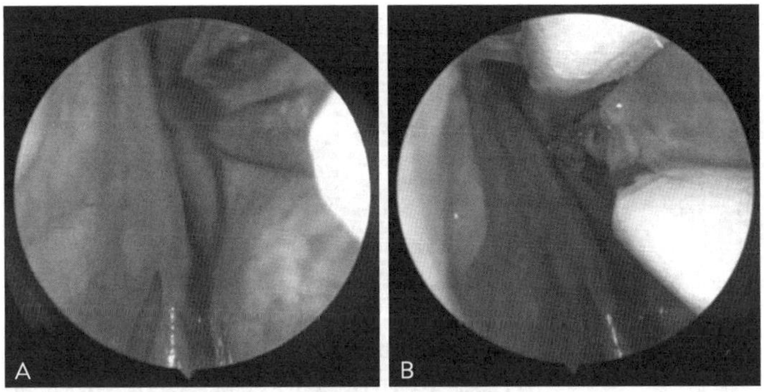

Vídeo 19: Cauterização elétrica nasal.

Figura 5 Cauterização elétrica bipolar endonasal (sob visão endoscópica da fossa nasal direita). A: antes da cauterização; B: após cauterização.
Fonte: arquivo pessoal do autor Edio J. Cavallaro Magalhães, com permissão.

Tamponamento nasal

O tamponamento nasal deve ser realizado quando não é possível identificar o local do sangramento (por questões técnicas ou por conta do grande volume de sangramento) ou quando a compressão manual e/ou a cauterização não forem suficientes para cessar o sangramento. O uso de tampões nasais com material absorvível é preferencial nas crianças, pois a remoção de um tampão não absorvível pode ser especialmente difícil nessa população. Os materiais absorvíveis incluem celulose oxidada (Surgicel®), esponja de poliuretano sintético (Nasopore®), materiais à base de quitosana (Posisep®), pele suína purificada, grânulos de gelatina USP (Gelfoam®), matrizes de trombina de gelatina hemostática (Floseal®, Surgiflo®), gel de carboximetilcelulose (SinuFoam®), ácido hialurônico (Merogel®, Meropack®) e carboximetilcelulose (Nasastent®). Os tampões não absorvíveis incluem gaze, polímeros expansíveis (como Merocel®) e balões infláveis. Estes últimos devem ser removidos em 48 a 72 horas. É importante considerar que durante a remoção do tampão pode ocorrer novo sangramento proveniente da abrasão da mucosa e da retirada de crostas;[10] por isso, sugere-se que, em pacientes que apresentam distúrbios hematológicos ou utilizam medicação de ação anticoagulante/antiplaquetária sejam, preferidos tamponamentos com material absorvível ou tamponamento inabsorvível "enluvado" e bem lubrificado; normalmente utiliza-se espuma de polímero sintético (Merocel®) ou espuma industrial estéril revestida por um dedo de luva (a fim de se evitar abrasão ou aderências do material à mucosa) e lubrificados com vaselina ou pomada à base deste produto. O tamponamento nasal anterior é usado para epistaxes refratárias originadas anteriormente (Figura 6).

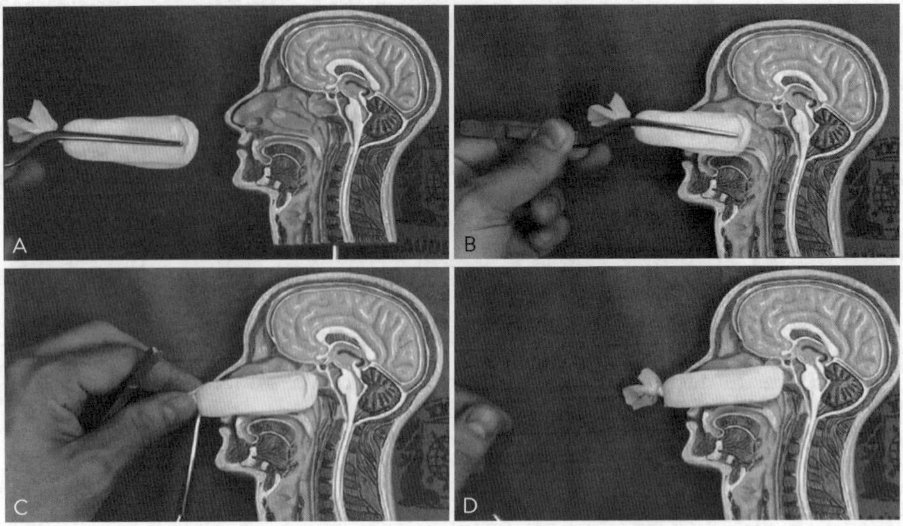

Figura 6 Tamponamento nasal anterior com esponja e dedo de luva. A: tira de esponja dentro de dedo de luva prensada (sem ar) e com nó; B: introdução do tampão de forma horizontalizada, de anterior para posterior, em fossa nasal, com pinça tipo baioneta, após devida lubrificação; C: realização de pequeno corte no material, permitindo entrada de ar; D: expansão do tampão dentro da fossa nasal.
Fonte: arquivo pessoal do autor Edio J. Cavallaro Magalhães, com permissão.

O tamponamento anteroposterior (tamponamento do nariz e da nasofaringe) é reservado para casos de epistaxe posterior, geralmente originados pela artéria esfenopalatina. Na maioria das vezes, envolve materiais de embalagem não absorvíveis. Esponjas de acetato de polivinila, gaze, dispositivos de balão inflável e cateter de Foley são rotineiramente utilizados para controlar esses sangramentos. Tampões posteriores tradicionais com gaze podem ser utilizados, sendo introduzidos pela boca e em seguida tracionados por um fio (através da fossa nasal) para ocupar a nasofaringe. Para ser eficaz, esse tampão deve ser retraído anteriormente e fornecer tamponamento na área das coanas e no forame esfenopalatino.[10] Via de regra, os autores sugerem que o tamponamento posterior, quando realizado especificamente com cateter de Foley, não deva ser mantido por mais que 12 a 24 horas, sob o risco de levar a necroses e retrações alares inestéticas (em decorrência da pressão que sua fixação exerce nesses locais).

Cauterização arterial e embolização

Pacientes com persistência ou recorrência do sangramento apesar do tamponamento ou da cauterização nasal devem ser avaliados quanto à indicação de ligadura/cauterização arterial ou embolização. A necessidade de abordagem cirúrgica para controle da epistaxe é rara em crianças, sendo relatada em no máximo 1% dos pacientes internados.[16] A cauterização endoscópica da artéria esfenopalatina é a técnica mais empregada e apresenta uma taxa de sucesso relatada de até 98%.[17] O procedimento pode ser visto na Figura 7.

As taxas de complicação são relativamente baixas. As principais são formação de crostas na mucosa nasal e rinossinusite. Ainda que menos comum, quando a epistaxe se origina em área irrigada pelas artérias etmoidais, podem ser necessárias a ligadura ou a cauterização das artérias etmoidais por meio de uma abordagem endoscópica endonasal ou endoscópica minimamente invasiva, como na Figura 8.

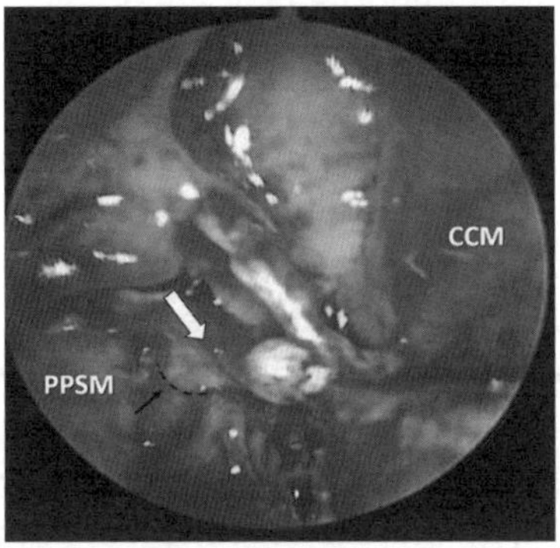

Vídeo 20: Cauterização de artéria esfenopalatina.

Figura 7 Cauterização de artéria esfenopalatina direita.
CCM: cauda da concha média; PPSM: parede posterior do seio maxilar; seta branca: primeiro ramo da artéria esfenopalatina; seta preta e tracejado: forame esfenopalatino.
Fonte: arquivo pessoal do autor Edio J. Cavallaro Magalhães, com permissão.

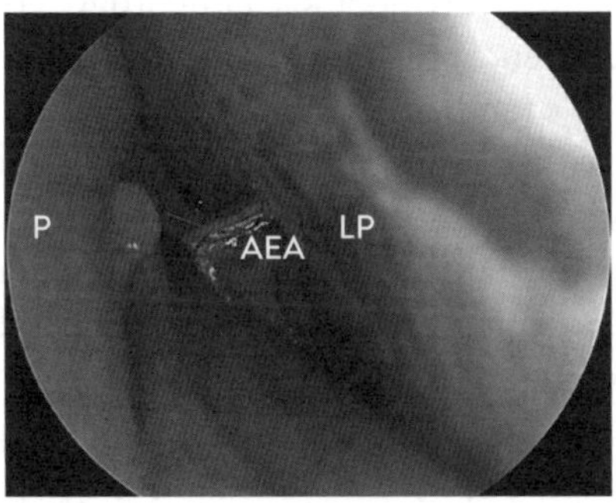

Figura 8 Cauterização de artéria etmoidal anterior direita. Acesso endoscópico minimamente invasivo realizado através de pequena incisão na proximidade do canto medial do olho; dissecção entre periórbita (P) e lâmina papirácea (LP) e identificação da artéria (AEA).
Fonte: arquivo pessoal do autor Edio J. Cavallaro Magalhães, com permissão.

A embolização endovascular pode ser empregada para hemorragias nasais posteriores em situações específicas (como casos de risco cirúrgico mais elevado ou locais com pouca experiência no tratamento cirúrgico). Atualmente, realiza-se a embolização da artéria esfenopalatina e da artéria maxilar. A embolização controla 87% das hemorragias nasais. Suas principais complicações são isquemia nasal transitória, dor temporofacial, cefaleia, claudicação da mandíbula e trismo. Complicações menos comuns relatadas são necrose cutânea ou nasal, cegueira e acidente vascular cerebral.[18]

PREVENÇÃO E PROGNÓSTICO

Após o controle da epistaxe é importante orientar o paciente e a família quanto aos cuidados locais de rotina, que têm como objetivo prevenir a recorrência. Utiliza-se tratamento tópico à base de gel (cloreto de sódio a 4,5 mg/g ou 6 mg/g) ou pomada para hidratar a mucosa e diminuir a formação de crostas. A lavagem nasal com solução fisiológica também tem papel importante para umidificar a cavidade nasal e remover coágulos e crostas. Novos episódios de sangramento nasal podem ser reduzidos ao adotar medidas como evitar o trauma digital, evitar assoar o nariz vigorosamente, higienização adequada do nariz, umidificação e lubrificação da mucosa nasal com solução salina ou gel e utilização de umidificador de ar em ambientes secos. Também deve-se evitar situações como assoar o nariz, atividade física extenuante, levantamento de peso ou manipulação nasal por pelo menos 1 semana.[10]

Na grande maioria dos casos de epistaxe, nenhuma investigação adicional é necessária.[19] Recomenda-se, no entanto, que quadros recorrentes ou associados a obstrução nasal sejam avaliados por otorrinolaringologista. Qualquer sangramento nasal, especialmente ocorrido após a puberdade, que cause preocupação ao paciente (p. ex., interferência ou angústia nas atividades diárias ou sociais) é considerado significativo e também merece avaliação especializada.[12]

Quando há uma história de sangramento de grande monta, devem-se solicitar hemograma e coagulograma (preferencialmente incluindo pesquisa do tempo de sangramento). É importante lembrar que o coagulograma fornecerá apenas uma indicação dos níveis de proteína de coagulação e não fornecerá informações sobre integridade vascular, função das plaquetas, fator de von Willebrand ou fibrinólise. Deve-se referenciar a criança ao hematologista quando houver suspeita de discrasias associadas à epistaxe.[19] Em geral, o grau de suspeição é baixo quando a epistaxe dura menos de 10 minutos, tem uma frequência menor que cinco episódios ao ano, ocorrência sazonal ou se associa a infecções do trato respiratório superior (IVAS) ou a outra causa local/ambiental identificável.[12]

DESAFIOS ATUAIS

No contexto atual do exercício da medicina baseada em evidências, um dos maiores desafios na condução de situações como a epistaxe é a tomada de decisões. A conduta escalonada no atendimento inicial ao paciente (seguindo passo a passo a fim de evitar iatrogenias e intervenção excessiva), acrescida de uma boa entrevista e observação pormenorizada do caso (atentando para os fatores indicativos da necessidade de referência para interconsulta especializada) são peças-chave de um atendimento produtivo e sem exageros. Excesso de manipulação e exames laboratoriais desnecessários são deletérios e custosos. Definir quem acompanhar com atenção e quem encaminhar para especialista pode ser desafiador.

ORIENTAÇÕES AOS PAIS

- Em caso de sangramento nasal, deve-se manter a calma, inclinar a cabeça da criança para a frente e realizar a compressão manual do nariz por pelo menos 5 minutos. Se o sangramento diminuir, mantém-se a compressão por 15 minutos.
- Colocação de gelo no local pode ajudar durante a compressão.
- Sugere-se buscar ajuda médica nos casos em que as medidas iniciais não diminuam o sangramento.

✓ CONCLUSÃO

A epistaxe na população pediátrica é condição bastante comum e pode se manifestar, em sua maioria, como sangramentos de pequena monta e autolimitados ou, mais raramente, como sangramentos intensos com repercussão hemodinâmica que necessitam de intervenção e investigação por parte da equipe médica.

Diversos fatores podem causar epistaxe na infância. Apesar de a grande maioria dos episódios se tratar de condições benignas, a epistaxe pode ser sinal de alguma condição subjacente importante (p. ex., coagulopatias, tumores, maus-tratos, doenças sistêmicas), sendo a identificação dos fatores causais e a correta anamnese importantes nessa investigação. Para o manejo da epistaxe, pode-se lançar mão de opções cirúrgicas ou não, devendo a conduta ser baseada no contexto clínico e individualizada para cada paciente.

REFERÊNCIAS BIBLIOGRÁFICAS

1. Sih TM, Moura RL. Epistaxe na infância. Rev Paulista Pediatria. 1991; 9(34): 80-1.
2. Davies K, Batra K, Mehanna R, Keogh I. Pediatric epistaxis: epidemiology, management & impact on quality of life. Int J Pediatr Otorhinolaryngol. 2014; 78: 1294-7.
3. Béquignon E, Teissier N, Gauthier A, Brugel L, De Kermadec H, Coste A et al. Emergency department care of childhood epistaxis. Emerg Med J. 2017; 34: 543-8.
4. Qureishi A, Burton MJ. Interventions for recurrent idiopathic epistaxis (nosebleeds) in children. Cochrane Database Syst Rev. 2012; (9): CD004461.
5. Shay S, Shapiro NL, Bhattacharyya N. Epidemiological characteristics of pediatric epistaxis presenting to the emergency department. Int J Pediatr Otorhinolaryngol. 2017; 103: 121-4.
6. Siddiq S, Grainger J. Fifteen-minute consultation: investigation and management of childhood epistaxis. Arch Dis Child Educ Pract Ed. 2015; 100: 2-5.
7. MacArthur FJ, McGarry GW. The arterial supply of the nasal cavity. Eur Arch Otorhinolaryngol. 2017; 274(2): 809-15.
8. Send T, Bertlich M, Eichhorn KW, Ganschow R, Schafigh D, Horlbeck F et al. Etiology, management, and outcome of pediatric epistaxis. Pediatr Emerg Care. 2021; 37(9): 466-70.
9. Sumi T, Tsunoda A, Shirakura S, Kishimoto S. Mechanical obstruction of the eustachian tube by the benign tumor of the parapharyngeal space does not cause otitis media with effusion. Otol Neurotol. 2007; 28(8): 1072-5.
10. Tunkel DE, Anne S, Payne SC, Ishman SL, Rosenfeld RM, Abramson PJ et al. Clinical practice guideline: nosebleed (epistaxis). Otolaryngol Head Neck Surg. 2020; 162(1_suppl): S1-S38.
11. Almis H, Bucak IH, Caliskan MN, Turgut M. Evaluation of vitamin D levels in children with primary epistaxis. Int J Pediatr Otorhinolaryngol. 2016; 89: 97-101.
12. Rodeghiero F, Tosetto A, Abshire T, Arnold DM, Coller B, James P et al. ISTH/SSC Joint VWF and Perinatal/Pediatric Hemostasis Subcommittees Working Group. ISTH/SSC bleeding assessment tool: a standardized questionnaire and a proposal for a new bleeding score for inherited bleeding disorders. J Thromb Haemost. 2010; 8(9): 2063-5.
13. Kosugi EM, Balsalobre L, Mangussi-Gomes J, Tepedino MS, San-da-Silva DM, Cabernite EM et al. Breaking paradigms in severe epistaxis: the importance of looking for the S--point. Braz J Otorhinolaryngol. 2018; 84: 290-7.
14. Pope LE, Hobbs CG. Epistaxis: an update on current management. Postgrad Med J. 2005; 81: 309-14.
15. Frikart L, Agrifoglio A. Endoscopic treatment of posterior epistaxis. Rhinology. 1998; 36: 59-61.
16. Baugh TP, Chang CWD. Epidemiology and management of pediatric epistaxis. Otolaryngol Head Neck Surg. 2018; 159: 712-6.
17. Kumar S, Shetty A, Rockey J, Nilssen E. Contemporary surgical treatment of epistaxis: what is the evidence for sphenopalatine artery ligation? Clin Otolaryngol Allied Sci. 2003; 28: 360-3.
18. Brinjikji W, Kallmes DF, Cloft HJ. Trends in epistaxis embolization in the United States: a study of the Nationwide Inpatient Sample 2003-2010. J Vasc Interv Radiol. 2013; 24: 969-73.
19. Elden L, Reinders M, Witmer C. Predictors of bleeding disorders in children with epistaxis: value of preoperative tests and clinical screening. Int J Pediatr Otorhinolaryngol. 2012; 76: 767-71.

30

MANIFESTAÇÕES OTORRINOLARINGOLÓGICAS DA COVID-19

Carlos Eduardo B. Rezende

OBJETIVOS

- ✓ Descrever as principais manifestações da COVID-19 relacionadas à otorrinolaringologia.
- ✓ Discorrer sobre as principais diferenças entre as manifestações da COVID-19 em adultos e crianças.
- ✓ Discutir as manifestações clínicas das formas graves da COVID-19 em crianças.

INTRODUÇÃO

Em dezembro de 2019, em Wuhan, na província de Hubei, China, houve um surto de uma doença respiratória infecciosa não usual, ocasionando casos graves de pneumonia causado por um novo coronavírus. A Organização Mundial da Saúde (OMS) nomeou o vírus em 7 de janeiro de 2020 como Novo Coronavírus 2019 (2019-nCoV). Pouco depois, o vírus se espalhou rapidamente pelo mundo. Em 11 de fevereiro de 2020, a OMS nomeou a doença associada ao 2019-nCoV como Doença do Novo Coronavírus 2019 (COVID-19). O Comitê Internacional de Taxonomia de Viroses renomeou o vírus 2019-nCoV como coronavírus da síndrome respiratória aguda grave 2 (SARS-CoV-2). Em 11 de março de 2020, a OMS classificou o surto como uma pandemia.[1,2] Manifestações clínicas diversas foram descritas em vários países desde então.

ASPECTOS EPIDEMIOLÓGICOS E FISIOPATOLOGIA

Os coronavírus são vírus RNA grandes, com envelope lipídico, de fita simples, encontrados em espécies de aves e mamíferos. Os coronavírus humanos comumente causam infecções leves de trato respiratório superior, sendo responsáveis por aproximadamente 30% dos resfriados comuns, mas algumas doenças graves já haviam sido descritas em idosos, crianças e indivíduos imunocomprometidos.[3]

O SARS-CoV-2 pode ser transmitido diretamente de pessoa para pessoa por gotículas respiratórias e potencialmente usa o receptor da enzima conversora de angiotensina 2 (ECA-2) para infectar humanos.[1]

As razões para uma suscetibilidade diferente da população pediátrica são desconhecidas, mas acredita-se que podem ser atribuídas ao relativamente imaturo e inexperiente sistema imune, reduzindo o tropismo por seu trato respiratório alto (receptores ECA-2 são regulados por tabagismo, hipertensão arterial e doença pulmonar obstrutiva crônica – DPOC), e às barreiras anatômicas exercidas pelo tecido linfoide hipertrófico do epitélio respiratório, que minimizam a ligação viral. Outra hipótese sugere que altos índices de infecções prévias por outros coronavírus em crianças possam fornecer proteção contra infecções graves por SARS-CoV-2 nessa população.[4,5]

Em um estudo chinês com 44.672 casos confirmados, apenas 2% dos pacientes tinham menos de 19 anos de idade e apenas 0,9%, menos de 10 anos. Em um estudo coreano, 4,8% dos pacientes tinham menos de 19 anos de idade e, entre eles, apenas 15,9% tinham menos de 9 anos. Na Itália, em uma amostra de 22 mil casos confirmados, 1,2% dos pacientes tinham menos de 18 anos de idade; e nos EUA, em uma amostra de 4 mil casos confirmados, apenas 5% eram crianças. A infecção pode acontecer em qualquer idade pediátrica, mas a idade média relatada é de 7 anos.[5] Não foram descritos casos de transmissão materno-fetal em mulheres gestantes infectadas com o SARS-CoV-2.[5]

O tempo de incubação em crianças varia de 2 a 10 dias. A respeito da duração do contágio, não há dados pediátricos específicos. Em adultos, a duração média da presença do vírus RNA nas secreções respiratórias altas é de 10,5 dias e a prática usual de quarentena é de 10 a 15 dias. Essa recomendação é aplicada também para crianças com COVID-19.[5]

Ocorrem alterações em olfato e paladar, mas sua fisiopatogenia ainda não foi esclarecida. Um estudo recente de Brann et al. mostrou que ECA-2 e uma protease envolvida na endocitose viral, chamada protease serina transmembrana-2 (TMPRSS-2), são expressas na mucosa olfatória, mas não (ou fracamente) nos receptores olfatórios neuronais. Além disso, o fato de a anosmia desaparecer usualmente em 1 a 2 semanas exclui a hipótese de dano neural como causa da perda de olfato e sugere uma causa não neural de anosmia nesses casos.[6] O mecanismo de disgeusia/ageusia pelo SARS-CoV-2 continua como objeto de especulação. Estudos retrospectivos sugerem que o vírus se ligaria a sítios de ácido siálico nos botões gustativos, o que poderia levar à degradação de partículas gustatórias. Outra possibilidade para a falta de paladar pode ser atribuída à manifestação simultânea de anosmia, pois esses dois sistemas sensoriais são associados.[6] É importante destacar que as crianças têm menor expressão de ECA-2 na mucosa oral e nasal, que pode se estender ao tecido olfatório não nervoso. Esse fator poderia explicar a menor prevalência de anosmia em crianças. Corroborando essa ideia, um recente estudo com modelos animais mostrou que a expressão de ECA-2 e TMPRSS-2 em animais aumenta com a idade. Apesar disso, a explicação continua altamente especulativa e estudos histológicos são necessários para elucidar essa hipótese.[6]

Destaca-se, ainda, que os relatos existentes sugerem que crianças com COVID-19 são altamente resilientes e se apresentam com doença respiratória alta leve, menos gravemente afetadas por síndrome respiratória aguda grave do que os adultos.[7] A maior série retrospectiva de casos na China demonstrou que menos de 5% das crianças afetadas pelo SARS-CoV-2 tiveram doença grave, com apenas uma morte pediátrica.[8]

Uma população que requer futuras investigações, no entanto, é a de crianças acima do peso ou obesas. Alguns mecanismos propostos podem explicar por que a obesidade pode ser um fator de risco para COVID-19 e síndrome multissistêmica em crianças, como o acúmulo de células inflamatórias nas células do tecido adiposo, a presença de citocinas pró-inflamatórias associadas a tecido gorduroso, a função respiratória prejudicada e o maior número de receptores de ligação com SARS-CoV-2 nas células adiposas.[8]

QUADRO CLÍNICO

As manifestações clínicas da COVID-19 em crianças são consideradas mais leves do que em adultos, representadas por febre, tosse e fadiga respiratória em 73% das crianças afetadas, em comparação com 93% em adultos.[9] Pacientes pediátricos manifestam febre em 51% dos casos e tosse em 41%, enquanto adultos manifestam febre em 78 a 92,8% dos casos e tosse em 57 a 63,4%. Esses achados sugerem que os sintomas clínicos em crianças não são tão típicos quanto nos adultos.

A frequência de doença grave é de 7% em crianças com COVID-19, também menor do que em adultos (25,6%). Uma possível razão para isso pode ser o fato de as crianças terem menos comorbidades como diabetes, hipertensão arterial sistêmica ou doença cardiovascular. Além disso, o declínio da resposta imune inata com a idade pode também contribuir para essa diferença. A porcentagem de doentes pediátricos assintomáticos com COVID-19 é de aproximadamente 20%, o que demanda atenção plena para controlar o progresso da pandemia.[10]

Os sintomas sugestivos, quando presentes, são: febre, tosse seca, cefaleia, mialgia, desordens digestivas, anosmia aguda sem obstrução nasal e disgeusia aguda, mas também podem surgir complicações de infecções otorrinolaringológicas como mastoidite, rinossinusites, abscessos cervicais ou parafaríngeos. Paralisia facial unilateral também pode ser um sinal associado.[5] Anosmia e ageusia são sintomas comuns de COVID-19 em adultos, podendo facilitar o autodiagnóstico. Em crianças, em contrapartida, a descrição de ausência de olfato e paladar pode ser difícil e esconder diagnósticos.[6]

Também podem ocorrer manifestações extrapulmonares (p. ex., doença de Kawasaki [DK]), gastrointestinais, renais, cardiovasculares, neurológicas, hematológicas, cutâneas, hepáticas, oculares, olfatórias e gustatórias. Os principais potenciais mecanismos fisiopatológicos relacionados a esses sinais são efeitos citopáticos diretos sobre tecidos com expressão de ECA-2 e respostas inflamatórias imunomediadas, assim como alguns efeitos colaterais induzidos por medicações.[6]

A DK é uma vasculite de vasos médios que acomete quase exclusivamente crianças. Apresenta variação sazonal, a partir de um gatilho infeccioso, associada com viroses, incluindo outros coronavírus.[10] Em 27 de abril de 2020, o *National Health Service* do Reino Unido (NHS) alertou sobre crianças apresentando uma grave síndrome semelhante à DK durante infecções recentemente comprovadas ou suspeitas de COVID-19, chamada de síndrome inflamatória multissistêmica pediátrica temporariamente associada à SARS-CoV-2 (em inglês, *pediatric inflammatory multisystem syndrome temporally associated with SARS-CoV-2* – PIMS-TS). Esses pacientes se apresentaram com a doença na ausência de sofrimento respiratório prévio. Uma síndrome hiperinflamatória semelhante com características da DK também foi relatada na Itália na ocasião. Em 8 de maio de 2020, os *Centers for Disease Control and Prevention* dos EUA (CDC) publicaram um alerta descrevendo uma nova entidade chamada síndrome inflamatória multissistêmica pediátrica (em inglês, *multisystem inflammatory syndrome in children* – MIS-C) associada à COVID-19. Essa síndrome foi considerada clinicamente grave, requerendo hospitalização com febre, elevação de marcadores inflamatórios e disfunção de múltiplos órgãos e sistemas durante comprovada ou provável infecção por SARS-CoV-2 e ausência de possível explicação alternativa.[7] As crianças usualmente apresentam choque hiperinflamatório com envolvimento de múltiplos órgãos, manifestando febre alta, *rash* cutâneo, conjuntivite, edema periférico e sintomas gastrointestinais.[8]

Diante dessa emergência, em 24 de julho de 2020, o Ministério da Saúde do Brasil, por meio da Secretaria de Vigilância em Saúde, implantou o monitoramento nacional da ocorrência dessa síndrome inflamatória, denominada, em português, síndrome inflamatória multissistêmica pediátrica (SIM-P) temporalmente associada à COVID-19.[11] Entre os achados mais preocupantes, constatou-se que a criança pode desenvolver SIM-P mesmo durante o curso de COVID-19 assintomática. A literatura médica relata que essa síndrome tipicamente se manifesta 3 a 4 semanas depois da infecção pelo SARS-CoV-2, o que pode explicar por que muitas crianças têm anticorpos positivos para SARS-CoV-2, mas teste de reação em cadeia da polimerase em tempo real (RT-PCR) negativo, na ocasião da evolução para SIM-P. Outro achado relevante é que cerca de 50% das crianças que desenvolvem a síndrome inflamatória não têm qualquer comorbidade.[5]

Mais pesquisas se fazem necessárias para entender por que algumas crianças são mais suscetíveis a desenvolverem a síndrome.[8] Enquanto as crianças com COVID-19 se apresentam com sintomas respiratórios altos, a SIM-P é distinguida pela presença de febre (100% dos casos), vômitos (68,2%) e dor abdominal/diarreia (73,8%). A dor abdominal na SIM-P pode ser tão grave que chega a simular apendicite em vários pacientes.[8]

PROPEDÊUTICA

A detecção de SARS-CoV-2 em espécimes obtidos da nasofaringe com *swab* usando RT-PCR é o padrão-ouro para o diagnóstico de COVID-19. A sensibilidade do teste é estimada em 62% no dia do início dos sintomas e em 80,3% quando realizado 3 dias depois do início dos sintomas.[12] Os testes sorológicos (dosagem de imunoglobulinas IgM e IgG ou anticorpos totais contra SARS-CoV-2) podem ser úteis para identificar pacientes que tiveram COVID-19 ou pacientes com infecção aguda na fase tardia da doença (entre 9 e 14 dias após o início dos sintomas); no entanto, esses testes podem ser negativos na fase inicial da doença e sua utilidade para o diagnóstico na fase aguda pode ser limitada. Eles podem ser úteis, no entanto, para identificar crianças e adolescentes com SIM.[12]

A DK pode ser dividida em clássica ou incompleta, dependendo do número de achados clínicos característicos da doença. Febre por 5 dias com pelo menos 4 das 5 principais características (sufusão conjuntival, *rash*, eritema e edema de mãos e pés, linfadenopatia cervical e alterações de mucosa oral) definem a doença clássica. O diagnóstico de DK incompleta inclui febre com 2 ou 3 das principais características.[8] Pacientes com pelo menos cinco dias de febre e poucos achados ao exame físico que apresentem critérios laboratoriais podem ser diagnosticados com a forma incompleta. Se não tratada, a DK se associa com desenvolvimento de dilatação arterial coronariana e aneurismas em aproximadamente 20% dos pacientes. Choque ou comprometimento vascular podem ocorrer, mas são raros, afetando menos de 10% dos pacientes. Em contraste, a maioria dos pacientes com SIM-P pode apresentar choque cardiogênico, necessitando de suporte inotrópico.[7]

A definição mais bem aceita da SIM-P é baseada em seis elementos principais: idade pediátrica, persistência de febre, presença de marcadores laboratoriais de inflamação, presença de sinais ou sintomas de disfunção orgânica, ausência de alternativa diagnóstica plausível e relação temporal com COVID-19 ou exposição ao vírus.[8] Enquadra-se como SIM-P todo caso que tenha necessitado de hospitalização ou evoluído para óbito e contemple todos os critérios listados a seguir:[11]

- Presença de febre elevada (no mínimo 38°C) e persistente (por 3 dias ou mais) em crianças e adolescentes (entre 0 e 19 anos de idade).
- Pelo menos dois dos seguintes sinais e sintomas: conjuntivite não purulenta ou erupção cutânea bilateral ou sinais de inflamação mucocutânea (oral, mãos e pés); hipotensão arterial ou choque; manifestações de disfunção miocárdica, pericardite, valvulite ou anormalidades coronarianas (incluindo achados do ecocardiograma ou elevação de troponina/N-terminal do peptídeo natriurético tipo B – NT-proBNP); evidência de coagulopatia (tempo de protrombina, tempo de tromboplastina parcial ativada ou D-dímero elevados); manifestações gastrointestinais agudas (diarreia, vômito ou dor abdominal).
- Marcadores de inflamação (velocidade de hemossedimentação – VHS, proteína C-reativa) elevados ou procalcitonina.
- Descartadas quaisquer outras causas de origem infecciosa óbvia de inflamação, incluindo sepse bacteriana, síndromes de choque estafilocócica, ou estreptocócica.
- Evidência de COVID-19 (biologia molecular, teste antigênico ou sorológico positivos) ou história de contato com caso de COVID-19.

Um dos desafios clínicos iniciais é diferenciar pacientes com SIM-P daqueles com DK ou síndrome do choque tóxico. A DK é uma vasculite que tipicamente se apresenta com febre alta e inflamação mucocutânea em crianças com menos de 5 anos de idade. Embora seja uma condição tipicamente autolimitada, algumas crianças podem apresentar complicações graves, incluindo aneurismas coronarianos, disfunção miocárdica e eventos trombóticos. Por sua vez, embora tenha o quadro clínico bastante semelhante à DK completa ou incompleta, a SIM-P geralmente ocorre em crianças mais velhas, com alterações evidentes dos marcadores inflamatórios e disfunção cardíaca significativa.[11] Já a síndrome do choque tóxico é uma doença potencialmente letal derivada da liberação de toxinas bacterianas, caracterizada por febre, *rash*, choque, vômitos e diarreia e tratada por estabilização hemodinâmica e antibióticos.[8]

Com base nos fenótipos clínicos, concluiu-se que crianças com SIM apresentam uma síndrome que não havia sido descrita previamente, distinta tanto da DK quanto da COVID-19 grave.[7] Em um estudo de coorte, pacientes com SIM-P eram mais jovens do que os pacientes com COVID-19 grave ou leve (média de idade de 6 anos *versus* 16 e 13 anos, respectivamente). A maioria dos pacientes com a síndrome e daqueles com COVID-19 grave tiveram linfopenia durante sua admissão hospitalar, enquanto apenas dois pacientes no grupo com COVID-19 leve tiveram linfopenia. Não houve diferenças estatisticamente significativas quanto a raça e etnia entre os pacientes de cada grupo. Todas as crianças que desenvolveram síndrome de desconforto respiratório agudo tinham alguma comorbidade.[7]

Febre, dor abdominal/diarreia e vômitos são os sintomas mais comumente relatados em pacientes com a SIM-P. Como na DK e na síndrome do choque tóxico, conjuntivite e *rash* são comumente observados. A porcentagem de neutrófilos costuma estar elevada, enquanto a porcentagem de linfócitos pode estar reduzida (neutrofilia e linfocitopenia). Proteína C reativa, ferritina e procalcitonina costumam estar aumentadas. Marcadores cardíacos, troponina, peptídeo natriurético cerebral (PNP) e o pró-hormônio N-terminal do pró-BNP (NT--proBNP) costumam estar extremamente elevados.[8,11] O principal achado ao ecocardiograma é redução da fração de ejeção do ventrículo esquerdo. *Rash*, vômitos e diarreia são mais comuns na SIM-P, enquanto COVID-19 apresenta mais sintomas respiratórios altos em crianças infectadas.[8]

TRATAMENTO

O tratamento da COVID-19 e seus desdobramentos ainda é motivo de discussão e ponderações diversas; no entanto, sintomáticos e acompanhamento próximo são o cerne da terapêutica na maioria dos casos, principalmente na população pediátrica.

Recomenda-se, ainda, mesmo no contexto da pandemia de COVID-19, tratar formas graves agudas de paralisia facial periférica (graus V e VI da classificação de House-Brackmann) com corticoterapia sistêmica oral de curto prazo (5 a 7 dias).[5]

Embora as crianças com SIM fiquem criticamente doentes e tenham uma inflamação extraordinária, a maioria responde à pronta administração de agentes anti-inflamatórios como corticoides.[8]

PREVENÇÃO E PROGNÓSTICO

Em adultos e crianças, a transmissão direta do SARS-CoV-2 de humano para humano é resultado da projeção de gotículas de saliva por contato com a mão contaminada ou via superfície inerte. O vírus é viável por vários dias dependendo da superfície (72 horas no plástico e 48 horas no aço). Como crianças pequenas tendem a tocar em tudo, é recomendável que se desinfetem regularmente todas as superfícies nos consultórios e salas de espera, assim como nos quartos hospitalares para crianças. Os métodos de desinfecção convencionais são efetivos.[9] Além disso, políticas de distanciamento social foram largamente adotadas em muitos países para limitar o alastramento da SARS-CoV-2, com grande impacto econômico e social. As políticas de distanciamento social aplicadas às crianças, como o fechamento das escolas, podem ter tido papel importante na mitigação do alastramento da pandemia.[3]

Fezes também são potencialmente contaminadas e sabe-se que crianças pequenas não têm os mesmos hábitos de higiene que os adultos, então recomenda-se limpar todas as superfícies que tenham entrado em contato com uma criança contaminada (borda da pia, botão da descarga, maçaneta etc.) depois do uso do banheiro.[5]

O prognóstico da COVID-19 em crianças é bom: 90% delas se mostram assintomáticas ou oligossintomáticas; 5,2%, com dessaturação de oxigênio; e apenas 0,6%, com estresse respiratório agudo. Apesar disso, crianças pequenas são as que têm maior chance de desenvolver quadros mais graves. Em um estudo chinês, a prevalência de casos mais graves foi de 10,6% para crianças com menos de 1 ano de idade com COVID-19.[5]

Um estudo com 662 indivíduos com SIM-P apresentou um achado relevante: 11 não sobreviveram (1,7%), taxa comparável à de adultos com COVID-19 grave entre 55 e 64 anos de idade (1 a 3%). Embora baixa, a taxa é muito maior do que os 0,09% de mortalidade observados em crianças com COVID-19.[8]

DESAFIOS ATUAIS

O principal desafio atualmente quanto à COVID-19 em crianças é estabelecer o equilíbrio entre a retomada da rotina normal com relação à frequência escolar, atividades sociais e de lazer e a segurança quanto à aquisição da doença e suas possíveis consequências. Medidas como utilização de máscaras, cuidados com higiene e evitar aglomerações seguem sendo recomendadas e aconselháveis. A vacinação de crianças é fundamental e, outro desafio atual, é a desmistificação de riscos pouco fundamentados e a dissolução de *fake news* acerca do assunto.

ORIENTAÇÕES AOS PAIS

- Seguir as recomendações dos órgãos epidemiológicos responsáveis no tocante ao uso de máscara.

- Atentar-se à higiene adequada, especialmente à lavagem das mãos e ao uso de álcool em gel, e evitar levar as mãos a boca, olhos e nariz.
- Evitar aglomerações.
- Resguardar as crianças em casa quando apresentarem sintomas como coriza, obstrução nasal, espirros e tosse.
- Realizar exames para investigação de possível aquisição da doença quando a criança apresentar algum dos sintomas supracitados.
- Respeitar a quarentena e o isolamento quando houver a constatação da infecção.

✓ CONCLUSÃO

A COVID-19 é uma doença potencialmente bastante grave. Embora, felizmente, as crianças apresentem relativa menor suscetibilidade quanto à sua aquisição e, na maioria dos casos, sua intensidade seja menor em pacientes pediátricos, há o risco de que as crianças contaminadas a transmitam a indivíduos mais velhos e também que venham a apresentar quadros mais graves e com consequências e sequelas graves. Por conta disso, é de suma importância que medidas de prevenção continuem sendo seguidas com bom senso, coerência e serenidade e que, ao menor sinal de possível infecção, a avaliação médica seja feita e cuidados apropriados sejam instituídos, a fim de se evitar o alastramento do quadro, promovendo a contenção dos sintomas e o acompanhamento rigoroso e cauteloso.

REFERÊNCIAS BIBLIOGRÁFICAS

1. Patel NA. Pediatric COVID-19: systematic review of the literature. Am J Otolaryngol. 2020; 41(5): 102573.
2. Ludvigsson JF. Systematic review of COVID-19 in children shows milder cases and a better prognosis than adults. Acta Paediatr. 2020; 109(6): 1088-95.
3. Mehta NS, Mytton OT, Mullins EWS, Fowler TA, Falconer CL, Murphy OB et al. SARS-CoV-2 (COVID-19): what do we know about children? A systematic review. Clin Infect Dis. 2020; 71(9): 2469-79.
4. Bhuiyan MU, Stiboy E, Hassan MZ, Chan M, Islan MS, Haider N et al. Epidemiology of COVID-19 infection in young children under five years: a systematic review and meta-analysis. Vaccine. 2021; 39(4): 667-77.
5. Leboulanger N, Sagardoy T, Akkari M, Ayari-Khalfallah S, Celerier C, Fayoux P et al. COVID-19 and ENT Pediatric otolaryngology during the COVID-19 pandemic. Guidelines of the French Association of Pediatric Otorhinolaryngology (AFOP) and French Society of Otorhinolaryngology (SFORL). Eur Ann Otorhinolaryngol Head Neck Dis. 2020; 137(3): 177-81.
6. Pousa PA, Mendonça TSC, Oliveira EA, Simões e Silva AC. Extrapulmonary manifestations of COVID-19 in children: a comprehensive review and pathophysiological considerations. J Pediatr (Rio J). 2021; 97(2): 116-39.

7. Diorio C, Henrickson SE, Vella LA, McNerney KO, Chase J, Burudpakdee C et al. Multisystem inflammatory syndrome in children and COVID-19 are distinct presentations of SARS-CoV-2. J Clin Invest. 2020; 130(11): 5967-75.
8. Ahmed M, Advani S, Moreira A, Zoretic S, Martinez J, Chorath K et al. Multisystem inflammatory syndrome in children: a systematic review. EClinicalMedicine. 2020; 26: 100527.
9. Torretta S, Capaccio P, Gaffuri M, Gaini LM, Borin M, Maruca A et al. ENT management of children with adenotonsillar disease during COVID-19 pandemic. Ready to start again? Int J Pediatr Otorhinolaryngol. 2020; 138: 110145.
10. Götzinger F, Santiago-García B, Noguera-Julián A, Lanaspa M, Lancella L, Carducci FIC et al. COVID-19 in children and adolescents in Europe: a multinational, multicentre cohort study. Lancet Child Adolesc Health. 2020; 4(9): 653-61.
11. Brasil. Ministério da Saúde. Boletim epidemiológico 42. Síndrome inflamatória multissistêmica pediátrica (SIM-P), temporalmente associada à covid-19 [Internet]. Brasília: Secretaria de Vigilância em Saúde, out 2020; v.51. Disponível em: http://plataforma.saude.gov.br/anomalias-congenitas/boletim-epidemiologico-SVS-42-2020.pdf. Acesso em 02/02/2023.
12. Carlotti APCP, de Carvalho WB, Johnston C, Johnston C, Gilio AE, Marques HHS et al. Update on the diagnosis and management of COVID-19 in pediatric patients. Clinics (São Paulo). 2020; 75: e2353.

ÍNDICE REMISSIVO

B

C

D

E

F

N

O

P

R

S

T

V

Z